Canine and Feline Anesthesia and Co-Existing Disease

EDITED BY

Lindsey B.C. Snyder
University of Wisconsin
School of Veterinary Medicine
Department of Surgical Sciences

Rebecca A. Johnson
University of Wisconsin
School of Veterinary Medicine
Department of Surgical Sciences

WILEY Blackwell

This edition first published 2015 © 2015 by John Wiley & Sons, Inc.

Editorial offices: 1606 Golden Aspen Drive, Suites 103 and 104, Ames, Iowa 50014-8300, USA
                            The Atrium, Southern Gate, Chichester, West Sussex, PO19 8SQ, UK
                            9600 Garsington Road, Oxford, OX4 2DQ, UK

For details of our global editorial offices, for customer services and for information about how to apply for permission to reuse the copyright material in this book please see our website at www.wiley.com/wiley-blackwell.

Authorization to photocopy items for internal or personal use, or the internal or personal use of specific clients, is granted by Blackwell Publishing, provided that the base fee is paid directly to the Copyright Clearance Center, 222 Rosewood Drive, Danvers, MA 01923. For those organizations that have been granted a photocopy license by CCC, a separate system of payments has been arranged. The fee codes for users of the Transactional Reporting Service are ISBN-13: 978-1-1182-8820-7/2015.

Designations used by companies to distinguish their products are often claimed as trademarks. All brand names and product names used in this book are trade names, service marks, trademarks or registered trademarks of their respective owners. The publisher is not associated with any product or vendor mentioned in this book.

The contents of this work are intended to further general scientific research, understanding, and discussion only and are not intended and should not be relied upon as recommending or promoting a specific method, diagnosis, or treatment by health science practitioners for any particular patient. The publisher and the author make no representations or warranties with respect to the accuracy or completeness of the contents of this work and specifically disclaim all warranties, including without limitation any implied warranties of fitness for a particular purpose. In view of ongoing research, equipment modifications, changes in governmental regulations, and the constant flow of information relating to the use of medicines, equipment, and devices, the reader is urged to review and evaluate the information provided in the package insert or instructions for each medicine, equipment, or device for, among other things, any changes in the instructions or indication of usage and for added warnings and precautions. Readers should consult with a specialist where appropriate. The fact that an organization or Website is referred to in this work as a citation and/or a potential source of further information does not mean that the author or the publisher endorses the information the organization or Website may provide or recommendations it may make. Further, readers should be aware that Internet Websites listed in this work may have changed or disappeared between when this work was written and when it is read. No warranty may be created or extended by any promotional statements for this work. Neither the publisher nor the author shall be liable for any damages arising herefrom.

Library of Congress Cataloging-in-Publication Data

Canine and feline anesthesia and co-existing disease / editors, Lindsey B.C. Snyder and Rebecca A. Johnson.
     p. ; cm.
  Includes bibliographical references and index.
  ISBN 978-1-118-28820-7 (pbk.)
  I. Snyder, Lindsey B. C., editor. II. Johnson, Rebecca A. (Rebecca Ann), editor.
  [DNLM: 1. Anesthesia–veterinary. 2. Cat Diseases–surgery. 3. Dog Diseases–surgery. SF 914]
  SF914
  636.089′796–dc23

                                           2014025602

A catalogue record for this book is available from the British Library.

Wiley also publishes its books in a variety of electronic formats. Some content that appears in print may not be available in electronic books.

Set in 8.5/12pt MeridienLTStd by Laserwords Private Limited, Chennai, India

1   2015

Canine and Feline Anesthesia and Co-Existing Disease by Lindsey B. C. Snyder and Rebecca A. Johnson ©2015 by John Wiley & Sons, Inc.
All Rights Reserved. This translation published under license. Translation copyright ©2018 by Pharm Press.
Japanese translation rights arranged with John Wiley & Sons International Rights, Inc., New Jersey through Tuttle-Mori Agency, Inc., Tokyo.

イヌとネコにおける
疾患別の麻酔管理

Canine and Feline Anesthesia and Co-Existing Disease

Lindsey B. C. Snyder and Rebecca A. Johnson

監訳 山下和人

ファームプレス

WILEY Blackwell による Canine and Feline Anesthesia and Co-Existing Disease の日本語
翻訳権・出版権は株式会社ファームプレスが所有する。本書からの無断複写・転載を禁ずる。
(Printed in JAPAN)

This book is dedicated to our animal friends and families—many of which have coexisting disease.

もくじ

寄稿者　viii-ix

監訳　翻訳　x-xi

序文　xii

監訳者の言葉　xiii-xiv

第 1 章　心血管疾患　1

第 2 章　呼吸器系疾患　59

第 3 章　神経疾患　75

第 4 章　肝胆道系疾患　86

第 5 章　消化器疾患　97

第 6 章　腎疾患　121

第 7 章　周術期の体液、電解質および
　　　　酸 – 塩基平衡の異常　135

第 8 章　内分泌疾患　158

第 9 章　栄養疾患　185

第 10 章　眼科疾患　190

第 11 章　口腔内および
　　　　　上顎顔面の疾患　199

第 12 章　血液学的異常　214

第 13 章　皮膚疾患と筋骨格疾患　235

第 14 章　感染症　261

第 15 章　腫瘍　279

第 16 章　帝王切開および妊娠　315

第 17 章　新生子、幼若および
　　　　　高齢動物の麻酔管理　326

第 18 章　外傷に関連した疾患　336

さくいん　347

vii

寄稿者

Turi K. Aarnes, DVM, MSc, DACVAA
The Ohio State University
College of Veterinary Medicine
Department of Veterinary Clinical Sciences
Columbus, OH 43210, USA

Richard M. Bednarski, DVM, MSc, DACVAA
The Ohio State University
College of Veterinary Medicine
Department of Veterinary Clinical Sciences
Columbus, OH 43210, USA

Benajmin Brainard, VMD, Dipl. ACVA, ACVECC
University of Georgia
College of Veterinary Medicine
Athens, GA 30602, USA

David B. Brunson, DVM, MS, DACVAA
Zoetis Incorporated, Madison, WI 53711 USA and
University of Wisconsin
School of Veterinary Medicine
Department of Surgical Sciences
Madison, WI, 53706, USA

Jonathan M. Congdon, DVM MS DACVAA
Wisconsin Veterinary Referral Center
Waukesha, WI 53188, USA

Anderson Fávaro da Cunha, DVM, MS, DACVAA
Louisiana State University
School of Veterinary Medicine
Department of Veterinary Clinical Sciences
Baton Rouge, LA 70803, USA

Juliana Peboni Figueiredo, MV, MS, Dipl. ACVAA
St. George's University
School of Veterinary Medicine
Grenada, West Indies

Berit L. Fischer, DVM, DACVAA, CCRP
University of Illinois
College of Veterinary Medicine
Department of Veterinary Clinical Medicine
Urbana, IL 61802, USA

Todd A. Green, DVM, MS, Dipl. ACVIM (SAIM)
St. George's University
School of Veterinary Medicine
Grenada, West Indies

Rebecca A. Johnson, DVM, PhD, DACVAA
University of Wisconsin
School of Veterinary Medicine
Department of Surgical Sciences
Madison, WI 53706, USA

Carolyn L Kerr, DVM, DVSc, PhD, DACVAA
Ontario Veterinary College
Department of Clinical Studies
Guelph, ON N1H 2W1, Canada

Phillip Lerche, BVSc, PhD, DACVAA
The Ohio State University
College of Veterinary Medicine
Department of Veterinary Clinical Sciences
Columbus, OH 43210, USA

Alessandro Martins, DVM, MS, PhD
UFAPE Intensive Care Service
"Pet Care" Animal Medical Center
Sao Paulo, Brazil

Veronica Salazar, LV, MSc, PhD, DACVAA
Anesthesiology Service
Alfonso X El Sabio University
Madrid, Spain

寄稿者

Jusmeen Sarkar, DVM, MS, DACVAA
Anesthesia and Pain Management Service
Veterinary Specialty Center
Buffalo Grove, IL 60089, USA

Carrie A. Schroeder, DVM, DACVAA
University of Wisconsin
School of Veterinary Medicine
Department of Surgical Sciences
Madison, WI 53706, USA

Molly Shepard, DVM, Dipl. ACVAA, cVMA
University of Georgia
College of Veterinary Medicine
Athens, GA 30602, USA

Andre Shih, DVM, DACVAA
University of Florida
Department of Large Animal Clinical Sciences
Gainesville, FL 32608, USA

Christopher J. Snyder, DVM, DAVDC
University of Wisconsin
School of Veterinary Medicine
Department of Surgical Sciences
Madison, WI 53706, USA

Lindsey B.C. Snyder, DVM, MS, DACVAA, CVA
University of Wisconsin
School of Veterinary Medicine
Department of Surgical Sciences
Madison, WI 53706, USA

Jason W. Soukup, DVM, DAVDC
University of Wisconsin
School of Veterinary Medicine
Department of Surgical Sciences
Madison, WI 53706, USA

Paulo V.M. Steagall, MV, MS, PhD, Diplomate ACVAA
Université de Montréal
Saint-Hyacinthe, QC J2S 2M2, Canada

Erin Wendt-Hornickle, DVM, DACVAA, CVA
University of Minnesota
College of Veterinary Medicine
Veterinary Clinical Sciences Department
St Paul, MN 55108, USA

監訳

山下 和人
酪農学園大学獣医学群獣医学類伴侶動物医療学分野獣医麻酔学　教授

翻訳

第 1 章（p1 〜 19)
飯塚 智也：東京大学大学院農学生命科学研究科附属動物医療センター麻酔・集中治療部　特任助教

第 1 章（p19 〜 52)
手島 健次：日本大学生物資源科学部獣医学科獣医麻酔・呼吸器学研究室　専任講師

第 2 章
三宅 ゆかり：College of Public Health, Medical and Veterinary Sciences, James Cook University,
Australia

第 3 章
石塚 友人：北海道大学大学院獣医学研究院附属動物病院　特任助教

第 4 章
柴田 早苗：岐阜大学応用生物科学部附属動物病院　准教授

第 5 章
柳川 将志：帯広畜産大学獣医学研究部門臨床獣医学分野伴侶動物獣医療系　助教

第 6 章
久代バンカー季子：Clinical Assistant Professor, Anesthesiology, Veterinary Clinical Sciences,
College of Veterinary Medicine, Purdue University, USA

第 7 章
伊丹 貴晴：北海道大学大学院獣医学研究院附属動物病院　特任助教

第8章
田村 純：どうぶつの総合病院　麻酔科

第9、10章
神田 鉄平：倉敷芸術科学大学生命科学部動物生命科学科動物麻酔科学研究室　准教授

第11章
長濱 正太郎：日本動物麻酔科医協会
鈴木 さやか：日本動物麻酔科医協会

第12章
鎌田 正利：東京大学大学院農学生命科学研究科附属動物医療センター麻酔・集中治療部　特任助教

第13章
佐野 洋樹：Senior Lecturer in Veterinary Anaesthesiology School of Veterinary Science,
　　　　　College of Sciences, Massey University, New Zealand

第14章
齋藤 靖生：鹿児島大学共同獣医学部附属動物病院　助教

第15章
井芹 俊恵：山口大学共同獣医学部獣医学科臨床獣医学講座　助教

第16章
長濱 正太郎：日本動物麻酔科医協会
鈴木 さやか：日本動物麻酔科医協会

第17章
佐野 忠士：酪農学園大学獣医学群獣医保健看護学類動物集中管理研究室　准教授

第18章
今井 彩子：麻酔疼痛管理専門フリーランス獣医師

(2017 年 12 月現在、担当章順、敬称略)

序　文

　人医療の麻酔学では、1983年に特定の疾患や病態に応じた麻酔技術や麻酔プロトコルに関する教科書が発刊された（Stoelting's Anesthesia and Co-Existing Disease, 第1版—現在、第6版）。本書『イヌとネコにおける疾患別の麻酔管理 Canine and Feline Anesthesia and Co-Existing Disease』は、獣医療で対象となる動物種において、この人医療の教科書と同様のアプローチで初めて一冊に編纂された教科書であり、獣医麻酔疼痛管理分野における最先端の概念、とくに、疾患を有する症例における最新情報を取り入れた。

　単に症例を全身麻酔から回復させても、麻酔処置が成功したわけではない。麻酔技術の目的は、単に症例を麻酔回復させるだけではなく、麻酔処置によって引き起こされる生理的または精神的な有害作用を後遺させないことにある。この目的を達成するために、動物の麻酔疼痛管理に関する多くの知識や技術が大きく発展し、現在も新たに開発され続けており、私たちの専門性は動物種別および疾患別の研究成果によってより広くより深く発展している。その結果、獣医療の発展によって、私たちが対象とする症例の麻酔管理はより挑戦的なものになっており、その症例構成は複雑な疾患を有する高齢動物が増えている。本書は、個々の症例を安全かつ首尾よく治療するための獣医師としての専門性を（個々の獣医師が既に身に付けている経験や知識とともに）構築するための基礎的な情報を提供することを目的として編纂した。

監訳者の言葉

　わが国では、理想的な獣医学教育像を描くために獣医学生の具体的な到達目標（ラーニングゴール）を明示した詳細なカリキュラムの内容（シラバス）と教育手法を明示しておくことが不可欠であるとの議論を基に、全国大学獣医学関係代表者会議が、平成23年度に「獣医学教育モデル・コア・カリキュラム」を策定した（平成24年度に改定）。この「獣医学教育モデル・コア・カリキュラム」では、臨床獣医学教育分野講義科目の一つとして『麻酔学』が設定され、麻酔学モデル・コア・カリキュラムに準拠した教科書も発行された。さらに、複数の獣医系大学が獣医麻酔学の教育を担当する教員を採用し、いくつかの獣医系大学附属動物診療施設には麻酔科が設置された。加えて、民間の動物二次診療施設においても麻酔科が設置され、動物の麻酔疼痛管理を主な業務とする「麻酔科医」が活躍するようになった。これらの「麻酔科医」の間で、本書の原本は出版直後より話題になっていた。

　本書の原本は、獣医療において、初めて犬猫の疾患や病態に応じた麻酔技術や麻酔プロトコルについて網羅した教科書であり、その執筆を米国獣医麻酔疼痛管理専門医23名が担当し、獣医麻酔疼痛管理分野における最先端の概念、とくに、疾患を有する症例の麻酔管理に関する最新情報が満載されている。今回、この新たな獣医麻酔学の教科書を日本語訳するにあたり、原本の内容を正確に反映し、臨床的にも矛盾なく理解しやすい翻訳を実現するため、動物の麻酔疼痛管理を専門として活躍する18名の日本人「麻酔科医」に翻訳を依頼することとした。これら麻酔科医の皆さんのお陰で、目論みどおりの翻訳を実現できたと自負している。

　本書の監訳を担当するにあたり、私が最も悩んだのは "anesthesiologists" または "veterinary anesthesiologists" という単語の日本語訳であった。前述のように、わが国の獣医療では「麻酔科医」が活躍し始めているものの、現状では、獣医麻酔専門医制度は確立されていない。また、4名の日本人獣医師が米国獣医麻酔疼痛管理専門医の資格を取得しているにすぎず、わが国おいて「獣医麻酔専門医」が麻酔疼痛管理を担当している動物診療施設は極めて少ない。これらの状況を踏まえ、当初、"anesthesiologists" または "veterinary anesthesiologists" という単語の日本語訳は「麻酔担当獣医師」を候補としていた。しかし、本書は、単に症例を麻酔回復させるだけではなく、複雑な疾患を有する症例においても、麻酔処置によって引き起こされる生理的または精神的な有害作用を後遺させない麻

xiii

酔管理を実現するための獣医師の専門性を構築する内容となっている。そこで、"anesthesiologists" または "veterinary anesthesiologists" の日本語訳をより専門性を明確にした「麻酔科医」と改めた。

　本書は、獣医麻酔の入門書ではなく、所属する診療施設において疾患を有する症例に対してワンランク上の麻酔管理を求められる臨床獣医師に役に立つ内容となっている。麻酔専門医を目指す獣医師や麻酔科医には座右の書とすべき良書である。わが国の多くの臨床獣医師が本書を手に取り、全国の動物診療施設における麻酔管理がより安全なものとなることを祈念する。最後に、本書を翻訳する機会を与えて頂いた株式会社ファームプレスの関係者各位、正確かつ素晴らしい翻訳をして頂いた 18 名の麻酔科医に深謝する。

2017 年 11 月吉日
酪農学園大学獣医学群獣医学類
伴侶動物医療学分野 獣医麻酔学
教授　　山下　　和人

1

心血管疾患

Jonathan M. Congdon

Wisconsin Veterinary Referral Center, Waukesha, WI, 53188, USA

概要

心血管系の最も重要な役割は、血液を持続的に循環させることで酸素を適切に運搬し細胞や組織を生存させることである。生体は、食物や水が絶たれたとしても長時間生存できるが、酸素が絶たれ循環が欠乏した場合には長時間生存することができない。すなわち、酸素運搬の途絶は、一時的、恒久的または不可逆的な細胞死にいたる複雑なカスケードの引き金となる[1]。このようなことから、心疾患を簡潔に定義すると、日々の生存に必要な適切な酸素運搬能が低下した状態であるといえる。

ほぼすべての麻酔薬は単一もしくは複数の機序で心血管機能を障害し、心疾患を有する動物では麻酔薬によって酸素運搬能が重度に障害される可能性がある[2]。麻酔中の心血管機能に関する目標は、酸素運搬能と麻酔薬によって障害されるホメオスタシスを維持することである。しかし、この目標を達成することは、とくに心疾患を有する動物では複雑となり、病態が重度になるほど困難になる。重度の心疾患を有する動物において適切な酸素運搬能を維持するためには、麻酔薬、動物の支持管理、および利用できるモニタリング機器に関する知識と同様に、病態の機序に関する十分な理解が必要である。このような症例に遭遇したときに最も難しいことは、疾患の病態生理と麻酔薬の効果のバランスをどのようにとるか、そして個々の動物において心血管系の障害を最小限にする麻酔計画をどのように立てるかである。

動物のシグナルメントや性格、心血管系疾患や併発疾患の状態、臨床病理学的異常、外科手技、

そしてこれらの要因が麻酔薬の選択に及ぼす影響など、考えうるすべての条件の組み合わせを予測することは難しい。したがって、多くの研究が特定の心疾患や特定の麻酔薬の心血管系への影響に焦点を当てており、これらの組み合わせによる複合的な影響についてはあまり検討されていない。このようなことから、個々の動物に対する適切な麻酔計画をどのように選択すべきかを知るための難しい作業が残されたままになっている。本章の目標は、臨床獣医師が軽度から重度の心疾患を有する動物において麻酔計画を立てる際に役立つ循環生理学と病態生理学、麻酔薬、心疾患を有する動物の評価法、モニタリング、および麻酔管理について概説することである。

循環生理学

組織灌流と酸素運搬

酸素運搬量（DO_2）は、動脈血酸素含量（CaO_2：ml/dl）と心拍出量（CO：L/分、図 1.1）の積と定義される[3]。

心臓が血液を拍出する能力（CO）が障害されるか、血液が酸素を運ぶ能力（CaO_2）が減少すると、組織灌流や酸素運搬能が障害される。CaO_2の減少も組織の酸素化に大きな影響を及ぼ

酸素運搬量 "DO_2" （ml/分）	=	心拍出量 "CO" （L/分）	×	動脈血酸素含量 "CaO_2" （ml/dl）

図 1.1　酸素運搬量の計算式

すが、本章では心疾患に関連したCO減少に対する治療について言及する。

血圧と心拍出量

麻酔中には血圧を測定することは重要であり、間接的ではあるが、今のところ最も優れた組織灌流の指標といえる[4]。血圧は、麻酔が組織灌流にどれくらい影響しているかを判断する指標になると同時に、組織灌流の異常に対する治療の効果判定にも用いられる。しかし、血圧は酸素運搬能を定義する式（$DO_2 = CO \times CaO_2$）には含まれていない。臨床ではCOを測定することがほとんどないので、COの変化を推測するためにも血圧の評価は有用である。

収縮期血圧（systolic arterial pressure：SAP）は、1回の心周期において動脈や細動脈で測定される最大圧であり、1回拍出量（SV：左心室が1回の収縮で送り出す血液量）、左心室の駆出速度、動脈の血管抵抗、および血液の粘稠性などの多くの要因によって決まる[5]。拡張期血圧（diastolic arterial pressure：DAP）は1回の心周期における最低圧であり、血液の粘稠性、および動脈コンプライアンス、心周期の長さの影響を受ける[5]。平均血圧（mean arterial pressure：MAP）は単純な算術平均ではなく、あくまで推定値である。平均血圧をもとめる計算式には以下のようにいくつかある。① MAP = DAP + 1/3（SAP − DAP）、② MAP =（SAP +（2 × DAP））/3。心周期においてSAPを示す時間は非常に短く、MAPを示す時間の方がより長いため、組織灌流に関しては平均血圧が最も重要である（図1.2）[6]。

平均血圧と自己調節

自己調節とは、MAPの値に関係なく組織中を灌流する血流を自動調節する機能である（図1.3）[7]。言い換えれば、自己調節とは、広い範囲の血圧において組織内の血流を一定量に保つために、動脈や細動脈の平滑筋緊張を不随意に調節する機能である。自己調節は古典的にMAPが60～160 mmHgの範囲で生じるとされ、代謝性、筋性、

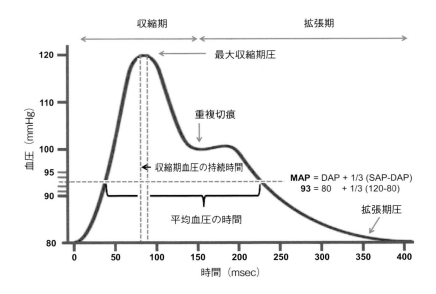

図1.2　動脈圧波形の模式図。平均血圧は収縮期血圧と拡張期血圧の差の1/3を拡張期血圧に加えたものとして計算できる。平均血圧は収縮期血圧と比べて心周期に占める時間が長いため、灌流圧を表していると考えられる。図では1回の全心周期は400 msecであり、これは心拍数や他の循環系の数値によって決まる。

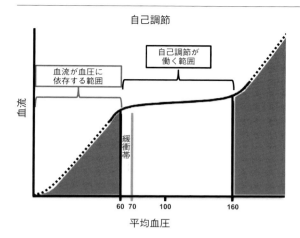

図1.3 自己調節。平均血圧（MAP）が約60～160 mmHgの間にあれば、自己調節によって組織の毛細血管床の血流は維持される。MAPが60 mmHg未満あるいは160 mmHgを超える場合は自己調節が失われ毛細血管床の血流は血圧に依存するようになり、低灌流あるいは過剰灌流になる。

および神経性のフィードバック機構によって調整されていると考えられている。この血圧の範囲外では組織や器官の血流が著しく変化し、灌流が減少あるいは不均一になる[8]。

低血圧

歴史的に、小動物では、MAP > 60 mmHg（またはSAP > 90 mmHg）が組織への適切な酸素運搬を維持できる最小限の基準としてきた[9]。しかし、いくつかの理由から、MAP 60 mmHgは適切な灌流を保証していない可能性がある。第1に、自己調節に関する研究の多くは非麻酔下の動物で検討されてきた[10]。神経性の自己調節は交感神経系（SNS）への入力に依存する。麻酔薬は、体性神経系と自律神経系のいずれも抑制する。麻酔下ではSNS緊張が著しく減少するため、自己調節機構は必然的に部分的あるいは完全に減衰し、自己調節は障害される。第2に、仮にMAP 60 mmHgを低血圧ではなく最低限許容できる血圧であるとした場合、動物は低血圧（すなわちMAP < 60 mmHg）と評価されるまで、つまり酸素運搬が血圧依存的（自己調節曲線の左側）になるまで血圧治療が開始されないこと

になる。低血圧の治療効果はすぐには現れないことから、治療効果が現れるまでに低血圧がさらに進行してしまう可能性がある。したがって、自己調節機構の変化と血圧治療の効果発現のタイムラグを考慮して、MAP 70 mmHg（もしくはSAP 90 mmHg）を最低限許容できる血圧とすることで緩衝域を設け、組織灌流が重度に障害される前に治療効果を得られるようにすべきである。

平均血圧（MAP）と心拍出量（CO）の関係

酸素運搬能の定義と血圧の関係性を考える際に、血圧測定値を決定する要素を理解する必要がある[4]。MAPはCO（L／分）と全身血管抵抗（SVR：dynes/s/cm^5）の積で表される。SVRは体循環における血管拡張（SVRは減少する）や血管収縮（SVRは増加する）の程度を表している。COは心拍数（HR：回／分）と1回拍出量（SV：ml／回）の積である。SVは前負荷（心室が収縮駆出する前の拡張期に心室を充満する静脈還流）、後負荷（心室が血液を駆出するために打ち勝たなくてはならない抵抗）、および収縮性（前負荷および後負荷に依存しない心室筋が収縮する力、図1.4）によって決まる。

SVR、SV、前負荷、および収縮性の増加は血圧を上昇させるが、後負荷の増加はSV、CO、およびMAPの低下を招く。MAPは計算して求められるものであり、臨床例ではCOやSVRを日常的には測定することがないことから、MAPの低下または上昇が、COの減少または増加によるものなのか、SVRの減少または増加によるものなのかを厳密に判断することはできない。動物の血圧低下または血圧上昇がどのような機序によって発生しているかを判断するためには、麻酔薬の影響、自律神経の生理、病態生理など多くのことを理解しておく必要がある。

血圧が低下する機序は、血管拡張、徐脈、前負荷の減少、および心筋の収縮性の低下の4つに大別される（図1.4）。これらの血圧低下の機序には、それぞれさまざまな原因（図1.5～1.8）

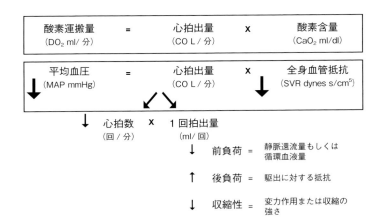

図1.4 平均血圧の決定因子。平均血圧（MAP）は心拍出量（CO：心臓が1分間に送り出す血液量）と、全身血管抵抗（SVR：血管拡張［SVRは減少する］や血管収縮［SVRは増加する］の程度）の積である。MAPは酸素運搬量の構成要素ではないことに注意。心拍出量は心拍数（HR）と1回拍出量（SV：心臓が1回の収縮で送り出す血液量）の積である。1回拍出量は、拡張期に心臓に戻る血液量（前負荷）、収縮期における血液の駆出に対する抵抗（後負荷）、および心筋が収縮する強さ（収縮性）によって決まる。

と治療（図1.9）がある。

例えば、血管拡張は、① 増大した血管内容積を補填するために輸液（晶質液または膠質液）をボーラス投与するか、② 血管拡張を"相殺する"ために血管収縮薬（フェニレフリン、バソプレシン、ノルアドレナリンなど）や血管収縮作用のある強心薬（例：ドパミン）を投与して治療する。徐脈は、洞性徐脈や第2度房室ブロッ

徐脈の原因

品種や動物種によっては正常
麻酔による交感神経系緊張の喪失
不整脈
低体温
オピオイド
α_2-アドレナリン受容体作動薬
β-遮断薬
過剰な麻酔深度
強い迷走神経緊張もしくは迷走神経刺激
低酸素（胎子、新生子）
低用量の抗コリン作動薬
眼球心臓反射
クッシング反射
高カリウム血症

図1.5 徐脈の原因。心拍数が低下する原因には、疾患、処置の合併症（例：眼球や迷走神経の刺激）、薬物の副作用がある。このリストは徐脈の原因に対する治療に使えるだけではなく、麻酔前あるいは麻酔中に合併症のある動物やさまざまな処置において徐脈の発生を予想するうえでも有用である。

血管拡張の原因
（SVRの減少＝血管拡張）

プロポフォール
アセプロマジン
吸入麻酔薬
低体温
循環作動薬
　ニトロプルシド
　ニトログリセリン
　ピモベンダン
　ヒドララジン
　ACE阻害薬
　アムロジピン
敗血症
アナフィラキシー
高二酸化炭素血症

図1.6 血管拡張の原因。全身血管抵抗が減少する原因には、疾患、処置の合併症（例：敗血症性ショックやアナフィラキシー）、薬物の副作用がある。図1.5と同様に、このリストは血管拡張の原因に対する治療に使えるだけではなく、麻酔前あるいは麻酔中に合併症のある動物やさまざまな疾患において血管拡張の発生を予想するうえでも有用である。

第1章　心血管疾患　**5**

```
前負荷が減少する原因

体水分量が少ない（高齢動物）
脱水（嘔吐、下痢）
サードスペースへの水分の移動（滲出液、腹水、
　　消化管）
出血
循環血液量減少
血管の閉鎖
血管の圧迫・閉塞
陽圧換気
血管拡張
```

図1.7　前負荷が減少する原因。静脈還流量（すなわち、前負荷）が減少する原因には、疾患または薬の副作用がある。

```
収縮性が低下する原因

新生子・幼若な動物
拡張型心筋症
　　二次性心筋症
イソフルラン（用量依存的）
プロポフォール
低カルシウム血症
アシドーシス
β‐遮断薬
カルシウムチャネル遮断薬
```

図1.8　収縮性が低下する原因。収縮性が低下する原因には、疾患、疾患の合併症、または薬物の副作用がある。このリストは収縮性の低下の原因に対する治療に使えるだけではなく、麻酔前あるいは麻酔中に合併症のある動物やさまざまな麻酔薬の投与において収縮性の低下の発生を予想するうえでも有用である。

クに対しては抗コリン作動薬で治療し、その他の不整脈に対しては抗不整脈薬で適宜治療する。心室充満の減少（前負荷の減少）は、血管内容積を補填（晶質液や膠質液のボーラス投与）するか、前大静脈もしくは後大静脈の圧迫や閉塞を解除することで治療する。心筋収縮性の低下は、その原因にかかわらず、原因の緩和や解除に努めるか、収縮性を改善する強心薬で治療する。吸入麻酔薬は中等度から重度に心筋収縮性を抑制するため（用量依存性）、吸入麻酔薬の投

与量（もしくは必要量）を減らすことで心筋収縮性および低血圧を劇的に改善できる。

　重要なことは、これら低血圧を引き起こす機序やその原因が麻酔下の動物だけではなく、基礎疾患や生理的異常（例：妊娠、新生子、および高齢）のある動物にも当てはまることを理解することである。このアプローチは、麻酔中の症例だけではなく低血圧やその他の麻酔中の合併症に対してあらかじめ対応策を立てる際にも有用である。

低血圧のメカニズム	治　療
1.　血管拡張	1a. 輸液 1b. 血管収縮薬もしくは"昇圧薬"
2.　徐脈	2a. 抗コリン作動薬 2b. 抗不整脈薬
3.　前負荷の減少	3. 輸液のボーラス投与、換気量の減量、圧迫や閉塞の解除
4.　収縮性の低下	4a. 陽性変力薬 4b. 吸入麻酔薬の投与量の減量

図1.9　低血圧の治療法。低血圧の発生機序に基づいた治療法をそれぞれ記載する。血管拡張に対しては輸液あるいは血管収縮薬で治療する。徐脈は抗コリン作動薬あるいは抗不整脈薬で治療する。前負荷が減少したときは輸液をボーラス投与するか、前負荷が減少した原因（すなわち、閉塞による静脈還流障害など）を解除する。心筋収縮性が低下したときはその要因（例：吸入麻酔薬など）を是正するか、陽性変力薬（例：ドパミンやドブタミンなど）を使用する。

麻酔前の評価

心疾患のない症例に比べて、心疾患を基礎にもつ症例ではより詳細な評価を実施する必要がある[11,12]。例えば、病歴では、以前の心疾患の診断、投薬の有無、および最近の薬物投与量の変更なども聴取すべきである。過去のX線検査、心電図、ホルター心電図、血圧および心エコー検査の所見なども手に入れるべきである。重度の心疾患を有する症例では、麻酔前の1～2週間以内に検査すべきである。

麻酔当日の麻酔前に詳細な身体検査を実施すべきであるが、とくに心血管系や呼吸器系に注意を払って実施する。心雑音の聴取部位やその特徴、肺音の変化、呼吸数や呼吸努力の増加、可視粘膜の蒼白や毛細血管再充満時間の延長、頸静脈拍動、および脈拍の不整性や欠損は、心疾患の存在や循環状態の変化を表す明らかな指標となる。

心疾患の臓器機能評価では、ミニマムデータベースとして血液生化学検査、血清電解質濃度測定、および全血球計算を実施すべきである。心疾患の種類によって、麻酔前に心電図、血圧、胸部X線、および心エコー検査を組み合わせて実施する。理想的には、心雑音や不整脈が認められる症例や、これまでに心疾患が認識されなかった症例においても完全な検査を実施すべきである。

心疾患の機能的分類

これまでの成書では[12]、臨床獣医師が麻酔合併症のリスクが高い症例や状態が安定するまで麻酔を避けるべき症例を判断できるように、臨床兆候に基づいた心疾患の機能的分類を以下のように提示している。この機能的分類は、症状改善に麻酔が必要となった症例ではリスクが高く、飼い主への説明、麻酔前準備、集中的なモニタリングの必要性、および症例の支持療法について注意を促してくれる。

分類Ⅰは、心疾患を有するが臨床兆候はない症例であり、麻酔前の安定化は必要ない。分類Ⅱは、心疾患を有し、安静時もしくは運動時に軽度から中等度の臨床兆候を呈する症例である。これらの症例では、麻酔前に薬物治療か入院管理による安定化を考慮する。救命処置として麻酔が必要な場合は、麻酔前に非経口薬を用いて速やかに状態を安定することが要求される。このような不安定な症例では、積極的かつ侵襲的なモニタリングが必要である。分類Ⅲは、進行中の劇症性心不全を呈する症例である。このような症例では、状態が安定するまで麻酔は禁忌である。このような症例で、救命処置のために麻酔が避けられない場合には、重度の衰弱、合併症、および死亡などの麻酔合併症のリスクが最も高い。

米国麻酔科学会（The American Society of Anestheiologists：ASA）による身体状態分類は米国獣医麻酔疼痛管理専門医協会（The American College of Veterinary Anesthesia and Analgesia：ACVAA）にも採用されている（表1.1）。ASAの全身状態分類はリスク評価を意図しているものではない。この全身状態の分類は単純に疾病の有無を意味しており、臨床獣医師は症例の健康状態を判断している。ASAの全身状態分類の欠点は分類がかなり曖昧な点である。しかし、ASAはこの欠点（制限）のある分類を改定していない（分類が定義された1963年から変わらず、おそらく今後も改定されないと思われる）。したがって、心疾患を有するそれぞれの症例に対して各臨床獣医師がそれぞれ全身状態を決定しなければならない（表1.1）。それぞれの全身状態における症例の典型例も提案されており、臨床獣医師がASAの全身状態分類を決定する際に参考にできる[13]。

表 1.1　米国麻酔科学会（ASA）の全身状態分類

カテゴリ	全身状態	臨床例
Ⅰ	正常に健康な症例	明らかな疾患がない。避妊手術や去勢手術
Ⅱ	軽度の全身疾患がある症例	皮膚の腫瘍、ショック状態にない骨折、合併症のないヘルニア、潜在精巣、局所感染、または代償性心疾患
Ⅲ	重度の全身疾患がある症例	発熱、脱水、貧血、悪液質、または中等度の循環血液量減少
Ⅳ	持続的に生命を脅かすような重度の全身疾患がある症例	尿毒症、敗血症、重度の脱水および循環血液量減少、貧血、非代償性心疾患、衰弱、または高熱
Ⅴ	外科手術を実施しなくても24時間生存できそうにない瀕死状態の症例	極度のショック、脱水、末期の悪性腫瘍や感染、重度外傷

米国麻酔科学会（ASA）の全身状態分類に基づいた分類。ASA のガイドラインによると、"これらのカテゴリを分類するうえでこれ以上の情報はない"とある。臨床例が付記されているが、基本的に動物の分類分けは極めて変動的なものであり、臨床獣医師が各個人でそれぞれ決定しなければならない。

鎮静と全身麻酔

　鎮静は、"眠気を伴った中枢抑制に特徴づけられる状態であり、通常、動物は周囲の環境に無関心であるが痛み刺激には反応する"と定義される[14]。全身麻酔は、"薬物によって引き起こされる無意識であり、制御され可逆的な中枢神経系（CNS）の抑制と鎮痛"に特徴づけられる。この状態では、動物が侵害刺激で覚醒することはなく、感覚神経、運動神経、自律神経が抑制されていると定義される[14]。外科麻酔は、"外科手術を痛みを感じることなく実施できる十分な無意識、筋弛緩、および鎮痛が達成されている全身麻酔の状態"と定義される[14]。単純な鎮静と全身麻酔のいずれを選択するかについては、よく考える必要がある。全身麻酔による CNS 抑制は、自律神経反射も抑制する。これらの CNS 抑制は、鎮静を選択できる処置であれば回避できる。動物の性格や疾患によっては、局所麻酔を組み合わせた鎮静によって外科処置が可能な場合もある[15-17]。

　全般的に、鎮静は CNS と自律神経系の抑制が軽度であるため安全な選択肢であるように思われるが、特定の心疾患では、a_2-アドレナリン受容体作動薬（a_2-作動薬）やフェノチアジン誘導体が禁忌となる場合がある[18,19]。さらに、循環抑制の治療が拮抗薬の投与以外では困難な場合もある（とくに a_2-作動薬）。それでも、動物によっては鎮静が好ましい場合もある。しかしながら、循環抑制を軽減できる麻酔プロトコルを用い、症例を適切にモニタリングして管理できれば、全身麻酔も安全な選択肢になりうる。すべての心疾患に理想的な麻酔薬や麻酔方法があるわけではなく、1つの麻酔方法ですべての症例や処置にうまく対応できるわけではない。個々の症例の心疾患や併発疾患を考慮して、個々の症例に特化した麻酔方法を調整すべきである。良好な結果を得るために麻酔方法を適正化するためには、麻酔薬の効果や副作用と疾患の病態生理を熟知する必要がある。

麻酔薬と鎮痛薬

麻酔前投薬

　麻酔前投薬は、これによって鎮静と鎮痛効果を得られ、麻酔導入と麻酔維持に必要な薬物の量を減らすことができることから、麻酔を実施するうえで極めて重要である[2]。麻酔導入、麻酔維持に用いる薬物は重度の循環抑制作用を生じる可能性があるため（ほとんどは用量依存性で

はあるが）、適切な麻酔前投薬により良好な鎮静を得ることは循環機能を安定するために重要なステップになりうる。

オピオイド

オピオイドは、心血管系への作用が少ないため、心疾患の症例における麻酔前投薬、麻酔導入、および麻酔維持の柱となる[20-23]。オピオイドの主な副作用は徐脈であり、心筋の収縮性や血管の緊張性に対する作用は少ないかもしくは全くない[24,25]。徐脈は、抗コリン作動薬（アトロピンやグリコピロレートなど）で治療もしくは麻酔前投薬として併用することで制御可能である。オピオイドは種類が豊富なため、どれが最も適切な薬物か選択に迷うことがある。一般的に、オピオイドは健康な成体よりも、幼弱、高齢、および疾患を有する動物で良好な鎮静を得ることができる。このことは、心疾患を有する衰弱した動物ではとくに重要となる。

▷モルヒネ

モルヒネはオピオイドのなかでも基本となる薬である。μ-オピオイド受容体の完全作動薬であり、非常に良好な鎮静が得られ、しばしばオピオイドでは最も鎮静が良好であるとされる。しかし、嘔吐を誘発しやすい薬物でもある[26]。モルヒネは筋肉内投与（IM）で速やかに吸収され、効果は4〜6時間持続する[27]。ヒスタミン遊離作用があるため静脈内投与（IV）は推奨されない[28]。しかしながら、低用量での定量持続静脈内投与は可能であり、麻酔維持に必要な吸入麻酔薬の量を著しく減らすことができる。

▷ヒドロモルフォン / オキシモルフォン

ヒドロモルフォンとオキシモルフォンは小動物においても非常に似た性質をもつ[29,30]。いずれもμ-オピオイド受容体の完全作動薬であり、良好な鎮痛を得ることができる。中等度の鎮静効果を持ち、モルヒネと比べて嘔吐が少ない[26]。ヒドロモルフォンは（モルヒネと同様に）イヌ

臨床例でパンティングを誘発することがあり、鎮静処置としては望ましくない場合がある。ヒドロモルフォンは、標準的な投与量でも術後に高体温を誘発することがネコで報告されているが[31]、その臨床的意義は不明である[32]。

▷フェンタニル

フェンタニルは合成のμ-オピオイド受容体完全作動薬であり、その力価はモルヒネより80〜100倍高く、モルヒネの1/80〜1/100の投与量で同等の効果が得られる[33]。フェンタニルは、作用持続時間が短いため（ボーラス投与後に約20〜30分間）、IV投与による麻酔前投薬、麻酔導入、または定量持続静脈内投与で有用である[23]。鎮静効果は弱く、極めて嘔吐を誘発しにくい。高用量のフェンタニルは単独投与による麻酔導入や多剤併用による麻酔導入に適している。

▷ブトルファノール

ブトルファノールはオピオイド受容体の作動-拮抗薬であり、κ-オピオイド受容体には作動薬として作用し、μ-オピオイド受容体には拮抗薬として作用する[33]。したがって、ブトルファノールはκ-オピオイド受容体でしか鎮痛効果が発揮されず、中等度から重度の疼痛には効果的ではないため、軽度から中等度未満の疼痛が対象となる[34]。作用時間は比較的短いものの（約45〜90分間）小動物では鎮静効果があるため、ブトルファノール単独のIV投与または必要に応じてより強力な他の鎮静薬と併用して覚醒下の処置に用いられる。ブトルファノール投与後には、μ-オピオイド受容体の完全作動薬と比べて徐脈が生じにくい。嘔吐は非常にまれであり、0.8 mg/kg以上投与しても鎮静と鎮痛効果が強くならない、いわゆる天井効果が認められる[35,36]。

▷ブプレノルフィン

ブプレノルフィンはμ-オピオイド受容体の部分作動薬という点で他の一般的なオピオイドよりも独特な性質をもつ。ブプレノルフィンは

μ－オピオイド受容体との親和性が極めて高く、他のオピオイドが受容体に結合することを阻害するが、μ－オピオイド受容体を完全に活性化することはない[37]。したがって、その最大効果はμ－オピオイド受容体完全作動薬と同等ではない。また、ブプレノルフィンは 0.04 mg/kg 以上で天井効果が認められ、それ以上は投与量を増やしても鎮静や鎮痛効果がさらに強くなることはない。受容体への結合が強いため、オピオイド拮抗薬で拮抗しにくいか拮抗できない[38]。徐脈や嘔吐を生じることは非常にまれで、鎮静効果は比較的弱い。

フェノチアジン誘導体

小動物では、アセプロマジンは麻酔前投薬としてよく使用され、優れたトランキライザーである。しかし、強力な α_1－アドレナリン受容体拮抗薬でもあり、末梢血管の拡張と低血圧を生じることから[39]、心疾患のある症例には慎重に投与する必要がある。全身状態が安定しており臨床兆候のない症例であれば、血管拡張作用を代償できる。しかし、中等度から重度の心疾患を有する症例にはその使用を避けるのが賢明である。低血圧は代償性の心拍数増加を生じるため、心筋の酸素消費量を増やす可能性がある。アドレナリンおよびバルビツレート誘発性の不整脈を抑制する[40]。しかし、この効果は血圧低下作用と天秤にかける必要がある。

抗コリン作動薬

抗コリン作動薬のアトロピンやグリコピロレートは、迷走神経による洞性徐脈や房室ブロックに対して心拍数を増加させるために使用する。アトロピンは即効性があるが（約 1 ～ 2 分 IV）、作用時間は短く（約 20 ～ 30 分間 IV）、頻脈性不整脈を比較的生じやすい[41]。グリコピロレートは効果発現に時間を要するが（約 2 ～ 4 分 IV）、作用時間は長く（約 1 時間 IV）、頻脈性不整脈を生じにくい[41]。低用量のアトロピンやグリコピロレートは投与直後に第 2 度房室ブロックを生じることがあり（後述）、追加投与が必要になることもある。

ベンゾジアゼピン

ベンゾジアゼピン（ジアゼパムとミダゾラム）は心疾患を有する症例の鎮静に適した薬物である。心拍数、心筋収縮性、または血管緊張性に対する作用は少ないかもしくはない[42]。また、広い投与量の範囲（0.5 ～ 2.5 mg/kg IV）で低血圧を生じない。呼吸回数は減少するが、動脈血の血液ガス分析では明らかな変化が認められない[43]。ベンゾジアゼピンの主な欠点として、イヌでは鎮静効果が安定しない[44,45]、ネコではあまり鎮静効果がないことがあげられる。例えば、麻酔前投薬として IV 投与した場合、不安、興奮、運動失調、覚醒、時には攻撃性を示すことがある[44]。健康なネコでは、ブトルファノールとミダゾラムを併用しても十分な鎮静を得ることができない[45]。ベンゾジアゼピンは吸入麻酔薬の必要量を減らすことができるが、その利点を活用するためには、興奮するリスクのある麻酔前投薬ではなく、麻酔導入の併用薬として用いる方がよい[46,47]。

α_2－アドレナリン受容体作動薬

α_2－作動薬（デクスメデトミジン、メデトミジン、キシラジンなど）は、心疾患を有する症例には通常禁忌である。末梢血管を強力に収縮し、CNS からの交感神経出力を減弱する。SVR が重度に増加するため顕著な血圧上昇、後負荷の著しい増大、および圧受容器反射による徐脈が生じる。初期の高血圧の後に血管拡張と低血圧が生じることもある。これは、ウマにキシラジンを投与した際によく認められるが、デクスメデトミジンなど作用時間の長い α_2－作動薬では認められない[48,49]。初期の圧受容器反射による徐脈は、その後の中枢性の交感神経抑制作用によりさらに悪化する。α_2－作動薬は房室ブロックや補充調律を生じることもある。これらの作用により、鎮静量では心拍出量が約 50 ～ 60%

減少する。デクスメデトミジン 5 μg/kg 以上の IV 投与は心拍出量を 50 〜 60％減少し[50]、メデトミジン 20 μg/kg IV 投与では心拍出量が少なくとも 60％減少する[51]。心疾患を有する症例では、血管収縮による後負荷の増大、血液の中心性偏在による左心房圧の上昇、および心拍出量の減少のいずれも心機能を悪化させる要因となりうる。α_2- 作動薬は極めて信頼性の高い鎮静薬であるが、心血管系への副作用が強いので安全のために心疾患を有する動物での使用を控えた方がよい。

麻酔導入薬
プロポフォール
プロポフォールの主な利点は効果発現が速く（約 15 〜 20 秒）、気管挿管が可能な IV 投与量では作用時間が短い（約 6 〜 10 分）ことである[52]。主な作用機序はγアミノ酪酸（GABA：CNS における主要な抑制性神経伝達物質）受容体の賦活化であるが[53]、結合部位はチオペンタールなどの他の麻酔薬とは異なる[54]。プロポフォール投与後の麻酔回復は極めて穏やかである。しかし、プロポフォールは用量依存性の血管拡張作用を有し[55]、中等度の用量で著しい低血圧を生じる可能性がある。心疾患が軽度の場合はプロポフォールによる低血圧に耐えられると考えられるが、より重度の心疾患を有する症例や SVR の減少により心機能の悪化が予想される症例ではプロポフォールを慎重に投与すべきである。

解離性麻酔薬
ケタミンやチレタミンのような解離性麻酔薬は、神経伝達を遮断することで麻酔効果を発現し、意識と無意識を司どる中枢と末梢の上行性入力を"解離"させる。心血管系に対する影響は交感神経系（SNS）の刺激に由来し、心拍数、心筋の収縮性、平均血圧が増加し、SVR はあまり変化しない[56]。これにより心筋の仕事量や酸素要求量が増えるが、心拍出量や冠血流量の増加によって代償される[57]。心疾患を有する症例では、

心筋の酸素要求量の増加によって心機能の悪化や不整脈を生じる可能性がある。したがって、ケタミンは肥大型心筋症（HCM）には禁忌であり、その他の心筋症や弁膜疾患のある症例（後述参照）、全身状態が非常に悪い症例でもしばしば使用が避けられる[58]。

エトミデート
エトミデートはオピオイドでもバルビツレートでもない麻酔薬であり、プロポフォールやバルビツレートと同様に抑制性の GABA の作用を増強する[59]。エトミデートは循環抑制作用がほとんどあるいは全くないことが利点であり、心拍数、心筋の収縮性、後負荷、または静脈還流量をほとんど変化させない。しかし、いくつか欠点もある。エトミデートは浸透圧が非常に高く（4,800 mOsm/L）、浸透圧を変化させるため、副腎皮質機能抑制に加えて、静脈炎、注射部位の疼痛、赤血球の鋸歯状化、および溶血を生じる可能性もある[60]。エトミデートは確実に意識を消失させるが、意識消失にはプロポフォールよりも時間を要する。エトミデートは筋弛緩作用が弱くミオクローヌスを生じる可能性があるため、麻酔導入を円滑にするためにはベンゾジアゼピンやフェンタニルを併用する必要がある[61]。

高用量オピオイド
フェンタニルのような μ - オピオイド受容体完全作動薬の高用量投与によって非常に効果的な全身麻酔を得られ、円滑な気管挿管が可能である。欠点としては、中等度から重度の呼吸抑制や徐脈を生じるが、いずれも気管挿管や抗コリン作動薬の投与で容易に対処できる。残念ながら、フェンタニルには意識消失作用の確実性がやや劣り、プロポフォール[62]やエトミデートよりも時間を要する。快活な動物や音や取り扱いまたは痛みで刺激された動物では、作業に抵抗しようとして麻酔導入の質が低下する。このような場合には、注射麻酔薬を併用すると意識消失を得やすくなる（速さを求めるならばプロ

ポフォールであるが、エトミデートでも可）。フェ
ンタニルによる麻酔導入は、刺激が少なく静か
で薄暗い場所で行うのがよく、衰弱している症
例や高齢動物で最もよい麻酔導入を得られる。
良好な筋弛緩を得るため、フェンタニルにはベ
ンゾジアゼピンを併用すべきである。

麻酔維持
吸入麻酔薬

　吸入麻酔薬は麻酔維持に最も多く使用される
麻酔薬である。全静脈麻酔（Total Intravenous
Anesthesia：TIVA）と呼ばれる静脈麻酔薬のみ
を用いた麻酔維持も可能ではあるが、吸入麻酔薬
には多くの利点がある。吸入麻酔薬は、その薬物
動態学的特性によって麻酔深度の細やかな調節と
速やかな変化が可能である。吸入麻酔薬を使用す
るためには気化器が必要であるが、100％酸素を
キャリアガスに用いることが多いので動脈血酸素
分圧を高く維持しやすい。通常、吸入麻酔器を用
いる際に気管挿管を行うので、換気を詳細にモニ
タリングでき、換気の補助が容易である。呼気ガ
スモニターで二酸化炭素や吸入麻酔薬濃度を測定
することにより、より確実な動物のモニタリング
と管理が可能となる。残念なことに、吸入麻酔薬
は循環抑制作用を有し、用量依存性に心拍出量や
血圧を低下させる[63]。これは中等度から重度に心
筋収縮性が低下することによって（例：陰性変力
作用）、1回拍出量および心拍出量が著しく減少す
るためである[63-66]。また、イソフルランはSVRも
低下させるため、血管拡張による低血圧を生じや
すくなる。一般的に、これらの心血管系に対する
副作用は、吸入麻酔薬の投与量を最小限にするか、
副作用を相殺するような循環治療によって管理さ
れる。吸入麻酔薬の必要量（MAC, 最小肺胞濃度：
50％の動物が侵害刺激に対して体動を示さない吸
入麻酔薬濃度）を減少させるためには（"MAC減
少"）、麻酔前投薬や麻酔導入薬の使用、鎮痛薬や
鎮静薬のボーラス投与や持続投与、局所麻酔の併
用など、さまざまな戦略をとることができる。吸
入麻酔薬による血圧低下作用は、心拍数および心

調律の適正化、慎重な輸液（心疾患に対して禁忌
とならなければ）、陽性変力薬による心筋収縮性
の増加（吸入麻酔薬による抑制作用への対抗処置）
で治療することができる（図1.9）。

麻酔の補助療法

　麻酔の補助療法の最大の目的は、循環の安定性
を増して最大限の心拍出量と血圧を確保すること
である。臨床的には、一般的に心血管系への副作
用をより低減させる方法がとられる。例えば、フェ
ンタニルを $0.8\,\mu g/kg/$ 分で投与するとエンフルラ
ンの必要量が65％減少し[67]、$0.3\,\mu g/kg/$ 分で投与
するとイソフルランの必要量が約50％まで減少す
ると報告されている[68]。オピオイドの主な副作用
である徐脈は抗コリン作動薬で容易に治療でき、
オピオイドの投与によって吸入麻酔薬の必要量を
減らすことができるため、吸入麻酔薬による心血
管系への副作用を軽減することができる。この方
法は、高用量の吸入麻酔薬を単独で用いるよりも
循環が安定し安全であると考えられる。その他の
補助治療として、非オピオイド鎮痛薬の持続静脈
内投与（リドカインやケタミン）、区域麻酔（硬
膜外麻酔、末梢神経ブロック、その他の局所麻酔）
がある。これらの補助的治療の目的は、やはり麻
酔薬の必要量を減らして循環を安定させることで
ある。

局所麻酔・区域麻酔

　局所麻酔は、末梢神経の機能を遮断し、上行
性の侵害刺激を調整する他の鎮痛（オピオイド
や非ステロイド抗炎症薬）とは異なる利点を有
する。中枢への侵害刺激の伝達を完全に遮断で
きれば、理論的には、痛みを伴う手術や処置を
受ける症例を全身麻酔する必要がなくなる。全
身麻酔なしの外科手術は臨床的には非現実的で
あるが、局所麻酔は痛みの知覚や侵害刺激の伝
導を抑制できる強力な手段である。全身麻酔下
の動物に、局所麻酔や区域麻酔を実施すること
で吸入麻酔薬の必要量を劇的に減少させること
ができる。局所麻酔薬は適切な投与量を守れば

表 1.2 イヌにおける一般的な投与量と MAC 減少効果

研究	負荷投与量 (mg/kg)	持続投与量 (μg/kg/min)	吸入麻酔薬	MAC（%）	併用時 MAC	MAC 減少率
フェンタニル						
Ueyama 2009[74]	0.005	0.15	イソフルラン	1.42 ± 0.08	0.93 ± 0.04	-35%
Hellyer 2001[68]	0.01	0.3	イソフルラン	1.8 ± 0.21	0.85 ± 0.14	-53%
レミフェンタニル						
Michelsen 1996[75]	なし	1.0	エンフルラン	2.1 ± 0.2	NR	-63 ± 10.4%
Allweiler 2007[76]	なし	0.1	イソフルラン	1.28 ± 0.13	0.78 ± 0.17	-40%
	なし	0.25	イソフルラン	1.28 ± 0.13	0.65 ± 0.16	-50%
Monteiro 2010[77]	なし	0.15	イソフルラン	1.24 ± 0.18	NR	-43 ± 10%
	なし	0.3	イソフルラン	1.24 ± 0.18	NR	-59 ± 10%
	なし	0.6	イソフルラン	1.24 ± 0.18	NR	-66 ± 9%
	なし	0.9	イソフルラン	1.24 ± 0.18	NR	-71 ± 9%
ケタミン						
Muir 2003[78]	なし	10	イソフルラン	1.38 ± 0.08	1.03 ± 0.07	-25%
Queiroz-Castro 2006[a,79]	1.0	25	イソフルラン	1.06 ± 0.02	0.73 ± 0.04	-28.7 ± 3.7%
Doherty 2007[a,80]	1.5	50	イソフルラン	1.11 ± 0.05	0.56 ± 0.04	-49.6%
Love 2011[b,81]	0.5	6.25	セボフルラン	2.62 ± 0.21	2.61 ± 0.22	-0.4 ± 4%
	1.0	12.5	セボフルラン	2.62 ± 0.21	2.06 ± 0.22	-22 ± 4%
	2.0	25	セボフルラン	2.91 ± 0.21	2.64 ± 0.22	-12 ± 4%
	3.0	50	セボフルラン	2.91 ± 0.21	2.44 ± 0.22	-18 ± 4%
Wilson 2008[82]	3.0	50	セボフルラン	1.9 ± 0.2	1.1 ± 0.1	-40 ± 3.5%
	3.0	100	セボフルラン	1.7 ± 0.2	0.9 ± 0.1	-44.7 ± 3.5%
リドカイン						
Muir 2003[78]	なし	50	イソフルラン	1.38 ± 0.08	0.97 ± 0.04	-29%
Doherty 2007[80]	2.5	100	イソフルラン	1.20 ± 0.04	0.98 ± 0.06	-18.3%
Matsubara 2009[83]	2.0	50	セボフルラン	2.30 ± 0.19	1.95 ± 0.23	-15%
	2.0	200	セボフルラン	2.30 ± 0.19	1.45 ± 0.21	-37%
Wilson 2008[82]	2.0	50	セボフルラン	2.0 ± 0.2	1.6 ± 0.1	-22.6 ± 3.6%
	2.0	100	セボフルラン	1.8 ± 0.2	1.3 ± 0.1	-29 ± 3.5%
	2.0	200	セボフルラン	2.0 ± 0.2	1.1 ± 0.1	-39.6 ± 3.5%
Valverde 2004[84]	2.0	50	イソフルラン	1.34 ± 0.11	1.09 ± 0.13	-18.7%
	2.0	200	イソフルラン	1.34 ± 0.11	0.76 ± 0.1	-43.3%

[a] ヤギの実験で得られたデータ
[b] MAC-BAR を調べた実験。MAC は侵害刺激に対する体動の有無を評価するが、MAC-BAR は侵害刺激に対する自律神経反応の有無を評価する。

心血管系への副作用が少なく、吸入麻酔薬の必要量が減少することによって麻酔薬による心血管系への副作用を最小限にできるため、動物の状態はより安定化する。例えば、イヌにおける眼窩下神経ブロック[69] など、区域麻酔が吸入麻酔薬の必要量を著しく減少させることが多数報告されている。しかし、局所麻酔薬は中毒を生じることがある。例えば、イヌではリドカイン 22 mg/kg IV で神経毒性（発作）を生じる[72]。ブピバカインはより毒性が強く、心血管毒性は4.3 mg/kg IV[73]、神経毒性は5.0 mg/kg IV[72]で生じる。

鎮痛薬の全身投与

局所麻酔や区域麻酔と同様に、鎮痛薬の持続

IV 投与による全身投与は吸入麻酔薬の必要量と痛み刺激に対する反応を有意に減少させる。鎮痛薬の持続 IV 投与による副作用が吸入麻酔薬より少ない場合、吸入麻酔薬の必要量が減少することで陰性変力作用、血管拡張、呼吸抑制などの吸入麻酔薬の好ましくない作用を軽減できるため、動物の心血管機能は改善される。前述のように、オピオイドの持続 IV 投与は吸入麻酔薬の必要量を減らす点でとくに有益であり（表 1.2, 1.3）[67,68]、主な副作用である徐脈は抗コリン作動薬で容易に治療できるため心血管系機能に対して極めて安全に使用できる。ウマのセボフルラン麻酔では、リドカインを 1.3 mg/kg IV した後に 50 μg/kg/ 分で持続 IV 投与すると、セボフルランの MAC が

表 1.3　ネコにおける一般的な投与量と MAC 減少効果

研究	薬剤	負荷投与量 (mg/kg)	持続投与量 (μg/kg/分)	吸入麻酔薬	MAC（%）	併用時 MAC	MAC 減少率
Brosnan 2009[85]	レミフェンタニル	なし	0.0625~16	イソフルラン	1.94 ± 0.8	なし	なし
			0.125	イソフルラン			
Ferreira 2009[86]	レミフェンタニル		0.25	イソフルラン	1.66 ± 0.08	1.27 ± 0.13	-23 ± 7.9%
			0.5	イソフルラン	1.66 ± 0.08	1.16 ± 0.17	-29.8 ± 8.3%
			1.0	イソフルラン	1.66 ± 0.08	1.22 ± 0.15	-26 ± 9.4%
Pascoe 2007[87]	ケタミン	2.0	23	イソフルラン	1.51 ± 0.23	0.84 ± 0.33	-45 ± 17%
		2.0	46	イソフルラン	1.51 ± 0.23	0.57 ± 0.35	-63 ± 18%
		16.0	115	イソフルラン	1.51 ± 0.23	0.41 ± 0.35	-75 ± 17%

表 1.4　強心薬と昇圧薬

	交感神経作動薬				ドパミン	バソプレシン	用量
	α_1-受容体	α_2-受容体	β_1-受容体	β_2-受容体			
効果	血管収縮	血管収縮 徐脈	陽性変力作用 陽性変時作用	血管拡張 気管支拡張	D1 受容体	血管収縮	
薬剤							
ドパミン	+++ 高用量	+	+++ 低用量	+ 低用量	+++	-	5~10 μg/kg/分 10~20 μg/kg/分
ドブタミン	-	-	+++	++	-	-	1~10 μg/kg/分
アドレナリン	+++	+++	++	++	-	-	ボーラス： 0.01~0.1 mg/kg IV 0.01~1.0 μg/kg/分
エフェドリン	+	+	+	+	-	-	ボーラス： 0.03~0.1mg/kg IV
イソプロテレノール	-	-	+++	+++	-	-	0.01~0.1μg/kg/分
ノルアドレナリン	+++	-	++	+++	-	-	0.05~2.0μg/kg/分
フェニレフリン	+++	-	-	-	-	-	1~5 μg/kg IV 0.5~3 μg/kg/分
バソプレシン	-	-	-	-	-	V1+++	ボーラス： 0.1~0.6 U/kg IV 1~4 mU/kg/分 （イヌ）

27% 減少する[88]。リドカイン持続 IV 投与の有効性はイヌでも検討されており、イソフルランとセボフルランの必要量はいずれも減少する。イヌでは、リドカイン 50 μg/kg/分の持続 IV 投与でイソフルラン MAC は 29%[78]、セボフルラン MAC は 22.6% 減少する[82]（表 1.2、1.3）。別の研究によると、リドカインを 50 および 200 μg/kg/分で持続 IV 投与しても、心血管系に影響を及ぼすことなく吸入麻酔薬の MAC がそれぞれ 15% および 37% 減少した[83]。

強心薬と昇圧薬

　昇圧薬という用語が強心薬（変力薬）と昇圧薬の両方に用いられているだけでなく、その効果が重複する部分があるため、強心薬と昇圧薬の定義と用語の扱いは混乱している。強心薬あるいは陽性変力薬は β_1-アドレナリン受容体を介して心筋の収縮性を増強する薬物であり、1回拍出量、心拍出量、および血圧の改善に使用される。これらの薬物は β_1-受容体を介して作用するために心拍数も増加する傾向にあり、この心拍数増加作用は厳密には陽性変力作用ではなく陽性変時作用である。それにもかかわらず、基本的にこれらの薬物は心筋の収縮性を改善する薬物として扱われる。昇圧薬は α_1-アドレナリン受容体を介して SVR を増加させるか、他の受容体を介して血管を収縮させる薬物であり、結果的に血圧が上昇する。薬物によっては強心

と昇圧のいずれかに特化した作用を発現するものもあるが、多くの薬物は複数の受容体のサブタイプに作用し、投与量によって効果が変わることもあるため、心疾患の症例に対する使用法を一般化することは難しい（表1.4）。

ドパミンとドブタミン

いずれも獣医麻酔で最も一般的に使用される陽性変力薬である。吸入麻酔薬は用量依存性の心筋収縮抑制作用と血管拡張作用を有するため、これらの薬物は吸入麻酔薬による低血圧に対して非常に効果的である。

ドパミンはノルアドレナリンの前駆物質であり、用量依存性の陽性変力作用を有する。β_1-受容体を介した心筋の収縮性増強作用や心拍数増加作用を示す投与量は5〜10 μg/kg/分である。心拍出量を改善させるための推奨投与量は7 μg/kg/分である[89]。ドパミンの効果は特徴的であり、10 μg/kg/分を超えるとα_1-受容体への作用が強くなり、SVRが上昇する。SVRの増加は血圧維持に有益であるが、後負荷の増加による心血管機能の悪化を招く可能性があり、拡張型心筋症（DCM）、HCM、逆流性弁疾患などの特定の心疾患を有する症例では禁忌となりうることに注意する。各心疾患における陽性変力薬と昇圧薬の注意点に関しては、本章で後述する。

ドブタミンは非選択的β-アドレナリン受容体作動薬であり、β_1-受容体とβ_2-受容体のいずれにも作用し、ドパミンのβ_1-受容体を介した作用と同様に心拍数と心収縮性の両方を増加させる。β_1-受容体が活性化するドブタミンの一般的推奨投与量は1〜5 μg/kg/分である。しかし、β_2-受容体も活性化するためSVRの減少と血管拡張を生じることを知っておくことが極めて重要である。心拍数と心収縮性の増加は血管拡張作用によって相殺され、血圧は変わらないとする報告もある[89]。

アドレナリン（エピネフリン）

強力なα-およびβ-アドレナリン受容体作動薬であり、強力な末梢血管収縮作用と心拍数および心筋収縮性の増加作用をもつ。アドレナリンは、心筋の酸素要求量を著しく増加させ、催不整脈作用を有する。アドレナリン投与では、α-受容体の作用なしにβ-受容体の作用のみを利用することが難しく、心筋の酸素要求量の増加と催不整脈作用を有することから、強心薬としての使用には向かない。アドレナリンの使用は、心肺蘇生（CPR）に限定すべきである。

エフェドリン

他のα-およびβ-アドレナリン受容体作動薬に類似しているが、効果は少し弱い。半減期が他のアドレナリン受容体作動薬と比べて長く、持続IV投与よりもボーラス投与で使用できる数少ない強心薬／昇圧薬である。イソフルラン麻酔下のイヌでは、エフェドリンのボーラス投与により、血圧、心係数および酸素運搬能が増加する[90]。効果発現は非常に速やかで、血圧上昇の持続時間はCO増加の持続時間より短い。したがって、低血圧の短時間治療に有効である。

バソプレシン

ペプチドホルモンのアルギニンバソプレシン（抗利尿ホルモン：ADH）であり、SVRを増加させるが心拍数や心筋の収縮性には影響せず、昇圧薬として作用する。アドレナリン受容体には作用せず、末梢血管のバソプレシン受容体に作用して効果を発揮する。腎臓への作用はバソプレシン受容体を介する[91]。カテコールアミンではないため催不整脈作用がなく、他の昇圧薬よりも優れた性質を有する。エンドトキシンショックモデルを用いた研究によると、バソプレシンによる低血圧の治療効果はフェニレフリンと同等である[92]。難治性低血圧の治療では血管収縮の程度を計画的に調節することが重要であるが、極端なSVRの増加はCOと酸素運搬能を低下させる可能性がある点に留意する。とくに、DCMのような心疾患を有する動物では、後負荷の増加により心拍出量と酸素運搬能が重度に障害さ

れる可能性がある。

フェニレフリンとノルアドレナリン ─────

いずれも昇圧作用を有する。フェニレフリンは選択的 α_1-アドレナリン受容体作動薬であり、用量依存性の血管収縮作用を示し、前述のような血管収縮薬の利点と欠点を有する。ノルアドレナリンは α_1- と β-アドレナリン受容体の両方に作用を有し、β_1- と β_2-アドレナリン受容体の作用は変動的で通常は α_1-受容体の作用よりも弱いため、臨床的には血管収縮作用が主体となる。

動物のモニタリングと支持管理

輸液療法

全身麻酔では心機能と心拍出量の低下が予想されるため、心機能が低下しているとしても組織灌流を維持するために輸液療法が推奨される。明らかな臨床兆候がない代償された心疾患を有する症例は、通常の麻酔中の静脈内輸液（平衡電解質液）5〜10 ml/kg/時間に十分耐える。非代償性の心疾患を有する症例は、レニン-アンジオテンシン-アルドステロン系（RAAS）の活性や抗利尿ホルモンの分泌増加などの神経ホルモン性のカスケードによる循環血液量の増加や心機能の悪化により、しばしば心不全のリスクを伴

う。心不全や慢性的な容量負荷（僧帽弁、三尖弁、大動脈弁の閉鎖不全症、動脈管開存症［PDA］や心室中隔欠損症［VSD］のような左-右短絡疾患）の既往がある症例では、高用量の術中輸液に耐えられない可能性が高いため、輸液速度を制限すべきである。通常、3〜5 ml/kg/時間の輸液が代謝維持量として十分であり、この投与量であれば心不全のリスクや循環血液量を増加させない。大量の晶質液を静脈内輸液してしまった場合には、利尿作用のあるフロセミドを投与することもある。合成膠質液（ヘタスターチ、ペンタスターチ、デキストラン、オキシグロビン）は循環血液量を長時間増加させ利尿薬による治療が困難であるため、心疾患を有する症例への使用はしばしば避けられる。

動物の前酸素化

麻酔前投薬や麻酔導入に用いられる多くの薬物は呼吸抑制作用を有し、その程度は、オピオイド、プロポフォールおよび吸入麻酔薬で顕著である。ケタミン[93]とエトミデート[94]は呼吸抑制が少ない。呼吸抑制は投与後すぐに生じ、低酸素血症とチアノーゼを呈することがある。肺胞気酸素分圧（PAO_2）は肺胞気式から推測することができる（表1.5）。

以下の式は正常な酸素血症および低酸素血症における状況の変化を表した例である。

表1.5　肺胞気・動脈血酸素分圧較差

ETCO_2	30		40		60		80	
FIO_2	PAO_2	PaO_2	PAO_2	PaO_2	PAO_2	PaO_2	PAO_2	PaO_2
21	112.2	101.0	99.7[B]	89.8	74.7[C]	67.3	49.7	44.8
30	176.4	158.8	163.9	147.5	138.9	125.0	113.9	102.5
40	247.7	222.9	235.2[D]	211.7	210.2[E]	189.2	185.2	166.7
100	675.5	608.0	663.0	596.7	638.0	574.2	613.0	551.7

肺胞気酸素分圧は肺胞気式から計算できる：$PAO_2 = FIO_2 (Patm-PH_2O) - PaCO_2/0.8$。$PAO_2$ は肺胞気酸素分圧、FIO_2 は吸入酸素濃度、Patm は大気圧、PH_2O は蒸気圧（体温によって変化するが一般的には約47 mmHgとされる）、$PaCO_2$ は動脈血二酸化炭素分圧をあらわす。0.8 は呼吸商で、生体内の酸素消費量に対する二酸化炭素排泄量の比のことである。ルームエアにおける正常な肺胞気・動脈血酸素分圧較差は<10〜15%[95]であり、表では肺胞気と動脈血の酸素分圧が約10%異なっていることがわかる。PaO_2 は動脈血ガスで実際に測定することができるが、表は FIO_2 と $PaCO_2$ から推定した海抜0 m（Patm = 760 mmHg）での正常値を示している。表中の B〜E は本文中の公式1.2〜1.5を参照。

式 1.1

$$PAO_2 = FIO_2 (Patm - PH_2O) - PaCO_2/0.8$$

式 1.2

$$PAO_2 = 0.21 (760 - 47) - 40/0.8 = 99.7 \text{ mmHg}$$

式 1.3

$$PAO_2 = 0.21 (760 - 47) - 60/0.8 = 74.7 \text{ mmHg}$$

式 1.4

$$PAO_2 = 0.40 (760 - 47) - 40/0.8 = 235.2 \text{ mmHg}$$

式 1.5

$$PAO_2 = 0.40 (760 - 47) - 60/0.8 = 210.2 \text{ mmHg}$$

式 1.1 の FIO_2 は吸入気酸素濃度、Patm は大気圧、PH_2O は水蒸気分圧、$PaCO_2$ は動脈血二酸化炭素分圧を示す。動物が正常に換気していれば $PaCO_2$ は 40mmHg となり、PAO_2 は約 100 mmHg に維持される（表 1.5、式 1.2）。この PAO_2 であれば酸素濃度較差に従って肺胞内の酸素は肺動脈血中に拡散できる。

低換気の場合には、$PaCO_2$ が上昇し、PAO_2 は低下する。PAO_2 が 80 mmHg 未満に低下すると、低酸素血症を生じる（表 1.5、式 1.3）。フェイスマスクを密着させて（FIO_2 が約 40% になるように）酸素を供給すると、PAO_2 は大きく上昇し（表 1.5、式 1.4）、低換気による低酸素血症を防ぐことができる（表 1.5、式 1.5）。したがって、麻酔前投薬から麻酔導入時における呼吸抑制に対応するために、前酸素化によって PAO_2 と動脈血酸素分圧（PaO_2）を高く維持することは非常に重要である。一般的には、よくフィットしたフェイスマスクを用いて麻酔導入前に最低 3 分間は前酸素化することが推奨される[96]。これは麻酔導入前にモニター（心電図、非観血的血圧測定、カプノメータ）を設置する間に簡単に実施できる。

血圧（BP）

血圧は心拍出量を正確に示すものではないが、臨床的に最も有用な組織灌流の指標である。血圧は医療においてすべての麻酔症例に数十年間使用されてきた標準的なモニター項目であり、ACVAA の小動物モニタリングガイドライン[97]では、麻酔管理の基本的事項の 1 つとして血圧測定を実施することが推奨されている。

血圧測定法は非観血的血圧測定と観血的血圧測定に大別される。非観血的血圧測定法には、オシロメトリック法による自動測定法とドプラ法による手動測定法がある。観血的（直接的）血圧測定は、末梢動脈にカテーテルを留置して圧トランスデューサーに接続する方法である。いずれの方法も、簡便さ、測定頻度や速さ、侵襲性、技術的側面、および測定精度などに利点と欠点を有する。

各種血圧測定法のなかでは、観血的血圧測定がゴールドスタンダードである[98-104]。観血的血圧測定では、最も正確な血圧測定値を得られ、連続的に秒単位で SAP、DAP、および MAP を測定できる。観血的血圧測定では、循環動態の変化を素早く察知することができ、動脈圧波形の変化から動物の心血管系の状態を読み取ることも可能である。また、動脈に留置したカテーテルから血液ガス測定用の動脈血を採取することもできる。しかし、血圧が低い動物や状態が安定していない動物でカテーテルを留置する技術、圧トランスデューサーが接続可能な多項目モニタリング装置、圧トランスデューサーの使用時に起こりうるエラーやそのトラブルシューティングの知識などが必要である[105]。その他にも、出血や留置したカテーテルにより末梢の組織灌流が減少するリスクもある。このような欠点があるものの、観血的血圧測定は心血管系の集中モニタリングの中核を担う。

非観血的血圧測定には、オシロメトリック法とドプラ法がある[106]。オシロメトリック法はオシロメトリの原理を利用した自動測定法である。まず、カフ内圧が SAP を超えるまでカフが自動的に膨らみ、動脈血流を遮断する。その後、カフ内圧を少しずつ減圧することで動脈拍動による振動が動脈

壁に発生し、その振動がカフに伝わる。カフ内圧を減少し続けると振動が少しずつ大きくなった後に振動が小さくなり、最終的には血流が層流になって振動が消失する。機材によって仕様や算出アルゴリズムは異なるが、一般的には振動が開始する時点をSAP、振動が最大になる時点をMAP、振動が消失する時点をDAPとしている。オシロメトリック法の利点は、測定が自動化されていて簡便なことである。しかし、不適切なサイズのカフの使用などによって、測定エラーを招くリスクもある。測定に用いるカフは、その幅が測定部位の周囲の約40%になるものを選択する。カフの幅が大きすぎると血圧を過小評価し、小さすぎると血圧を過大評価してしまう[106]。その他にも、体動によるアーティファクト、頻脈や不整脈による測定値への干渉などの欠点がある[107]。麻酔下のイヌでオシロメトリック法の精度を観血的血圧測定法と比較検討した研究によると、MAPとDAPの一致性は制限されたものであり、オシロメトリック法によるMAP測定値の67%は観血的測定法との誤差が10 mmHg以内、95%は20 mmHg以内であった[106]。麻酔下のネコの研究によると、オシロメトリック法によるSAPのバイアスは−15.9 mmHgであり観血的測定法との相関はよくなかった[99]。さらに、オシロメトリック法は観血的測定法と比較して計測に時間を要するという欠点もある。

　ドプラ法による血圧測定では、カフを手動で膨らます。ドプラクリスタルを末梢動脈の直上に置くと血流のドプラ音を聴取することができる。カフを膨らますと血流が途絶えてドプラ音が消失する。カフを減圧することで血流が再開し再びドプラ音を聴取することができる。通常、このときの圧を最高血圧またはSAPと解釈する。ドプラ法は手動で測定するためオシロメトリック法よりも頻繁に測定することが可能であり、実際に血流の音を聞くのでより信頼感があり、ドプラ音によって血流の存在を確認でき（そしてこの音は多くの麻酔科医にとって心地よいものである）、操作が簡単である。ドプラクリスタルは血流をドプラ音で表わすが、これは麻酔

科医が動物やモニターを十分に観察できないときに重要な情報源となる。動脈カテーテルの設置に失敗した場合には、ドプラ法を第2の血圧測定法として利用することも可能である。ドプラ法の欠点として、クリスタルがやや壊れやすいこと、ドプラ音を聴取するためにクリスタルを適切な位置に置く技術が必要であること、正確なSAPを計測できないことなどがあげられる。例えば、ドプラ法と観血的測定法でSAPを比較した研究がいくつか報告されている[98,99,103]。ネコでは、ドプラ法はSAPを約14 mmHg[98,99]から25 mmHg[98,99]過小評価し、観血的測定法とあまり一致しない。正確性が求められる場合にはドプラ法は推奨されない。しかし、ウサギではドプラ法と観血的測定法で測定したSAPに良い一致を認めている[107]。

心電図（ECG）

　心電図では、心臓の調律を調べることができる。調律の構成とそれが心臓の動きとどのように関係しているかを理解することで、調律の変化から異常を察知することができる。これらの異常は心臓の動きの異常を表していることがあり、これを是正することで、心臓の動き、CO、組織灌流が改善する可能性がある。心臓の電気的活動と拍動が解離することがあるため（無脈性電気活動：PEA）、心電図が必ずしも"生きている証"になるとは限らないが、心電図は麻酔中の基本的なモニタリング項目である。

パルスオキシメータ

　動脈血中のヘモグロビン酸素飽和度は、CaO_2を求める式で必要な項目である。ほとんどすべての酸素はヘモグロビン分子によって運ばれるため、ヘモグロビンがどの程度酸素と結合しているかは酸素運搬の評価において重要な要素である。パルスオキシメータでは、動脈血酸素飽和度（SpO_2）を簡単に測定することができる。SpO_2が90%以下のときはPaO_2が60 mmHg以下と相関関係があり、低酸素血症とされる。し

表 1.6　パルスオキシメータ：エラーの原因[138-140]

体動
組織の厚さ
組織の低灌流／低血圧
血管収縮
低体温
組織の色素
メトヘモグロビン血症（メトヘモグロビンが約
　　30％の場合、SpO_2 は 85％を示しやすい）
一酸化炭素ヘモグロビン血症（90％を示しやすい）
色素の静脈内投与（インドシアニングリーン、
　　メチレンブルー）
波長が 660 nm もしくは 920 nm の環境光
重度の貧血（ヘモグロビンが 5 g/dl 未満）

たがって、正常な酸素化を得るためには、SpO_2 を 93 〜 94％以上に保つ必要がある。さまざまな要因がパルスオキシメータの測定値の精度に干渉する（表 1.6）[110]。

中枢体温

　低体温は、体温低下の程度によってさまざまな影響を引き起こす[2]。本質的に、積極的な保温をしない限り、麻酔前投薬や麻酔導入の影響によってある程度体温が低下する。低体温の原因として、オピオイド、フェノチアジン誘導体、および α_2-作動薬による体温調節の変化、大きな体表面積比、高流量の冷えた圧縮酸素、開放された体腔、冷たい手術台、室温の輸液剤、冷たい消毒液、体腔洗浄（とくに体温よりも低い温度の液体を用いた胃洗浄）などがあげられる。熱喪失のメカニズムとして、蒸発、伝導および対流、呼気や放射による熱の喪失があげられる[111]。麻酔下の動物は中枢抑制が起こり低体温になっても震えることができないため、熱産生も低下する。低体温による末梢血管の収縮により体外からの復温が難しくなるため、低体温は治療よりも予防の方がはるかに容易である。各個体において前述の要素や処置をよく考えることにより、熱喪失の予防や復温のプランをたてることができる。

　低体温の生理学的影響は、体温低下の重症度によりさまざまであり、カテコールアミンの放出、脳の酸素消費量低下、脳圧の低下、脳波の変化および動脈血ガスの変化が生じる[112,113]。中等度の低体温では、吸入麻酔薬の必要量減少、無呼吸が生じる吸入麻酔薬濃度の低下、CO や血圧の低下、および SVR の増加を生じる。さらに、徐脈、血液凝固時間の延長、薬物代謝の低下、神経伝導速度の低下、筋収縮速度の低下、酸素解離曲線の左方移動が生じる（ヘモグロビンと酸素の親和性が増大する）[114]。このように顕著な生理学的変化が生じるため、麻酔時の体温管理が重要であり、心血管系の問題が予想される症例では代償能力が備わっていない可能性があるためとくに注意する。

カプノメトリーと換気

　カプノメトリーは、換気の指標として呼気中の二酸化炭素（CO_2）を評価する。カプノメータは終末呼気の CO_2 の測定値を表示し、カプノグラフは測定された CO_2 の経時変化を波形で表示する。しかし、カプノグラフ、という用語はしばしば包括的な意味で用いられる。低換気は $PaCO_2$ の上昇と定義され、それに伴い終末呼気 CO_2 が上昇する。理想的な心機能を保つには血液 pH を正常に維持する必要があり、心疾患を有する動物では低換気による呼吸性アシドーシスを避ける必要がある。急性の呼吸性アシドーシスでは心拍数と CO が増加するが心筋の収縮性と SVR は低下する[115]。高炭酸ガス血症はカテコールアミンの放出を増やし[116,117]、呼吸性アシドーシスによる電解質異常、二酸化炭素誘発性のカテコールアミン放出増加などに起因する頻脈性不整脈を招く可能性がある[118,119]。血液 pH の変化は $PaCO_2$ から簡易的に推定でき、$PaCO_2$ が 10 〜 20 mmHg 上昇すると動脈血の pH は約 0.1 低下する[120]。

　補助換気や調節換気を実施することで正常な換気と適切な酸素化を保つことができ（SpO_2 または PaO_2）、吸入麻酔薬の麻酔深度を改善できる。人工呼吸は、人工呼吸器による調節呼吸か間欠的な用手換気（"バギング"）で実施できる。

用手換気では、換気量、呼吸数、最高気道内圧、および吸気時間を一定に保つことはほぼ不可能であるが、人工呼吸器はこれらの条件を一定に保つことができる。さらに、他の作業に集中することもできるので基本的には人工呼吸器の使用が推奨される。

しかし、人工呼吸では、3つの機序により血圧が低下することが多い[121]。第1に、人工呼吸による換気量は自発呼吸よりも多くなりやすく、換気量が増えることで運ばれる揮発性吸入麻酔薬の分子量が増えるため吸入麻酔薬の供給量が増える。吸入麻酔薬は心筋の収縮性やSVRの減少に起因する用量依存性の血圧低下を生じる。第2に、陽圧換気による胸腔内圧上昇が静脈還流量（前負荷）を減少させ、SV、CO、および血圧が低下する。頻回の呼吸数、長い吸気時間、および大きな1回換気量は、COの低下を増悪する[122]。第3に、$PaCO_2$が高いと交感神経系が活性化され血圧が改善するが、人工呼吸によって終末呼気CO_2が正常もしくはそれより低下するとその効果が減少する[123,124]。

動脈血の血液ガス分析

動脈血の血液ガス分析はPaO_2と$PaCO_2$を直接測定でき、肺の機能と換気の質を評価するのに有用である。連続的に動脈血の血液ガスをモニタリングすることで、適切な酸素化と正常な血中二酸化炭素濃度に維持するように換気を調節することが可能となる。カテーテルを動脈に留置できれば、観血的血圧測定とともに動脈血の血液ガスを定期的に測定できる。動脈血の血液ガスの正常値を表2.1に要約した。

中心静脈圧（CVP）

中心静脈圧（CVP）は、大静脈が右心房に流入する直前で測定される圧のことであり[125,126]、この部位の大気圧と静脈圧の差として測定される。CVPは右心室の前負荷や循環血液量の指標として用いられ[127]、右心系の機能評価や重症動物のモニタリングに利用される[128]。しかし、厳

密には、右心室の前負荷は心室内（すなわち右心室）と心室外の壁内外圧差と定義される[125]。さまざまな要因により、前負荷が減少しているのにもかかわらずCVPが高く測定されることがあり、前負荷が増加していると誤って解釈されることがある。この要因として、胸腔内圧（呼吸のタイミング、胸水、腹圧の上昇など）や循環血液量の変化、または不整脈などがあげられる。心室の"硬化"、心膜疾患、または心タンポナーデなどで右心室のコンプライアンスが減少すると拡張末期充満圧が上昇するためCVPが上昇する。最終的に、CVPは心臓へ還流する血液量と心機能のバランスによって決まる。CVPモニタリングに関する素晴らしい総説がいくつかある[125,128]。CVPモニタリングは、測定値やその経時的変化について完全に理解する必要があるが、特定の症例では麻酔下のモニタリングとして有用性の高いツールとなる。

特定の心疾患における麻酔および薬理学的推奨

弁膜心疾患

概要

イヌでは先天性心疾患の50%以上を弁膜心疾患が占めている。慢性房室弁疾患はイヌで最も一般的な心疾患である。一方、ネコでは僧帽弁閉鎖不全症は3大先天性心疾患の1つである[129]。小動物では弁膜疾患が蔓延していることから、これらの心疾患が併発症として高率に存在し、麻酔計画へどのように影響するのか十分に理解しておく必要がある。

麻酔前の評価

ありがちな誤解として、"心雑音があっても多くの場合は麻酔を計画する前に徹底的な心臓検査は必要ない"、"すべての心疾患症例には同様の麻酔管理を実施しなければならない"、というものがある。すべての麻酔症例と同様に、心疾

患症例でも完全な病歴の聴取（長期、短期的な基礎疾患の変化に関する詳細な情報）、身体検査、およびシグナルメントに応じた血液／尿関連のミニマムデータベースを評価すべきである。加えて、心疾患症例では、胸部 X 線、血圧、および心電図検査を実施すべきである。これらの検査の目的は心疾患の存在を証明するだけでなく、心疾患の重症度の推定および過去の治療に対する反応を評価することにある。麻酔管理の主な目的の 1 つは、恒常性、とくに組織灌流と酸素運搬の恒常性を維持することであり、麻酔前の心臓検査には心臓のポンプ機能の評価を含めるべきである。

変性性僧帽弁疾患（dMVD）

▷発生と病態生理

変性性僧帽弁疾患（degenerative mitral valve disease：dMVD）は最も一般的なイヌの心疾患であり、高齢犬の 30 ％に発生している[130]。dMVD は、粘液腫様僧帽弁変性、心内膜症、変性性弁膜疾患、および粘液腫様変性とも呼ばれ、これらの用語は、すべて同様の病態生理学的所見と臨床兆候を示している。

dMVD では、肉眼的に僧帽弁尖の辺縁に特発性の不整結節を認める。これら結節は弁尖の層にムコ多糖類が蓄積したものであり、経過とともに増大する。dMVD の病態生理[131]には、腱索伸長や肥厚といった歪みも含まれる。弁変性が重度になると、弁尖が捻れて萎縮し、これに続いて房室弁に機能障害が発生する。弁変性のため弁尖は左心房内に逸脱する[132]。心室収縮時に弁尖がお互いに接触できないほど大きく弁変性すると、左心房内へ逆流するようになる。僧帽弁逆流の程度は微量から重度までさまざまであり、逆流量は弁尖間の隙間の大きさ、心室と心房の圧較差、および収縮期の持続時間によって決まる[133]。僧帽弁逆流では、肺静脈還流に逆流が追加されるため、左房容量過負荷が起こる。逆流量の増加によって CO は損なわれ、生体は腎、神経ホルモン、心臓リモデリング（左室遠

心性肥大）による代償反応を示す。容量過負荷に起因する高い左房圧は心房拡張を引き起こし、同様に肺静脈圧の上昇、そして最終的に肺水腫の原因となる肺静脈血流のうっ血を引き起こす。うっ血性心不全（congestive heart failure：CHF）は、適応機序の破綻を伴う左心房および肺静脈の慢性容量過負荷の最終的な結果として生じる。

▷身体検査

イヌは、沈うつ、発咳、運動不耐性、体重減少、呼吸困難、あるいは虚脱などの身体的所見を示す[134]。症例は他の病状を示すこともあり、また心疾患の既往のない症例でも心雑音が聴取されることがある。これらの症例では、しばしば評価や麻酔計画においてより注意深いアプローチが必要であり、臨床兆候の欠如は麻酔合併症の可能性が低く安全であると錯覚してしまうことがある。dMVD の古典的な心雑音は、左心尖部最強点の全収縮期雑音である。雑音の強度に増減はなく、収縮期中の雑音は一貫して同じ強度である。多くの場合、第 II 音は聴取できない。雑音の強度は逆流量の重症度とは一致しないとされているが、一般的に、大きな雑音はよりひどい逆流を示唆する。僧帽弁逸脱は、収縮中期クリック音を引き起こすことがある。

▷麻酔管理

麻酔管理では、十分に代償性され臨床兆候のない症例から心不全の危険のある症例まで幅広い範囲の症例を取り扱う。この範囲のどちらの側の症例においても麻酔管理に関するコンセンサスは存在しない。安定していて、左房拡大がなく、肺水腫や心不全の臨床兆候がない代償されている症例では、通常、集中管理は必要ない。dMVD の症例では、左室駆出の一部が左心房に逆流することで CO が低下し、心拍数上昇によって CO 低下を代償すると考えられている[130]。どのようなシグナルメントの症例であっても正常から正常値の上限の高めの心拍数であることが

推奨される。したがって、麻酔計画には抗コリン作動薬を考慮すべきであり、とくにオピオイドを投与する際には必要である。オピオイドの心血管系への主な作用は徐脈に限定されており、この徐脈は抗コリン作動薬の使用により容易に治療や予防ができることから、dMVDの症例の麻酔計画に、オピオイドを使用することは非常に安全であると考えられる。低体温関連徐脈を防ぐため、保温によって低体温を回避すべきである。安定した症例では、ケタミン／ジアゼパムあるいはケタミン／ミダゾラムを用いた麻酔導入を許容できる。また、プロポフォール導入による用量依存性の血管拡張も許容できる。しかしながら、麻酔前投薬を用いるかベンゾジアゼピンやオピオイドを単独または組み合わせてプロポフォールによる麻酔導入に併用し、プロポフォールの投与量を最小限にすべきである。吸入麻酔薬に関連した重度の陰性変力作用および軽度から中等度の血管拡張作用は、局所麻酔の追加や鎮静鎮痛薬の全身投与によって最小限にすることができる。オピオイドはこの目的にとても適している。a_2-作動薬は、心拍数とCOの深刻な低下を引き起こすと同時に後負荷を著しく上昇させ、逆流量を増加する可能性もあることから禁忌である。

心不全の兆候や既往のある症例、不整脈のある症例、あるいは以前より存在する心血管系機能障害のある症例など明らかなリスクを有する不安定な症例を取り扱う際には、最大限の注意を払うべきである。麻酔導入前に、心不全、低血圧、および不整脈の安定化を試みる必要がある。徹底的な心臓評価（身体検査、胸部X線、心電図、血圧、および心エコー検査）が望ましい。麻酔管理では、吸入麻酔薬に起因する心血管障害を最小限にするか緩和するあらゆる努力を行い、バランス麻酔を実施する。前述のとおり、a_2-作動薬は禁忌である。オピオイドとベンゾジアゼピンは心血管機能への影響が少ないので、これらによる鎮静が推奨される。オピオイド誘発性徐脈は抗コリン作動薬によって最小限に、

もしくは予防できる。適切な鎮静は理想的であるが、麻酔導入の際に安定した心血管系機能を得るためには、しばしば良好な鎮静を得ることを犠牲にしなければならない。ミダゾラム投与直後にエトミデートを投与することで、心血管系への副作用がないあるいは最小の副作用で良好な麻酔導入を得られる。オピオイド関連徐脈（および呼吸抑制）を治療制御する必要があるが、フェンタニルとミダゾラムによる麻酔導入も用いられる。これにより症例は、あらかじめ十分に鎮静されるか、完全に抑制される。代わりに、症例のなかには、用量依存性の血管拡張および低血圧の危険があるにもかかわらず、プロポフォールによる麻酔導入が必要となることがある。これらの状況では、麻酔前投薬として鎮静薬を用いるか、あるいはプロポフォールに他の麻酔導入薬を1つ（例：ミダゾラム）か2つ（例：ミダゾラムとフェンタニル）組み合わせることで、麻酔導入に要するプロポフォールの用量を最小限にすることができる。同様に、局所麻酔の追加、または鎮痛薬や鎮静薬の全身投与によって、吸入麻酔薬の用量を最小限にできる。重度の僧帽弁疾患の症例におけるモニタリングには、ドプラ非観血的血圧測定か観血的血圧測定を用いるべきである。

僧帽弁狭窄（MVS）

▷発生と病態生理

僧帽弁狭窄（mitora valve stenosis：MVS）はイヌではまれであり、症例報告1報において10年間でたった12症例しか報告されていない[135]。狭窄部位には僧帽弁輪、弁尖、腱索、または乳頭筋が含まれ、弁自体あるいは弁上部の病変として発生する[136]。MVSに関連する心雑音は低音域の拡張中期雑音であり、Ⅱ音分裂が聴取されることもある。狭窄病変は弁前後における圧較差を生じるため、左房圧上昇を引き起こし、これは肺血管に伝わり重度狭窄では肺水腫の原因となる[129]。MVSの診断は、症例が左心不全を示し、心エコー検査によって狭窄病変が検出さ

れた場合のみ下すことができる。MVS 治療の
ほとんどは内科療法であり、外科的治療は極め
てリスクが高く、他のすべての治療法による効
果が尽きたときに考慮すべきである。内科的介
入の目的は左心不全症状の管理であり、利尿薬
およびアンジオテンシン変換酵素（angiotensin-
converting enzyme：ACE）阻害薬によって左房
圧を下げて左心不全を軽減することである。塩
分制限は、ヒトおよび小動物で推奨されている。
心房細動や発作性上室性頻拍（SVT）といった
上室性不整脈に対しては追加治療が必要である。

▷麻酔管理

　これらの症例に対する麻酔管理は、臨床所見
の重症度に強く依存する[137,138]。麻酔の目的は、
CO の顕著な低下や肺水腫のリスクとなるあらゆ
る状況を防ぐことである。MVS では、複数の機
序によって CO が低下する。例えば、MVS の重
症度が悪化するにつれて、心室充満は拡張期充
満時間と左房圧にますます依存する。頻脈ある
いは頻脈性不整脈では、拡張期充満時間が短縮
して、左室充満が悪化し、CO が減少する。心房
脱分極あるいは心房キックによる拡張末期容積
の後押し（拡張末期容積の 10 ～ 30％）と左室収
縮／駆出との間の関連性が失われると CO は減
少する。したがって、これらの疾患では、心房
と心室の協調に影響を及ぼす不整脈を即座に治
療すべきである。麻酔中に心房細動や SVT に発
展することがあるため、麻酔導入前および麻酔
導入中に心電図を評価すべきである。急激な低
血圧に対する正常な反応として頻脈が起こるた
め、急激な血管拡張および心房前負荷の低下は
心室充満を減少させる。最後に、MVS による肺
血管への圧過負荷は、肺水腫を促進する[139]。血
液容量の増加は CHF を助長させる可能性がある
ため、血液容量増加を回避することを強く推奨
する。
　軽度の MVS 症例では、ケタミンおよびチレタ
ミンを除いたあらゆる麻酔計画によって管理で
きる。これらの解離性麻酔薬はカテコールアミ

ン放出を増加させて交感神経系の緊張を引き起
こし、頻脈や心筋収縮性の増加をもたらす。拡
張期充満時間が顕著に短縮すると、CO が否応
なく低下する。同様に、症例にストレス、不安、
および痛みが加わると頻脈を生じ、CO は低下す
る。麻酔前に良好な鎮静を得ることは頻脈の防
止に適している。オピオイドおよびベンゾジア
ゼピンは、心拍数、収縮性、および血管緊張に
深刻な低下を起こさないため、よい選択である。
オピオイドには良好な鎮静をもたらすものもあ
るが、一方でベンゾジアゼピンの小動物に対す
る鎮静効果は一貫しておらず、イヌでは軽度の
情動不安や興奮、ネコでは潜在的な攻撃性といっ
た好ましくない行動変化を引き起こすことがあ
る[44,45]。抗コリン作動薬は頻脈を起こす薬として
議論が分かれるとこである。しかし、徐脈や第
2 度房室ブロックが事前に存在するのであれば、
抗コリン作動薬は適応となる。疾患が軽度の症
例ではプロポフォールの麻酔導入による血管拡
張を許容できるが、プロポフォールの総投与量
を減量するために、オピオイド（プロポフォー
ル‐フェンタニル）あるいはベンゾジアゼピン（プ
ロポフォール‐ミダゾラム）を併用することが
推奨される。顕著な心血管障害を伴う重症例で
あれば、エトミデートあるいはフェンタニルと
ベンゾジアゼピンの併用によって麻酔導入を実
施する。また、症例のモニタリングも本疾患の
重症度および予測される合併症に依存する。軽
症であれば、他の症例と同様にモニタリングす
ればよいと思われる。疾患が進行した症例では、
観血的血圧モニタリング、肺機能評価のための
動脈血の血液ガス分析、および CVP の測定が必
要となる。重症例では、獣医心臓専門医および
麻酔専門医に相談するため、専門施設に紹介す
べきである。

三尖弁狭窄（TVS）
▷発生と病態生理
　小動物において三尖弁狭窄（tricuspid valve
stenosis：TVS）を単独で発症することはまれで

あり、三尖弁障害のほとんどは三尖弁低形成に起因するか、基礎心疾患の結果として発生する。MVSと同様に、TVSは弁輪、弁尖、あるいは乳頭筋異常が原因である。ラブラドールあるいは、房室弁疾患の危険品種であるニューファンドランドやブル・テリアでは、TVSの発症リスクが高い[95]。

▷麻酔管理

　TVSが単独所見として同定されたのであれば、MVSと同様の麻酔管理が推奨される。TVS単独がまれなことを考えれば、三尖弁疾患が疑われる症例では、三尖弁障害における他の原因を検査すべきである。

大動脈弁狭窄（AS）

▷発生と病態生理

　大動脈弁狭窄（aortic stenosis：AS）は、大型犬種で最も一般的な先天性心疾患であり、ボクサー、グレートデーン、ロットワイラー、ゴールデンレトリーバー、ジャーマンシェパード、イングリッシュブルドッグおよびブービエデフランダースにおいて報告があり、ニューファンドランドでは遺伝性として知られている[129]。大動脈弁下狭窄（subvalvular aortic stenosis：SAS）は、弁性、弁上、および弁下病変に起因することがあるが、SASが最も一般的な所見であり、本病変を発症したイヌの95％以上で認められる。SASの部位は左室流出路（ventricular outflow tract：LVOT）にあり、心室間中隔基部の膜性部および筋性部、頭外側左室自由壁、および僧帽弁前尖によって構成される。

　ASは、固定型ASあるいは動的ASに区別される。固定型SASは、狭窄病変による解剖学的異常に起因し、狭窄の重症度は、この領域を通過する血流量や血流速度によって変化することはない。固定型SASは、死亡例の解剖学的所見に基づきグレード分類されている。例えば、グレード1では大動脈弁下における心内膜表面の小さな変化（内膜結節）を認め、グレード2は

LVOTの周囲に部分的な細い線維帯を有しており、グレード3ではLVOT全周を完全な帯状組織を有している[108]。動的SASは大動脈弁下流出路を通過する血流速度に基づいて変化するLVOTの狭窄である。心拍数や心収縮性の増加は管腔内圧の減少（ベルヌーイの式に基づいて）およびLVOT狭窄（LVOTO）の増大をもたらす。動的SASはHCMにおいて最も一般的な所見であり、閉塞性肥大型心筋症（hypertrophic obstructive cardiomyopaty：HOCM）として知られている。

　流出路狭窄の原則的な血行動態の変化には、左心室からの収縮期駆出抵抗の上昇があり、そのため左室流出路を通る血流減少、狭窄部位前後の圧較差の上昇、あるいはその双方が発生する[109]。左室内圧は増加し、左室拍出を維持するために代償性に求心性肥大が起きる。狭窄領域を通過する駆出血流は収縮期に乱流を引き起こし、結果として、収縮期の漸増-漸減（次第に強く-次第に弱く）型の駆出雑音として知られる典型的な収縮期雑音が発生する[140]。左室肥大を伴うSASおよびLVOTOは一般的に左心不全を引き起こさない。しかし、左室肥大、心筋毛細血管密度の低下、および心室壁張の増加を伴うと心筋虚血を起こしやすくなる。根本的な死亡原因は明らかではないものの、この病態生理を生じた症例では、失神、心室性不整脈、および突然死の危険がある。突然死に関する他の可能性のある説明としては、運動誘発性の左室内圧上昇（病理学的に休止時の高い左室内圧所見に加えて）および血管拡張と徐脈を引き起こす機械的受容器の活性、いわゆるBezold-jarisch反射がある[138]。高速の逆流ジェットによる大動脈弁尖の損傷は、外科的処置や歯科処置あるいは心臓以外の臓器における感染による菌血症に起因する細菌性心内膜炎を弁に起こしやすくする。すべての麻酔処置において細菌性内膜炎のリスクを最小限にするための予防的抗生物質の投与が推奨される。

▷麻酔管理

SAS症例の麻酔管理は非常に複雑であり、正常な心室充満および適切なCOを維持するために集中的なモニタリングおよび抗不整脈治療が必要である。症例が洞性頻脈や徐脈を起こすことのないように正常な洞調律を維持すべきであり、心室異所性興奮や心房細動に対する治療の準備をすべきである。例えば、左室COは心房および心室収縮の連動性に依存している。したがって、房室ブロックや心房細動は、心房キックの消失および左室拡張末期容積の減少をもたらす。洞性頻脈は拡張期充満時間を阻害することから避けるべきである。洞性徐脈はCO低下と低血圧を引き起こし、結果として肥厚した左心室に冠動脈と心筋における血液灌流が不足する。したがって、組織循環が減少しないように心拍数を正常範囲に維持すべきである。心室性期外収縮（ventricular premature complexes：VPCs）では、完全な左室充満が起きる前に心室が収縮するため、COが低下する。心室調律の存在は突然死の危険因子となるため、心室異所性興奮を迅速に治療することが重要である[141]。

中等度から重度のAS症例では、不安、疼痛、あるいはストレスに関連する頻脈性不整脈を防止するため、麻酔前投薬で十分な鎮静／鎮痛を得るべきである。徐脈および房室ブロックを防止するために抗コリン作動薬を適用する。アセプロマジンの投与は、長期の血管拡張を起こすため議論の余地があるが、軽症例であれば不安を感じており鎮静が必要な際には耐えられるかもしれない。AS症例に禁忌となる麻酔薬には、解離性麻酔薬（ケタミンおよびチレタミン）およびα_2-作動薬（キシラジン、メデトミジン、およびデクスメデトミジン）がある。標準的な用量で抗コリン作動薬を投与した際にも最大心拍数を予測することは難しいことから、高用量の抗コリン作動薬の投与には議論の余地がある。したがって、洞性徐脈の症例に対しては、アトロピンやグリコピロレートを頻脈性不整脈を誘発する危険のある標準的用量あるいは高用量で用いるよりも、低用量で反応を確認しながら必要最小限の投与量に滴定投与する方がよい。麻酔導入はプロポフォール、エトミデート、あるいはオピオイド-ベンゾジアゼピンの併用によって達成できる。

肺動脈弁狭窄（PS）

▷発生と病態生理

肺動脈弁狭窄（pulmonic stenosis：PS）は、ネコではまれであるが、イヌでは3番目に遭遇しやすい心臓欠陥である[142]。PSは一般的な異常であるが、弁上あるいは弁下狭窄はあまり一般的ではない。PSはイヌでは単独病変であることが一般的であるが、ファロー四徴症（Fetralogy of Fallot：TOF）といった他の心臓異常の組み合わせとして存在することもある。ビーグルやキースホンドでは遺伝性であり、イングリッシュブルドッグ、コッカースパニエル、マスチフ、サモエド、ミニチュアシュナウザー、チワワおよびチャウチャウといった多様な犬種ではPSの高い危険因子を有している[142]。

肺動脈弁狭窄は、さまざまな先天性奇形および肺動脈弁の融合に起因する。解剖学的変化の程度および肺動脈流出路狭窄の重症度は、グレード1：最小から軽度融合および軽微から軽度流出路狭窄およびグレード2：中等度から重度の弁奇形と融合および重度流出路狭窄に分類される[143]。重度の狭窄では、影響を受けた弁の下流における乱流血流によって主肺動脈の狭窄後拡張が引き起こされる。PSの主な病態生理学的血行動態の影響は、右室収縮期駆出抵抗の増加および右室内圧の上昇である。この圧過負荷は代償反応として右心室の求心性肥大を引き起こし、それゆえ右室駆出は正常か正常近くまで回復する。圧過負荷の程度は肺動脈弁前後の圧較差に関連し、疾患の重症度に相関する。右室肥大は右室コンプライアンスを減少し、心室充満を低下させる右房圧の上昇をもたらす。この機序には、三尖弁形成不全の症例における三尖弁逆流の影響も根底にある（既存あるいは右心室サイ

ズの変化の結果として生じる）。これらは右心不全、頸静脈怒張 / 拍動、腹水、および胸水を引き起こす。

▷麻酔管理

　軽度 PS 症例における麻酔に関する決定的な推奨はないが、臨床的に重要でない PS 症例はどのような手技を用いても麻酔できそうである。容量過負荷と右心不全の懸念があり、とくに三尖弁閉鎖不全を併発している症例では注意を要するため、麻酔中の晶質液の IV 投与量は制限し（2 〜 5 ml/kg/ 時間）、合成膠質液の投与は避けるべきである。重度 PS の症例では、注意深い治療が必要であり、心血管抑制が最小限になるよう麻酔管理を計画すべきである。a_2- 作動薬は深刻な右房圧の上昇を引き起こすため禁忌である。アセプロマジンは、長い作用時間、拮抗できない血管拡張、低血圧、および右房前負荷の減少を起こすため、その使用には議論の余地がある。しかし、症例の鎮痛と鎮静のためのオピオイド投与は、オピオイド誘発性徐脈を予防あるいは治療するための抗コリン作動薬とともに推奨される。心機能と CO を温存する麻酔導入薬が好まれ、エトミデートあるいはフェンタニルとベンゾジアゼピンの併用は心血管抑制が最小限であり、徐脈を引き起こさない。解離性麻酔薬は議論の余地があり、重度 PS では SVR 増加を起こすため禁忌かもしれない。血管拡張および心収縮性の深刻な低下を最小限にするため、オピオイドの持続 IV 投与を利用して吸入麻酔薬の用量を最低限にすべきである。局所麻酔は、全身麻酔薬の必要量を減らすために採用すべきである。モニタリングには、標準的な心電図、SpO_2、体温、およびカプノグラフとともに、血圧の変化を連続的に把握するため観血的血圧測定を実施すべきである。

先天性心疾患

　先天性心臓異常は、その病態生理学的機序に応じて分類できる[144]。最も一般的な例には、血液の左 - 右短絡や容量過負荷（PDA や VSD）、圧過負荷（PS や SAS）およびチアノーゼを伴うもの（TOF、右 - 左短絡の PDA や VSD）がある。

動脈管開存症（PDA）

▷発生と病態生理

　PDA はイヌで最も一般的な先天性異常の 1 つであるが、ネコではまれである。遺伝的素因のある犬種には、チャウチャウ、ビションフリーゼ、コリー、コッカースパニエル、キースホンド、マルチーズ、ミニチュアプードル、ポメラニアンおよびヨークシャーテリアがある[145]。ミニチュアプードルでは PDA は遺伝的である。動脈管は胎子構造物であり、血流が血管抵抗の高い胎子の肺を通過するのを回避させる必要があるため、肺動脈から大動脈に血流を短絡させる（全血流の 80 〜 90%）。新生子における換気の開始は動脈管の酸素分圧が上昇し、これによって生後 1 週間以内に動脈管は収縮閉鎖する[146]。PDA は胎子構造物が新生子や幼齢動物に遺残する疾患である。PDA は肺動脈と大動脈の間に存在し、憩室状の漏斗構造物や円筒状管などさまざまな形態を呈する。左 - 右短絡の血流量はシャント径および大動脈 – 肺動脈圧較差によって決定される[147]。

　肺動脈圧と比較して全身動脈圧は高く、また肺血管抵抗と比較して大動脈では相対的に抵抗が高いため、PDA 症例では心周期を通して左 - 右短絡の血流が持続的に発生する。これにより正常な肺静脈還流に短絡血流が加わるため、左室容量の過負荷が絶えず引き起こされる。この容量過負荷は、心房と心室拡張および心室肥大を引き起こす。肺血管抵抗が増加して SVR を超えた場合には、右 - 左短絡となり、短絡血流は反転して肺を通過しなくなって臨床的にチアノーゼをもたらす[146]。

▷麻酔管理

　PDA の症例では、短絡の反転、チアノーゼ、心不全への進行、不整脈、および他の合併症といったリスクがあるため、疾患の病態生理学、お

およびPDA短絡の結紮／閉塞に必要な外科手技／治療的心臓カテーテル手技（インターベンション）の両方を熟知した麻酔専門医による麻酔が推奨される。これらの症例を安全に取り扱う訓練を受けた専門医による評価と治療が強く推奨される。

考慮すべき麻酔にかかわる要因には、症例の年齢とサイズがある。新生子や幼若動物では、その生理機能によって薬物動態や薬力学に特有のさまざまな変化を引き起こす。例えば、これらの動物の心血管系機能は心筋収縮量および心予備能が低く、心係数が高い。また、血管運動制御に乏しいため、COは主に心拍数に依存する[148]。心収縮性および血管収縮性を増加させる能力が低く、心収縮性や血管収縮の増強を目的とした治療は、効果が乏しいか効果がないかもしれない。呼吸器系機能は、弾性力が高く、非常に柔軟であり、気道抵抗が増加している。呼吸数と分時換気は成獣より多い。肝臓および腎臓の機能は未成熟であり、これらの症例では薬物の影響は強くなるか延長する。若齢動物は高い体重／体表面積比のため、体温を急速に失う。したがって、これらの症例では体温保持が重要である。体内水分量が多いため、成獣よりも赤血球容積（PCV）やアルブミン値が低い。血糖値の調節機構が正常には機能しないことがあり、絶食時間は成獣より短くすべきであり、グルコースの補給が必要となることがある[148]。

来院時の症例は非常に小さく、このことが特有の課題となる。小さな症例ではモニタリング機器の設置が困難となり、術中の症例へのアクセスが制限される。小さな症例では、静脈確保は難しく、術中に症例を視認できない場合には輸液ラインをしっかりと確認してラベルを付けておくべきである。外科手術や処置の合併症には、出血や開胸術に伴う合併症（疼痛、低換気、低酸素、換気−灌流不均衡など）がある。インターベンションでは、出血のリスク、肺動脈内への閉塞デバイスの流入、およびPDA閉塞の失敗に伴う開胸術への変更などの合併症がある。

一般的に麻酔薬は新生子／幼若動物の独特な生理学を考慮して選択するが、短時間作用の薬剤および拮抗できる薬剤が推奨される。例えば、オピオイド、ベンゾジアゼピン、および抗コリン作動薬の組み合わせが鎮静、鎮痛、および心拍数補助のために頻繁に使用される。麻酔前投与薬には、ヒドロモルフォン、オキシモルフォン、メサドン、あるいはモルヒネを単独またはアトロピンと併用して用いる。非常に若い症例では、ミダゾラムやジアゼパムを用いることで鎮静を追加できる。COは心拍数に依存し、徐脈は重大な低血圧の原因となることから、抗コリン作動薬が推奨される。成獣と比較して幼若動物では血管拡張が起きやすく、心収縮性およびSVRを増加させることが難しい。加えて、拡張期には血液がPDAを通って流出することで拡張期血圧は極度に低下することから、アセプロマジンは推奨できない。ケタミン、エトミデート、およびフェンタニル／ベンゾジアゼピンが麻酔導入薬として推奨できる。プロポフォールは用量依存性に血管拡張を引き起こすので、麻酔導入の第一選択薬としては推奨できない。オピオイドやリドカイン持続IV投与の併用により麻酔維持薬を減量できる。ドプラ血圧測定が手頃な代用法であり、これらの症例では動脈カテーテルの設置が困難であるが、観血的動脈血圧測定が推奨される。肋間神経ブロックや胸腔内神経ブロックによる局所麻酔は、開胸術を受ける症例に対するバランス麻酔の計画の一部として考慮できる。肋間神経ブロックは、外側開胸術の際に、切開部位から頭側および尾側の2〜3肋間で肋間神経をブロックする局所麻酔法であり、切開部位の背側領域で各肋間の肋骨尾側縁に沿って局所麻酔薬を肋間筋肉内に投与することで実施できる[149]。肋間神経ブロック後には局所麻酔薬の血漿濃度が高くなり、明らかに肋間投与部位からの薬物吸収が示唆されることから、リドカインやブピバカインの総投与量は2mg/kgを超えないことが推奨される[150]。胸腔内鎮痛も局所麻酔の直接的な胸腔内浸潤によって得られるが、こちらも最大用量2mg/kgを超えないようにす

る。リドカインと比較して作用時間が長いことから、これらの局所麻酔には一般的にブピバカインが選択される。静脈輸液に用いる輸液剤には1.25～2.5%ブドウ糖を添加し、血糖値を評価することが推奨される。出血、不整脈、低体温、およびその他の合併症は、必要に応じて治療する。

ファロー四徴症（TOF）

▷発生と病態生理

TOFは一般的な先天性の解剖学的奇形であり、チアノーゼを引き起こす[151]。好発品種には、イングリッシュブルドッグ、キースホンド、ミニチュアプードル、およびシュナウザーがあり、他の犬種およびネコにも認められている。TOFは以下の4つの解剖学的形成不全の組み合わせである。①VSD、②大動脈騎乗を伴う右方偏移、③PS、④右室流出路（RVOT）狭窄に伴う右室肥厚[152]。

TOFの血行動態の変化は、VSDを通過する短絡血流の程度とPSの程度に依存する。PSが軽度でありRVOT血流の抵抗が小さければ、右室圧は左室圧よりも低いため血流は左−右短絡となる[142,152]。PSが重度で顕著な流出路狭窄が存在する場合には、上昇した右室圧によって右−左短絡となり、臨床的にはチアノーゼが引き起こされる。臨床的なチアノーゼは、エリスロポイエチン放出を増加させ、二次性多血症を引き起こす。多血症（PCV＞70～75%）は血液粘稠度の増加を引き起こし、血流がドロドロになることで灌流の低下を引き起こす[153]。多血症により全身痙攣発作を起こすかもしれない。

▷麻酔管理

TOF症例の麻酔管理で第1に考慮することは、左室圧の低下を防ぐために正常な全身血圧を維持することである。左室圧低下によって右室圧が左室圧を超えると、短絡の反転（つまり右−左）が引き起こされる。右心室の酸素化されていない血液が全身循環に流入することで、チアノー

ゼおよび酸素運搬能の低下が引き起こされる。麻酔前投薬、麻酔導入、および麻酔維持に用いる薬物は、可能な限り低血圧を防ぐことができるものを選択する。プロポフォール（血管拡張）および吸入麻酔薬（陰性変力作用および軽度の血管拡張）の使用は回避するか、最小限にすることが推奨される。オピオイドは、吸入麻酔薬の必要量を削減する麻酔管理において頼みの綱となる。血圧を保持し、低血圧は迅速に治療を行うことで、さらなる右−左短絡を防ぐ。これにはドパミンやドブタミンといった陽性変力薬、あるいはフェニレフリンやノルエピネフリンといった昇圧薬が用いられる。明らかなチアノーゼを示す症例あるいは右−左短絡の症例では観血的血圧測定が推奨される。観血的血圧測定は、血圧評価のゴールドスタンダードであり、これによって酸素飽和度の低下といった事象での血液ガス分析のための動脈血の採取も可能となる。麻酔前後の酸素化が強く推奨される。

心室中隔欠損（VSD）

▷発生と病態生理

心室中隔欠損（ventricular septal defect：VSD）は、膜性部あるいは筋性部中隔が完全には発達していない状態（形成不全）である。VSDは、キースホンドやイングリッシュブルドッグで遭遇しやすいが、多くの犬種で認められている[154]。ネコでの発生率は不明であるが、イヌおよびネコでの罹患率は低い。VSDのサイズと病態生理はさまざまであり、臨床所見は短絡の程度と方向に依存する。単純なVSDでは、心周期の両方で左−右短絡を示し、短絡血流量は短絡径に依存する[154]。小型から中型の欠損はVSDを通る血流に抵抗を生じ、一般的に右室容量負荷は最小限で、肺循環や肺血圧の上昇は起こらない。大型VSDでは、VSDを通過する血流に抵抗が生じることがなく、肺循環過多および肺高血圧（pulmonary hypertention：PHT）を引き起こす。PHTは右室圧を増加させ、これが左室圧を超えた場合には右−左短絡および臨床的な

チアノーゼが引き起こされる。肺血流量の増加は左室前負荷の上昇をもたらし、増加した肺静脈還流に対して左心室の駆出が対応しきれないため、左室肥大と肺水腫が生じることとなる。

▷麻酔管理

TOFと同様に、麻酔管理では、全身血圧の維持によって右-左短絡を防ぐことが目標となる。血圧への影響が最小限となるように麻酔計画を立て、低血圧に対しては陽性変力薬（ドパミンおよびドブタミン）や昇圧薬（フェニレフリンやノルエピネフリン）を用いて迅速に対応すべきである。麻酔モニタリングや治療についてはTOFと同様である。

心臓伝導および心調律異常

正常な心調律の重要性は、強調してもしすぎることはない。心血管系に欠かせない機能は、酸素と栄養を組織に提供し、代謝廃棄物を取り除くことである。酸素は、他の何を差し置いても生存に欠かせない必須微量栄養素である。前述したように、酸素運搬能はCO（L／分）およびCaO$_2$（ml O$_2$／血液100ml）の積である。CaO$_2$はヘモグロビンに結合した酸素量とPaO$_2$の酸素量の和である。COは心拍数とSV（1回の心拍で駆出される血液量）の積である。COを最大限にして適切な酸素運搬を得るためには、適切な拡張期心室充満および収縮期駆出を得られるように心臓の収縮と弛緩を調和させる必要がある。不整脈とは、心臓の電気生理学的および機械的機能の調節が無秩序な状況であり、生命を脅かすCO減少と灌流減少を急速に生じる可能性がある[154]。不整脈の鑑別と治療は、麻酔前および麻酔中、さらには麻酔回復期における重要な麻酔管理項目である。

電気的インパルスおよび心不整脈の種類は、主に活動電位の形状によって決定される。心電図は、心筋活動のベクトルの総和を示したものであり、一般的には、症例の四肢に電極を設置して双極肢誘導のⅠ、ⅡあるいはⅢ誘導によって電位の時間的変化をグラフ化して記録する。心臓の活動電位波形や心電図の変化は、心筋細胞膜を横断するイオン、とくにナトリウム、カリウム、およびカルシウムの移動によって決定される。イオンの移動は、細胞表面上の受容体および膜を貫通するイオンの電気化学的圧勾配によって決定される。このイオンの移動に関しては、他の書籍に多く解説されている[155]。

伝導系の電気生理学

心臓の活動電位は、4つの相で説明され、心周期において0相から4相と表示される（図1.10）[156]。4相は休止期であり、無刺激状態において心筋細胞膜の内外で測定される電位である。静止膜電位（resting membrane potential：RMP）によって表される。RMPは筋細胞の種類によって異なり、洞房（SA）結節細胞（図1.10）や房室結節細胞などの特殊な筋細胞は、その他の多くの運動心筋細胞とは異なるRMPを有している。

通常の心筋細胞で測定される膜通過RMPは、−90mVであるが、心筋細胞の種類によって−50～−90mVとさまざまである。4相では、細胞膜

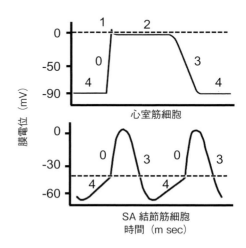

図1.10 心筋活動電位の例。心室心筋（上段）およびSA結節心筋（下段）の膜電位の変化を示した。4相：静止膜電位。0相：急速脱分極。1相：初期再分極。2相：プラトー相。3相：再分極。

はカリウムを比較的容易に透過し（内向き整流性カリウム電流：IK1）、ナトリウムやカルシウムは不透過性である。したがって、RMP は電気および化学的勾配に沿って細胞から出ていくカリウムによって主に決定される。RMP も基底膜ナトリウム／カリウム／ATPase ポンプの活動による能動的過程であるため、"静止状態"という用語はいくぶん誤解を招く恐れがある。このポンプは、濃度勾配に逆らってナトリウムを細胞の外へ積極的に移動させるものである。

0 相は、電位依存性ナトリウムチャネルの急速開放に伴うナトリウム流入による筋細胞膜の脱分極に特徴づけられ、その結果として電気化学および濃度勾配は減少し、膜電位は 30mV までの正の値に達する[157]。細胞膜電位が正の値に反転することで、L 型カルシウムチャネルが開放され、2 相で重要なカルシウムの内向き流入が始まる。0 相のスロープは単一筋細胞の脱分極速度を示しており、1 つの筋細胞を通過した活動電位の隣接した筋細胞伝導に活動電位が広がっていくので、0 相のスロープは心臓を通過する伝導速度を決定する。0 相でナトリウム流入が遅くなる病的状態は、単一筋細胞や心臓における伝導速度を低下させ、心不整脈やリエントリ回路の原因となる。

1 相は、0 相における電位依存性ナトリウム電流の不活性化、L 型カルシウムチャネルを通過するカルシウムの内向き移動の開始、および電位依存性カリウムチャネル（IK-to）を介した一過性の内向きカリウム電流の回復のために、中性に向けて RMP を回復させる結果生じる。

2 相は、心筋細胞の持続脱分極であり、"プラトー相"と称される。このプラトー相は電気的に興奮した組織における特有の状態であり、L 型カルシウムチャネル経由のカルシウムの内向き移動とナトリウム／カリウム交換電流によるカリウムの外向き移動との平衡状態である。

3 相は、心筋細胞の最終的な再分極であり、緩徐電流、高速電流、および遅延整流電流の複合体を介した細胞膜を通過するカリウムの外向き移動の増加に起因する。同時にナトリウムとカ

ルシウムの移動は減少し、正味の陽性電荷の細胞外への移動が生じ、− 50 〜− 90mV の RMP が再構築される。不整脈発生の機序として、不全心における第 3 相での全体的なカリウムの外向き移動の減少があり、これにより早期後脱分極が引き起こされる。

3 相が終わるまでの間、心筋細胞は追加刺激があっても活動電位を発生できない不応期に入る。不応期は拡張期に心臓の弛緩をもたらし、心室が適切な拡張末期容積に達することを可能にする。不応期が終わり心臓は再び収縮することで、正常な血流量が駆出され、SV/CO が維持される。不応期は心強直と隣接した細胞から筋細胞の脱分極を防ぐ。これにより 2 つの隣接した筋細胞間で活動電位が移行するというより、活動電位は一方向に適切に伝播する。不応期の期間は、おおよそ 3 相が終わるまでであり、心筋細胞は活動電位によって再刺激されない。不応期は、刺激の程度によって脱分極が起こることのない（早期）絶対不応期と、通常より高い刺激によって筋細胞が脱分極する可能性がある（後期）相対不応期に分類できる。

心不整脈の発生機序

心不整脈は、異常調律の発生の基礎となる電気生理学的機序に基づいて分類できる。これらの機序には、刺激生成の障害と刺激伝導の障害およびこれらの障害の組み合わせがある。これらの不整脈分類では、洞性、上室性、および心室性不整脈に分けられる（表 1.7）[152]。

正常洞刺激の生成

正常な心電図波形は、SA 結節から心房を横断して房室結節、房室結節を通過してヒス束および心室プルキンエ線維に到達する協調した活動電位の伝導によって発生する。続いて伝導は急速に心室に広がり協調した心室筋収縮をもたらす。心室心筋の再分極は、単独心電図波形の最後の事象である。

心房の脱分極は、P 波として観察される。P 波

表1.7　機序に基づく心不整脈の分類

正常洞性刺激の生成
- 正常洞調律
- 洞性不整脈
- ワンダリング洞性ペースメーカー

洞刺激生成障害
- 洞停止
- 洞性徐脈
- 洞性頻脈

上室性刺激生成障害
- 心房性期外収縮
- 心房性頻拍
- 心房粗動
- 心房細動
- 房室接合部調律

心室刺激生成障害
- 心室性期外収縮
- 心室頻脈
- 心室静止
- 心室細動

刺激生成障害
- 洞房ブロック
- 持続性心房停止（"静止"心房）
- 心房停止（高カリウム血症）
- 心室早期興奮
- 第1度 AV ブロック
- 第2度 AV ブロック
- 完全 AV ブロック（第3度）
- 脚ブロック

刺激生成および刺激伝導障害
- 洞不全症候群
- 心室早期興奮およびウォルフ-パーキンソン-ホワイト（WPW）症候群
- 迷入心室伝導を伴う心房期外収縮
- 房室接合部補充調律
- 心室補充調律（心室固有調律）

出典: Tilley LP, Smith FW. 2008. Electrocardiography. In: Tilley EP, Smith FWK, Oyama MA, Sleeper MM, editros. *Manual of Canine and Feline Cardiology*. 4th ed. p.62 (Box 3-2). St. Louis; Saunders Elsevier.

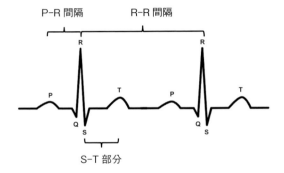

図1.11　II誘導心電図波形の例。心電図波形ではいくつかのピークが確認される。P波は心房脱分極を示す。P-R間隔は房室結節への伝導時間を示す。QRS群は心室脱分極を示す。T波は心室再分極を示す。R-R間隔は心拍数を決定し、また心電図評価においては規則性の評価に用いられる。

の振幅と時間は、電極の位置、迷走神経緊張、および不整脈または心疾患などよりも体位の影響を受けやすい。房室結節への活動電位の伝導はP-R間隔として観察される。P-R間隔の短縮は、心房伝導速度を増加させる副心房経路に起因する。P-R間隔の延長は、第1度房室ブロックの古典的な所見である。心房の再分極は心室脱分極中に発生するため、心電図波形では観察できない。QRS群は心室脱分極によって形成される（心室中隔、左心室および右心室の自由壁：図1.11）。S-T分節は心室脱分極の終わりから心室再分極の始まりまでの期間である。S-T分節の上昇と低下は双方ともに異常所見であり、上昇は心筋低酸素症、心膜液貯留、またはジゴキシン中毒（ネコ）に起因し、S-T分節の低下は、低酸素症、高および低カリウム血症、梗塞、またはジゴキシン中毒に起因する[150]。心室再分極はQRS群後に発生し、T波として観察される。

心電図調律の評価

　麻酔中の心電図評価は一般的にII誘導によって行われる。各誘導では、Einthovenの三角形に記述される陽性および陰性の電極を用いる（図1.12）。正常な洞調律での主たる心臓ベクトルはSA結節から左室自由壁に向かう。II誘導（陰性の右前肢から陽性の左後肢）はこの心臓ベクトルと平行に電極を配置することから、最大振幅の心電図波形を表示する。

　心電図を用いた不整脈の評価では、正確に診断するためのアプローチが必要である。そして、

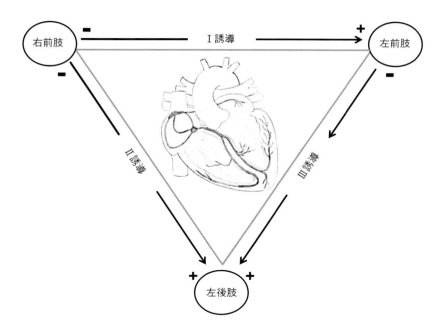

図 1.12　Einthoven（アイントホーフェン）の三角形。Einthoven の三角形は、誘導選択に基づく心臓を通る電気的な測定ベクトルを図説している。測定ベクトルが電位ベクトルと平行の場合、心電図は最も高い振幅として測定される。測定ベクトルが垂直であると心電図の振幅は 0 となる。測定ベクトルが電位に対して斜めであると、心電図はこれらの中間の振幅として測定される。II 誘導で記録される心電図は、SA から房室結節およびヒス - プルキンエ系から心室筋を通過する電位と平行であり、最も高い振幅を表す。正常な左室心筋は右室心筋より心筋量が多いため、左心室の電気的活動 / 電位の総量は大きくなり、電位の全体的な方向性は SA から房室結節そして左心室となる。このために、全身麻酔中の心電図モニタリングには II 誘導が最も一般的に用いられる。
出典：Cardiac image courtesy of D. Altman, www.ECGguru.com.

心電図を"一見しただけ"で解釈し、不整脈を診断することは一般的な過ちである。心電図の異常を鑑別するため、以下の項目を評価すべきである。

▷心拍数（HR）

　HR は、特定の期間（一般的には 6 〜 10 秒間）、にわたって心電図モニター機器に表示される波形を平均化して計測する。いくつかの不整脈ではこれで十分であるが、不規則な調律がある場合には、心電図モニター機器に表示される HR は不正確になるため、もっと時間をかけて HR を計測するか、瞬間的に HR を計算（2 つの連続波形間の HR）することが推奨される。正常な HR は動物種によって異なることを考慮して頻脈および徐脈の分類を行う。

▷P-QRS の関係

　麻酔科医は、すべての P 波に対する QRS の存在およびすべての QRS 群に対する P 波の存在を確認しなくてはならない。QRS を伴わない P 波は第 2 度および第 3 度房室ブロックで典型的である。小動物では P 波は陽性波である。円形 P 波は SA 結節の異常を示し、P 波の形が異なる場合やさまざまな形状を示す場合には異所性心房収縮を示す。P 波欠損は、高カリウム血症、心房停止、心房細動、あるいは解離性 QRS 群内への P 波消失（第 3 度房室ブロック）で認められる。反転 P 波（II 誘導で陰性）は、P 波の電位の発生起源が房室結節近くにあり、心筋電位が II 誘導の陰性電極（右心房側）に向かって移動であることを表している。

　心調律の規則性は、2 つの連続する QRS 群間

におけるR-R間隔の測定によって評価され、コンパスを用いると容易に評価できる。規則的な心調律ではR-R間隔が一定である。R-R間隔が一定の規則的な心調律には、正常な洞調律、洞性頻脈、洞性徐脈、上室性頻拍（SVT）、および心室性頻拍がある。R-R間隔が不整な心調律には、パターンを伴う不整である"規則的な不整脈"（房室ブロック、洞性不整脈、ワンダリングペースメーカー）、あるいは調律パターンのない"不規則な不整脈"（例：心房細動）がある。通常、心調律が速いほど規則性または不規則性を確認しにくくなる。遅い記録速度（12.5あるいは25mm/秒）では確認が困難な場合には、心電図記録速度を速く（例：50mm/秒）することで不整脈の発見に役立つ。

▷QRSの形態

QRS群の形態は、上室または心室起源の波形の鑑別に役立つ。心室起源の異所性収縮がプルキンエ系を通過することはまれであり、脱分極波形は心筋細胞から心筋細胞へ広がる。プルキンエ系の伝導速度（〜100m/秒）と比較して、心筋細胞間の伝導ははるかに遅い（〜1m/秒）ことから、異所性心室収縮の心電図波形は幅広く異様な形となる。幅の狭いQRS群は、房室結節を通過してプルキンエ線維経由で広がる上室起源の伝導速度が非常に速い（それゆえ幅の狭い）QRS群に一致している。

▷周期性

周期性とは不整脈の頻度であり、持続性で絶え間ない異常あるいは非持続性で発作性調律と記述される。発作性という用語は、それまではすべて正常だったQRS群が次のQRS群以降はすべて異常に変換される場合によく使用される。例えば、突然の急性発作性SVTや心室性頻拍である。

特定の不整脈

▷洞性不整脈

洞性不整脈は、呼吸周期中の規則的不整脈である洞調律として最も一般的に認められ、吸気時にHR上昇、呼気時にHR低下を生じる[158]。これは、呼吸周期における迷走神経緊張の変化によるものであり、迷走神経緊張の変化がHRに影響を及ぼす。この洞性不整脈はイヌで一般的であり、ネコでは異常である。治療の必要がある徐脈を示す場合には、交感神経緊張を増加あるいはHRを正常化させる治療を行う。麻酔前投薬や麻酔導入薬の投与、またはこれらに続く副交感神経緊張への影響のため、麻酔中の洞性不整脈は正常所見である。

▷ワンダリングペースメーカー

ワンダリングペースメーカーは、SA結節内におけるP波の発生起源のばらつきを伴う洞調律であり、SA結節に対するさまざまな迷走神経緊張の影響に起因するようである[159]。正常な洞調律の最中にP波の形態の周期的変動が認められる。しばしばP波は平坦となり、それゆえ心電図波形として検出されなくなる。

▷洞停止

洞停止とは、SA結節の脱分極およびこれに続くPQRST群が発生しないSA結節の機能不全であり、SA結節の自動能が重度に抑制されることに起因する[160]。洞停止を診断するためには、停止期のR-R間隔が洞調律時におけるR-R間隔の最低2倍はなくてはならない。しかし、5〜12秒の停止は起こることがあり、その後に心室性補充収縮、房室接合部補充収縮、あるいは洞調律の再開が認められる。洞停止は、脱力や失神といった臨床兆候を引き起こす。洞停止の原因には、頸動脈洞や眼球の刺激、SA結節線維化、薬物の影響（ジゴキシン、β-遮断薬）、または胸腔内腫瘍や頸部腫瘍の操作に伴う迷走神経の過剰興奮（"迷走神経緊張症"）がある。洞停止の治療には、原因となる刺激を生じている操作

の中止、および抗コリン作動薬の投与が考えられる。しかし、重度の場合には機械的ペースメーカー移殖が必要となる。

▷洞性徐脈

　洞性徐脈は、正常な HR よりも低い正常な洞調律である。正常な HR は、動物種や品種によってさまざまである。洞性徐脈は非常に穏やかな症例、運動能力に優れた動物、あるいは睡眠中の症例では正常な所見でもあり、薬物治療（オピオイド、α_2-作動薬、プロポフォール、β-遮断薬、カルシウムチャネル遮断薬、およびジゴキシン）、病理生理学的結果（甲状腺機能低下症や低体温）、あるいは心疾患（洞不全症候群）や迷走神経緊張の結果として生じているかもしれない。循環血液量、CO、または血圧の低下などの症状が認められる場合には、洞性徐脈を治療することが推奨される。禁忌がなければ、低血圧を伴って徐脈を示す動物では他の治療で血圧改善を試みる前に、CO と血圧改善のために抗コリン作動薬を投与して HR を上昇させるべきである。

▷洞性頻脈

　洞性頻脈は、正常範囲を超えた HR の洞調律であり、一般的にはイヌで＞ 160 回／分、ネコで＞ 200 ～ 220 回／分の HR である[161]。洞性頻脈は、疼痛、ストレス、または不安に対する正常な生理学的反応であり、抗コリン作動薬、カテコールアミン、カテコールアミン誘導体（ドパミンやドブタミンといった陽性変力薬）の過剰投与、または甲状腺ホルモン過剰供給に起因する。病的な洞性頻脈は、疼痛、甲状腺機能亢進症、発熱、ショック、CHF、および低酸素症の初期（低酸素性、虚血性、酸素運搬能低下性や組織中毒性）で認められる。麻酔前あるいは麻酔中の洞性頻脈では、考えうる頻脈の原因の除外が要求され、必要に応じて治療を実施する。浅い麻酔は突然頻脈を引き起こすが、これは症例が侵害刺激に対する生理的反応を始めるとき

のカテコールアミン増加に起因する。この状況では、麻酔深度を深くすることや鎮痛薬の投与が典型的な頻脈の解決法となる。病的洞性頻脈の治療には、まれに β - 遮断薬が必要となるが、基礎となる原因の鑑別と治療を焦点にすべきである。

▷心房性期外収縮（APC）

　心房性期外収縮（atrial premature complexs：APC）とは、心房内の異所性病巣における脱分極であり、心房の早期収縮を引き起こす[157]。心房収縮は、心房駆出を発生させることで拡張末期容積を 10 ～ 30％増加させるといわれている[162]。心房収縮の協調性と時間調整が欠如すると、拡張末期容積の増加が妨げられ、頻繁になると CO 低下を引き起こす。APC は、心疾患によって引き起こされ、最も一般的には房室弁疾患、弁形成不全、および PDA に続発する左房拡大に起因することが多く、また、心房に影響を及ぼす代謝性、腫瘍性、あるいは炎症性疾患でも認められることがある[163]。心房容量過負荷のあらゆる原因は心房拡大を引き起こし、APC を生じるかもしれない。APC は、心房性頻拍、心房粗動や SVT といった心房性不整脈に悪化することもある。

　全体的な灌流が十分に供給されているのであれば、APC に対する治療は一般的に必要ない。しかし、APC が検出された際には、麻酔科医は隠れた心疾患の可能性を警戒すべきであり、追加のさらなる心臓機能の評価（胸部 X 線、血圧測定、心エコー検査）の実施を考慮すべきであり、APC が心房性頻拍や心房細動に悪化しうる可能性を念頭に置くべきである。

▷心房粗動

　心房粗動は、心房性頻脈性不整脈（＞ 300 回／分）であり、P 波は粗動あるいは "f" 波と呼ばれる鋸歯状パターンの脱分極に置き換えられる[164]。この粗動波の心室への伝導率はさまざまであり、心房 f 波と心室収縮の比率は 4：1 あるいは 1：1 となることもあり、1：1 の場合には心房性頻

拍との区別が難しい。心房粗動の原因は、他の心房性頻脈性不整脈と同様であり、とくに心房拡大によって引き起こされる。ネコの拘束型あるいは HCM および腱索断裂と同様に、リエントリ調律が心房粗動の裏に存在することもある。獣医療では、心房粗動の治療法は十分には解説されていないが、心室拍動数の減少が目的となる。これには、ジルチアゼムやジゴキシン投与、直接的な電気的除細動や救急時には胸部殴打といった選択肢がある。

▷心房細動

心房細動は、イヌで遭遇しやすい調律であり、発作性のこともあるが、持続性調律となる傾向がある[165]。心房細動は"不規則な不整脈"に分類される古典的な心調律であり、聴診、脈触知、あるいは心電図検査で発見される。心房細動では、P波の完全欠損、無秩序な等電性基線の細動波への置換、および不規則な R-R 間隔を認める。機械的には、協調的な心房活動の完全欠如が特徴である。心房協調の欠如は、すべてとまではいわないがほとんどの心周期で心房拍出を妨げ、心室拍動数が同時に高くなると重大な CO 低下を生じる。心房細動は、大型犬種の DCM、あらゆる原因による重度の心房拡大、および重度の僧帽弁逆流をもつ症例にしばしば認められる。"孤立性"心房細動とは、構造的な心疾患のない超大型犬に認められる心房細動である。

心房細動の治療では、内科的治療による心拍数調節に重点がおかれ、ジゴキシン、β-遮断薬、およびカルシウムチャネル遮断薬が用いられる。心室拍動を遅くすることは、心不全への進行を予防し、拡張末期時間を延長して CO を改善する手段として重要である。しかし、基礎疾患として重度の心疾患がある場合、心房細動を洞調律に長期的に移行させることは困難であることが多い。基礎疾患としての構造的な心疾患が最小限であれば（典型的には孤立性心房細動や心房拡大のみ伴う心房細動）、洞調律にするための心臓除細動を考慮できる。心臓除細動（薬剤治療あるいは電気的除細動）を試みるか否かについては議論の余地があり、明確な基準は存在しない。

▷房室接合部性頻拍

房室接合部性頻拍は、房室結節内の異所性病巣の脱分極に起因する。房室結節の本来の自動能は 40 ～ 60 回 / 分である。したがって、この自動能の拍動数よりも早ければ房室結節性頻拍と命名される。この調律の基礎的な発生機序としては異なる伝播経路（リエントリ回路）の形成が最も一般的である。房室結節で脱分極が起こると、心室の QRS 群の幅は狭くなる。この調律の明確な変化には、QRS 群の発生前、発生中および発生後に陰性 P 波を認めることである。HR が非常に高い場合には、この調律を心房性頻拍と鑑別することはできないことから、SVT（上室性頻拍）という用語が房室接合部性頻拍と心房性頻拍を見分けられない場合に用いられる。治療の目的は、カルシウムチャネル遮断薬（例：ジルチアゼム）を投与してリエントリ回路を切断することであり、これによって心筋細胞へのカルシウム流入を減少させ、心拍数を低下させる。

▷心室性期外収縮（VPC）

心室性期外収縮（ventricular premature complexes：VPC）は、心筋内の異所性病巣の脱分極に起因する。VPC では、R-R 間隔に基づいて予測される次の QRS 群よりも早いタイミングで脱分極が発生する。脱分極は心筋細胞間に広がり、幅広い QRS 群を形成する。単源性 VPC では個々の QRS 群が幅広い同じ形態をもち、同じ病巣からの脱分極の結果であることを示唆する[166]。多源性 VPC は、異なる形態をもち、陽性、陰性、あるいは双方の異なる形態を示す。2 連発（Couplets：2 連続の幅広い QRS 群）や 3 連発（triplets）は、複数の VPC が連続して発生する際に使用される用語である。VPC と洞性拍動が交互に起こることを心室性二段脈という。VPC

では、不応期に起因して VPC 後に代償性休止期がよく認められる。洞調律に基づく R-R 間隔が VPC によって影響を受けない場合は "間入性 VPC" と呼ばれる。前の洞性拍動の T 波に重なって VPC が起こることを R on T 現象といい、心室細動（ventricular fibrillation：VFib）に発展しやすい [167]。

VPC 治療の第一選択は、リドカインなどの I クラス 1b 抗不整脈薬の IV 投与である。リドカインの IV 用量としては、イヌで 1 〜 2 mg/kg、ネコで 0.25 〜 1.0 mg/kg（最大 4 mg）が推奨される。ネコではソタロールの経口投与も推奨されるが、麻酔中の選択肢にはならない。心室性不整脈に対するその他の治療法は、ネコではほとんど確立されていない [162]。メキシレチンは経口剤としてのみ利用でき、長期管理の代用法となる。クラス 1b 抗不整脈薬は不応期を短くすると考えられており、この機序によってリエントリ調律を終了させると考えられている。治療対象となる VPC には、多源性 VPC（心臓がさらに病的あるいは影響を受ける、また調律の悪化が予想されるため）、2 連発 /3 連発 / 心室性頻脈、R-on-T 現象、あるいは血行動態に悪影響を及ぼしている心室性調律が含まれる。

VPC の原因には、低酸素症、心疾患（心筋炎、不整脈源性右室心筋症、腫瘍、心筋損傷、および構造的な心疾患）、脾臓 / 肝臓腫瘍、胃拡張捻転症候群、アシドーシス、疼痛、およびカテコールアミンや交感神経作用薬による治療などがある。VPC および心室性調律の治療には、不整脈そのものの治療に加えて、発生機序にかかわる原因の評価とモニタリング、そして発生機序に対する治療が含まれなくてはならない。

▷心室性頻拍

心室性頻拍とは、発作性か持続性かどうかは別にして、イヌでは 160 〜 180 回 / 分を超える心室性調律であると定義されている [166]。心室固有調律は、完全（第 3 度）房室ブロックのように上室性入力の消失とともに見られる心室性補充調律であり、一般的にはイヌで 40 〜 60 回 / 分、ネコで 60 〜 80 回 / 分の脈拍数となる。心室拍動数 60 〜 160 回 / 分（イヌ）を伴う完全心室調律に対する最も適切な用語は、促進型心室固有調律であり、心室性調律は決して頻脈ではない。促進型心室固有調律と心室性頻拍の主な血行動態の違いは、160 〜 180 回 / 分を超える HR 上昇による拡張期充満時間の減少であり、同様に CO 減少が起こることである。心室性頻拍の原因は VPC と同様であり、同じ治療が適応される。

▷心室細動

VFib は、PQRST 構成を伴わない無秩序な活動電位にあり、さまざまな時間と振幅で細かく揺らぐ波形を示す。VFib は、血液循環のない調律であり、心臓の機械的活動を生み出されないため、CO は 0 に近い。VFib は致死的な調律であり、重度の心室性頻拍や重度全身疾患あるいは心疾患の最終的な局面や、全身麻酔または心臓外科において発生することがある。VFib を血液循環のある調律に戻すための妥当な治療法は電気的除細動のみである。しかし、洞調律を回復させる能力は一過性であり、心室細動は数分から数時間で再発することが多い。

▷洞房（SA）ブロック

SA ブロックでは、正常に発生した SA 結節の活動電位が適切に心房に伝導せず、心房を脱分極できない [163]。SA ブロックは、洞停止と異なり SA 結節で発生した活動電位の伝導不全であり、洞停止は SA 結節の脱分極の失敗（刺激発生の失敗）である。麻酔中の心電図 II 誘導ではこれらを鑑別することは困難である。第 1 度 SA ブロックは、SA 結節発火から心房が脱分極するまでの時間の遅延である。SA 結節の発火は記録できないため、心電図では第 1 度 SA ブロックを検出できない。第 2 度 SA ブロックは、洞性拍動後の休止であり、休止期間は正常な洞調律の P-P 間隔の整数倍である。SA ブロックは他の点では洞停止と同じである。洞ブロックは、心房疾患（拡大、

線維化、心筋症、腫瘍）、薬物中毒（β-遮断薬、カルシウムチャネル遮断薬）、または潜在的な洞不全症候群によって引き起こされる。SAブロックは一般的に治療は必要ない。しかし、重度の徐脈を生じる場合には、治療を考慮するべきであり、アトロピンに反応するかもしれない。抗コリン作動薬に反応せず、不整脈が臨床的に問題となる場合には、経皮的または経頸静脈的ペーシングが必要かもしれない。

▷持続性心房静止

心房静止は、正常に発生したSA結節電位によって心房を脱分極させることができなかった状態である。心電図はP波のない平坦な線を示す。心房静止は、正常な脱分極ができなくなった心房心筋の病変、あるいはより一般的には高カリウム血症などの電解質異常に起因する[161]。高カリウム血症では、心房の脱分極を阻害するほど血清カリウム濃度が異常に上昇することもある。高カリウム血症の一般的な原因には、尿閉、腎不全、尿腹症、および副腎皮質機能低下症がある。中等度から重度の高カリウム血症では、SA結節と心室心筋はゆっくりとではあるが脱分極する能力を温存できるが、心電図にはP波が認められず、遅く幅広いQRS群が認められることがある。血清カリウム濃度の上昇は、不整脈の重症度とは相関しない。重度の高カリウム血症では心電図に変化が観察され、低い血清カリウム濃度でも典型的な心電図波形の変化が観察される。しかし、一般的には、血清カリウム濃度の増加につれて、T波は"高くテント状"になり、P波は平坦になり、P-R間隔は延長する。その後、心房停止に進行して、続いて正弦波が現れるまでQRS群は幅広くなる。心室性不整脈も頻繁に出現する。

高カリウム血症の治療では、根底にある原因の鑑別と治療に焦点をおく[168]。高カリウム血症の症例を迅速に安定化する方法には、血清カリウム濃度の減少と酸-塩基平衡異常の治療によるカリウムの細胞内への移動がある。本来の疾患を治療するために全身麻酔を必要とする症例では、これらの機序は血清カリウム濃度を減らすために極めて重要である。

グルコン酸カルシウム（50～100 mg/kgを5分かけてゆっくりボーラスIV）あるいは塩化カルシウム（10 mg/kgを同様にゆっくりボーラスIV）を投与することで、静止膜の過分極に対する高カリウム血症の電気化学的影響を減弱し、高カリウム血症による心電図上の副作用を迅速に治療できる。心電図上の改善は投与後数分以内に観察され、30～60分持続し、高カリウム血症を是正するために他の治療を行う時間的余裕を作り出す。カルシウムを急速投与すると、徐脈を引き起こして調律を悪化させるため、症例の心電図をモニタリングしながらゆっくり投与すべきである。

重炭酸ナトリウムは、潜在的なアシドーシスに対する緩衝剤として用いられ、水素イオンとカリウムの膜貫通交互輸送を逆転させることで、細胞内にカリウムを逆戻りさせる。静脈血あるいは動脈血の血液ガス分析（pH、ベースエクセス、重炭酸、PCO_2）が完了したら、重炭酸の総欠乏量を次の式で推定する：総欠乏量＝0.3×ベースエクセス×体重(kg)。重炭酸治療が適切な場合には、総欠乏量の1/3～1/2だけ補正することが推奨される。重炭酸の投与が多すぎると、過剰補正やアルカローシスを生じる危険がある。重炭酸治療の重要な緩衝メカニズムの1つとして、炭酸脱水素の式に基づくCO_2の発生がある：$HCO_3^- + H^+ \Leftrightarrow H_2CO_3 \Leftrightarrow H_2O + CO_2$、炭酸脱水素が触媒となり、炭酸が二酸化炭素と水に変換される。症例は発生したCO_2を換気して排出できる能力をもっているべきであり、これは血液ガス分析でCO_2分圧が正常か低値であることで確認できる。高炭酸ガス血症の場合、重炭酸投与によってCO_2のさらなる上昇が生じ、呼吸性アシドーシスを生じて、血液pHがさらに低下する。それゆえ、重炭酸は緩徐に投与することが推奨される。麻酔中の症例に重炭酸を投与する際には、麻酔科医は起こりうるCO_2増加に注意し、換気を調節して終末呼気CO_2

を正常に維持する。最後に、重炭酸ナトリウムの投与は、血漿ナトリウムを上昇し、これによって血清浸透圧増加を引き起こす可能性がある。血清モル浸透圧濃度 = 2 [Na^+ + K^+] + BUN/2.8 + グルコース /18 によって計算できる。高浸透圧による臨床兆候は、モル浸透圧濃度が 340 mOsm/L を超えない限り一般的に認められない。酸 - 塩基平衡異常の補正を目的とした重炭酸ナトリウム投与では血清浸透圧が上昇することは起こりそうもないが、症例に高浸透圧のリスクがある場合（管理できてきない糖尿病、重度の高窒素血症など）には、重炭酸を注意深く滴定投与し、血清モル浸透圧濃度をモニタリングすべきである。

高カリウム血症の症例において、血清カリウムを低下させる第 3 の戦略は、インスリン影響下の共輸送によりグルコースとともにカリウムを細胞内に移動させることである。インスリン／ブドウ糖療法では、レギュラーインスリン 0.25 単位 /kg IV およびインスリン 1 単位ごとにブドウ糖 1 ～ 2g の投与が推奨される。連続的なグルコース値の評価が推奨され、低血糖を防ぐためにブドウ糖（1.25 ～ 2.5 %）の持続 IV 投与が必要となるかもしれない。ヒトでは、インスリン／ブドウ糖治療の作用発現は投与後 20 分、持続時間は 30 ～ 60 分間である[168]。

▷ 第 1 度房室ブロック

第 1 度房室ブロックは、房室結節を通過する心房脱分極の活動電位の伝導遅延に起因する P-R 間隔の延長であり、P-R 間隔が、イヌで > 0.13 秒、ネコで > 0.09 秒と定義される[160]。その原因には、房室結節疾患（線維化、虚血、および心筋症）、迷走神経刺激、電解質平衡異常（高カリウム血症および低カリウム血症）、および薬物の副作用（プロプラノロールおよびジギタリス中毒）が含まれる。一般的に第 1 度房室ブロックは臨床的には重要ではない。しかし、基礎疾患の兆候や房室結節機能の悪化を予期しているかもしれない。

▷ 第 2 度房室ブロック

第 2 度房室ブロックは、心房脱分極が房室結節を通過してヒス束そして心室脱分極へと連動していく過程の間欠的な消失あるいは遅延によって特徴づけられる。心電図では、QRS 群を伴わない孤立した 1 つ以上の P 波を認める。

第 2 度房室ブロックは、モビッツ I 型または II 型、あるいは軽度または高度に分類される。モビッツ I 型は、P 波から房室結節を通る伝導が起こらなくなり、P 波の後の QRS 波が欠落するまで P-R 間隔が徐々に増加することが特徴である。多くのモビッツ I 型は、房室結節の生理学的な変化、房室結節疾患（第 1 度房室ブロックと同様）、あるいは薬物の副作用（低用量抗コリン薬、ジギタリス中毒および α_2- 作動薬）に起因する。運動競技用のイヌ、幼若動物あるいはウマといった迷走神経緊張の高い動物種では、モビッツ I 型房室ブロックは正常である[169]。

モビッツ II 型の第 2 度房室ブロックは、房室結節を通る P 波の伝導の急性かつ間欠的欠損であり、QRS 波を伴う P 波の P-R 間隔は正常間隔である。多くの P 波が欠損して P-R 間隔を評価できない場合、とくに QRS 波を伴う P 波 1 つに対して 4 つ以上の QRS 波を伴わない P 波が存在する場合には、"高度"第 2 度房室ブロックという用語で表される。高度第 2 度房室ブロックの原因は、重症度の低い房室ブロックと同じであるが、房室疾患が重度である兆候かもしれず、完全房室解離（第 3 度房室ブロック）に悪化するかもしれない。高度第 2 度房室ブロックは治療抵抗性であり、永久心室ペースメーカーの植込みが必要となるかもしれない。

▷ 第 3 度房室ブロック

第 3 度房室ブロックは、房室結節伝導の完全な欠損と解離である[161]。SA 結節の機能、心房の伝導経路、および心房の脱分極が正常であるにもかかわらず、脱分極波は心室に伝導しない。第 3 度房室ブロックの原因はしばしば特発性である。特徴的な心電図所見は、正常な洞調律の

規則的な P-P 間隔を伴う正常な P 波の発生である。上室からの入力が欠損するため、心室はその自動能で脱分極し（イヌで 30 ～ 50 回 / 分以下、ネコで 60 ～ 80 回 / 分）、P 波に関連しないしばしば規則的な R-R 間隔を伴う心室調律（幅広い QRS 心室補充調律）を生じる。この補充調律を VPC と解釈しないこと、そして VPC として治療しないことが非常に重要であり、心電図の P 波と QRS 波との関連について注意深く評価する。P 波と QRS 波に関連がなければ、抗不整脈薬の投与を考慮する前に、第 3 度房室ブロックを強く考慮検討し除外すべきである。心室補充調律をリドカインで治療した場合、補充調律は抑制されて心停止を引き起こす。

第 3 度房室ブロックの治療では、永久ペースメーカーの植込みが必要となることが最も一般的である。HR、CO、および灌流を一時的に補助する手段として、経皮、経食道、あるいは経静脈一時心臓ペーシングがある。薬物治療にはイソプロテレノール持続 IV 投与、エピネフリン、アトロピン、ドパミン持続 IV 投与、およびドブタミン持続 IV 投与がある[170]。

▷脚ブロック

脚とは、ヒス束における初めの 2 つの分岐のことであり、房室結節から心室中隔内を下降して心筋に向かう伝導系である。左脚は、1 本の前枝と 1 本の後枝に分かれる。脚ブロックあるいは束ブロックは、1 本あるいはそれ以上の束を通過する速い伝導の欠損であり、心筋を通過する速い伝導と遅い伝導の組み合わせに起因する。ブロックされていない残りの脚はヒス束を通過してプルキンエ系に入る伝導が可能であり、心室の速い脱分極と狭い QRS 波を生じる。房室結節からの脚伝導のブロックは、細胞間に広がる脱分極を生じ、その結果として遅く幅広い QRS 波を引き起こす。速い伝導と遅い伝導の組み合わせは、幅広く異形であるが、VPC のように典型的に幅広い波形とはとは異なる QRS 波を生じる。

左脚ブロックは、心筋症、変性性伝導系疾患、虚血、AS、および薬物の毒性（例：アドリアマイシン）といった重大な基礎疾患に起因して生じるが、左室肥大に続発することもある。右脚ブロックは、イヌおよびネコでは正常な所見であり、VSD、心筋症、および糸状虫症に関連した右室伝導異常や右室肥大を原因として生じることもある。左脚ブロックと右脚ブロックの併発は、第 3 度房室ブロックと同様の心電図所見と影響を生じる。

上室および房室結節の機能は正常であるため、脚ブロックでは、幅広い QRS 波の前に P 波を認める。これは VPC との重要な違いである。一般的に、脚ブロックは心臓の能力、CO、および灌流の障害は引き起こさないが、麻酔科医は症例を評価するにあたり基礎的な心疾患が潜在する可能性を警戒すべきである。

全身性高血圧および肺動脈高血圧
全身性高血圧

▷発生と病態生理

全身性高血圧は、持続的な血圧上昇と定義されている。ほとんどの著者が、SAP > 160 ～ 180 mmHg および DAP > 90 ～ 100 mmHg が全身性高血圧の定義であることに同意している[171,172]。全身性高血圧は、本態性高血圧と二次性高血圧に分類される。本態性高血圧は、徹底的な精査にもかかわらず原因を特定できない一貫して繰り返し測定される高い血圧と定義されている。CO あるいは SVR を変化させる原因が確認されている場合には、二次性高血圧とされる。

ほとんどの高血圧の症例は中年齢であるが、高齢性疾患の多くがその原因であったり、高血圧を併発して認められる。唯一の例外として、グレイハウンドの高血圧は病的状態ではなく、疾患に関連しない心筋肥大によって高い血圧と CO を認める[173]。本態性高血圧は、シベリアンハスキーのある系統でも報告されており、これらの系統が耐久力によって選別されてきたことに起因するかもしれない[174]。

高血圧の一般的な原因には、慢性腎疾患、甲

状腺機能亢進症、および副腎皮質機能亢進症があり、多種多様の一般的でない、あるいはまれな原因として、褐色細胞腫、多血症、糖尿病、頭蓋内圧上昇（クッシング反応）、および高コレステロール血症がある[175]。薬剤も血圧上昇を引き起こすことがあり、ステロイド、シクロスポリン、フェニルプロパノールアミン、およびエリスロポイエチンなどが認められる。薬物毒性によっても血圧上昇が引き起こされ、高塩分、鉛、ニコチン、およびビタミンDの摂取、α_1-作動薬、β_1-作動薬、およびステロイドなどの投与によって認められる[9]。

前述したように、MAPはCOとSVRによって決定される。COは、HR、血管容量（前負荷）、あるいは心筋収縮性の上昇によって増加する（図1.4）。高血圧は、CO増加に寄与する要因の上昇あるいはSVRの上昇のいずれかによって引き起こされる。腎疾患は、体液平衡の変化をもたらすと同時に交感神経系活性を増加し、アンジオテンシンIIとRAASへ直接影響を及ぼす神経ホルモンの活性化を引き起こす。甲状腺ホルモンは、HRを増加させ（陽性変時作用）、最も一般的には洞性頻脈および高血圧を生じる[175,176]。また甲状腺中毒症では心筋収縮性の増加と末梢血管の拡張が引き起こされる。甲状腺機能亢進症では、SVRが低下するにもかかわらず主な心血管への悪影響は重度のCO増加によってもたらされる[175]。内因性副腎皮質機能亢進症または薬物投与によるものかは別にして、糖質コルチコイドの血中濃度の増加は、塩分と水の保持とそれに伴う前負荷およびCOの増加、およびレニン過剰産生とそれに伴うSVR増加をもたらす[174]。褐色細胞腫は、副腎髄質のカテコールアミン産生クロム親和細胞の悪性腫瘍である。エピネフリンおよびノルエピネフリンの分泌がストレスとは関係なく間欠的に起こり、血中カテコールアミン濃度の増加は他の臨床兆候に混じって高血圧および頻脈性不整脈をもたらす[176]。SVR増加（α_1-アドレナリン作動薬、バソプレシン$_1$-受容体作動薬）、またはHRや心収縮性の増加（β_1-アドレナリン作動薬）を引

き起こすあらゆる薬剤は、その毒性と不用意な過剰投与によって血圧を劇的に上昇させる可能性がある。

残念ながら、飼い主が高血圧の兆候を発見し認識することは難しいため、高血圧が長期にわたり認識されないことが多い。原発疾患の症状が認識されるまで、二次性高血圧が判明しないこともよくある[177]。高血圧による眼への影響には、急性盲目、網膜剥離、前房出血、あるいは網膜萎縮があり、まれに角膜潰瘍も生じる。腎性高血圧は、潜在的な圧利尿、糸球体腎炎、および腎不全を引き起こしうる。心血管系では、奔馬性（ギャロップ）調律、心雑音、あるいは他の不整脈を発現することがあり、症例は、運動不耐性、呼吸困難、まれにCHF（慢性心不全）を示す。内膜層および中膜層では血管系のリモデリングが生じ、粥状性動脈硬化および血管硬化が引き起こされ、前房出血、鼻出血、または他の部位での出血をもたらしうる。高血圧の神経学的症状には、脳卒中、脳梗塞、または脳出血があり、頭位傾斜、発作、不全麻痺、あるいは他の神経学的症状をもたらしうる。

▷麻酔管理

高血圧の治療は、基礎疾患およびその結果起こる高血圧の鑑別と治療を目的とし、高血圧の重症度に基づいて実施する。基礎疾患の治療によって高血圧が改善されることから、多くの場合降圧剤による治療は必要ない。しかし、高血圧が重度であり、臓器損傷（眼、心血管、神経、腎臓、血管）が確認された場合には、基礎疾患の治療にかかわらず降圧剤による治療が必要となる[177]。

降圧剤の選択肢には、血管拡張薬（動脈拡張薬や静脈拡張薬）、β-アドレナリン遮断薬、利尿薬、ACE阻害薬、カルシウムチャネル遮断薬、およびこれらの組み合わせがある。初期治療の選択肢は概してヒトのプロトコルの外挿であり、動物種差、基礎疾患の鑑別、および個人的な経験の問題となる[171]。一般的には、慢性腎疾患を伴う高血圧が診断された場合、ACE阻害薬が推

奨される。ACE 阻害薬は、RAAS 介在血管収縮を阻害し、間接的に血管を拡張させる。この代わりに SVR を減少させるカルシウムチャネル遮断薬のアムロジピンを利用できる。アムロジピンの作用発現は遅いため、急激に低血圧となるリスクは少ない。ヒドララジンは直接的な動脈拡張薬であり、高血圧治療の第一選択薬としては一般的ではない。しかし、難治性高血圧の併用療法として追加されることがある。

獣医療において、全身性高血圧の症例に推奨される麻酔管理は存在しない。ヒトのガイドラインがよく適応され、高血圧のある動物の麻酔管理のためのガイドラインとして機能している。それゆえ、高血圧動物の麻酔管理では、麻酔前の高血圧の重症度評価、高血圧による臓器損傷の判定、麻酔導入前の治療スケジュールに応じた降圧剤の処方と投与、および麻酔中の症例の血圧の綿密なモニタリングが推奨される[178]。

多くの麻酔薬は、徐脈、末梢血管の拡張、陰性変力作用などの複数の機序によって血圧を低下させる。一般的に、健康な症例で最低限許容できる MAP は＞ 60 〜 70 mmHg である。しかし、高血圧のある動物では、より高めの MAP に維持する必要があるかどうかは不明である。高血圧のヒトの症例における麻酔管理に関して解説している文献では、高血圧症例では麻酔中に心血管系機能が不安定性になる危険が高いこと以外には意見の一致（コンセンサス）は得られていない[179]。高血圧の動物において最低限許容できる血圧に関してはさらなる研究が必要である。一般的に、高血圧のある症例では a_2-作動薬や解離性麻酔薬といった血圧を上昇させる麻酔薬の使用を避ける。麻酔中の全期間を通して十分な鎮静と鎮痛を得て、興奮、ストレス、疼痛、および他のカテコールアミンが放出される原因を最小限にすべきである。全身性高血圧のある症例に使用する麻酔薬は、高血圧の重症度と同様に、あらゆる基礎疾患を考慮して選択する。

肺動脈高血圧

▷発生

肺動脈高血圧（pulmonary hypertention：PHT）とは、肺循環における血管内の異常な高圧力と定義されており、血流増加、血液粘稠度増加、あるいは肺血管抵抗の増加（すなわち、肺血管の収縮）のいずれかに起因する。25 〜 35 mmHg を超える肺動脈圧は異常な高値と考えられる[180,181]。正常な収縮期肺動脈圧の平均は 15 〜 25 mmHg であり、正常な拡張期肺動脈圧の平均は 5 〜 10 mmHg である[126]。PHT の分類は、疾患の機序によって区別され、原発性の肺動脈高血圧（PAH）、左心疾患による PAH、肺低酸素症による PAH、あるいは血栓／塞栓疾患による PAH がある。

PHT は典型的に小型のトイ犬種に発生し、中年齢以上で最も一般的に認められる[181]。原発性PHT は、基礎的な心疾患や肺疾患からの鑑別が困難である。臨床兆候には、発咳、呼吸困難、沈うつ、失神や虚脱、運動不耐性、心雑音や腹水がある[180,181]。基礎疾患の症状を認めることもあり、最も一般的には右心不全、糸状虫症、チアノーゼや頻呼吸がある。心肺検査では、三尖弁や僧帽弁由来の雑音、分裂音、気管支肺胞音の増加、あるいは捻髪音および腹水による腹水波が認められるかもしれない。

PHT の診断は、PHT と基礎疾患の重症度の判定を目的とし、最も重要なのは胸部 X 線検査と心エコー検査である。胸部 X 線検査は、PHTの素因となる基礎的な心肺疾患の鑑別に役立つ。右心肥大および肺動脈拡張があれば、PHT の疑いが高まる。根本にある心臓病理の鑑別が素因となる疾患の鑑別に役立つが、特徴的な心エコー所見には求心性右室肥大および主肺動脈拡張がある[181]。心エコー検査では、三尖弁逆流速度（収縮期肺動脈圧を評価できる数値）によって PHT の重症度を軽度から重度まで分類することもできる。心電図検査は正常であることが多く、PHT に特異的というより基礎的な心疾患を起因とする不整脈のみ認められることがある[181]。

PHT の治療は、臨床兆候の軽減、運動不耐性

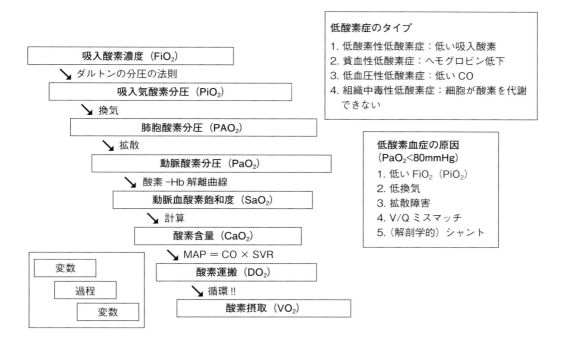

図1.13 酸素経路。酸素経路は、吸入された酸素ガス分子が組織にどうやって到達するかを決定する主な機序、法則および計算を表す。臨床獣医師は、この経路を理解することで、酸素運搬が不足する原因を評価し、適切に治療することが可能となる。

の改善、肺動脈圧の低下、および基礎疾患の鑑別と治療を目的として実施する。残念なことに、肺血管リモデリングが生じて肺血管抵抗が不可逆的になる前に特異的な基礎疾患が同定されて対処されない限り、治療はしばしば失敗する。血管リモデリングでは、血管内膜増殖、中膜肥厚、およびコンプライアンスの低下が特徴的である[181]。原因がすぐに特定できない場合には、一般的に肺血管抵抗の軽減および右室圧過負荷のコントロールを治療の目的とする。現在、獣医療では肺血管拡張薬の第一選択薬としてシルデナフィルが用いられ、その効果はさまざまな経路で発揮されるが、直接的な肺血管拡張が最も重要な作用である[182,183]。シルデナフィルは、PHT犬の生存期間および生活の質（QOL）を改善することが示されている[182]。

▷麻酔管理

　PHTの麻酔計画において最も重要なことは、疾患に関連する潜在的な心肺異常に気づくことである。この評価は、PE（身体検査）、PHTに一致する潜在的な臨床兆候、および診断検査の結果に基づく。基礎疾患の治療と安定化が望ましい。現在、獣医療におけるPHTの麻酔管理に関する学術論文は公表されていない。しかし、人医療では多くの再検討が実施されている[183-187]。したがって、PHTの潜在的な機序に基づいた対症療法が推奨される。例えば、酸素経路で述べたように、麻酔導入前にマスクで酸素化することでFIO_2、吸入気酸素分圧、PAO_2、およびPaO_2を増加させる（図1.13）。

　酸素も一酸化窒素産生を介した肺血管拡張作用をもつため、100％酸素による麻酔維持が推奨される[180]。麻酔管理の目標は、前負荷と心収縮性を適切に保ち、SVRの低下を最小限にすることでCOを維持することである。そのためには、本章で概説したように、心血管抑制が最小限となる麻酔前投薬、麻酔導入薬および麻酔維持薬

表 1.8　心不全の機序

心不全の機序	病因の分類	鑑別
心筋不全		
原発性		拡張型心筋症
二次性	感染性	細菌、ウイルス、原虫、真菌
	薬剤	ドキソルビシン
	外傷性	外傷、心臓発作、感電
	浸潤性	腫瘍
	代謝性	甲状腺機能低下症、甲状腺機能亢進症、尿毒症
	その他	弁機能不全、シャント
圧過負荷	高血圧	全身性高血圧あるいは肺高血圧
	流出路狭窄 – 解剖学的	大動脈弁狭窄、肺動脈弁狭窄
	流出路狭窄 – 動的	肥大型、閉塞性心筋症
容量過負荷	弁閉鎖不全	僧帽弁閉鎖不全
	左 – 右シャント	PDA、VSD
	高拍出状態	甲状腺機能亢進症、貧血
左室充満の減少	心膜疾患	心膜液貯留、収縮性心膜炎
	拡張不全	肥大型心筋症、拘束型心膜炎
	房室弁狭窄	僧帽弁狭窄、三尖弁狭窄
	占拠性病変	右房腫瘍、RVOT 腫瘤

出典：Kittleson MD, Kienle RD. 1998. Classification of heart disease by echocardiographic determination of functional status. In: Kittleson MD, Kienle RD, editors. *Small Animal Cardiovascular Medicine*. p. 134. St. Louis: Mosby Publishing.

を選択すべきである。アシドーシス、低酸素症、高炭酸ガス血症、興奮、疼痛、および低体温を予防することによって、肺血管抵抗の悪化と増加を避けることが極めて重要である[183]。連続的な血圧評価および動脈血の血液ガス検体の採取が可能となる観血的血圧モニタリングは強く考慮すべきである。カテコールアミン放出と全身および肺血管収縮をもたらすストレスと疼痛を防ぐために、麻酔前投薬で良好な鎮静状態を得ることが望ましい。同様に、侵害受容由来のカテコールアミン放出を防ぐためには、オピオイド（繰り返しのボーラス投与あるいは持続 IV 投与）を主体的に用いたバランス麻酔が重要である。また、麻酔導入の 1 〜 2 時間前にシルデナフィルを投与することも推奨される。

心不全

概要

　心不全とは、心臓ポンプとして血液を拍出（すなわち、組織の酸素要求量と全身血圧に見合っ

た正常な CO）する機能の不全である。心不全は、多数の心疾患あるいは肺疾患に共通する最終的な病態であり、心拍出の不足の代償反応としての神経ホルモンおよび血管機構の活性に関連している。当初は、これらの代償機構は血圧および循環を改善するために有益であるが、最終的には心不全の悪化という弊害をもたらす。慢性心不全（chronic heart failure：CHF）とは、左心室あるいは右心室の機能不全とこれに続く肺（左心不全で肺水腫）あるいは腹部（右心不全で腹水）の液体貯留をもたらす機序と定義される[188]。

病態生理

　心不全あるいは CHF の原因は多岐にわたるが、多様な心疾患の最終的な結果である。心不全の基礎的機序は、以下の 4 つに分類できる：①心筋不全（原発性か二次性）、②圧過負荷、③容量過負荷、および④静脈還流の不足または心室コンプライアンスの異常による心室充満の低下（表 1.8）。

　心筋不全とは、原発性（DCM）または他の病

因による二次性かどうかは別にして、心筋収縮力の喪失が特徴である。心筋不全では、代償機構の活性化よるナトリウムと水分保持に伴って循環血液量が増加し、拡張末期容積の増加と心室拡張が引き起こされる。当初は心室拡張によって SV が維持されるが、心室拡張は房室弁閉鎖不全を引き起こす可能性がある。

圧過負荷は、心室収縮期圧の増加に伴う心室壁ストレスの増加に起因する。最も圧過負荷は一般的には、弁狭窄（肺動脈弁狭窄および大動脈弁狭窄）または全身性高血圧あるいは PHT に起因する全身あるいは肺血管抵抗の増大によって引き起こされる。圧過負荷は、心エコー検査で同定できる心室の求心性肥大を引き起こす。肥大した心筋の内層は灌流が悪く、虚血を生じ、心室不整脈、心室細動、および突然死が起きるかもしれない。

容量過負荷は、弁閉鎖不全（通常は房室弁閉鎖不全）あるいは PDA や VSD といった解剖学的なシャントで最も一般的に認められる。拡張末期容積の増大と定義されるが、収縮末期容積は正常であり、これは心収縮性が正常であることを示しており、SV が増加している。容量過負荷は、増大した心室容量に対処し心拍出を増加するために遠心性肥大をもたらす。解剖学的シャントも心室充満を増加させることから心室容積を増大させる。例えば、PDA は、大動脈血流を肺動脈内へ流入させることから、左心房と左心室の血流量の増加を引き起こす。最終的には、心筋不全が起こる。

心室充満の低下は、血流の生理的狭窄、血流量の減少、あるいは心室の弛緩や充満に障害がある場合に起きる。血流の生理的狭窄は、腹部臓器の拡大（胃拡張捻転、肝臓や脾臓の腫瘍、管腔臓器の膨張、妊娠子宮など）、静脈灌流を障害する血管系への外科的操作（前大静脈、後大静脈、それらの分枝）、および陽圧換気によってとくに起きやすい。前負荷の減少は、原因次第で急性あるいは慢性的に生じる。例えば、血液量減少は、脱水、液体のサードスペースへの移動、または出血によって起こる。心室コンプライアンスの低下は、HCM や収縮性心膜炎で発生し、これらの疾患で

は、心室が正常に弛緩できなくなり、筋肥大による剛性化あるいは心膜肥厚による拡張期弛緩阻害が起こる。心室コンプライアンスは、心室の圧 - 容量関係である。すなわち、コンプライアンスが低い場合、比較的正常な充満容量でも異常に高い充満圧を生じる。異常に高い心室圧は、心房への血液逆流を引き起こし、最終的には臓器うっ血や浮腫を引き起こす。

心疾患の機序および簡便に述べた病態生理学は別として、心機能が低下した際には、血圧および組織循環を保つためホメオスタシスを維持する代償機構が存在する。これらに関しては他の著書に詳しく記述されていることから[189-191]、本章では短くする。代償機構にはフランク - スターリング機構と SNS や RAAS およびエンドセリンやナトリウム利尿ペプチドを含む神経内分泌系の活性が含まれる。急性期の低血圧では、低下した心筋機能は SNS 緊張を高めるために圧受容体反応を活性化させ、血管収縮と心収縮性および HR の増加をもたらす。また、SNS は ADH およびレニン放出も刺激する。ADH は、腎臓での水再吸収を引き起こし、レニンは RAAS を刺激する。RAAS は、腎血流減少、SNS 活性、および腎緻密斑への塩分運搬の減少によってさらに刺激される。これら機構は、灌流を正常に復帰させるため、血管収縮および血液量と静脈灌流の増加をもたらす。これらの機構は短期間であれば有益であるが、慢性的な刺激はホメオスタシスに弊害をもたらす。

獣医療では、ニューヨーク心臓協会（New York Heart Association：NYHA）による心不全分類[192]を以下のように適応する（情報源：American Heart Association, Inc.）。クラス I ：運動不耐性といった心疾患の臨床兆候を伴わない心疾患の症例、クラス II ：軽度の運動不耐性が認められるが、胸部 X 線では疾患の兆候は見当たらない症例、クラス III ：普段の活動中に心不全の臨床兆候が認められる症例であり、拡大、肺水腫、拡張した血管、および左房拡大を含む心不全を示唆する X 線所見が複数認められる。クラス IV ：安静時に心不全の症状とともに明ら

かな呼吸困難を呈する症例であり、前述したX線所見とともに重度肺浸潤や胸水や腹水を有している[190]。治療計画はさまざまであり、心疾患の重症度や軽度から重度疾患を示す症例の範囲に応じた臨床兆候に基づいて決定する。

麻酔管理

心不全のリスクのある症例、最近心不全の治療を受けた症例、あるいは心不全の兆候がある症例の事前計画や麻酔中の合併症への対応では、麻酔科医の知識と技量が試される。症例の麻酔リスクは、いかなる場合においても心不全の重症度分類に応じて最小限から重度となりうる。

症例の術前評価は、適切な麻酔前投薬／導入薬の選択および適切なモニタリング機器の準備と同様に、リスク判定と可能性のある合併症に応じた計画のために重要なステップである。術前評価には、呼吸困難、運動不耐性、虚脱、発咳、衰弱、および他の心肺機能にかかわる臨床兆候に注目した完全な既往歴の聴取と身体検査が含まれるべきである。最も重要なことは、症例の最近の行動の変化に関するあらゆる情報である。すべての心疾患治療薬とその直近の用量に注意を払うべきである。麻酔前の症例への給餌には議論の余地があるが、朝の心疾患治療薬を投薬することは賢明である。身体検査では、可視粘膜の色調と毛細血管再充填時間、胸部と心音の聴診、脈の調律と強度、頸静脈拍動の有無、および臓器肥大や液体波の触知といった心肺機能を示す指標に注目すべきである。診断検査として、麻酔前に心電図、血圧、胸部X線、腹部エコー検査、および心エコー検査を実施する。最近実施した検査後に症例の状態が変化した場合には、あらゆる異常に対してさらなる検査を実施すべきである。麻酔中の症例が獣医心臓病専門医の治療を受けている場合には、症例の再評価を継続実施すべきである。

NYHAの心不全分類を動物に適応することは、ASA分類に置き換えて症例を評価するのに非常に役立つ（表1.1）。最適な分類システムはなく、ASA分類は合併症の正式なリスク評価法ではないが、心不全の分類がより重症であれば、ASA分類のクラスが高くなることは理にかなっている。以下に記載する総合的な戦略は、心不全の症例を特別に考慮したものである。症例の心疾患の重症度に関係なく、手術内容や併発疾患のリスクが高い場合には、ASA分類は心疾患単独の場合と比べてより高くなる。

NYHAクラスIの症例はおそらくASA分類Iに相当し、あらゆる麻酔前投薬（オピオイド、抗コリン作動薬、ベンゾジアゼピン、ケタミン、およびアセプロマジン）と麻酔導入薬（ケタミン／ベンゾジアゼピン、プロポフォール＋／－ベンゾジアゼピン）の組み合わせで麻酔が可能であるが、用心のためにa_2-作動薬は避けた方がよい。心電図、血圧、SpO_2、および体温などの標準的な麻酔モニタリングでおそらく十分である。5〜10 ml/kg/分の標準的な静脈輸液を十分に許容できるであろう。

NYHAクラスIIの症例は合併症のリスクが高く、おそらくASA分類IIIに相当することから適切な治療を実施すべきである。麻酔前投薬として、アセプロマジンとa_2-作動薬は避けた方がよい。鎮静および麻酔薬の要求量軽減のためにオピオイドを使用することが推奨される。高齢で安定していない症例では、オピオイドとベンゾジアゼピンの併用によって良好な鎮静が得られる。プロポフォールまたはケタミンのいずれかを用いるにしても、麻酔前投薬にベンゾジアゼピンを併用して良好な鎮静を得て、麻酔導入薬の用量を減量すべきである。麻酔前投薬、オピオイド、あるいは他の投与可能な鎮痛薬の持続IV投与（リドカインやケタミン）を局所麻酔とともに用い、吸入麻酔薬の要求量を可能な限り減少させるべきである。維持輸液速度は症例の状態に応じて、通常どおりとするか減量する。吸入麻酔薬量の減量やHRと心調律の最適化にも反応しない低血圧に対しては、陽性変力薬を利用すべきである。標準的な麻酔モニタリングで十分であるが、不安定な症例や手術内容によっては、より精度の高いモニタリング（観血的血圧およびCVP測定）が必要となる。

NYHA クラスⅢおよびⅣの症例は、非代償性であり、麻酔下で重度の合併症を生じる深刻な状態であり、おそらく ASA 分類ⅣあるいはⅤに相当する。生命を脅かす合併症のリスクが非常に高いことから、処置によって得られる利益と麻酔によるリスクを慎重に評価比較しなければならない。これらの症例は非常に重篤であり、観血的血圧測定、動脈血の血液ガス分析による酸素化と酸－塩基平衡の評価、CVP 測定、および高度な心電図解釈などの高レベルの麻酔モニタリングや支持療法が必要である。陽性変力薬、昇圧剤、および抗不整脈薬をすぐに利用できるように準備しておくべきであり、麻酔科医はこれらの使用に慣れておくべきである。麻酔チームは CPR について議論し、準備しておくべきである。機械的人工呼吸は、換気や酸素化の最適化に非常に有益であり、呼吸性アシドーシスや pH 低下に関連した心機能および電解質の変化を防ぐためにも有益である。麻酔前投薬、麻酔導入、および麻酔維持期には、心血管機能の障害を最小限にすることを目的として麻酔管理する。非代償性の症例には、短時間作用薬あるいは拮抗薬のある薬剤が推奨される。このことから、麻酔前投薬および麻酔導入薬としてオピオイドはよい選択である。ベンゾジアゼピンおよび場合によって抗コリン作動薬も推奨されるが、一方で、アセプロマジン、ケタミン、および a_2-作動薬は避けるべきである。麻酔導入は、フェンタニルとミダゾラムの併用といったオピオイドとベンゾジアゼピンの組み合わせや、エトミデートとミダゾラムによっても実施できる。

吸入麻酔薬を用いたチャンバーや"ボックス"導入では、麻酔導入が遅く発揚期を生じることがあり、バイタルのモニタリングができない、気道確保に時間がかかる、円滑に気道確保できない、および気管挿管が可能となる吸入麻酔薬の用量が術中よりも多くなる（深い）ことから、その実施は推奨されない。このような用量の吸入麻酔薬は、短時間（あるいは、短時間ではないかもしれないが）の中等度から重度の心血管抑制を引き起こす。重度心血管疾患の症例では、チャンバー導入は最後の選択肢であり、極めて非協力的で手に負えない症例において、保定下での麻酔前投薬によって大きなストレスを生じ、カテコールアミン放出および不整脈を生じる可能性がある場合にのみ考慮する。チャンバー導入を実施せざるをえない場合には、症例を気管挿管できるような深度まで麻酔せず（深麻酔が要求され心血管抑制が起こるため）、安全に取り扱いできるようになった時点（興奮期よりわずかに深い麻酔）でチャンバーから取り出し、それからマスクで吸入麻酔薬を吸引させる。また、症例をチャンバーから取り出した時点で、モニター機器および IV カテーテルを設置し、低用量のプロポフォールかエトミデート／ベンゾジアゼピンなど、より心血管抑制の少ない方法で完全に麻酔導入してもよい。これによって吸入麻酔薬単独で麻酔導入するよりも、安全で効率的な麻酔導入が可能となる。

鎮痛薬の持続 IV 投与（表 1.2 および 1.3）および局所麻酔を適応することで、吸入麻酔薬の要求量を可能な限り低く減量すべきである。容量過負荷のリスクを最小限にするため、輸液速度を減らすべきであり、代謝要求量に見合った 2 〜 5ml/kg/ 時間が推奨される。心不全や肺水腫／腹水の突然の発生や悪化を避けるため、輸液剤のボーラス投与や膠質液の投与は避けるか、注意深く投与すべきである。

イヌおよびネコの心筋症

心筋症とは、心臓の構造的障害とそれに続いて心機能が低下する心筋組織の疾患である。心筋症は、心筋の構造異常という点において、弁異常、先天性異常、電気的伝導系異常および外傷や代謝障害とは区別される。原発性心筋症は心筋固有の疾患に起因し、二次性心筋症は心臓に二次的な影響を心臓に及ぼす他の臓器の異常に起因する。

肥大型心筋症 (HCM)
▷病態生理

肥大型心筋症（hypertrophic cardiomyopathy：

HCM）は、特発性の心筋求心性肥大であり、心筋の硬化と弛緩不全をもたらし、心臓が正常に弛緩できない拡張不全を生じる。HCM は、メインクーンでは常染色体優性異常であり、ペルシャネコおよびアメリカンショートヘアでは遺伝性であることが知られている[193]。早いと6カ月齢で発症することがある。重度の HCM でもネコは無症候であることもあり、突然死もありうる。

HCM は、左室自由壁および心室中隔／乳頭筋に好発する傾向がある。ほとんどの症例で HCM の病因は特発性であるが、甲状腺機能亢進症、性腺刺激ホルモン過剰症、および高血圧に二次的に生じる場合もある。心筋の肥厚は弛緩時（拡張末期容積）の心室内容量の減少をもたらし、左心室が静脈還流を受け入れられないことによる左房圧の上昇、僧帽弁逆流、肺水腫、および左心不全を引き起こす。閉塞性肥大型心筋症（HOCM）とは、心筋肥大によって僧帽弁前尖が LVOT 内に引き込まれる HCM の亜型であり、心室流出の動的狭窄を引き起こす。HR と LVOT を通過する血流速度の上昇によっても僧帽弁弁尖の収縮期前方運動（SAM）を生じやすくし、左室の CO が低下すると考えられている。また、収縮期前方運動は僧帽弁逆流も悪化させる。心室拡張コンプライアンスの不足による血流の減少は、血流停滞と典型的には左心房内の血栓形成の原因となる。一般的に、HCM は、心エコー検査によって心室拡張を伴わない中隔または自由壁の壁肥厚を検出することで診断される。拡張期心室充満の不足も、CO の低下と血圧の低下を引き起こす。

▷治療

一般的な HCM の治療には、基礎疾患の鑑別と治療が含まれる。多くの獣医心臓専門医が経験的に β‐遮断薬あるいはカルシウムチャネル遮断薬による治療を推奨しているが、肥大を改善する確実な治療法はない。それゆえ、一般的な管理法では、心室コンプライアンスの低下に続発する病態の治療を目的とし、心筋虚血の予防、うっ血の治療、二次性不整脈の治療、および拡張機能不全の改善を図る。

▷麻酔管理

HCM の麻酔管理は、疾患の重症度に基づきさまざまである。臨床兆候のない"オカルト（不顕性）" HCM の検出は困難であり、どのような麻酔薬の組み合わせを用いても麻酔は成功するであろう。最小限の形態的変化を伴う心雑音を有する軽症例でも、ほぼどのような麻酔薬の組み合わせでも麻酔可能である。しかし、ケタミンやチレタミンといった解離性麻酔薬を軽度心疾患の症例に使用することは、意見が分かれるところである。解離性麻酔薬は、SNS 刺激と交感神経出力の増加に起因して、HR の増加、心筋収縮性の増大、血圧上昇を引き起こす[194,195]。この刺激は、心筋仕事量と酸素要求量を増大する。HCM は、拡張機能不全、収縮期前方運動の可能性、および LVOTO をもたらす心筋壁肥厚が特徴である[196,197]。LVOT を通過する血流の速度上昇は SAM を悪化させ、心室駆出時の狭窄を生じる。それゆえ、解離性麻酔薬の交感神経刺激作用は心室流出を大きく阻害することから、これらの症例ではケタミンやチレタミンを避ける方がよい。加えて、心筋組織の病的リモデリングの結果として灌流が悪化した組織では、増加した心筋酸素要求量に見合う酸素を得られないことから、心筋虚血のリスクと不整脈の可能性が増大する。既往として CHF、不整脈、あるいは HOCM のある重症例では、集中的なモニタリングおよび治療戦略を完璧に理解することが要求される。

疾患の重症度にかかわらず、麻酔管理における第1目標は、血液灌流を最適に維持し、心筋の酸素要求量を最小限にすることである。低血圧の一般的な治療は以下のとおりである：①HR と心調律の適正化、②吸入麻酔薬の吸入濃度の減量、③適切な輸液療法と血液容量の提供、④陽性変力薬あるいは昇圧剤の投与（図1.9）。

HR と心調律の適正化は、徐脈および潜在的な不整脈（SVT：心室異所性興奮、あるいは心

室性頻拍）の把握と抗コリン作動薬を用いた治療のリスクを理解した治療の組み合わせである。洞調律で低血圧を起こしているネコでは、CO と血圧改善のために抗コリン作動薬による治療を考慮するが、頻脈を避けるため滴定投与（効果を見定めながら少しずつ投与して効果を得られた時点で投与を中止すること）すべきである。軽症のネコであれば頻脈に伴うリスクは低いが、中等度から重度の心筋壁厚あるいは HOCM/SAM を有する症例では、頻脈性不整脈に起因する心筋酸素要求量の増加（灌流の乏しい肥厚した心筋内における）は深刻である。これらの症例では、頻脈性不整脈を防ぐために抗コリン作動薬を慎重に滴定投与することが非常に重要である。リドカインのボーラス投与（ネコ 0.25 〜 1.0 mg/kg、最大 4 mg/ 頭）による心室性不整脈の治療、あるいは SVT の治療（ジルチアゼム 25 〜 50 μg/kg または滴定投与による効果が得られる最小限の用量）を考慮すべきである。HCM 程度が中等度から重度のネコでは、観血的動脈血圧測定が推奨される。

輸液療法等およびボーラス投与は、静脈還流の改善を意図するものだが、拡張期コンプライアンスが障害されている場合には追加の静脈還流に耐えられない可能性があるため、軽度の HCM 症例では議論の余地がある。重症例、とくに CHF の既往がある症例では、前負荷の増加はうっ血および肺水腫を促進させるため、早い輸液速度やボーラス投与は禁忌である。膠質液による輸液過負荷はその作用時間が長く、排泄が肝臓代謝に依存していることから、晶質液による容量過負荷と比べて治療がより困難となるため、膠質液は禁忌である[198,199]。

吸入麻酔薬濃度を減らすことは、麻酔誘発性低血圧を防ぐために重要な手段である。麻酔科医は、鎮痛薬のボーラス投与や持続 IV 投与、および局所麻酔など、吸入麻酔薬を減量するためのあらゆる戦略を駆使すべきである。また、可能であれば全身麻酔薬を回避する可能性も考慮すべきである。HCM のネコに陽性変力薬を投与することには議論の余地がある。陽性変力薬は心収縮性を改善するが、HCM は主に拡張機能不全（心筋の弛緩性、変力性ではない）に関係しており、収縮機能は通常低下していない。心筋収縮性の増大によって心筋仕事量（および心筋の循環血流が不足している）肥厚部位での心筋酸素要求量が増加し、HOCM では LVOT 血流速度の増加に伴って SAM が悪化するため、HCM 症例の心収縮性を増加させることは弊害となる。陽性変力薬は不整脈誘発性でもあり、心臓の不整脈を誘発したり悪化させたりする可能性がある。これらの理由から、SVR 上昇のために利用される昇圧剤が推奨されている。しかし、新しい研究ではこれらの結果が疑問視されているため、さらなる調査が必要である。

HCM のネコにおける麻酔前投薬では、軽度の鎮静、円滑なカテーテル設置、および麻酔導入薬の用量を減量することを目的として、一般的にオピオイドが利用される。アセプロマジンは、長時間かつ拮抗できない血管拡張をもたらし、低血圧が持続するのでその使用には議論の余地がある。α_2- 作動薬は、後負荷の上昇および CO の低下を引き起こすため禁忌である。ベンゾジアゼピンは、心血管への影響がほとんどないので心疾患を有する症例に非常に安全な選択肢である。しかし、ネコでは鎮静効果は安定せず、興奮したり攻撃的になるかもしれない。

軽度から中等度の HCM をもつ症例における麻酔導入では、ベンゾジアゼピンとプロポフォールを組み合わせることでプロポフォールの総量を減らすことが可能である。より重症の症例では、ベンゾジアゼピンとエトミデートの併用によって麻酔導入できる。フェンタニルとベンゾジアゼピンの併用も心血管抑制が最小のため魅力的な麻酔導入法であるが、無意識への移行が遅く（また十分な刺激により覚醒する可能性がある）、ネコでは激しい情動不安を起こす可能性もあるため、極度に衰弱したネコでのみ有用である。しかし、エトミデートが利用できない場合には、これらの症例に対してもフェンタニル

とミダゾラムの併用を利用してもよい。

　前述のように、中等度から重度の心血管疾患をもつ症例では、マスク、チャンバー、あるいは"ボックス"を利用した吸入麻酔薬による導入は推奨できない。この方法は、麻酔導入が遅く発揚期の通過にも時間がかかるため、症例にストレスが加わる。また、これらの症例に必要である集中的なモニタリングもできない。気管挿管可能となる持続時間も短く、その状態に至るまでに時間を要し、質も悪い。気管挿管可能となるために必要な吸入麻酔薬の用量によって中等度から重度の心血管抑制が長い麻酔導入時間の間継続する。チャンバー導入は、手に負えない症例で麻酔前投薬によって大きなストレスやカテコールアミン放出が生じたり、不整脈誘発性が考慮される場合にのみ検討する。

　オピオイドの持続IV投与は、鎮痛とともに吸入麻酔薬の要求量を減量するために利用できる。オピオイドの投与量は、麻酔終了に向けて減量していく必要があり、これにより代謝を促して覚醒時の情動不安を防ぐことができる。局所麻酔法は全身麻酔薬の要求量を大きく減少をする。低血圧は、前述したように治療する。呼吸性アシドーシスを防ぐために換気を補助すべきであり、不整脈のある症例では心電図波形を連続的にモニタリングすべきである。すべての心疾患の症例において、パルスオキシメータを用いて酸素飽和度を評価すべきである。観血的血圧測定と動脈血の血液ガス分析は麻酔モニタリングのゴールドスタンダードであり、CHFの既往のある症例や現在CHFの症例では強く考慮すべきである。緊急でなければ、CHFの症例は麻酔前に内科的治療によって安定化すべきである。重度の症例では、心臓専門医や麻酔専門医への紹介を検討する。

拡張型心筋症（DCM）

▷発生と病態生理

　拡張型心筋症（dilated cardiomyopathy：DCM）は、イヌにおいて僧帽弁疾患および糸状虫症より多く診断される最も一般的な心血管疾患である。DCMは大型犬に多く、ドーベルマンピンシャー、グレートデーン、アイリッシュウルフハウンド、ボクサーなどに最も一般的に認められ、雑種犬にも認められる。雌犬よりも雄犬が罹患しやすい[200]。証明されてはいないが、イヌのDCMはおそらく遺伝的要素があると思われる。

　DCMでは、特発性および原発性の心筋収縮能の欠如が特徴的である。DCMの二次的原因には、栄養欠乏（コッカースパニエルにおけるタウリン欠乏関連性DCM、ラブラドールレトリーバーやゴールデンレトリーバーにも潜在的に）、頻脈誘発性DCM（SVTや心房粗動に続発）、およびドキソルビシン毒性がある[201]。収縮性の欠如は、駆出率、左室内径短縮、および駆出速度の低下とともに収縮末期容積の増加に関与する収縮機能不全をもたらす。これらの変化によって進行性の心室拡張が引き起こされ、結果として左心CHFあるいは両心室性CHFが起こる。"オカルト（不顕性）"DCMという表現は、心収縮性の喪失と心室リモデリングは存在するものの臨床兆候が認められる前のDCMに対して用いられる。DCMの臨床兆候には、不規則な脈拍、心音強度の低下、弱い脈、または頸静脈拡張がある。顕性期のDCMは、CHFの始まりに伴う臨床兆候が発現し、沈うつ、失神、脈欠損、呼吸困難、発咳や腹部膨満を認める。DCMの最初の症状として、容易に心不全や突然死を示すことがある。DCMは、原因が特定されなくても収縮機能の欠如によって診断する。症例は、SVT、心室の異所性興奮、心房粗動、あるいは心房細動を示すこともある。

▷麻酔管理

　DCM治療の目標は、心収縮性の喪失に関連するリモデリングの防止あるいは拮抗である。残念ながら、ほとんどの症例は突発性であるため、治療は心不全の治療／予防、不整脈の治療、および生活の質の改善に限定される。すべての症例に

対して満足のいく治療戦略は存在しないため、心不全の治療は個々の症例ごとに対処する必要がある。しかし、共通する治療戦略には、利尿薬、陽性変力薬、ホスホジエステラーゼ阻害薬、ピモベンダン、および抗不整脈薬の投与がある。長期管理では、利尿薬、β-アドレナリン遮断薬、ACE阻害薬、ピモベンダンや経口抗不整脈薬を用いる。

DCMと診断された症例の麻酔管理では、考慮すべき点が多く、心収縮能の維持、心不全の防止、不整脈の治療、および強心補助を計画する。DCMでは、無症状の症例でさえ収縮機能の欠如とリモデリングが顕著であるため、不顕性および顕在性DCMのすべての症例に以下の手技を適応できる。心不全を示す症例では麻酔リスクが重度であるため、症例が安定化するまで麻酔は延期すべきである。

収縮機能と前方拍出が低下した顕性期のDCMの症例では、拡張期の前負荷を駆出できないため心不全に進行する。それゆえ、周麻酔期の輸液療法では、脱水や進行している水分喪失に見合う最小限の輸液量を滴定投与すべきである。平衡電解質液の投与速度は3～5 ml/kg/時間以下にすべきである。輸液速度が速いほど容量過負荷や心不全の発現を加速させる。前述のとおり、膠質液は禁忌である。

DCMに関連する一般的な不整脈には、VPC、二連発、三連発、あるいはそれ以上の心室性期外収縮、および心房細動があり、まれであるが心房粗動やSVTも認めることがある。心電図モニタリングは麻酔導入前に開始すべきであり、可能であれば心調律を麻酔前に安定化させる。リドカインおよびジルチアゼムなどの抗不整脈薬を用いる。

強心補助としては、ドパミンではなくドブタミンを選択し、心収縮性、SV、COおよび血圧を増加させる。ドパミンは5～10 μg/kg/分でβ_1-アドレナリン受容体を活性化して陽性変力作用を示すが、高用量ではα_1-アドレナリン受容体にも作用して血管収縮および後負荷を増大し、左室内径短縮率やCOを著しく減少させる

ことがある。ドブタミンはα_1-アドレナリン受容体への作用は限定的であるため、これらの症例では好まれる。ドブタミンは、非選択的β-アドレナリン作動性効果（主にはβ_1-）によって、HRおよび心収縮性を増加する。

DCM症例における一般的な麻酔前投薬には、心血管系に対する安全性を考慮してオピオイドがよく利用される。オピオイド誘発性徐脈は、必要であれば抗コリン作動薬で治療する。イヌでは、ベンゾジアゼピンでは安定した鎮静を得られない。しかし、オピオイドと併用することでベンゾジアゼピンの鎮静効果は改善する。アセプロマジンは、作用時間が長く、拮抗できない血管拡張を生じ、心収縮性とHRのさまざまな変化とともに低血圧が持続することから推奨されない。α_2-作動薬は、後負荷の顕著な上昇とともに、COの減少を引き起こすことから、絶対的に禁忌である。

ほぼすべての麻酔導入薬がある程度の陰性変力作用を有しており、用量依存性に心収縮力を低下させる。ごく軽度のDCMではプロポフォールで麻酔導入しても心血管機能が維持される。しかし、軽度、中等度、あるいは重度のDCMをもつ症例では、エトミデートまたはフェンタニルとベンゾジアゼピン（ミダゾラムまたはジアゼパム）、またはフェンタニル単独のいずれかによって最も安全に麻酔導入できる。フェンタニルと比較して、エトミデートは信頼性が高く円滑な意識消失を得ることができるが、副腎皮質抑制、高価格、入手し難い、および浸透圧が高い（約4800 mOsm/L）といった他の検討事項を有している[60,202,203]。ケタミンの交感神経刺激作用は血中ノルエピネフリン濃度の増加を引き起こし、HR、心収縮性、および血圧を増加させる。一方で、ケタミンは直接的な陰性変力作用を有するが、一般的には交感神経刺激作用に圧倒される[194-196]。DCM症例では、さらに心筋収縮力が低下する可能性があり、左室内径短縮率および心室駆出に重度の弊害をもたらす。他に代用できるより安全な麻酔導入法があることから、DCM症例の麻酔導入にケタミンを使

用することは推奨されない。

　吸入麻酔による麻酔維持はしばしば避けられない。しかし、すべての吸入麻酔薬は用量依存性の中等度から重度の心収縮性減少とそれに続くSVとCOの低下を引き起こす。吸入麻酔薬の用量を最小限にする（あるいは避ける）あらゆる試みを実施しなければならない。これにはオピオイド持続IV投与とともに、局所麻酔／鎮痛が含まれる。

不整脈源性右室心筋症 (ARVC)

▷発生と病態生理

　不整脈源性右室心筋症（arrthymogenic right ventriclar cardiomyopath：ARVC）はボクサーで認められるイヌの心筋症の一種である[204]。ARVC症例は、しばしば失神や運動不耐性を発現する。しかし、脈欠損と不整脈が偶然に認められることもある。残念なことに、突然死だけがこの疾患の鑑別法である。この疾患のわずかなイヌだけが収縮機能不全と心不全を発症する。短時間の心電図検査では心調律異常を確認することは困難であり、ホルター心電図検査が不整脈源性疾患の評価に推奨される。オカルト（不顕性）ARVCの診断基準は存在しない。ARVCに罹患したイヌを治療しても、より重度の臨床兆候の発現を阻止したり遅らせることはできないが、失神の回数は減らせるかもしれない。R on T現象あるいは発作性心室性頻拍を認める場合には、ホルター心電図でVPCの回数が24時間に1,000回を超えた時点でARVC治療が推奨される。

▷麻酔管理

　ARVCの麻酔管理は、DCM症例と同様である。麻酔導入前より心室期性外収縮を治療し、また麻酔導入前より心電図モニタリングを開始することが推奨される。カテコールアミン放出に起因する不整脈誘発の可能性を減らすため、疼痛、ストレス、あるいは興奮による交感神経緊張の増加を避ける。

糸状虫症

発生と病態生理

　糸状虫症は米国全土に蔓延しており、年齢、環境、あるいは性別に関係なくすべてのイヌとネコが罹患する可能性がある。大西洋沿岸の湾岸240km以内およびミシシッピ河川流域に沿った発生が最も一般的であり、南部では最大5%の血清陽性率を示す[205]。米国の他の地域では予防していない集団で最大5%の感染率を示す。すべてのイヌが感染するとみなす必要があり、予防獣医療にとって糸状虫の予防対策は主要な柱である。

　糸状虫感染は Dirofilaria immitis の寄生であり、幼虫期の糸状虫が蚊によって媒介されることでイヌからイヌに感染する。新たに感染したイヌでは感染後5〜6カ月間で成熟した糸状虫が心臓および肺血管内に寄生する。成熟した糸状虫は、抗原刺激によって大小さまざまな肺血管の内膜および筋内膜の肥厚を引き起こす。露出した内皮下コラーゲンおよび成虫に反応した炎症メディエーターによって、血管内膜増殖および絨毛状突起の形成が引き起こされる。肺動脈は拡張して蛇行し、典型的なX線所見を生じる。要するに、成虫の存在に起因する血流の遮断によるこれらの変化が、肺血管抵抗上昇およびPHTの基礎的原因となる。PHTの重症度は軽度から重度とさまざまであるが、重度のPHTに進行すると右室圧負荷を引き起こす。PHTによる直接的な結果か他の機序によるものかは不明であるが、右心不全が劇症型の糸状虫症における最終的な結果である。糸状虫の死体断片や死んだ虫体は肺血塞栓症と重度の換気 - 灌流不均衡をもたらす。炎症介在性間質性肺水腫および慢性炎症による最終的な肺線維化が肺実質性疾患の特徴である。

　糸状虫症の臨床兆候は、心臓と肺に存在する成虫の数に依存する。初期の軽度感染では臨床兆候は認められない。しかし、中等度量の虫体寄生のあるイヌでは、一般的に運動不耐性、発咳、および異常肺音を発症する。重度の虫体寄生の

あるイヌでは、心臓、肺、肝臓、あるいは腎臓の機能不全のため、発咳、運動不耐性、呼吸困難、肝肥大、失神、腹水、心雑音、右心不全や突然死といった症状を生じうる。重症例では、低酸素血症の兆候も認められることがある。左基底部駆出雑音、S2 音分裂、収縮期クリック、あるいは三尖弁閉鎖不全を示唆する心雑音が聴取される。重症例では、肺血栓塞栓症、播種性血管内凝固、喀血、あるいは成虫に対するアレルギー反応も示しうる。軽度寄生のイヌでは、好酸球増多症や好塩基球増多症といった異常が認められる。重度寄生のイヌでは、大静脈症候群（caval syndrome：後述参照）に起因する血小板減少症や貧血、低酸素血症や臓器血液循環量の低下による臓器損傷の兆候を示す。イヌでは、糸状虫スクリーニング検査に抗原および抗体検査がある。

ネコの糸状虫症

ネコは蚊の一般的な対象ではなく、臨床的な感染発症に要するミクロフィラリアの量がイヌよりも多く必要であるため、ネコの糸状虫症は極めてまれである[206]。糸状虫症のネコの身体検査所見は正常であることが多い。しかし、軽度の発咳、まれに心雑音、不整脈、あるいは異常肺音を認めるかもしれない。ネコでは、成虫に対する免疫反応によって喘息症状を示すことがある。血清生化学および血球計算では、成虫感染を診断できる兆候はつかめない。ネコでは抗原および抗体検査の併用が推奨される。しばしば、感染したネコで抗原検査が陰性になるが、抗原検査が陽性であれば感染を確定できる[206]。

大静脈症候群

大静脈症候群（caval syndrome）は糸状虫症が進行した生命が脅かされる状態であり、成虫の濃厚感染に起因する重度三尖弁逆流、CO 低下、血管内溶血、顕著なヘモグロビン血症、および血色素尿症が特徴である。臨床兆候は右室内および三尖弁を越えた糸状虫の急激な蓄積に起因し、重度の心室機能不全と三尖弁障害をも

たらす。大量の糸状虫が右心内へ侵入する理由は知られていないが、中等度から重度 PHT および糸状虫の大量感染が誘発因子である。糸状虫は血流の下流である肺動脈に素早く移動するため、一般的に右室内には侵入しない。β－遮断薬あるいはチオペンタールを実験的に投与すると重度に前方拍出が低下し、これによって肺動脈内の成虫が右室内に“落ちてくる”ことから大静脈症候群が誘発される。このことは、とくに濃厚感染と PHT 症状のある症例が、重度の前方拍出低下を起因とする急激な CO 低下によって急性に大静脈症候群に進行する根拠となっている。剖検時に糸状虫が右室内に後退しているのは、前方拍出の欠如が理由である。

麻酔管理

軽度から中等に罹患した症例犬において、明らかに優れた麻酔プロトコルはなく、また糸状虫の抗原テストが陽性であった場合に禁忌となる特別な麻酔薬もない。あらゆる麻酔症例と同様に、血圧、パルスオキシメータ、および心電図を用いた適切な麻酔モニタリングが、時間経過による症例の安定性と変化の評価に極めて重要である。低血圧症例に対する心血管機能の支持の方法は、正常な症例と同様である。

中等度から重度の虫体寄生のある重症症例、とくに急激な CO 低下による大静脈症候群のリスクがある症例では、CO を維持し、心機能と灌流の変化を最小限するための適切な麻酔計画が強く推奨される。右心不全兆候のある症例における麻酔管理は本章ですでに概説した。心不全あるいは大静脈症候群を示す症例では、CO への影響が最小限あるいは即座に対処可能な麻酔計画を選ぶことが最も安全である。可能であれば、鎮静や局所麻酔／鎮痛によって全身麻酔を避けることが、全身麻酔のリスクを回避するために好ましい。

オピオイドおよびベンゾジアゼピンによる鎮静は心血管への影響が小さいため、鎮静単独あるいは全身麻酔の麻酔前投薬として好まれる。オピオイド誘発性徐脈は、抗コリン作動薬の投

与によって最小限あるいは防止できる。 a_2-作動薬は、一般的な麻酔前投薬量（メデトミジン5μg/kg）あるいはそれ以上で重度のCO低下を引き起こすため、大静脈症候群のリスクや濃厚感染のある症例では禁忌である。アセプロマジンは、a_1-アドレナリン拮抗介在性のSVR低下が長時間の拮抗できない血圧低下を引き起こすため、その使用には議論の余地がある。

エトミデートあるいはフェンタニルのベンゾジアゼピンの併用は、心収縮性およびSVRへの影響が小さいため、COを維持できる理想的な麻酔導入薬である。麻酔導入量のオピオイドは、顕著なHR低下と換気抑制を生じる可能性があるため、これら副作用をコントロールする必要がある。

重度の罹患症例では、基本的な麻酔モニタリング手段に加えて、より高度なモニタリングが推奨される。観血的動脈血圧測定では正確で連続的な血圧モニタリングが可能である。動脈血の血液ガス分析は、換気 - 灌流不均衡の評価に重要な手段であり、肺血栓塞栓症の診断に役に立つ。動脈留置に失敗した場合には、ドプラ血圧計も二次的な血圧評価に役立つ。

要約

心血管疾患は多種多様であり、心疾患の重症度と臨床所見は広範囲にわたるため、臨床獣医師にとって麻酔計画を立てることは大きな挑戦である。それゆえ、理解すべき最も重要な概念の1つは、診断および基礎的な病態生理が広範囲であることから、心血管疾患の症状を注意深くかつ完全に調査することが必要であり、これらの情報を麻酔鎮痛計画の立案に利用し、麻酔の全行程における症例の安全を最大限にすることである。本章では、心疾患を有する各々の症例に合わせて麻酔計画を立てるために必要となる適切な情報を示した。

参考文献

1 Clarkson AN, Sutherland BA, Appleton I. 2005. The biology and pathology of hypoxia-ischemia: an update. *Arch Immunol Ther Exp (Warsz)* 53(3):213–25.

2 Tranquilli WJ, Thurmon JC, Grimm KA. 2007. Lumb andJones' Veterinary Anesthesia and Analgesia. 4th ed. Ames:Blackwell Publishing.

3 Mazzaferro E,Wagner AE. 2001. Hypotension during anesthesia in dogs and cats: recognition, causes and treatment. *Compend Contin Educ Pract Vet* 23(8):728–37.

4 McGhee BH, Bridges EJ. 2002. Monitoring arterial bloodpressure: what you may not know. *Crit Care Nurse* 22(2):60–4, 66–70.

5 Guyton AC, Hall JE. 2006. Unit IV: the circulation, local and humoral control of blood flow by tissues. In: Hall JE,editor. Textbook of Medical Physiology. 11th ed. pp. 198–9. Philadelphia: Elsevier Saunders.

6 Simmons JP, Wohl JS. 2009. Hypotension. In: Silverstein DC, Hopper K, editors. Small Animal Critical Care Medicine. 1st ed. pp. 27–30. Philadelphia: Saunders Elsevier.

7 Dagal A, Lam AM. 2009. Cerebral autoregulation and anesthesia. *Curr Opin Anaesthesiol* 22(5):547–52.

8 Lassen NA. 1959. Cerebral blood flow and oxygen consumption in man. *Physiol Rev* 39(2):183–238.

9 Littman MP, Fox PR. 1999. Systemic hypertension: recognition and treatment. In: Fox PR, Sisson D, Moise NS, editors. Textbook of Canine and Feline Cardiology: Principles and Clinical Practice. 2nd ed. pp. 798–800. Philadelphia:WB Saunders.

10 Torres Filho IP, Spiess BD, Pittman RN, et al. 2005. Experimental analysis of critical oxygen delivery. *Am J Physiol Heart Circ Physiol* 288(3):H1071–9.

11 Kirk RW, Bonagura JD. 1992. Kirk's Current Veterinary Therapy XI: Small Animal Practice. 11th ed. Philadelphia:WB Saunders.

12 Kittleson MD, Kienle RD. 1998. Small Animal Cardiovascular Medicine. St. Louis: Mosby.

13 Muir,WM. 2007. Considerations for general anesthesia. In:Tranquilli WJ, Thurmon JC, Grimm KA, editors. Lumb and Jones' Veterinary Anesthesia and Analgesia. 4th ed. p. 17. Ames: Blackwell Publishing.

14 Thurmon JC, Short CE. 2007. History and overview of veterinary anesthesia. In: Tranquilli WJ, Thurmon JC, Grimm KA, editors. Lumb and Jones' Veterinary Anesthesia and Analgesia. 4th ed. p. 5. Ames: Blackwell Publishing.

15 O'Hearn AK, Wright BD 2011. Coccygeal epidural with local anesthetic for catheterization and pain management in the treatment of feline urethral obstruction. *J Vet Emerg Crit Care (San Antonio)* 21(1)50–2.

16 Portela DA, Otero PE, Terragona L, et al. 2010. Combined paravertebral plexus block and parasacral sciatic block in healthy dogs. *Vet Anaesth Analg* 37(6):531–4.

17 Lemke KA, Dawson SD. 2000. Local and regional

anesthesia.*Vet Clin North Am Small Anim Pract* 30(4):839–57.

18 Sinclair MD. 2003. A review of the physiological effects of alpha 2-agonists related to the clinical use ofmedetomidine in small animal practice. *Can Vet J* 44(11):885–97.

19 Saponaro V, Crovace A, DeMarzo L, et al. 2013. Echocardiographic evaluation of the cardiovascular effects of medetomidine, acepromazine and their combination in healthy dogs. *Res Vet Sci* 95(2):687–92.

20 Psatha E, Alibhai HI, Jimenez-Lozano A, et al. 2011. Clinical efficacy and cardiorespiratory effects of alfaxalone, or diazepam/fentanyl for induction of anaesthesia in dogs that are a poor anaesthetic risk. *Vet Anaesth Analg* 38(1):24–36.

21 Covey-Crump GL, Murison PJ. 2008. Fentanyl or midazolam for co-induction of anaesthesia with propofol in dogs. *Vet Anaesth Analg* 35(6):463–72.

22 Ilkiw JE, Pascoe PJ, Haskins SC, et al. 1994. The cardiovascular sparing effect of fentanyl and atropine, administered to enflurane anesthetized dogs. *Can J Vet Res* 58(4):248–53.

23 Andreoni V, Lynne-Hughes JM. 2009. Propofol and fentanyl infusions in dogs of various breeds undergoing surgery. *Vet Anaesth Analg* 36(6):523–31.

24 Lamont LA, Mathews KA. 2007. Opioids, nonsteroidal anti-inflammatories and analgesic adjuvants. In: Tranquilli WJ, Thurmon JC, Grimm KA, editors. Lumb and Jones' Veterinary Anesthesia and Analgesia. 4th ed. p. 244. Ames: Blackwell Publishing.

25 Gürkan A, Birgül Y, Ziya K. 2005. Direct cardiac effects in isolated perfused rat hearts of fentanyl and remifentanil. *Ann Card Anaesth* 8(2):140–4.

26 Monteiro ER, Junior AR, Assis HM, et al. 2009. Comparative study on the sedative effects of morphine, methadone, butorphanol or tramadol, in combination with acepromazine, in dogs. *Vet Anaesth Analg* 36:25–33.

27 Barnhart MD, Hubbell JA, Muir WW, et al. 2000. Pharmacokinetics, pharmacodynamics, and analgesic effects of morphine after rectal, intramuscular, and intravenous administration in dogs. *Am J Vet Res* 61(1):24–8.

28 Robinson EP, Faggella AM, Henry DP, et al. 1988. Comparison of histamine release induced by morphine and oxymorphone administration in dogs. *Am J Vet Res* 49(10):1699–701.

29 Bateman SW, Haldane S, Stephens JA. 2008. Comparison of the analgesic efficacy of hydromorphone and oxymorphone in dogs and cats: a randomized blinded study. *Vet Anaesth Analg* 35(4):341–7.

30 Smith LJ, Yu JK, Bjorling DE, et al. 2001. Effects of hydromorphone or oxymorphone, with or without acepromazine, on preanesthetic sedation, physiologic values, and histamine release in dogs. *J Am Vet Med Assoc* 218(7):1101–5.

31 Posner LP, Gleed RD, Erb HN, et al. 2007. Post-anesthetic hyperthermia in cats. *Vet Anaesth Analg* 34(1):40–7.

32 Posner LP, Pavuk AA, Rokshar JL, et al. 2010. Effects of opioids and anesthetic drugs on body temperature in cats. *Vet Anaesth Analg* 37(1):35–43.

33 Trescot AM, Datta S, LeeM, et al. 2008. Opioid pharmacology. *Pain Physician* 11(Suppl 2):S133–53.

34 Wagner AE. 1999. Is butorphanol analgesic in dogs and cats? *Vet Med* 94:346–50.

35 Kukanich B and Papich MG. 2009. Opioid analgesic drugs. In: Riviere JE, Papich MG, editors. Veterinary Pharmacology and Therapeutics. 9th ed. p. 325. Ames: Wiley Blackwell.

36 Sawyer DC, Rech RH, Durham RA, et al. 1991. Dose response to butorphanol administered subcutaneously to increase visceral nociceptive threshold in dogs. *Am J Vet Res* 52(11):1826–30.

37 Heit HA, Gourlay DL. 2008. Buprenorphine: new tricks with an old molecule for pain management. *Clin J Pain* 24(2):93–7.

38 Dahan A, Aarts L, Smith TW. 2010. Incidence, reversal, and prevention of opioid-induced respiratory depression. *Anesthesiology* 112(1):226–38.

39 Farver TB, Haskins SC, Patz JD. 1986. Cardiopulmonary effects of acepromazine and of the subsequent administration of ketamine in the dog. *Am J Vet Res* 47(3): 631–5.

40 Dyson D, Pettifer G. 1997. Evaluation of the arrhythmogenicity of a low dose of acepromazine: comparison with xylazine. *Can J Vet Res* 61(4):241–5.

41 Mostafa SM, Vucevic M. 1984. Comparison of atropine and glycopyrronium in patients with pre-existing cardiac disease. *Anaesthesia* 39(12):1207–13.

42 Haskins SC, Farver TB, Patz JD. 1986. Cardiovascular changes in dogs given diazepam and diazepam-ketamine. *Am J Vet Res* 47(4):795–8.

43 Sunzel M, Paalzow L, Berggren L, et al. 1988. Respiratory and cardiovascular effects in relation to plasma levels of midazolam and diazepam. *Br J Clin Pharmacol* 25(5):561–9.

44 Ilkiw JE, Suter CM, Farver TB, et al. 1996. The behavior of healthy awake cats following intravenous and intramuscular administration of midazolam. *J Vet Pharmacol Ther* 19:205–16.

45 Biermann K, Hungerbühler S, Mischke R, et al. 2012. Sedative, cardiovascular, haematologic and biochemical effects of four different drug combinations administered intramuscularly in cats. *Vet Anaesth Analg* 39(2):137–50.

46 Robinson R, Borer-Weir K. 2013. A dose titration study into the effects of diazepam or midazolam on the propofol dose requirements for induction of general anaesthesia in client owned dogs, premedicated with methadone and acepromazine. *Vet Anaesth Analg* 40(5):455–63.

47 Sánchez A, Belda E, Escobar M, et al. 2013. Effects of altering the sequence of midazolam and propofol during co-induction of anaesthesia. *Vet Anaesth Analg* 40(4): 359–66.

48 Ringer SK, Schwarzwald CC, Portier KG, et al. 2013. Effects on cardiopulmonary function and oxygen delivery of doses of romifidine and xylazine followed by constant

rate infusions in standing horses. *Vet J* 195(2):228–34.

49 Yamashita K, Tsubakishita S, Futaok S, et al. 2000. Cardiovascular effects of medetomidine, detomidine and xylazine in horses. *J VetMed Sci* 62(10):1025–32.

50 Congdon JM,Marquez M, Niyom S, et al. 2011. Evaluation of the sedative and cardiovascular effects of intramuscular administration of dexmedetomidinewith and without concurrent atropine administration in dogs. *J Am Vet Med Assoc* 239(1):81–9.

51 Kuo WC, Keegan RD. 2004. Comparative cardiovascular, analgesic, and sedative effects of medetomidine, medetomidine-hydromorphone, and medetomidinebutorphanol in dogs. *Am J Vet Res* 65(7): 931–7.

52 Short CE, Bufalari A. 1999. Propofol anesthesia. *Vet Clin North Am Small Anim Pract* 29(3):747–78.

53 Wakita M, Kotani N, Nonaka K, et al. 2013. Effects of propofol on GABAergic and glutamatergic transmission in isolated hippocampal single nerve-synapse preparations. *Eur J Pharmacol* 718(1–3):63–73.

54 Naguib M, Sari-Kouzel A. 1991. Thiopentone-propofol hypnotic synergism in patients. *Br J Anaesth* 67:4–6.

55 Doursout MF, Joseph PM, Liang YY, et al. 2002. Role of propofol and its solvent, intralipid, in nitric oxide-induced peripheral vasodilatation in dogs. *Br J Anaesth* 89(3):492–8.

56 Sinner B, Graf BM. 2008. Ketamine. *Handb Exp Pharmacol* (182):313–33.

57 Aroni F, Iacovidou N, Dontas I, et al. 2009. Pharmacological aspects and potential new clinical applications of ketamine: reevaluation of an old drug. *J Clin Pharmacol* 49(8):957–64.

58 Waxman K, Shoemaker WC, Lippmann M. 1980. Cardiovascular effects of anesthetic induction with ketamine. *Anesth Analg* 59(5):355–8.

59 Branson KR. 2007. Injectable and alternative anesthetic techniques. In: Tranquilli WJ, Thurmon JC, Grimm KA, editors. Lumb and Jones' Veterinary Anesthesia and Analgesia 4th ed. pp. 290–1. Ames: Blackwell Publishing.

60 Muir WW 3rd, Mason DE. 1989. Side effects of etomidate in dogs. *J Am Vet Med Assoc* 194(10):1430–4.

61 Rodríguez JM, Munoz-Rascon P, Vavarrete-Calvo R, et al. 2012. Comparison of the cardiopulmonary parameters after induction of anaesthesia with alphaxalone or etomidate in dogs. *Vet Anaesth Analg* 39(4):357–65.

62 Poulos JE, Kalogerinis PT, Caudle JN. 2013. Propofol compared with combination propofol or midazolam/ fentanyl for endoscopy in a community setting. *AANA J* 81(1):31–6.

63 Pagel PS, Kampine JP, SchmelingWT, et al. 1991. Influence of volatile anesthetics on myocardial contractility in vivo: desflurane versus isoflurane. *Anesthesiology* 74:900–7.

64 Warltier DC, Pagel PS. 1992. Cardiovascular and respiratory actions of desflurane: is desflurane different from isoflurane? *Anesth Analg* 75:S17–31.

65 Pagel PS, Kampine JP, Schmeling WT, et al. 1993. Evaluation of myocardial contractility in the chronically

instrumented dog with intact autonomic nervous system function: effects of desflurane and isoflurane. *Acta Anaesthesiol Scand* 37:203–10.

66 Boban M. Stowe DF, Buljubasic N, et al. 1992. Direct comparative effects of isoflurane and desflurane in isolated guinea pig hearts. *Anesthesiology* 76:775–80.

67 Murphy MR, Hug CC Jr., 1982. The anesthetic potency of fentanyl in terms of its reduction of enflurane MAC. *Anesthesiology* 57:485–8.

68 Hellyer PW, Mama KR, Shafford HL, et al. 2001. Effect of diazepam and flumazenil onminimum alveolar concentration for dogs anesthetized with isoflurane or a combination of isoflurane and fentanyl. *Am J Vet Res* 62(4):555–60.

69 Snyder CJ, Snyder LB. 2013. Effect of mepivacaine in an infraorbital nerve block on minimum alveolar concentration of isoflurane in clinically normal anesthetized dogs undergoing a modified form of dental dolorimetry. *J Am Vet Med Assoc* 242(2):199–204.

70 Campagnol D, Teixeira-Neto FJ, Peccinini RG, et al. 2012. Comparison of the effects of epidural or intravenous methadone on the minimum alveolar concentration of isoflurane in dogs. *Vet J* 192(3):311–5.

71 Pypendop BH, Pascoe PJ, Ilkiw JE. 2006. Effects of epidural administration of morphine and buprenorphine on the minimum alveolar concentration of isoflurane in cats. *Am J Vet Res* 67(9):1471–5.

72 Liu PL, Feldman HS, Giasi R, et al. 1983. Comparative CNS toxicity of lidocaine, etidocaine, bupivacaine, and tetracaine in awake dogs following rapid intravenous administration. *Anesth Analg* (4):375–9.

73 Feldman HS, Arthur GR, Pitkanen M, et al. 1991. Treatment of acute systemic toxicity after the rapid intravenous injection of ropivacaine and bupivacaine in the conscious dog. *Anesth Analg* 73(4):373–84.

74 Ueyama Y, Lerche P, Eppler CM, et al. 2009. Effects of intravenous administration of perzinfotel, fentanyl, and a combination of both drugs on the minimum alveolar concentration of isoflurane in dogs. *Am J Vet Res* 70(12):1459–64.

75 Michelsen LG, Hug CC Jr., 1996. The pharmacokinetics of remifentanil. *J Clin Anesth* 8(8):679–82. Review.

76 Allweiler SL, Brodbelt DC, Borer K, et al. 2007. The isoflurane-sparing and clinical effects of a constant rate infusion of remifentanil in dogs. *Vet Anaesth Analg* 34(6):388–93.

77 Monteiro ER, Teixeira-Neto FJ, Campagnol D, et al. 2010. Effects of remifentanil on the minimum alveolar concentration of isoflurane in dogs. *Am J Vet Res* 71(2):150–6.

78 Muir WW,Wiese AJ,March PA. 2003. Effects ofmorphine, lidocaine, ketamine and morphine-lidocaine-ketamine drug combination on minimum alveolar concentration in dogs anesthetized with Isoflurane. *Am J Vet Res* 64(9):1155–60.

79 Queiroz-Castro P, Egger C, Redua MA, et al. 2006. Effects of ketamine and magnesium on the minimum

alveolar concentration of isoflurane in goats. *Am J Vet Res* 67(12):1962–6.

80 Doherty TL, ReduaMA, Queiroz-Castro P, et al. 2007. Effect of intravenous lidocaine and ketamine on the minimum alveolar concentration of isoflurane in goats. *Vet Anaesth Analg* 34(2):125–31.

81 Love LL, Egger C, Rohrbach B, et al. 2011. The effect of ketamine on the MAC-BAR of sevoflurane in dogs. *Vet Anaesth Analg* 38(4):292–300.

82 Wilson J, Doherty TJ, Egger CM, et al. 2008. Effects of intravenous lidocaine, ketamine, and the combination on the minimum alveolar concentration of sevoflurane in dogs. *Vet Anaesth Analg* 35(4):289–96.

83 Matsubara LM, Oliva VN, Gabas DT, et al. 2009. Effect of lidocaine on the minimum alveolar concentration of sevoflurane in dogs. *Vet Anaesth Analg* 36(5):407–13.

84 Valverde AL, Doherty TJ, Hernández J, et al. 2004. Effect of lidocaine on the minimum alveolar concentration of isoflurane in dogs. *Vet Anaesth Analg* 31(4):264–71.

85 Brosnan RJ, Pypendop BH, Siao KT, et al. 2009. Effects of remifentanil on measures of anesthetic immobility and analgesia in cats. *Am J Vet Res* 70(9):1065–71.

86 Ferreira TH, Aguiar AJ, Valverde A, et al. 2009. Effect of remifentanil hydrochloride administered via constant rate infusion on the minimum alveolar concentration of isoflurane in cats. *Am J Vet Res* 70(5):581–8.

87 Pascoe PJ, Ilkiw JE, Craig C, et al. 2007. The effects of ketamine on the minimum alveolar concentration of isoflurane in cats. *Vet Anaesth Analg* 34(1):31–9.

88 Rezende MR, Wagner AE, Mama KR, et al. 2011. Effects of intravenous administration of lidocaine on the minimum alveolar concentration of sevoflurane in horses. *Am J Vet Res* 72(4):446–51.

89 Rosati M, Dyson DH, Sinclair MD, et al. 2007. Response of hypotensive dogs to dopamine hydrochloride and dobutamine hydrochloride during deep isoflurane anesthesia. *Am J Vet Res* 68(5):483–94.

90 Wagner AE, Dunlop CI, Chapman PL. 1993. Effects of ephedrine on cardiovascular function and oxygen delivery in isoflurane-anesthetized dogs. *Am J Vet Res* 54:1917–22.

91 Scroggin RD, Quandt J. 2009. The use of vasopressin for treating vasodilatory shock and cardiopulmonary arrest. *J Vet Emerg Crit Care (San Antonio)* 19(2):145–57.

92 Malay MB, Ashton JL, Dahl K, et al. 2004. Heterogeneity of the vasoconstrictor effect of vasopressin in septic shock. *Crit Care Med* 32(6):1327–31.

93 Jacobson JD, Hartsfield SM. 1993. Cardiorespiratory effects of intravenous bolus administration and infusion of ketamine-midazolam in dogs. *Am J Vet Res* 54(10):1710–4.

94 Fresno L, Andaluz A, Moll X, et al. 2008. The effects on maternal and fetal cardiovascular and acid-base variables after the administration of etomidate in the pregnant ewe. *Vet J* 177(1):94–103.

95 Si-Kang L, Fox PR. 1999. Cardiovascular pathology; tricuspid stenosis. In: Fox PR, Sisson D, Moise NS, editors. Textbook of Canine and Feline Cardiology: Principles and Clinical Practice. 2nd ed. p. 823.

Philadelphia: WB Saunders.

96 McNally EM, Robertson SA, Pablo LS. 2009. Comparison of time to desaturation between preoxygenated and nonpreoxygenated dogs following sedation with acepromazine maleate and morphine and induction of anesthesia with propofol. *Am J Vet Res* 70(11):1333–8.

97 American College of Veterinary Anesthesia and Analgesia Monitoring Guidelines. 1995. Recommendations for monitoring anesthetized patients. 2009. Found at: http://www.acva.org/docs/Position_Statements. Adapted from: *J Am Vet Med Assoc* 206(7):936–7.

98 Grandy JL, Dunlop CI, Hodgson DS, et al. 1992. Evaluation of the Doppler ultrasonic method of measuring systolic arterial blood pressure in cats. *Am J Vet Res* 53(7):1166–9.

99 Caulkett NA, Cantwell SL, Houston DM. 1998. A comparison of indirect blood pressure monitoring techniques in the anesthetized cat. *Vet Surg* 27(4):370–7.

100 Bodey AR, Michell AR, Bovee KC, et al. 1996. Comparison of direct and indirect (oscillometric) measurements of arterial blood pressure in conscious dogs. *Res Vet Sci* 61(1):17–21.

101 Meurs KM, Miller MW, Slater MR. 1996. Comparison of the indirect oscillometric and direct arterial methods for blood pressure measurements in anesthetized dogs. *J Am Anim Hosp Assoc* 32(6):471–5.

102 Branson KR, Wagner-Mann CC, Mann FA. 1997. Evaluation of an oscillometric blood pressure monitor on anesthetized cats and the effect of cuff placement and fur on accuracy. *Vet Surg* 26(4):347–53.

103 Bosiack AP, Mann FA, Dodam JR, et al. 2010. Comparison of ultrasonic Doppler flow monitor, oscillometric, and direct arterial blood pressure measurements in ill dogs. *J Vet Emerg Crit Care* (San Antonio) 20(2):207–15.

104 Aarnes TK, Hubbell JA, Lerche P, et al. 2012. Comparison of invasive and oscillometric blood pressure measurement techniques in anesthetized camelids. *Can Vet J* 53(8):881–5.

105 Lodato RF. 1997. Arterial pressure monitoring. In: Tobin MJ, editor. Principles and Practice of Intensive Care Monitoring. 1st ed. pp. 733–49. New York: McGraw-Hill Professional.

106 Seliškar A, Zrimsek P, Sredensek J, et al. 2013. Comparison of high definition oscillometric and Doppler ultrasound devices with invasive blood pressure in anaesthetized dogs. *Vet Anaesth Analg* 40(1):21–7.

107 Harvey L, Knowles T, Murison PJ. 2012. Comparison of direct and Doppler arterial blood pressure measurements in rabbits during isoflurane anaesthesia. *Vet Anaesth Analg* 39(2):174–84.

108 Pyle RL, Patterson DF, Chacko S. 1976. The genetics and pathology of discrete suabortic stenosis in the Newfoundland dog. *Am Heart J* 92:324–34.

109 Kittleson MK. 1998. Aortic stenosis, pathophysiology. In: KittlesonMK, Kienle RD, editors. Small Animal

Cardiovascular Medicine. pp. 262–3. St. Louis: Mosby.

110 Stevens WC. 2001. Profiles in anesthetic practice: if there were only one monitor, respiratory system monitors. In: Morgan GE, Mikhail MS, Murray MJ, editors. Clinical Anesthesiology. 3rd ed. pp. 108–9. New York: McGraw-Hill/Appleton Lange.

111 Guyton AC, Hall JE. 2006. Body temperature, temperature regulation and fever. In: Hall JE, editor. Textbook of Medical Physiology. 11th ed. pp. 889–900. Philadelphia: Elsevier Saunders.

112 Branson KR. 2007. Injectable and alternative anesthetic techniques. In: Tranquilli WJ, Thurmon JC, Grimm KA, editors. Lumb and Jones' Veterinary Anesthesia and Analgesia. 4th ed. pp. 292–4. Ames: Blackwell Publishing.

113 Oncken AK, Kirby R, Rudloff E. 2001. Hypothermia in critically ill dogs and cats. *Compend Contin Educ Pract Vet* 23:506

114 Dash RK, Bassingthwaighte JB. 2004. Blood HbO_2 and $HbCO_2$ dissociation curves at varied O_2, CO_2, pH, 2,3-DPG and temperature levels. *Ann Biomed Eng* 32(12):1676–93.

115 Walley KR, Lewis TH, Wood LD. 1990. *Acute respiratory acidosis decreases left ventricular contractility but increases cardiac output in dogs. Circ Res* 67(3):628–35.

116 Low JM, Gin T, Lee TW, et al. 1993. Effect of respiratory acidosis and alkalosis on plasma catecholamine concentrations in anaesthetized man. *Clin Sci (Lond)* 84(1):69–72.

117 Brofman JD, Leff AR, Munoz NM, et al. 1990. Sympathetic secretory response to hypercapnic acidosis in swine. *J Appl Physiol* 69(2):710–7.

118 Kerber RE, Pandian NG, Hoyt R, et al. 1983. Effect of ischemia, hypertrophy, hypoxia, acidosis, and alkalosis on canine defibrillation. *Am J Physiol* 244(6):H825–31.

119 Orchard CH, Kentish JC. 1990. Effects of changes of pH on the contractile function of cardiac muscle. *Am J Physiol* 258(6 Pt 1):C967–81.

120 Johnson RA, Morais HA. 2006. Respiratory acid-base disorders. In: DiBartola SP, editor. Fluid, Electrolyte and Acid-Base Disorders. 3rd ed. pp. 283–96. Philadelphia: Elsevier Saunders.

121 Hopper K. 2009. Basic & advanced mechanical ventilation. In: Silverstein DC, Hopper K, editors. Small Animal Critical Care Medicine. 1st ed. pp. 904–9. Philadelphia: Saunders Elsevier.

122 Kubitz JC, Kemming GI, Schultheiss G, et al. 2006. The influence of PEEP and tidal volume on central blood volume. *Eur J Anaesthesiol* 23(11):954–61.

123 Yokoyama I, Inoue Y, Kinoshita T, et al. 2008. Heart and brain circulation and CO_2 in healthy men. *Acta Physiol (Oxf)* 193(3):303–8.

124 Moreira TS, Takakura AC, Colombari E, et al. 2006. Central chemoreceptors and sympathetic vasomotor outflow. *J Physiol* 577(Pt 1):369–86.

125 Reems MM, Aumann M. 2012. Central venous pressure: principles, measurement, and interpretation. *Compend Contin Educ Pract Vet* 34(1):E1.

126 de Laforcade AM, Rozanski EA. 2001. Central venous pressure and arterial blood pressure measurements. *Vet Clin North Am Small Anim Pract* 31(6):1163–74.

127 Kumar A, Anel R, Bunnell E, et al. 2004. Pulmonary artery occlusion pressure and central venous pressure fail to predict ventricular filling volume, cardiac performance, or the response to volume infusion in normal subjects. *Crit Care Med* 32(3):691–9.

128 Magder S. 2005. How to use central venous pressure measurements. *Curr Opin Crit Care* 11(3):264–70.

129 Kittleson MK. 1998. Congential abnormalities of the atrioventricular valves: mitral stenosis. In: Kittleson MK,Kienle RD, editors. Small Animal Cardiovascular Medicine. pp. 275–81. St. Louis: Mosby.

130 Fox PR. 2012. Pathology of myxomatous mitral valve disease in the dog. *J Vet Cardiol* 14(1):103–26.

131 Oyama MA. 2009. Neurohormonal activation in canine degenerative mitral valve disease: implications on pathophysiology and treatment. *J Small Anim Pract* 50(Suppl 1):3–11.

132 Pedersen HD, Häggström J. 2000. Mitral valve prolapse in the dog: a model ofmitral valve prolapse in man. *Cardiovasc Res* 47(2):234–43.

133 Kittleson MK. 1998. Myxomatous atrioventricular valve degeneration. In: Kittleson MK, Kienle RD, editors. Small Animal Cardiovascular Medicine. pp. 297–304. St. Louis: Mosby.

134 Borgarelli M, Haggstrom J. 2010. Canine degenerative myxomatous mitral valve disease: natural history, clinical presentation and therapy. V*et Clin North AmSmall Anim Pract* 40(4):651–63.

135 Fox PR, Miller MW, Liu SK. 1993. Clinical, echocardiographic, and Doppler imaging characteristics ofmitral valve stenosis in 2 dogs. *J Am Vet Med Assoc* 201:1575–9.

136 Lehmkuhl LB,WareWA, Bonagura JD. 1994. Mitral stenosis in 15 dogs. *J Vet Intern Med* 8:2–17.

137 Nyhan D, Johns RA. 2005. Anesthesia for cardiac surgery procedures. In: Miller RD, editor. Miller's Anesthesia. 6th ed. pp. 1959–62. Philadelphia: Elsevier Churchill Livingstone.

138 Herrera H. 2012. Valvular heart disease. In: Hines RL, Marschall K, editors. Stoelting's Anesthesia and Co-Existing Disease. 6th ed. pp. 34–47. Philadelphia: Elsevier Saunders.

139 Borenstein N, Daniel P, Behr L, et al. 2004. Successful surgical treatment of mitral valve stenosis in a dog. *Vet Surg* 33(2):138–45.

140 Stern JA, Meurs KM, Nelson OL, et al. 2012. Familial subvalvular aortic stenosis in golden retrievers: inheritance and echocardiographic findings. *J Small Anim Pract* 53(4):213–6.

141 Meurs KM. 2004. Boxer dog cardiomyopathy: an update. *Vet Clin North Am Small Anim Pract* 34(5):1235–44.

142 Bussadori C, Amberger C, LeBobinnec G, et al. 2000. Guidelines for the echocardiographic studies of suspected

subaortic and pulmonic stenosis. *J Vet Cardiol* 2(2):15–22.

143 Strickland KN. 2008. Congenital heart disease. In: Tilley EP, Smith FWK, OyamaMA, Sleeper MM, editors. Manual of Canine and Feline Cardiology. 4th ed. pp. 227–36. St. Louis: Saunders Elsevier.

144 Oyama MA. 2006. Classification of congential defects according to pathophysiology. In: Ettinger SJ, Feldman EC, editors. Small Animal Internal Medicine. 6th ed. p. 979. Philadelphia: Elsevier Saunders.

145 Broaddus KD, Tillson DM. 2010. Patent ductus arteriosus in dogs. *Compend Contin Educ Pract Vet* 32(9):E3.

146 Smith GC. 1998. The pharmacology of the ductus arteriosus. *Pharmacol Rev* 50(1):35–58.

147 Tobias AH, Stauthammer CD. 2010. Minimally invasive per-catheter occlusion and dilation procedures for congenital cardiovascular abnormalities in dogs. *Vet Clin North Am Small Anim Pract* 40(4):581–603.

148 Pettifer GR, Grubb TL. 2007. Neonatal and geriatric patients. In: Tranquilli WJ, Thurmon JC, Grimm KA, editors. Lumb and Jones' Veterinary Anesthesia and Analgesia. 4th ed. pp. 985–91. Ames: Blackwell Publishing.

149 Read MR, Schroeder CA. 2013. The trunk. In: Campoy L, Read M, editors. Small Animal Regional Anesthesia and Analgesia. 1st ed. pp. 169–86. Hoboken: Wiley Blackwell.

150 Kopacz DJ, Emanuelsson BM, Thompson GE, et al. 1994. Pharmacokinetics of ropivacaine and bupivacaine for bilateral intercostal blockade in healthy male volunteers. *Anesthesiology* 81(5):1139–48.

151 Orton EC, Mama K, Hellyer P, et al. 2001. Open surgical repair of tetralogy of Fallot in dogs. *J Am Vet Med Assoc* 219(8):1089–93, 1073.

152 Tilley LP, Smith FWK. 2008. ST segment in diagnosis of heart disease. In: Tilley LP, Smith FWK, Oyama MA, Sleeper MM, editors. Manual of Canine and Feline Cardiology. 4th ed. pp. 62–5. St. Louis: Saunders Elsevier.

153 Ringwald RJ, Bonagura JD. 1988. Tetralogy of fallot in the dog: clinical findings in 13 cases. *J Am Anim Hosp Assoc* 24:33–43.

154 Buchanan JW. 1999. Prevalence of cardiovascular disorders. In: Fox PR, Sisson D, Moise NS, editors. Textbook of Canine and Feline Cardiology: Principles and Clinical Practice. 2nd ed. p. 461. Philadelphia: WB Saunders.

155 Guyton AC, Hall JE. 2006. Membrane potentials and action potentials. In: Hall JE, editor. Textbook of Medical Physiology. 11th ed. pp. 152–3. Philadelphia: Elsevier Saunders.

156 Guyton AC, Hall JE. 2006. Membrane potentials and action potentials. In: Hall JE, editor. Textbook of Medical Physiology. 11th ed. pp. 65–7. Philadelphia: Elsevier Saunders.

157 Pappano AJ, Wier WG. 2013. Excitation: the cardiac action potential. In: Pappano AJ, editor. Cardiovascular Physiology. 10th ed. pp. 11–30. Philadelphia: Elsevier Mosby.

158 Tilley LP, Burtnink NL. 1999. Electrocardiography for

the Small Animal Practitioner. pp. 29–31. Jackson: Teton New Media.

159 Ben-Tal A. 2012. Computational models for the study of heart-lung interactions in mammals. *Wiley Interdiscip Rev Syst Biol Med* 4(2):163–70.

160 Monfredi O, Dobrzynski H, Mondal T, et al. 2010. The anatomy and physiology of the sinoatrial node – a contemporary review. *Pacing Clin Electrophysiol* 33(11):1392–406.

161 Burkett DE. 2009. Bradyarrhythmias and conduction abnormalities. In: Silverstein DC, Hopper K, editors. Small Animal Critical Care Medicine. 1st ed. pp. 189–94. Philadelphia: Saunders Elsevier.

162 Côté E. 2010. Feline arrhythmias: an update. *Vet Clin North Am Small Anim Pract* 40(4):643–50.

163 Guyton AC, Hall JE. 2006. Heart muscle: the heart as a pump and function of the heart valves. In: Hall JE, editor. Textbook of Medical Physiology. 11th ed. pp. 107–10. Philadelphia: Elsevier Saunders.

164 Miller MS, Tilley LP, Smith FWK, et al. 1999. Electrocardiography. In: Fox PR, Sisson D, Moise NS, editors. Textbook of Canine and Feline Cardiology: Principles and Clinical Practice. 2nd ed. pp. 67–105. Philadelphia: WB Saunders.

165 Armentano RA, Schmidt MK, Maisenbacher HW. 2010. ECG of the month. Atrial flutter. *J Am Vet Med Assoc* 236(1):51–3.

166 Pariaut R. 2009. Ventricular tachyarrthythmias. In: Silverstein DC, Hopper K, editors. Small Animal Critical Care Medicine. 1st ed. pp. 200–3. Philadelphia: Saunders Elsevier.

167 Chiladakis JA, Karapanos G, Davlouros P, et al. 2000. Significance of R-on-T phenomenon in early ventricular tachyarrhythmia susceptibility after acute myocardial infarction in the thrombolytic era. *Am J Cardiol* 85(3):289–93.

168 Kim HJ, Han SW. 2002. Therapeutic approach to hyperkalemia. *Nephron* 92(Suppl 1):33–40.

169 Ohmura H, Boscan PL, Solano AM, et al. 2012. Changes in heart rate, heart rate variability, and atrioventricular block during withholding of food in Thoroughbreds. *Am J Vet Res* 73(4):508–14.

170 Winter RL, Congdon J, Boscan P. 2011. Anesthesia case of the month. Treating atrioventricular block in a dog during anesthesia. *J Am Vet Med Assoc* 238(7):854–8.

171 Stepien RL. 2005. Blood pressure assessment. In: Ettinger SJ, Feldman EC, editors. Textbook of Veterinary Internal Medicine. 6th ed. pp. 470–6. Philadelphia: Elsevier Saunders.

172 Snyder PS, Cooke KL. 2005. Management of hypertension. In: Ettinger SJ, Feldman EC, editors. Textbook of Veterinary Internal Medicine. 6th ed. pp. 477–9. Philadelphia: Elsevier Saunders.

173 Detweiler DK, Cox RH, Alonso R, et al. 1975. Characteristics of the Greyhound cardiovascular system. *Fed Proc* 34:399.

174 Tippett FE, Padgett GA, Eyster G. 1987. Primary

hypertension in a colony of dogs. *Hypertension* 9:49.

175 Reusch CE, Schellenberg S, Wenger M. 2010. Endocrine hypertension in small animals. *Vet Clin North Am Small Anim Pract* 40(2):335–52.

176 Syme HM. 2007. Cardiovascular and renal manifestations of hyperthyroidism. *Vet Clin North Am Small Anim Pract* 37(4):723–43.

177 Henik RA, Brown SA. 2008. Systemic hypertension. In: Tilley LP, Smith FWK, Oyama MA, Sleeper MM, editors. Manual of Canine and Feline Cardiology. 4th ed. pp. 277–86. St. Louis: Saunders Elsevier.

178 Roizen MF, Fleisher LA. 2005. Anesthetic complications of concurrent diseases. In: Miller RD, editor. Miller's Anesthesia. 6th ed. pp. 1053–60. Philadelphia: Elsevier Churchill Livingstone.

179 Goldman L, Caldera DL. 1979. Risks of general anesthesia and elective operation in the hypertensive patient. *Anesthesiology* 50(4):285–92.

180 MacDonald KA, Johnson LR. 2005. Pulmonary hypertension and pulmonary thromboembolism. In: Ettinger, SJ, Feldman EC, editors. Textbook of Veterinary Internal Medicine. 6th ed. pp. 1284–8. Philadelphia: Elsevier Saunders.

181 Kellihan HB, Stepien RL. 2010. Pulmonary hypertension in dogs: diagnosis and therapy. *Vet Clin North Am Small Anim Pract* 40(4):623–41.

182 Bach JF, Rozanski EA, MacGregor J, et al. 2006. Retrospective evaluation of sildenafil citrate as a therapy for pulmonary hypertension in dogs. *J Vet Intern Med* 20(5):1132–5.

183 Kellum HB, Stepien RL. 2007. Sildenafil citrate therapy in 22 dogs with pulmonary hypertension. *J Vet Intern Med* 21(6):1258–64.

184 Pritts CD, Pearl RG. 2010. Anesthesia for patients with pulmonary hypertension. *Curr Opin Anaesthesiol* 23:411–6.

185 Fox C, Kalarickal PL, Yarborough MJ, et al. 2008. Perioperative management including new pharmacological vistas for patients with pulmonary hypertension for noncardiac surgery. *Curr Opin Anaesthesiol* 21:467–72.

186 Gordon C, Collard CD, Pan W. 2009. Intraoperative management of pulmonary hypertension and associated right heart failure. *Curr Opin Anaesthesiol* 23:49–56.

187 Friesen RH, Williams GD. 2008. Anesthetic management of children with pulmonary arterial hypertension. *Paediatr Anaesth* 18:208–16.

188 Teo YW, Greenhalgh DL. 2010. Update on anaesthetic approach to pulmonary hypertension. *Eur J Anaesthesiol* 27(4):317–23.

189 Erling P, Mazzaferro EM. 2008. Left-sided congestive heart failure in dogs: pathophysiology and diagnosis. *Compend Contin Educ Pract Vet* 30(2):79–90.

190 Häggström J, Duelund Pedersen H, Kvart C. 2004. New insights into degenerative mitral valve disease in dogs. *Vet Clin North Am Small Anim Pract* 34(5):1209–26.

191 Sisson D, Kittleson MD. 1999. Management of heart failure: principles of treatment, therapeutic stategies and pharmacology. In: Fox PR, Sisson D, Moise NS, editors.

Textbook of Canine and Feline Cardiology: Principles and Clinical Practice. 2nd ed. p. 225. Philadelphia: WB Saunders.

192 "Classes of Heart Failure." *Classes of Heart Failure*. N.p., 5 Aug. 2011. Web. 16 Aug. 2014.

193 Trehiou-Sechi E, Tissier R, Gouni V, et al. 2012. Comparative echocardiographic and clinical features of hypertrophic cardiomyopathy in 5 breeds of cats: a retrospective analysis of 344 cases (2001–2011). *J Vet Intern Med* 26(3):532–41.

194 Seeler DC, Dodman NH, Norman W, et al. 1988. Recommended techniques in small animal anaesthesia: anaesthesia and cardiac disease. *Br Vet J* 144(2):108–22.

195 Ivankovitch AD, Miletich DJ, Reimann C, et al. 1974. Cardiovascular effects of centrally administered ketamine in goats. *Anesth Analg* 53:924–33.

196 Tweed WA, Minuck M, Nymin D. 1972. Circulatory responses to ketamine anesthesia. *Anesthesiology* 37: 613–9.

197 Abbott JA. 2010. Feline hypertrophic cardiomyopathy: an update. *Vet Clin North Am Small Anim Pract* 40(4):685–700.

198 Smiley LE. 1992. The use of hetastarch for plasma expansion. *Probl Vet Med* 4(4):652–67.

199 Mensack S. 2008. Fluid therapy: options and rational administration. *Vet Clin North Am Small Anim Pract* 38(3):575–86.

200 Bellumori TP, Famula TR, Bannasch DL, et al. 2013. Prevalence of inherited disorders among mixed-breed and purebred dogs: 27,254 cases (1995–2010). *J Am Vet Med Assoc* 242(11):1549–55

201 Tidholm A, Haggstrom J, Borgarelli M, et al. 2001. Canine idiopathic dilated cardiomyopathy. Part I: aetiology, clinical characteristics, epidemiology and pathology. *Vet J* 162:92–107.

202 Kruse-Elliott KT, Swanson CR, Aucoin DP. 1987. Effects of etomidate on adrenocortical function in canine surgical patients. *Am J Vet Res* 48(7):1098–100.

203 Doenicke A, Roizen MF, Hoernecke R, et al. 1997. Haemolysis after etomidate: comparison of propylene glycol and lipid formulations. *Br J Anaesth* 79(3):386–8.

204 Caro-Vadillo A, García-Guasch L, Carretón E, et al. 2013. Arrhythmogenic right ventricular cardiomyopathy in boxer dogs: a retrospective study of survival. *Vet Rec* 172(10):268.

205 Bowman DD, Little SE, Lorentzen L, et al. 2009. Prevalence and geographic distribution of Dirofilaria immitis, Borrelia burgdorferi, Ehrlichia canis, and Anaplasma phagocytophilum in dogs in the United States: results of a national clinic-based serologic survey. *Vet Parasitol* 160(1–2):138–48.

206 Lee AC, Atkins CE. 2010. Understanding feline heartworm infection: disease, diagnosis, and treatment. *Top Companion Anim Med* 25(4):224–30.

2 呼吸器系疾患

David B. Brunson[1,2] and Rebecca A. Johnson[2]

[1] Zoetis Incorporated, Madison, WI, 53711 USA
[2] University of Wisconsin, School of Veterinary Medicine, Department of Surgical Sciences, Madison WI, 53706 USA

概要

　安全な麻酔を心がけるにあたって、呼吸器系の十分な機能とサポートは不可欠である。呼吸器は麻酔をするうえで、最も重要な器官の1つである。呼吸器疾患のある症例の場合、その麻酔管理は非常に挑戦的で困難なものとなる。そのため、呼吸器疾患の生理的変化と病態を理解することが非常に重要である[1]。

　主訴との関連の有無に関係なく、肺疾患のイヌやネコにおいて、診断検査や外科手術のために鎮静や全身麻酔が必要となることは多々ある。幸運なことに、呼吸機能のサポートは通常単純で、最小限の機材で行うことができる。

換気の調節

　換気の駆動は中枢神経の延髄に由来する（すなわち、腹側呼吸群）。この脳幹神経回路と経路が呼吸リズムの誘発とパターン形成をつかさどる[2]。これらの機構は完全には解明されていないが、いくつかの複雑なネットワークの仮説が延髄還元切片モデルを用いて説明されている[3]。呼吸リズムとパターンは、個体の生理的変化（例：運動や妊娠）や病的状態（すなわち、神経疾患や呼吸器疾患）への適応を可能とする恒常性機構よって常に変動し、維持されている。この呼吸適応性は、意識下あるいは無意識下で呼吸に影響を及ぼす因子（例：皮質入力、心血管疾患）と同様に、知覚性投射（中枢性および末梢性の化学受容体と気道の機械的受容体）および調節性投射（すなわち、セロトニン作動性神経）の変化によって維持されている。こ

れらすべての呼吸中枢への入力は1つにまとめられ、時空間的神経出力として呼吸筋へ投射される。主な吸気筋は、横隔膜と、肋骨を前方と外側に動かす吸気肋間筋（外肋間筋）である。しかしながら、補助的な吸気筋（すなわち、上気道筋肉）も呼吸に役立っており、とくに呼吸ストレスがある場合や、呼吸疾患のある場合などに重要となる[4]。総合的な呼吸筋の同調が発生し、その結果肺胞における換気と血液ガスの調節が起こる（図2.1）[5]。

肺容量と換気

　肺胞換気は、主に動脈血二酸化炭素（CO_2）分圧によって調節され、"分時換気量"（minute ventilation：MV）として計測される。MVは1回換気量（1回の呼吸量：VT）と呼吸数（f）により構成されている：MV = VT × f。VTは多くの動物において約10 〜 20 ml/kgである。呼吸数は動物によって大きく異なる。一般的に、小型動物の呼吸数は大型動物に比べて多いが、鳥類は例外で同じ大きさの哺乳類に比べ呼吸数が少ない[6]。通常、意識のあるイヌとネコの呼吸数は10 〜 50回／分である。全身麻酔下では、薬物による呼吸中枢の機能抑制、低体温、体位、またバンデージなどその他の外的要因により呼吸数は減少する。通常、小動物のMVは100 〜 200 ml/kg／分である[7]。しかし、全身麻酔下では、呼吸数は通常8 〜 25回／分であり、VTも顕著に減少する（後述参照）。呼吸数はさまざまに変化するので、それ自体は換気が指標ではない。

　小動物の換気を評価するうえで重要な概念に生理的死腔（VD）がある。例えば、イヌやネコの上部気道や下部気道（すなわち、鼻腔、喉頭、

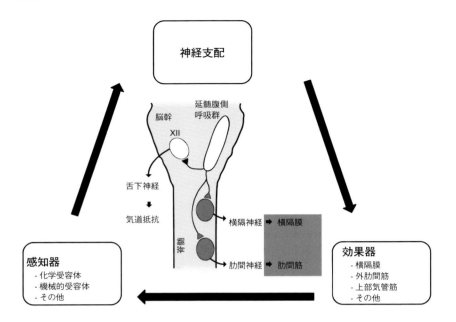

図2.1　呼吸制御器系の模式図。呼吸リズムは脳幹にて発生し、機械的受容体や化学受容体などのさまざまな感知器からの複数の上行性入力によって調節される。詳細は、時空間的出力が一次呼吸筋（横隔膜、吸気肋間）と二次呼吸筋（上部気管）に伝えられ、これらの呼吸筋が収縮することにより適切な呼吸が生じる。換気中には、呼吸機構と動脈酸素および二酸化炭素レベルが呼吸状態の変動によって変化し、脳幹の呼吸支配域へさらなるフィードバックを生じ、呼吸の持続性変化を担う。

咽頭、気管、気管支、および非呼吸細気管支）ではガス交換は生じない。そのため、これらの部位のVTは解剖学的死腔と呼ばれる。さらに、死腔は肺内の換気は十分にされているが、血流量が少ない、または血流がない部位に起こりうる（肺胞死腔）。VDは解剖学的死腔と肺胞死腔を合計したものであり、このVDと1回換気量との比率（VD/VT）はBohr-Enghoffの公式を用いて以下のように示される：VD/VT ＝（PaCO$_2$-PETCO$_2$）/ PaCO$_2$[8,9]。PACO$_2$とPaCO$_2$はそれぞれ肺胞と動脈における二酸化炭素の分圧で、PETCO$_2$は終末呼気CO$_2$分圧である。意識があるイヌにおけるVD/VTは通常～35％であるが、全身麻酔下では増大する（50％以上）[10]。頻呼吸では主に解剖学的死腔のみが換気され、肺胞換気が不十分となり死腔換気が増大することから呼吸数を換気の指標にすべきではない。このような浅い頻呼吸は、CO$_2$を上部気道から排出するために十分でも、肺胞への酸素（O$_2$）運搬には不十分である。通常、ゆっくり深い呼吸をすることによって、十分なCO$_2$の排除とO$_2$の運搬が可能となる。ゆっくりで浅い呼吸にでは、通常、麻酔科医は効果的に呼吸できていないことを容易に認識できる。

呼吸ガス

　肺の役割は、O$_2$とCO$_2$を大気と動物との間で効果的に移動させることである。通常、吸入された空気にはほんの微量のCO$_2$しか含まれないが、動物の血液には5％近いCO$_2$が含まれている。この濃度差が、動物の体内からのCO$_2$排出を促す。これに対し、大気中のO$_2$濃度は約21％であり、動物の体内のO$_2$濃度より高い。そのため、通常、O$_2$は肺を経由して血液中に移動する。O$_2$、CO$_2$、そして窒素などの呼吸ガスは、動物体内の総ガス含量の百分比（％）として測定さ

表 2.1　麻酔していないイヌとネコの空気（21%酸素）を吸入している状態での動脈血血液ガスの正常値

イヌ

pH	7.41　(7.35-7.46)
PCO_2 (mmHg)	36.8　(30.8-42.8)
HCO_3^- (mEq/L)	22.2　(18.8-25.6)
PO_2 (mmHg)	92.1　(80.9-103.3)

ネコ

pH	7.39　(7.31-7.46)
PCO_2 (mmHg)	31.0　(25.2-36.8)
HCO_3^- (mEq/L)	18.0　(14.4-21.6)
PO_2 (mmHg)	106.8　(95.4-118.2)

値は平均値（範囲）として示してある。100%酸素を吸入している場合（麻酔中など）、PO_2値は理想的なガス交換状態で 500 mmHg 以上となる[11-13]。
出典：参考文献 13 より許可を得て転載

れる。通常、動物は 1 気圧（海水面において 760 mmHg）に生息するため、mmHg でも示される。肺機能の評価では、O_2 と CO_2 の移動を理解する必要がある。O_2 と CO_2 の移動はそれぞれに独立したものであり、お互いの作用を受けず、肺の機能を計測するためには双方の動脈血中濃度を測る必要がある。つまり、イヌとネコの両方において、動脈血の血液ガス分析を使用することが適切な換気と症例の酸素化を評価するゴールドスタンダードである（表 2.1）[11-13]。

二酸化炭素（CO_2）

末梢 CO_2 受容体も CO_2 誘導性換気反応を誘発するが、CO_2/pH を感知する主な化学受容体は中枢神経系の脳幹全体に存在する（すなわち、後台形核、縫線核中のセロトニン作動性神経、青斑核中のノルアドレナリン作動性神経、孤束核、そしてプレベッツィンガー複合体）[5]。これらの化学受容体は非常に敏感で、$PaCO_2$ の正常値である 40 mmHg から少しはずれても察知して換気に直線的で顕著な影響を及ぼす。

CO_2 は組織から赤血球に速やかに移行し、以下の反応によって、重炭酸塩を形成する：$CO_2 + H_2O \Leftrightarrow H_2CO_3 \Leftrightarrow H^+ + HCO_3^-$。血漿内での最初の反応はゆっくりであるが、赤血球内では炭酸脱水酵素が存在するため、迅速に起こる。CO_2 の大部分（81%）は重炭酸塩として運搬され、少量は血漿中に溶解した状態（8%）、そして残りの一部は血液蛋白質のアミノ酸群と結合した状態（11%）で運搬される[2]。

呼吸の定常状態においては、$PaCO_2$ は肺胞呼吸方程式により肺胞呼吸（$\dot{V}A$）に反比例する：$PaCO_2 = 0.863 \times (\dot{V}CO_2/\dot{V}A)$。$\dot{V}CO_2$ は代謝によって生じる CO_2 量、0.863 は単位変換のための係数である。CO_2 は酸素に比べて 20 〜 24 倍容易に拡散するため、通常、肺胞膜を通して完全な平衡状態に達する。つまり、$PaCO_2$ は基本的に $PACO_2$ と一致する（少量の死腔換気のため数 mmHg 以内の差はある）。

換気が唯一の CO_2 排除法であり、総合的な換気の評価は、動物が体内の CO_2 レベルを制御する能力を測ることである。適切な換気が行われている場合、$PaCO_2$ は正常範囲（イヌで 37 〜 42mmHg）に保たれる[7,11,14]。したがって、$PaCO_2$ が < 37mmHg で過換気、$PaCO_2$ > 42mmHg で低換気と定義される。血液ガス分析が確定的な評価法であるが、最近では、$PETCO_2$ を計測するカプノメータなどの非侵襲的な方法が、とくに小動物（エキゾチックアニマルも）において一般的に使用されるようになっており、正常な状態におけるおおよその肺胞 CO_2 レベルを多くの動物種で非侵襲的に評価できるようになっている（図 2.2）。

カプノメータによる CO_2 測定値は、CO_2 を排出する肺機能とともに、体内で生じた CO_2 を肺へ運ぶために十分な心拍出量があるかどうかにも依存している。したがって、一般の動物病院で、呼吸機能の低下や障害のある症例には不可欠な機器であり、動物の日常診療において標準的なモニターとして活用すべきである。

酸素

酸素は、気道からガス交換機能のある組織（呼吸細気管支や肺胞）に達すると速やかに血液中に拡散し、血液に溶解した状態、またはヘモグ

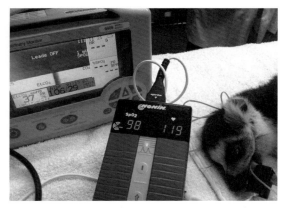

図2.2 イソフルラン麻酔下のワオキツネザル（*Lemur Catta*）に使用されたカプノメータとパルスオキシメータ。ネコやイヌと同様に、終末呼気ガスを気管チューブの接続部より直接的に吸引する。このキツネザルでは、カプノメータは終末呼気 CO_2 37 mmHg、呼吸数26 回/分を示している（左のモニターの下を見よ）。パルスオキシメータのプローブは舌に設置され、心拍数 119 回/分、ヘモグロビン酸素飽和度 98% を示している（手前のモニター）。吸気酸素濃度は 100% である。

ロビン（Hb）に結合した状態で運ばれる。酸素は Hb 1g に 1.36～1.39ml が結合するのに対し、ほんの少量が血液に溶解する（PaO_2[mmHg] × 0.03 ml/100 ml）[2,15]。したがって、血液中の酸素含有量（CaO_2）は次の計算式によって求められる：$CaO_2 = (1.39 \times Hb \times SaO_2) + (0.003 \times PaO_2)$、$SaO_2$ は Hb 酸素飽和度であり、PaO_2 は動脈血中の酸素分圧である。酸素-ヘモグロビン解離曲線に示されるように、Hb によって運搬される酸素量は 60～70 mmHg に達するまで急激に増加するが、その後の曲線は平坦となる（図2.3）。体温、PCO_2、pH、そして 2,3-ジホスホグリセリン酸濃度など、多くの要素がこの解離曲線の位置に影響を及ぼす（図2.3）。さらに Haldane 効果に従って、Hb の脱酸素化により水素イオンを運搬する能力が向上し、また Bohr 効果に従って、pH の低下や CO_2 濃度の上昇の影響で Hb の酸素結合能が低下する。

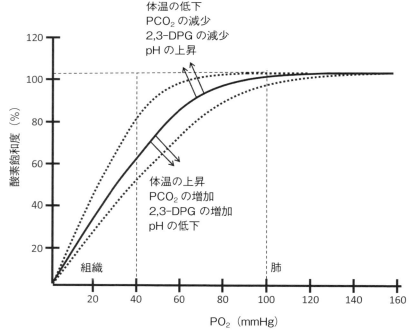

図2.3 酸素-ヘモグロビン解離曲線の例。ヘモグロビンによって運搬される酸素量は PO_2 60～70 mmHg に達するまでは急激に増加し、その後平坦になる。高い PO_2 レベルとヘモグロビン酸素飽和度は肺内で生じ、これらの低下は組織内で生じる（曲線の底付近）。体温、PCO_2、および 2,3-ジホスホグリセリン酸（DPG）レベルの上昇により曲線は右側に移動する。左方移動は体温、PCO_2、および 2,3-DPG レベルが逆に変化したときに見られる。

通常、ヘモグロビンは大気（20.93% O_2）を呼吸している正常個体でほぼ100%飽和状態にあり、最低でも90%以上となるはずである[16]。正常な麻酔下の症例の多くは、吸入麻酔薬のキャリアガスに100%酸素が用いられるため、動脈酸素分圧（PaO_2）は非常に高い（しばしば＞500 mmHg：表2.1）。この場合、酸素-Hb解離曲線に見られるように、Hbは非常に高い酸素飽和度を示す。血液ガス分析はすべての一般の動物病院において利用できるわけではないため、非観血的にHb酸素飽和度を計測するパルスオキシメータが多くのイヌやネコの麻酔モニターとして用いられている（SpO_2：図2.2および2.4）。しかしながら、パルスオキシメータが警告を発す

る時点ではすでに重度の病的変化が存在する状態なので注意しなければならない。全身麻酔下の動物では $PaO_2 < 60$ mmHg（および $SpO_2 < 90\%$）は重大な病的変化の結果生じる。加えて、パルスオキシメータはヘモグロビンの酸素飽和度を百分比（%）で表記するため、換気によって CO_2 の排除が十分に行われているかを示すものではない。パルスオキシメータは獣医療においてさまざまな動物種に広く用いられているモニター機器であるが（図2.2および2.4）、重度の肺疾患がない限り、全身麻酔下の動物の換気状態に関する情報は得られない。

通常、低酸素血症は、呼吸器障害のある症例において認められ、主に次の5つの原因の1つに起因する：低い吸入酸素濃度、低換気、拡散障害、換気-灌流の不適合、および右-左短絡（心臓もしくは肺）。時々、これらの原因を識別することは難しくなる。しかし、いくつかの情報を肺胞ガス式より得ることができる。動脈（a）もしくは肺胞（A）内の酸素分圧は、PCO_2の上昇により減少する関係にある：$PAO_2 = PIO_2 - (PACO_2/R)$。$PIO_2$は吸入酸素濃度、Rは呼吸商（正常な動物で0.8）である。肺胞と動脈血の酸素分圧の差は（A-a）勾配と定義される。$PACO_2$を$PaCO_2$に置き換えると、（A-a）酸素勾配計算式、（A-a）酸素勾配 = $PAO_2 - PaO_2 = (PIO_2 - 1.25PaCO_2) - PaO_2$ となる。通常、空気を呼吸している場合、（A-a）は15～25 mmHgが正常範囲である[2]。

低い吸入酸素濃度（気圧の低い場合や笑気使用の際の酸素流量不足）による低酸素血症では、低酸素血症によって二次的に肺胞換気の増加が起こる（これにより$PaCO_2$は減少）ことから、通常、（A-a）酸素勾配の増加は生じない。さらに、単純な低換気による低酸素血症においても、PAO_2とPaO_2の双方が減少し、$PaCO_2$と$PACO_2$が増加することから、（A-a）酸素勾配は変化しない。しかしながら、換気-灌流の不均衡や右-左短絡（双方とも全身麻酔下で頻繁に起こりうる）においては、（A-a）酸素勾配は顕著

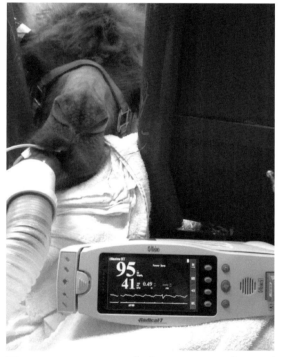

図2.4　イソフルラン麻酔下のヒトコブラクダ（*Camelus Dromedaries*）に使用されたパルスオキシメータ。さまざまな動物種（ネコやイヌを含む）において、パルスオキシメータは酸素化を測る有用な機材である。舌プローブで測定された心拍数は41回/分、そしてSpO_2は95%と表示されている。麻酔器と大型動物用人工呼吸器を用いて、イソフルランと100%酸素が供給されている。

に増加する。換気 - 灌流の不均衡の場合、100%酸素吸入によってPaO$_2$の顕著な上昇が認められるのに対し、右 - 左短絡の場合には100%酸素を吸入させてもPaO$_2$は正常値に回復しないため、これらを容易に区別することができる[2]。

換気の周期相

換気周期には、以下の3つの相がある：吸気相、呼気相、および呼気休止相（呼吸状態の評価や人工呼吸の調整のために理解しておくことが重要）。ほとんどの場合、呼気相は胸の弾性収縮力に起因する受動的な過程である。ただし、ウマは例外であり、安静時においても呼気相は能動的である[17]。人工呼吸器には胸部からの空気の流れを促進して症例の呼気を増加させる機能をもつものもあるが、通常、動物用人工呼吸器では利用できない。

通常、"休止相（ポーズ）"を調節することで呼吸周期の変更を行う（図2.5）。それぞれの吸気と呼気の間の休止期を短くすることで、換気数は増加する。吸気と呼気の比率（I：E比）調整も多くの人工呼吸器において可能であり、呼吸数の変更を行うにあたって重要となる。

ガイドラインとして、通常、吸気時間は呼気時間より短くすべきであることが示されている。つまり、I：E比は、少なくとも1：1とし、1：5まで利用可能である。呼吸数の変化によってこの比率も変化する。吸気を1～2秒で呼吸数10回／分とすると、I：E比は1：5～1：2になる。肺を十分に膨らませ排気させる時間を確保するため、通常、I：E比を1:1以下にすることはない。

間欠的陽圧換気法（IPPV）

人工呼吸は、自発呼吸とは明らかに異なる。通常、空気は外肋間筋と横隔膜の収縮によって肺内に流れ込む。正常な吸気では、肺胞内圧は約1 cmH$_2$Oである[18]。しかし、間欠的陽圧換気（intermittent positive pressure ventilation：IPPV）は動物にとって"正常"状態ではなく、陽圧により空気が肺内に"強制的"に押し込まれることから、過剰な圧力により圧障害などの有害作用を生じる可能性がある（図2.6）。

最終的には、IPPVは間欠的に胸腔内に圧力をかけることで組織の還流障害を引き起こす可能性もある。例えば、吸気時の胸腔内陽圧は心臓の駆出作用を促進する効果がある反面、しばしば上昇した胸腔内圧が中心静脈圧を上回り、静脈還流量が減少する。これによって、心室充填量が減少し、次の心拍の1回拍出量を減少させることで、収縮期血圧が低下する[19]。このIPPV

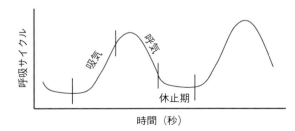

図2.5 "休止相（ポーズ）"を含む呼吸周期の模式図。通常、吸気時間は呼気時間より短いか同等であり、休止期によって適切な心臓と肺の生理学的作用が可能となる。

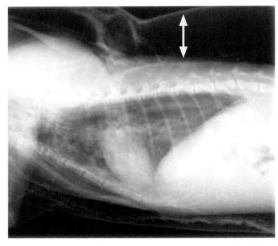

図2.6 過剰な胸腔内圧をかけた後に生じた皮下気腫を示すネコの胸部X線像。皮膚が大量の放射線透過性の空気（白い矢印）によって体壁より分離されている。

の弊害を最小限にとどめるには、吸気時間を短くし、2～3秒を超えないようにすべきである。さらに、吸気時の最大気道内圧（PIP）を肺を膨らませるに足る最低の圧にとどめる必要がある。多くの動物において、PIP＜15cmH$_2$Oで十分に肺を膨らませることができる。ガイドラインとして、哺乳類ではPIPを20 cmH$_2$O以下にとどめ、爬虫類や鳥類では最大15 cmH$_2$Oとすることが示されている[20]。

全身麻酔下のすべての動物において、いつでも換気を補助できる状態でなければならない。多数の要因、例えば薬物による呼吸抑制、年齢、体重、および既存の疾患により、効果的な換気を行えなくなる。補助呼吸もしくは調節呼吸は、簡単であり、正しく行われれば動物にとって安全である。換気によって、動物が十分に酸素化され、確実にCO$_2$が排出されるだけではなく、安定した麻酔ガスの供給も保証される。吸入麻酔薬の供給、麻酔維持、そして麻酔回復は、全面的に吸入麻酔薬の肺を介した移動に依存している。一貫した効果的な補助呼吸もしくは調節呼吸によって、吸入麻酔法をより正確かつ容易に行うことができる。どのような症例においても、効果的な呼吸補助は有益であるが、とくに呼吸器疾患のある症例においては不可欠である。

酸素（O$_2$）補給

呼吸不全の症例では、酸素供給が有用となる場合がある。麻酔前の前酸素化は、空気を吸入している状態でヘモグロビンの酸素飽和度をぎりぎりに維持できるもしくは維持できない動物に対して行う。チアノーゼは重症の低酸素状態にあることを示しており、マスクもしくは酸素室などで、早急なO$_2$補給を行う必要がある。チアノーゼは、還元型Hbもしくは酸素を運搬していないHbが5g/dl以上存在することで生じる。しかし、暗がりや重度の貧血を示す動物においては、チアノーゼを視覚的に判断することが難

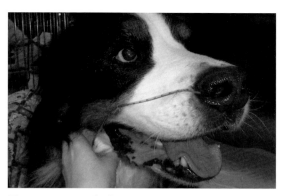

図2.7 イヌの経鼻カテーテルによる酸素供給。チューブは鼻の側方と唇上方に固定し、カテーテルの外れを最小限にする。チューブを高酸素濃度ガスを供給するために酸素流量計に接続する。

しい。酸素は、マスク、酸素室、もしくは経鼻カテーテルによって補給できる（図2.7）。

しかし、このような方法では吸入酸素濃度は100％に達しない場合がある。例えば、イヌの死体を用いた実験において、経鼻カテーテルで100％酸素を補給した場合、吸入酸素濃度は32～61％にしか上昇せず、換気回数や呼吸数、そしてVTに依存することが報告されている[21]。また、酸素マスクによる酸素化では、動物がマスクを顔に押し付けることで怖がったり、ストレスを生じ、嫌がって暴れることで酸素消費量が増大する。チアノーゼを示している場合を除いて、麻酔前の前酸素化の有益な点は、麻酔導入直後などに一時的な無呼吸を生じた場合に、低酸素症に陥るまでの時間をかせげることである[22,23]。イヌにおいて3分間の前酸素化を実施することによって、とくに、Ｈｂが不飽和化するまでの時間が約70秒（空気吸入の場合）から298秒（O$_2$吸入の場合）に延長する[22]。

理論的に麻酔前に100％酸素で前酸素化することにより、肺胞内の酸素濃度を通常より高くできる。これによって無呼吸や気管挿管が遅れた場合にも、追加された酸素が肺を通じて血液に供給される。通常、肺内のガスを空気から高い酸素濃度に置き換えるためには数分を要し[22]、一時的に空気を吸入してしまうと、さらに数分間

の酸素供給を行う必要がある。そのため、症例が麻酔前にすでに呼吸困難で低酸素症でない限り、前酸素化の恩恵は少ないだけではなく、実際には興奮や不安を生じる可能性がある。

呼吸調整における薬の影響

イヌやネコでは、吸入麻酔薬[24,25]や麻薬のような呼吸抑制薬によって呼吸機能が抑制され[26]、併発する疾患の呼吸器合併症により、さらに換気が障害される。これらの症例における麻酔管理では、症例の酸素化、換気、および灌流を維持することに重点を置くべきである。通常、麻酔薬自体が、これらのハイリスク症例における厳密な管理法に影響を与えることは少ない。

オピオイド

多くのオピオイド鎮痛薬は、延髄呼吸器中枢付近や投射経路に存在する μ-オピオイド受容体への作用を介して、MVを減少させる。オピオイドは、投与量依存性に呼吸頻度、VTもしくはその両方に[19]影響し、作動薬-拮抗薬や部分作動薬に比べ、μ-受容体作動薬でより顕著となる[27,28]。ブトルファノールなどの作動-拮抗薬は、オキシモルホンなどの μ-受容体作動薬によって引き起こされた呼吸抑制作用を部分的に拮抗するために用いられることもある[28,29]。低酸素症に対する換気反応能は低下し、CO_2 に対する反応は抑制され、換気反応曲線は右側にシフトすると同時に緩やかになり、無呼吸閾値（呼吸をしなくなる CO_2 レベルで、動物の呼吸は停止する：図2.8）も右に移動する[19,30]。

興味深いことに、呼吸反応性は成長により変化し、新生子のイヌではオピオイド（例：モルヒネ）による呼吸抑制に非常に敏感である[30]。加えて、これらの呼吸抑制作用はオピオイド受容体拮抗薬であるナロキソンやナルトレキソンにより拮抗できる[19]。重度の呼吸器疾患を有する小動物では、オピオイドを全身投与する場合に注意が必要であ

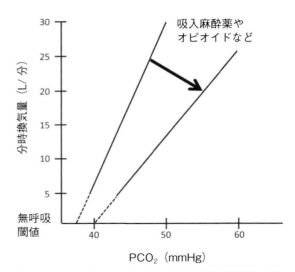

図2.8　吸入 CO_2 レベルに対する換気反応曲線の例。中枢性化学受容体による厳密な制御により、CO_2 レベルが上昇するにつれて換気は急激に増加する。吸入麻酔やオピオイドなどの薬物によりこの曲線は右に移動し（感受性の低下）、無呼吸閾値（呼吸の止まる値）が上昇する。

り、注意深い換気（$PaCO_2$）と酸素化（PaO_2）のモニタリングが強く推奨される。

その他の鎮静薬やトランキライザー

イヌやネコでは、オピオイドと同様に、アセプロマジン[31]や $α_2$-アドレナリン受容体作動薬（$α_2$-作動薬：メデトミジンやデクスメデトミジンなど）[32]などの鎮静薬やトランキライザーは、単独投与の場合は最小限であるが、ある程度の呼吸抑制作用がある。例えば、イヌにメデトミジン（20〜60μg/kg）を投与すると呼吸数は顕著に減少し、$PaCO_2$ が重度に上昇するが、PaO_2 はほとんど変化しない[27,33-36]。これに対して、ネコではデクスメデトミジン単独投与によって呼吸数は減少せず、メデトミジン単独投与でも、動脈血の血液ガスはほとんど変化しない[37,38]。$α_2$-作動薬は、他の麻酔薬／鎮痛薬（すなわち、プロポフォールやオピオイド）と併用することで、その呼吸作用が助長されることを認識することが重要である[36]。

意識のある動物では、臨床量のアセプロマジンの投与による呼吸抑制は最小限である。小動

物における研究によって、アセプロマジン投与後に呼吸数は減少するものの、MV、PaO_2、$PaCO_2$、および pH に及ぼす影響は最小限であることが示されている[28,39,40]。同様に、ベンゾジアゼピン（ジアゼパムとミダゾラム）は、小動物において肺への影響は最小限である[41]。しかし、呼吸器疾患のある症例に投与する際には常に注意が必要であり、しっかりとした呼吸モニタリングを実施すべきである。

注射麻酔薬と吸入麻酔薬

μ-オピオイド作動薬と同様に、多くの麻酔導入薬と吸入麻酔薬は顕著に MV を減少させる。呼吸数と換気量の減少により $PaCO_2$ が上昇し、通常、これらの変化は用量依存性である。例えば、プロポフォールを小動物に投与すると、横隔膜収縮[42]、動脈 pH、PaO_2 が顕著に低下し、$PaCO_2$ は顕著に上昇する[43]。また、プロポフォールは低酸素に対する呼吸反応をつかさどる頸動脈小体化学受容体の活性も抑制する[44]。ケタミンの静脈内投与は、他の薬物に比べて呼吸抑制が少ない。実際、小動物では、バランス麻酔の一部としてケタミンの静脈内投与を実施すると、吸入麻酔薬による呼吸器機能（および心血管系）の抑制が改善される[45]。

すべての吸入麻酔薬は、用量依存性に CO_2-換気反応曲線を右側にシフトし、その傾斜を緩やかにする（図2.8）[46,47]。加えて、低酸素症に対する換気反応も、頸動脈小体化学受容体の抑制により顕著に減少させる[48]。吸入麻酔薬を呼吸器疾患のある症例に使用する際には（正常動物と同様に）、他の麻酔薬（すなわち、オピオイドが鎮静薬と吸入麻酔薬とともに用いられた場合）との併用によってすべての麻酔症例において顕著な呼吸抑制が起こりうるため、麻酔科医は常に補助呼吸や調節呼吸を実施できるようにしておく必要がある。

特異的疾患の麻酔管理

前述したように、麻酔薬／鎮痛薬の選択は、個々の呼吸器疾患の管理（すなわち、モニタリングと呼吸補助）に比べれば、さほど重要ではない。しかし、以下に小動物臨床において、一般的な呼吸器系疾患を紹介するとともに、閉塞性疾患（喘息や喉頭麻痺［拘束性にも属する可能性あり］など）や拘束性肺疾患（例：肺炎や肥満）に対する麻酔管理計画の例を以下に提案する。これら2つの主な違いは、閉塞性肺疾患では呼気を完全に呼出することに難があり、拘束性肺疾患では完全な吸気ができないことである。

喘息と糸状虫関連性呼吸器疾患
喘息

喘息は、小気道の収縮、気道の浮腫、および炎症による気道閉鎖が特徴的な疾患である。気管支喘息はネコに最も一般的な呼吸器疾患の1つであるため、臨床獣医師が頻繁に遭遇する。ネコの喘息はあらゆる年齢で認められるが、通常、若齢～中年齢の個体に多い（平均年齢4歳：1～15歳）[49]。臨床的に、喘息の症例は努力性呼吸（とくに呼気）を呈し、重症例では、咳や開口呼吸を一般的に認める。症例の多くは軽度で間欠的な症状を示すが、時に生死にかかわる低酸素血症を呈することもある[49]。診断は、経歴、症状、X線検査、気管支肺胞洗浄検査、および治療への反応に基づいて行う。治療は、主に炎症を取り除き、気管支収縮を正常化することであり、ステロイドの長期投与が典型的治療の1つであるが、それ自体顕著な影響を与えることがある[50,51]。鎮静や全身麻酔を行う前に、呼吸機能を可能な限り正常化することが重要である。

糸状虫関連性呼吸器疾患

糸状虫関連性呼吸器疾患（Heartworm-Associated Respiratory Disease：HARD）はディロフィラリア属糸状虫の遊走に対する炎症反応と定義される。ネコでは糸状虫幼生の体内死によって喘息様の急性呼吸症状が引き起こされると考えられている。興味深いことに、ネコはイヌ糸状虫の幼生に対しても炎症反応を示す[52,53]。

糸状虫に感染した多くのネコはほとんど何の症状も示さず、臨床的に正常のままであるが、咳、呼吸困難、または食餌に関係なく嘔吐をするなどの症状を示す個体もある。しかし、呼吸器症状を示さず、体重の減少や下痢のみを示す個体もある。呼吸器症状を示す場合、ネコ気管支疾患と非常に似ており、飼い主は頻繁に喘息と勘違いする。興味深いことに、予防薬のセラメクチンにはミクロフィラリアによる呼吸器系の炎症反応を抑える効果があると推測される。

麻酔管理

喘息症例に対する主要なアプローチは興奮やストレスを最小限にすることである。臨床症状の悪化を防ぐために、症例を落ち着いて、静かに取り扱うことが必要である。飼い主がいる状態で症例を鎮静し、興奮させないことの重要性を飼い主に教えることも1つのアプローチ法である。麻酔準備時の症例の扱いでは、環境音、扱い、および刺激を最小限に抑える。症例の取り扱いや静脈カテーテルの留置の際に興奮させないように鎮痛薬と鎮静薬の投与が推奨される。ブトルファノールは、ネコにおいて安全係数が高く、軽い鎮静と鎮痛作用のあるオピオイド作動薬-拮抗薬であり、0.2～0.5 mg/kg筋肉内投与（IM）で用いる。ブトルファノールとデクスメデトミジン0.005～0.01 mg/kg IMの併用は、それぞれ単独で用いるよりさらに有効で、鎮静と顕著な鎮痛効果が得られる。速やかな麻酔導入と気管挿管によってイソフルランやセボフルランを浅い麻酔深度で投与することが可能になり、これによって気管支拡張が起こる[54]。さらに、ケタミンの麻酔前投薬もしくは麻酔導入（5～7 mg/kg）は、中枢よりカテコールアミンを放出させてβ_2-受容体を刺激して迷走神経を抑制することにより、気道平滑筋に対して抗コリン作用を生じる[55,56]。これらの薬物は下部気道の大きさを拡大し、肺胞を膨らませるときの抵抗を軽減させる。多くの喘息の症例は吸入麻酔下では安定している[54]。

喉頭麻痺

通常、喉頭麻痺は高齢犬に多く認められ、咽頭が正常に左右に開くことができなくなり、気管を出入する空気の流れが妨げられる。喉頭麻痺は、ゆっくり進行し、呼吸困難や重篤な症状を示すまでに1年以上かかる場合もある（図2.9）。

喉頭麻痺はネコにも見られる[57]。呼吸困難を示していなければ、麻酔前に完全な身体検査や適切な診断検査を行う必要がある。これらの症例は、おびえたり、神経質になったり、不安を覚える場合、呼吸症状が悪化するため、麻酔管理では、不安やストレスを軽減することが重要となる。喉頭麻痺の症例は、正常なイヌでは高体温になることのない状態でも体温上昇を示す場合が多々あるため、麻酔前後にも体温を継続的にモニタリングする必要がある。

麻酔前には、抗不安薬による鎮静（すなわち、アセプロマジン0.02～0.05 mg/kg筋肉内投与［IM］または静脈内投与［IV］、デクスメデトミジン0.002～0.007 mg/kg IMまたはIV）、およびストレスのない取り扱いが重要になる。喉頭麻痺は痛みのない状態と考えられているが、オピオイド鎮痛薬が頻繁に投与される（すなわち、ブトルファノール0.02～0.05 mg/kg IMまたはIV：ヒドロモルホン0.1～0.2 mg/kg IMまたはIV）。鎮静薬とオピオイドの相乗作用により、重度の呼吸抑制を生じることなく、取り扱い時の症例の快適さを改善する。さらに、不安を取り除き、暴れないようにすることで、呼吸が改善され、麻酔が容易になる。

麻酔導入にはプロポフォール（2～6 mg/kg IV）や解離性麻酔薬／ベンゾジアゼピンの組み合わせ（ケタミン4～5 mg/kgとジアゼパム0.1～0.2 mg/kg IV）などの短時間作用の静注薬が用いられている。これらの麻酔導入薬を個々の症例の麻酔導入に必要な投与量だけ滴定投与することが推奨されている。これによって、最も浅い麻酔で喉頭を検査することが可能になる。すべての吸入麻酔薬は喉頭の動きにある程度の影響を及ぼすため、イヌやネコの気道診断検査

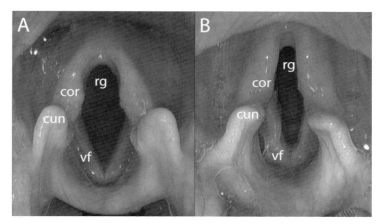

図2.9 喉頭鏡を用いて観察したイヌの正常な喉頭（A）と喉頭麻痺の喉頭（B）の披裂軟骨の楔突起（cun）と小角突起（cor）。正常な喉頭で披裂軟骨が開き、呼吸時に声門裂（rg）を十分な空気が通過する（vf＝声門）。喉頭麻痺では、披裂軟骨が正常に開かずに声門裂が狭くなり、呼吸抵抗が増す。
写真提供：Robert Hardie の厚意による

の麻酔導入に使用するには不向きである[58-61]。多くの症例において、プロポフォール 2 mg/kg IVで十分な喉頭観察ができる浅い全身麻酔を維持できる。さらに、ドキサプラム（1.1 mg/kg IV）の投与は、喉頭麻痺の症例と正常犬と区別するのに役に立つ[62]。喉頭麻痺が診断された時点で気管挿管し、吸入呼吸で外科麻酔を維持する。

"タイバック（アンカー法）"による喉頭麻痺の外科手術時には、披裂軟骨の側方化の程度を確認するために口からの喉頭の観察を行う外科医もいる。この際、イヌ（またはネコ）を短時間抜管し、その後、再挿管して麻酔と外科手術を続ける必要がある。このため、常に予備の麻酔導入薬を準備し、さらに気管への誤嚥の可能性を十分に意識する必要がある。

麻酔回復時には、症例を静かで快適な環境に置くことが重要である。症例が痛みや苦痛なく意識を取り戻すことが目的となる。麻酔回復期にも疼痛管理を継続することが重要となる。しかし、μ－オピオイド作動薬の投与は、術後の症例を過度に鎮静することがあり、タイバックに頻発する合併症である吸引性肺炎を起こしかねない（イヌで18～28％：参考文献参照[63]）。したがって、術後に最小限の鎮静で鎮痛効果を得るために、ブトルファノールの持続静脈内投与（0.2～0.4 mg/kg/

時間 IV）が一般的に用いられている。麻酔科医は症例が意識をしっかり取り戻し補助なしで呼吸を維持できるようになるまでそばで観察すべきである。抜管前に口や上部気道から血液や粘液を取り去り、嚥下反射が回復するまで気管チューブを抜管すべきではない。

拘束性肺疾患

拘束性肺疾患では、全肺気量（最大吸気時の肺内の空気量）の減少が特徴である。全肺気量は、最大吸気量と機能的残気量の合計、もしくは肺活量と最大呼気時の残気量の合計である（図2.10）。

全肺気量の減少は、肺組織変化または筋硬直や肥満、もしくは腹腔内の変化による胸壁の変化に起因する。正常な呼吸は、腹腔と胸腔内のすべての構造の連携を必要とする。吸気性の肋間筋と横隔膜の同調した収縮によって胸腔内圧が低下し、空気が肺内に流入する。この過程を妨げるどのような疾患も呼吸を障害する。横隔膜、胸壁、もしくは腹腔の運動は呼吸に不可欠であり、これらの制限は空気の流れを拘束する。拘束性肺疾患の臨床症状は肺活量の減少であり（図2.8）、このことは呼気の流速と体積は正常なままの閉鎖性肺疾患とは根本的に異なる[1]。この疾病の基本的問題点は、動物が肺を膨らませる

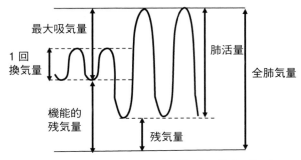

図2.10　肺容量の模式図。全肺気量は最大吸気時の肺内の空気容量である。これは最大吸気量と機能的残気量、もしくは肺活量と最大呼気時の残気量の合計と同等である。通常の1回換気量は全肺気量のほんの一部に過ぎない。

ことが困難になることである。

誤嚥性肺炎

拘束性肺疾患の具体的な例として、誤嚥性肺炎がある。誤嚥性肺炎は、何らかの物質が喉頭を通り抜けて肺内に入ることで生じ、気道内に炎症が起こる。最も一般的な誤嚥性肺炎は、消化管内容物もしくは異物が肺内に侵入したときに生じ、組織の刺激や炎症を引き起こす。

通常、軽度の誤嚥ではガス交換の障害は軽度であるが、症例に酸素供給や対処療法を行うことが重要である。感染を制御するために抗生物質を投与すべきである。腐食性の物質や組織傷害の強い物質による誤嚥性肺炎の場合、重度の組織破壊が生じ、しばしば低酸素症と呼吸不全が急速に進行し、通常、治療効果なく死に至ることが多い。大量の物質が肺内に侵入した場合には、気道閉鎖を考慮する必要がある。この場合、素早く物質の除去ができない場合、窒息して死亡する。

鎮静や全身麻酔では、嘔吐や胃内容物の逆流、そして消化管内容物の誤嚥が起こりうる[64-68]。症例の口内や気道内に液体や消化管内容物がないかモニタリングすることが、非常に重要である。嘔吐や胃内容逆流の兆候を認めた場合、口を下に向け重力による排出を促す。すぐに口を開けて口内の物質を速やかに取り除き、続いて口腔内と咽頭付近の観察をし、異物を取り除く。さらに、胃チューブを挿入し、胃内容物の除去を行う。きれいな水で洗浄し、重炭酸塩液を注入して食道内pHを上昇させることが推奨される[68]。肺炎を最小限に抑えるため、麻酔後に抗生物質を投与することも推奨されている。

肺炎のある症例の麻酔管理では、麻酔導入前の前酸素化、速やかで効果的な気管挿管、および人工呼吸器による人工呼吸を実施する。酸素化と換気を評価するための血液ガス分析を実施すべきである。血液ガス分析ができない場合には、パルスオキシメータとカプノメータを用いて注意深く呼吸器系をモニタリングすることが推奨される。どのような麻酔薬や鎮痛薬を選択するかは、症例の支持療法に比べさほど重要ではない。しかし、呼吸抑制作用のある薬物（すなわち、強力なオピオイドや吸入麻酔薬）を用いる場合には、注意が必要である。

肥満

もう1つの拘束性肺疾患の例には肥満がある。肥満はイヌとネコにおいて最も一般的な多栄養学上の障害であり、最も一般的な健康上の問題である（第9章を参照）。半分以上の飼いイヌやネコは体重過多であり、25〜35%は臨床的に肥満である[69]。これらの動物は寿命が短く、骨関節炎、糖尿病、心血管系疾患、膵臓炎、乳腺腫瘍、および腎疾患の発症率が高い[69]。過度の体重による麻酔リスクの実際の増大率は明らかではないが、一般に体重過多の動物では麻酔合併症の発生が多いと信じられている。

肥満では、増大した内臓脂肪が腹腔内組織を圧迫し、それによって吸気努力が必要となることで拘束性肺疾患を生じる。脂肪組織により換気は制限され、横臥にすることで呼吸が容易に妨げられる。とくに、背臥位は最も影響が大きな体位であり、肺の大部分が圧迫される[69]。すべての肥満症例において、換気の補助が必要となる。これは用手的換気補助もしくは人工呼吸器によって達成できる。症例が必要とする換気回

数と換気量は $PaCO_2$ と PaO_2 レベルをモニタリングすることによって決定する。

さらに、体重過多の動物では適切な投与量の計算に注意が必要である。投与量はその動物における理想体重を用いて計算すべきであり、実際の体重をもとに計算すると、しばしば過剰投与となる[69]。体表面積に基づいて計算した投与量はより正確であり、より適切な効果を得られる（表2.2）。

加えて、IM投与では、脂肪ではなく、筋肉に投与できる薬の投与部位と注射針の長さを選ぶ必要がある。脂肪への投与は、筋肉内投与に比べて効果発現が遅い。作用発現の遅れによって、痩せている動物に比べて作用持続時間が長くなる。さらに、投与する筋肉の部位も作用時間と鎮静の深さに影響を及ぼす[70]。

投与経路は投与した薬物によって異なり、その薬理学的機構に基づく。例えば、受容体と結合する薬物は明らかに細胞膜上の特異的な受容体に作用する。ほとんどの受容体の数は動物の体重に関連しているわけではなく、肥満症例において投与量を増大する必要はない。同様に、肥満症例では硬膜外腔の体積が減少し、過度の体重に合わせて硬膜外に投与する体積を増やす必要はない。基本的に全身投与と同じように、硬膜外に投与する薬物の体積は、その動物の理想体重に基づき計算する。

しばしば、体重過多の動物は運動量が少なく、不健康な場合が多い。心血管系の能力が弱い反面、増えた体重のために仕事量が増大する。また、体重過多の動物では、体の熱を放散させることが難しいため、高体温になりやすく、体温上昇を防ぐために体温のモニタリングは非常に重要となる。しかしながら、温めることも難しいため、低体温にも同様に注意が必要である[69]。肥満しやすい品種がある。ブルドッグ、パグ、そしてボストンテリアは、しばしば短頭種気道症候群を伴い[71]、体重過多によって症状が悪化する。これらの動物では、気道の開存性をとくに注意深く観察する必要がある。

表2.2　体重と体表面積の変換例

イヌ		ネコ	
体重（kg）	BSA（m^2）	体重（kg）	BSA（m^2）
1.0	0.101	0.5	0.063
5.0	0.295	1.0	0.100
10.0	0.469	2.0	0.159
15.0	0.614	3.0	0.208
20.0	0.744	4.0	0.252
25.0	0.864	5.0	0.292
30.0	0.975	6.0	0.330
35.0	1.081	7.0	0.366
40.0	1.181	8.0	0.400
45.0	1.371	9.0	0.433
50.0	1.371	10.0	0.464
55.0	1.461		

体表面積（BSA）m^2 ＝ $K \times$ 体重（g）$^{2/3} \times 10^{-4}$
K ＝ 定数 （イヌでは 10.1、ネコでは 10.0 を使用）

理想体重の動物で見られる生理的指標が、肥満動物には当てはまらないこともあるため、これらの動物のモニタリングは難しい。例えば、肥満した個体では心臓の仕事量が増えるため、心拍数が高い[69]。体重過多の動物では VT が減少するため、理想体重の個体に比べて、しばしば呼吸が速く浅くなる。$PETCO_2$ または $PaCO_2$ 分圧の測定は、換気の指標としてすべての症例において優れた方法であるが、とくに肥満した症例において絶対必要となる。血圧は正常動物と同等であるが、過度の脂肪によって過剰に圧力がかかる部位における組織還流が十分であることにとくに注意を向ける必要がある。四肢の各動脈や舌における脈圧を評価することにより、すべての領域の血流を評価できる。

体重過多の動物における麻酔回復は、麻酔管理において重要な局面の1つである。クッション性のある敷物を用い、神経や筋肉が圧迫されないように症例を配置する。また、呼吸しやすい体位にすることも重要である。体重過多の動物では、正常な呼吸筋の力がなく、通常の呼吸努力と同様に伏臥にするため、より多くの補助が必要である。体重過多の動物では、薬物の排泄や代謝、呼吸抑制作用と同様に回復が遅延するため、適切な時期に吸入麻酔を停止する必要がある。

要約として、体重過多の動物の麻酔管理では、十分な計画が必要である。第1に、症例の痛みと鎮静の必要性を見極める。理想体重とその性格に基づいて投与量を決定する。通常、おとなしい個体は低用量で鎮静され、興奮した個体ではより多くの投与量を必要とする。高密度に血管が存在する筋肉を選んで投与することにより、迅速な効果発現を得られる。麻酔中には呼吸補助の準備を整える。理想体重で計算した投与量で麻酔導入する。麻酔中には、体の隅々まで組織灌流と換気が十分であることをモニタリングし、処置内容に合わせて麻酔深度を適切に維持する。麻酔回復時には症例の換気を補助し、体温が正常レベルまでに速やかに戻るよう対処し、意識が回復するまで動物が快適に過ごせるように維持する。

要約

　呼吸器系疾患のあるネコやイヌにおける麻酔管理は、通常、十分な酸素化と換気が行われるように実施する。最も重要なことは、症例の取り扱いや麻酔導入中のストレスと不安を最小限にとどめることである。そのために鎮静薬と鎮痛薬を用いた適切な麻酔前投薬が呼吸器疾患の症例において基本となる。これらの症例では、速やかな気管確保と正しい気管チューブの設置、そして換気補助が不可欠である。臨床獣医師は、正常な呼吸器系の機能を十分に理解し、麻酔前に症例の状態を確実に安定させる必要がある。すべての麻酔症例に日常的にカプノメータを使用すべきであり、とくに呼吸器疾患のある症例では不可欠となる。

参考文献

1 Al-Ruzzeh S, Kurup V. 2012. Respiratory diseases. In :Hines RL, Marschall KE, editors. Stoelting's Anesthesia and Co-Existing Disease. 4th ed. pp. 181–217. Philadelphia : Elsevier Saunders.

2 Johnson RA, deMorais HA. 2012. Respiratory acid-base disorders. In: DiBartola SP, editor. Fluid, Electrolyte, and Acid-Base Disorders. 4th ed. pp. 287–301. St. Louis: Elsevier Saunders.

3 Funk GD, Greer JJ. 2013. The rhythmic, transverse medullary slice preparation in respiratory neurobiology: contributions and caveats. *Respir Physiol Neurobiol* 186(2):236–53.

4 Johnson RA, Mitchell GS. 2013. Common mechanisms of compensatory respiratory plasticity in spinal neurological disorders. *Respir Physiol Neurobiol* 189(2):419–28.

5 Mitchell GS, Baker-Herman TL, McCrimmon DR, et al. 2009. Respiration. In: Squire LR, editor. Encyclopedia of Neuroscience. pp. 121–30. Oxford: Academic Press.

6 McLelland J. 1989. Larynx and trachea. In: King AS, McLelland J, editors. Form and Function in Birds. Volume 4. pp. 69–103. London: Academic.

7 Robertson SA. 2002. Oxygenation and ventilation. In: Greene SA, editor. Veterinary Anesthesia and Pain Management Secrets. 1st ed. pp. 15–20. Philadelphia: Hanley & Belfus.

8 Bohr C. 1887. Uber die Lungenathmung. *Centralblatt fur Physiologie* 1:236–68.

9 Enghoff H. 1938. Volumen inefficax. Bemerkungen zur Frage des schadlichen Raumes. *Uppsala Lakareforen Forhandl* 44:191–218.

10 McDonell WN. 1969. Ventilation and acid-base equilibiruim with methoxyflurane anesthesia in dogs. MSc thesis. Guelph, Canada: University of Guelph.

11 Haskins SC. 1983. Blood gases and acid-base balance: clinical interpretation and therapeutic implications. In: Kirk RW, editor. Current Veterinary Therapy VIII. p. 201. Philadelphia: Saunders.

12 Murray JF. 1986. Gas exchange and oxygen transport. In: Murray JF, editor. The Normal Lung. p. 194. Philadelphia: WB Saunders.

13 DiBartola SP. 2012. Introduction to acid-base disorders. In: DiBartola SP, editor. Fluid, Electrolyte, and Acid-Base Disorders. 4th ed. pp. 287–301. St. Louis: Elsevier Saunders.

14 Ilkiw JE, Rose RJ,Martin ICA. 1991. A comparison of simultaneously collected arterial, mixed venous, jugular venous and cephalic venous blood samples in the assessment of blood gas and acid base status in dogs. *J Vet Intern Med* 5:294–8.

15 Robinson NE. 2009. The respiratory system. In: Muir WW, Hubbell JAE, editors. Equine Anesthesia. 2nd ed. pp. 11–36. Saunders St. Louis: Elsevier.

16 West, JB. 2012. Gas transport by the blood. In: West JB, editor. Respiratory Physiology: The Essentials. 9th ed.

pp.77–94. Baltimore: Lippincott, Williams & Wilkins.

17 Koterba AM. 1988. Breathing strategy of the adult horse (Equus caballus) at rest. *J Appl Physiol* 64:337–46.

18 West, JB. 2012. Mechanics of breathing. In:West JB, editor. Respiratory Physiology: The Essentials. 9th ed. pp. 95–124. Baltimore: Lippincott, Williams & Wilkins.

19 Kerr CL, McDonell WN. 2009. Oxygen supplementation and ventilator support. In: MuirWW, Hubbell JAE, editors. Equine Anesthesia. 2nd ed. pp. 332–52. Saunders St. Louis: Elsevier.

20 Hawkins MG, Pascoe PJ. 2007. Cagebirds. In:West G, Heard D, Caulkett N, editors. Zoo Animal and Wildlife Immobilization and Anesthesia. p. 269. Ames: Blackwell.

21 Zimmerman ME, Hodgson DS, Bello NM. 2013. Effects of oxygen insufflation rate, respiratory rate, and tidal volume on fraction of inspired oxygen in cadaveric canine heads attached to a lung model. *Am J Vet Res* 74(9):1247–51.

22 McNally EM, Robertson SA, Pablo LS. 2009. Comparison of time to desaturation between preoxygenated and nonpreoxygenated dogs following sedation with acepromazine maleate and morphine and induction of anesthesia with propofol. *Am J Vet Res* 70(11):1333–8.

23 Sirian R, Wills J. 2009. Physiology of apnoea and the benefits of preoxygenation. *Contin Educ Anaesth Crit Care Pain* 9(4):105–8.

24 Steffey EP, Howland D Jr., 1977. Isoflurane potency in the dog and cat. *Am J Vet Res* 38(11):1833–6.

25 Stuth EA, Tonkovic-Capin M, Kampine JP, et al. 1992. Dose-dependent effects of isoflurane on the CO2 responses of expiratory medullary neurons and the phrenic nerve activities in dogs. *Anesthesiology* 76(5):763–74.

26 McKelvey D, Hollingshead KW. 1994. Small Animal Anesthesia: Canine and Feline Practice. 1st ed. pp. 39–54. St Louis: Mosby.

27 Ko JC, Bailey JE, Pablo LS, et al. 1996. Comparison of sedative and cardiorespiratory effects of medetomidine and medetomidine-butorphanol combination in dogs. *Am J Vet Res* 57(4):535–40.

28 Talavera J, Kirschvink N, Schuller S, et al. 2006. Evaluation of respiratory function by barometric whole-body plethysmography in healthy dogs. *Vet J* 172(1):67–77.

29 McCrackin MA, Harvey RC, Sackman JE, et al. 1994. Butorphanol tartrate for partial reversal of oxymorphone-induced postoperative respiratory depression in the dog. *Vet Surg* 23(1):67–74.

30 Bragg P, Zwass MS, Lau M, et al. 1995. Opioid pharmacodynamics in neonatal dogs: differences between morphine and fentanyl. *J Appl Physiol* 79(5):1519–24.

31 Farver TB, Haskins SC, Patz JD. 1986. Cardiopulmonary effects of acepromazine and of the subsequent administration of ketamine in the dog. *Am J Vet Res* 47(3):631–5.

32 Sabbe MB, Penning JP, Ozaki GT, et al. 1994. Spinal and systemic action of the alpha 2 receptor agonist dexmedetomidine in dogs. Antinociception and carbon dioxide response. *Anesthesiology* 80(5):1057–72.

33 Vainio O, Palmu L. 1989. Cardiovascular and respiratory effects ofmedetomidine in dogs and influence of anticholinergics. *Acta Vet Scand* 30(4):401–8.

34 Pettifer GR, Dyson DH. 1993. Comparison of medetomidine and fentanyl-droperidol in dogs: sedation, analgesia, arterial blood gases and lactate levels. *Can J Vet Res* 57(2):99–105.

35 Pypendop B, Verstegen J. 1999. Cardiorespiratory effects of a combination of medetomidine, midazolam, and butorphanol in dogs. *Am J Vet Res* 60(9):1148–54.

36 Sinclair MD. 2003. A review of the physiological effects of α2-agonists related to the clinical use of medetomidine in small animal practice. *Can Vet J* 44(11): 885–97.

37 Lamont LA, Bulmer BJ, Grimm KA, et al. 2001. Cardiopulmonary evaluation of the use of medetomidine hydrochloride in cats. *Am J Vet Res* 62(11):1745–9.

38 Selmi AL, Mendes GM, Lins BT, et al. 2003. Evaluation of the sedative and cardiorespiratory effects of dexmedetomidine, dexmedetomidine-butorphanol, and dexmedetomidine-ketamine in cats. *J Am Vet Med Assoc* 222(1):37–41.

39 Popovic NA, Mullane JF, Yhap EO. 1972. Effects of acetylpromazine maleate on certain cardiorespiratory responses in dogs. *Am J Vet Res* 33(9):1819–24.

40 Colby ED, Sanford BS. 1981. Blood pressure and heart and respiratory rates of cats under ketamine/xylazine, ketamine/acepromazine anesthesia. *Feline Pract* 11(5): 19–24.

41 Haskins SC, Farver TB, Patz JD. 1986. Cardiovascular changes in dogs given diazepam and diazepam-ketamine. *Am J Vet Res* 47(4):795–8.

42 Pavlidou K, Savvas I, Moens YPS, et al. 2013. The effect of four anaesthetic protocols for maintenance of anaesthesia on trans-diaphragmatic pressure in dogs. *PLoS One* 8(10):e75341.

43 Maney JK, ShepardMK, Braun C, et al. 2013. A comparison of cardiopulmonary and anesthetic effects of an induction dose of alfaxalone or propofol in dogs. *Vet Anaesth Analg* 40(3):237–44.

44 Ponte J, Sadler CL. 1989. Effect of thiopentone, etomidate and propofol on carotid body chemoreceptor activity in the rabbit and the cat. *Br J Anaesth* 62(1):41–5.

45 Boscan P, Pypendop BH, Solano AM, et al. 2005. Cardiovascular and respiratory effects of ketamine infusions in isoflurane-anesthetized dogs before and during noxious stimulation. *Am J Vet Res* (12):2122–9.

46 Munson ES, Larson CP Jr,, Babad AA, et al. 1966. The effects of halothane, fluorxene, and cyclopropane on ventilation: a comparative study in man. *Anesthesiology* 27:716–28.

47 Mutoh T, Nishimura R, Kim HY, et al. 1997. Cardiopulmonary effects of sevoflurane, compared with halothane, enflurane, and isoflurane, in dogs. *Am J Vet Res* 58(8):885–90.

48 Pandit JJ,Winter V, Bayliss R, et al. 2010. Differential

effects of halothane and isoflurane on carotid body glomus cell intracellular Ca2+ and background K+channel responses to hypoxia. *Adv Exp Med Biol* 669:205–8.

49 Venema CM, Patterson CC. 2010. Feline asthma: what's new and where might clinical practice be heading? *J Feline Med Surg* 12(9):681–92.

50 Dye JA. 1992. Feline bronchopulmonary disease. *Vet Clin North Am Small Anim Pract* 22(5):1187–201.

51 Caron I, Carioto L. 2003. Feline asthma…a disease that cuts your breath. *Can Vet J* 44(8):654–6.

52 Atkins C. 1998. Heartworm disease: an update on testing and prevention in dogs and cats. *Vet Med* 93:3–13.

53 Mannella C, Donoghue AR. 1999. Feline heartworm disease: facts and myths. *Vet Forum* 16:50–65.

54 Rooke G, Choi J-H, Bishop MJ. 1997. The effect of isoflurane, halothane, sevoflurane, and thiopental/nitrous oxide on respiratory system resistance after tracheal intubation. *Anesthesiology* 86(6):1294–9.

55 Lau TT, Zed PJ. 2001. Does ketamine have a role in managing severe exacerbation of asthma in adults? *Pharmacotherapy* 21:110–6.

56 Craven R. 2007. Ketamine. *Anaesthesiology* 62(Suppl 1):48–53.

57 Hardie RJ, Gunby J, Bjorling DE. 2009. Arytenoid lateralization for treatment of laryngeal paralysis in 10 cats. *Vet Surg* 38(4):445–51.

58 Muir WW, Gadawski LE. 1998. Respiratory depression and apnea induced by propofol in dogs. *Am J Vet Res* 59(2):157–61.

59 Gross ME, Dodam JR, Pope ER, et al. 2002. A comparison of thiopental, propofol, and diazepam-ketamine anesthesia for evaluation of laryngeal function in dogs premedicated with butorphanol-glycopyrrolate. *J Am Anim Hosp Assoc* 38(6):503–6.

60 Jackson AM, Tobias K, Long C, et al. 2004. Effects of various anesthetic agents on laryngeal motion during laryngoscopy in normal dogs. *Vet Surg* 33(2):102–6.

61 Nelissen P, Corletto F, Aprea F, et al. 2012. Effect of three anesthetic induction protocols on laryngeal motion during laryngoscopy in normal cats. *Vet Surg* 41(7):876–83.

62 Tobias KM, Jackson AM, Harvey RC. 2004. Effects of doxapram HCl on laryngeal function of normal dogs and dogs with naturally occurring laryngeal paralysis. *Vet Anaesth Analg* 31(4):258–63.

63 Mercurio A. 2011. Complications of upper airway surgery in companion animals. *Vet Clin North Am Small Anim Pract* 41:969–80.

64 Kraus BLH. 2012. Efficacy of maropitant in preventing vomiting in dogs premedicated with hydromorphone. *Vet Anaesth Analg* 40:28–34.

65 Wilson DV, Evans AT, Miller R. 2005. Effects of preanesthetic administration of morphine on gastroesophageal reflux and regurgitation during anesthesia in dogs. *Am J Vet Res* 66:386–90.

66 Wilson DV, Boruta DT, Evans AT. 2006. Influence of halothane, isoflurane, and sevoflurane on gastroesophageal reflux during anesthesia in dogs. *Am J Vet Res* 67:1821–5.

67 Wilson DV, Evans AT, Mauer WA. 2007. Pre-anesthetic meperidine: associated vomiting and gastroesophageal reflux during the subsequent anesthetic in dogs. *Vet Anaesth Analg* 34:15–22.

68 Wilson DV, Evans AT. 2007. The effect of topical treatment on esophageal pH during acid reflux in dogs. *Vet Anaesth Analg* 34(5):339–43.

69 German AJ. 2006. The growing problem of obesity in dogs and cats. *J Nutr* 136:1940S-46S.

70 Carter JE, Lewis C, Beths T. 2013. Onset and quality of sedation after intramuscular administration of dexmedetomidine and hydromophone in various muscle groups in dogs. *J Am Vet Med Assoc* 243:1569–72.

71 Lodato DL, Hedlund CS. 2012. Brachycephalic airway syndrome: management. *Compend Contin Educ Vet* 34(8):E4.

3 神経疾患

Erin Wendt-Hornickle

University of Minnesota, College of Veterinary Medicine, Veterinary Clinical Sciences Department, StPaul, MN, 55108, USA

神経系に異常のある症例では、画像診断、生検、および疾患治療のために、しばしば全身麻酔が必要となる。その他、神経疾患とは無関係の処置で全身麻酔が必要となることもある。神経系の病態生理を理解することは、最適な脳血流（CBF）や脳灌流を維持して頭蓋内圧（ICP）の上昇を引き起こさない麻酔計画を立てるうえで重要である。

脳生理学

脳血流量

脳への血流は、脳灌流圧（CPP）と脳血管抵抗（CVR）で規定されている。どちらも自動調節機能、脳の代謝率（脳の酸素消費量：$CMRO_2$ として測定される）、動脈血二酸化炭素分圧（$PaCO_2$）、動脈血酸素分圧（PaO_2）、中心静脈圧（CVP）、および自律神経系などにより維持されている。CBF の自動調節能により、脳血流量は CPP が変化しても一定に維持される[1]。

臨床的に正常なイヌにおける CBF は約 67 ～ 90 ml/ 分 / 脳組織 100g CBF であり、ネコでは約 40 ml/ 分 / 脳組織 100g である[1,2,4]。

脳は、骨性の硬い頭蓋の中に収納されている。頭蓋内構造物（脳組織、脳脊髄液、および血液）は、正常な脳内容積を維持するために一定の体積に調節されなければならない。頭蓋骨に覆われているため、脳組織、脳脊髄液、または脳血流のいずれかが増加すると、その他の成分が減少しない限り、頭蓋内容積が増大して ICP が亢進してしまう。これを Monro-Kellie 仮説という（式 3.1）[5]。

式 3.1　Monro-Kellie の仮説。頭蓋内容積は脳組織と脳脊髄液および血液量の総和と等しい。

$$V_{頭蓋内} = V_{脳組織} + V_{脳脊髄液} + V_{血液量}$$

ICP が上昇し続けると、頭蓋内で脳ヘルニア（脳組織の正常な位置からの移動）が引き起こされる。脳ヘルニアの兆候には、収縮期圧および脈圧の上昇、徐脈、および不規則な呼吸があり、クッシング反射として知られている[6]。ICP 上昇の予防と治療では、頭蓋内成分の容積を減少させることを目的にすべきである。これは、過換気、高浸透圧療法、または利尿などの治療介入によって達成される。

自動調節能

正常であれば、CBF は厳密に調節されており、広い範囲の CPP と平均動脈血圧（MAP 60 ～ 140 mmHg）において一定に維持されている（図 3.1）。全身血圧が上昇するときには、脳動脈が収縮し、全身血圧が低下するときには、脳動脈は拡張している[1]。灌流圧が幅広く変化しても、これらの血管反応によって CBF は一定に維持されている。高血圧、頭蓋内腫瘍、外傷性脳損傷（TBI）などのいくつかの疾患の進行過程や、揮発性吸入麻酔薬が自動調節能に影響を及ぼす。それゆえ、全身麻酔に加えて疾患そのものが脳血流パターンに影響を及ぼすことがある。

脳灌流圧と平均血圧

脳灌流圧は CBF に大きな影響を及ぼす。CPP は MAP と ICP により規定される（式 3.2）。ヒトにおける正常範囲は、MAP 60 ～ 160 mmHg、ICP 5 ～ 10 mmHg である。したがって、CPP は 55 ～ 150 mmHg が正常範囲である[1]。これらの数

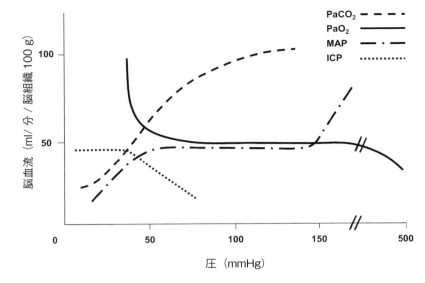

図 3.1　頭蓋内圧（ICP）、動脈血酸素分圧（PaO₂）、動脈血二酸化炭素分圧（PaCO₂）、平均動脈血圧（MAP）が脳血流（ml/分/脳組織 100 g）に及ぼす影響[1,7]。
出典：Image courtesy of Kristen Cooley, BS, CVT(anes).

値には、わずかな動物種差があるかもしれないが、ICP が上昇した場合には CPP を維持するために MAP も上昇させなければならない。全身麻酔下では、低血圧が発生しやすいため、MAP を厳密にモニタリングし、低血圧を積極的に治療しなければならない。

式 3.2　脳灌流圧は平均血圧と頭蓋内圧の差

$$CPP = MAP - ICP \quad (3.2)$$

脳代謝率

CBF と脳代謝における酸素要求量（CMRO₂）は直接的に関係する。CBF が上昇または低下すれば、CMRO₂ も同様に変化する。これらの関係性は、CBF/CMRO₂ カップリングと呼ばれる。CMRO₂ は、体温や吸入麻酔、鎮静薬、および鎮痛薬などの CMRO₂ 麻酔薬を含むいくつかの因子によって影響を受ける[1]。

動脈血酸素分圧および動脈血二酸化炭素分圧

PaCO₂ は CBF 量に急速に影響を及ぼす。それゆえ CO₂ レベルは頭蓋内圧上昇の際の治療対象となる（図 3.1）。CBF は、PaCO₂ 20〜80 mmHg の範囲内で PaCO₂ が 1 mmHg 上昇するごとに、約 2 ml/分/脳組織 100g 上昇する[8]。これは細動脈周辺の CSF の pH が変化することによって仲介される。高炭酸ガス血症によって pH が低下すると、血管拡張により ICP が上昇する。それゆえ、脳血管拡張の予防や治療では、正常な PaCO₂ もしくは軽度の過換気（PaCO₂：30〜35 mmHg）に維持することが重要である。正常換気もしくは軽度過換気は人工呼吸により達成可能である。PaCO₂ を制御することは、脳の血液容量と ICP を短時間で制御するための要となる。

PaO₂ も 50 mmHg 以下になると CBF に影響を与える（図 3.1）。このレベルの低酸素血症では脳血管の拡張が起こり、CBF と ICP が上昇する。正確に PaO₂ を評価する血液ガス分析を利用できない場合もある。このような場合には、酸素-ヘモグロビン解離曲線を基に考えると経皮的酸素飽和度（SpO₂）では低酸素血症の把握が遅れる可能性を理解したうえでパルスオキシメータを利用する[9]。

中心静脈圧

ICP が CVP よりも高いときは、血流は持続的に脳から出ていく。正常であれば、CVP はほとんど CBF に影響しない。しかしながら、CVP が上

昇する場合には、CBF も増加する。

麻酔

麻酔前の考慮

麻酔前に安定していない症例では、まず頭蓋外の安定化を図るべきである。適切な輸液治療を開始して、心拍出量や血圧などの血行動態パラメーターを安定化することが最も重要である。頭部外傷は換気中枢に影響を及ぼす可能性があるので、適切な酸素化と換気の維持も最優先としなければならない。最も生命を脅かす問題に対応した後、CBF、CPP および ICP の正常化などを含む頭蓋内の安定化を行う。

血糖管理

高血糖は頭部外傷に一般的に続発し、イヌとネコで外傷の重症度に関連する[10]。多くの報告で、頭部外傷による高血糖が高い死亡率と神経学的予後の悪化に関連することが示されている[11-13]。とくに、脳損傷のある症例において、血糖値が 180 mg/dl 以上となると予後が悪化する[14]。しかし、グルコースは脳代謝および精神維持に不可欠であるため、血糖値が 60 mg/dl 以下であればグルコースの補充療法が必要となる[15]。

上昇した頭蓋内圧の管理法

獣医療で ICP を測定することは現実的ではないため、ICP 上昇を示唆する臨床兆候の変化を麻酔前、麻酔中および麻酔後に評価することが重要である。身体検査では、瞳孔反射の欠損もしくは異常および精神状態や呼吸様式の変化を評価する。クッシング反射は、交感神経活性の増大による末梢血管抵抗の上昇と、心臓への副交感神経活性増大の結果生じる[6]。これらの反応は、ICP 上昇により生じ、脳灌流を維持するために起こる。

▷体位

ヒトの頭部外傷患者では、頭を 30° 高く保持

することで静脈流出を促してさらなる ICP 上昇を防ぐために役立つとされている[16-19]。

▷過換気療法

過換気（すなわち、$PaCO_2$ の低下）は CBF を減少させ、ICP を急速に低下させる最も効果的な方法である[20-22]。一般的には、$PaCO_2$ を約 30 〜 35 mmHg に維持することが推奨される[1]。しかし、低炭酸ガス血症は頭部外傷例において脳虚血を悪化させるため[23]、過換気療法は ICP 上昇の緊急対応にのみ使用すべきである。

▷高浸透圧療法

マンニトールはすでに ICP が上昇している症例の ICP を低下させるために使用される[24]。マンニトールは血漿浸透圧を増加させ、脳内において神経細胞内および間質から血管内スペースへ水分を移動させ、最終的に水分を全身循環へと移動させる[25,26]。また、マンニトールは脳灌流の増加、脳血管収縮、および CSF 産生低下によって ICP 低下をもたらす[27]。マンニトールは多くの機序で ICP を低下させるにもかかわらず、正常な血液 - 脳関門が維持されていないと浸透圧勾配の逆転が起こり、頭蓋内圧を亢進させてしまう[28]。このような場合には、高張食塩液が有効な選択肢になる可能性がある。

高張食塩液はマンニトールと同様に機能し、頭蓋内組織から全身循環に水分を引き込む。したがって、頭蓋内疾患をもつ症例、もしくは ICP 上昇を症例で使用できるかもしれない[29-31]。頭部外傷例では、高張食塩液はマンニトールより ICP 上昇の治療に有効である[32-34]。しかし、その効果持続時間は 90 分以内と短く、長期の ICP 上昇の制御を目的とした使用には限界がある[35]。

麻酔管理

鎮静と鎮痛

アセプロマジンは、発作歴のある症例の発作閾値の低下に関与するとされてきた。回顧的研究によって、アセプロマジンは発作の可能性を増大さ

表 3.1　オピオイド、鎮静薬および麻酔薬が頭蓋内圧（ICP）に及ぼす影響

薬物・薬剤分類	ICP に及ぼす影響
オピオイド	低下するが、低換気 / 高炭酸ガス血症による二次的に上昇させる可能性
ベンゾジアゼピン	変化なし、または低下
アセプロマジン	血管拡張により、脳血流量を増加させ、二次的に頭蓋内圧を上昇させる可能性
α_2- 作動薬	変化なし
プロポフォール	低下
エトミデート	低下するが、吐き気による二次的な頭蓋内圧上昇の可能性
バルビツレート	低下
ケタミン	上昇するが、他の鎮静薬や人工呼吸を使用すれば変化はない
イソフルラン、セボフルラン、デスフルラン	一般的に 1 MAC 以下であれば変化しないが、1 MAC 以上、もしくは高炭酸ガス血症では上昇する
亜酸化窒素	著しく上昇

せることなく使用できることが報告された[36]。アセプロマジンは、α_1- アドレナリン受容体を拮抗して血管拡張による低血圧を引き起こすことから、頭蓋内疾患をもつ症例には注意して使用すべきである（表 3.1）。CPP を維持するために、MAP を注意深くモニターする必要がある（式 3.2）。

デクスメデトミジンとミダゾラムの頭蓋内疾患症例への使用は、合理的であると考えられている。デクスメデトミジンは、ハロタンまたはイソフルラン麻酔下のイヌにおいて CBF を低下させる[37,38]。ミダゾラムは、脳の酸素代謝率を減少させることで CBF を低下させる[39]。オピオイドは、CBF と ICP への影響は最小限であるため、神経疾患症例での麻酔前投薬および鎮痛に選択可能である[40]。しかし、オピオイドは間接的に ICP を上昇させる。オピオイドを麻酔前投薬に用いると嘔吐を引き起こすことがあり、これによって ICP が上昇する[41,42]。また、低換気による高炭酸ガス血症で二次的な ICP 上昇を生じることがあり、それゆえ、全身麻酔中は補助呼吸や調節呼吸が推奨される[43]。痛みもまた呼吸抑制を引き起こすため、痛みのある症例では鎮痛としてオピオイドを使用しないことも推奨はされない。

注射麻酔

バルビツレート、エトミデートおよびプロポフォールには中枢抑制作用があり、CBF、ICP を低下させ、$CMRO_2$ を減少させる[43-48]。頭蓋内疾患症例へのケタミンの使用には賛否両論がある。他の注射麻酔薬とは異なり、ケタミンは CBF、ICPまたは $CMRO_2$ を低下させない[7]。ヒトにおけるケタミンの脳内循環への効果に関する初期の研究は、鎮静や人工呼吸管理を併用することなく行われた。人工呼吸下で他の鎮静薬を同時投与してケタミンを使用すると、ICP を上昇させなかったことから[49]、獣医療においてもこれらの状況下であればケタミンは使用可能と思われる。

吸入麻酔

一般的に、吸入麻酔薬は CBF を増加させ、$CMRO_2$ を低下させる。CBF に対する効果は脳血管に対する作用とは反対の結果であり、血管平滑筋への直接作用による血管拡張と、$CMRO_2$ 低下による血流量低下との対比である。ほとんどの吸入麻酔薬は、最少肺胞濃度（MAC, 1.0 MAC）以下の濃度では、CBF に及ぼす影響は最小限である。しかし、1.0 MAC を超えると、脳血管が拡張して CBF を増加させ、結果として ICP が上昇しうる。CBF の変化は、使用する吸入麻酔薬とその用量に依存する。イヌでは、60% 笑気の吸入で、CBFおよび $CMRO_2$ は 203% まで増加する[51]。揮発性吸入麻酔薬の中では、ハロタンは最も CBF への影

響が大きく、エンフルラン、イソフルラン、セボフルランおよびデスフルランのCBFに対する作用は同等である[52]。ネコでは、0.5〜1.5 MACのハロタンでCBFは顕著に増加するが、イソフルランは増加させない[53]。イヌでは、セボフルランおよびイソフルランは2.15 MACまではCBFへの効果は最小限である[54]。同様に、デスフルランは0.5〜1.5 MACの濃度で用量依存的にCBFを増加させる[55]。$CMRO_2$の減少が最も少ないのはハロタンであり、イソフルラン、セボフルラン、およびデスフルランは同程度である[53-57]。人工呼吸器で呼吸管理したイヌでは、イソフルランとセボフルランともに2.0 MACで顕著なCPPの低下を認め、調査されたすべてのMACにおいてイソフルランはセボフルランよりも平均CPPが低かった[58]。吸入麻酔薬はCBF量の増加に比例してICPを上昇させる[56-59]。しかし、これらの効果は、過換気による軽度の低炭酸ガス血症によって最小限にできる[60]。それゆえ、バランス麻酔やマルチモーダル鎮痛による麻酔法を取り入れることが重要であり、これによって外科麻酔に要求される吸入麻酔の濃度を低下させ、CNSへの酸素供給に対する影響を最小限にできる。

疾患別麻酔管理

頭部外傷

　頭部外傷は、一次的脳損傷と二次的脳損傷に分けられる。一次的脳損傷は最初の頭部損傷によって発生する非可逆的な損傷であり、二次的脳損傷は頭部損傷後発生し、さらなる神経組織の傷害をもたらす。二次的脳損傷の病因は、低酸素血症、低血圧、ICP上昇、およびCBF減少である[61-63]。

　これらの症例では、初期の安定化後にコンピュータ断層撮影（CT）のような画像診断検査が必要となるかもしれない。また、胸腔内および腹腔内損傷、または骨折整復などの全身麻酔が要求されるその他の処置が必要となることもある。麻酔の目標は、酸素化、全身血圧、およびCPP

を維持し、同時にICPのさらなる上昇を防ぐことである。

　麻酔前投薬には、鎮痛作用を得て注射麻酔薬や吸入麻酔薬を減少できる薬剤を選ぶべきであり、鎮静効果が求められることはまれである。ハロタンや笑気のようにCBFを増加させる麻酔薬は避けるべきである。ほとんどの注射麻酔薬（バルビツレート、プロポフォール、およびエトミデート）は$CMRO_2$を減少させ、CBFを低下させる。それゆえ、頭部外傷の症例の麻酔導入には妥当である。最小限の喉頭刺激で急速導入して発咳を防ぎ、ICP上昇を避けるべきである。気管挿管が困難と予想される場合には、マスクをしっかり密着させて3分間前酸素化（100ml/kg/分）することによって、5分間程度ヘモグロビンの酸素飽和を維持することができる[64]。高炭酸ガス血症および脳血管拡張を避けるため、補助または人工呼吸を実施すべきである。また、低炭酸ガス血症は頭部外傷による脳虚血をさらに悪化させることから、避ける必要がある[23]。麻酔維持には、フェンタニルなどの鎮痛薬の持続静脈内投与とプロポフォールまたは低用量の吸入麻酔薬の組み合わせが推奨される。

　麻酔回復期には、神経学的状態を持続的に評価する必要がある。人医療では、神経学的損傷の程度や症状をスコア化したグラスゴー昏睡スケールが使用されている。獣医療では、グラスゴー昏睡スケールを改良したものが使用され、ある程度の成功を収めている[65]。より典型的には、臨床獣医師は損傷の重症度や予後を予測するために神経学的機能や治療への反応性を連続的に評価している。

脳腫瘍

　脳の腫瘍は、原発性もしくは転移性である。イヌおよびネコでは、髄膜腫が原発性脳腫瘍として最も多く、次にイヌでは星細胞腫ならびに乏突起膠腫、ネコではリンパ腫が多い[66-68]。ゴールデンレトリーバーやボクサーは脳腫瘍の好発犬種であり[67,69]、短毛種のネコはその素因をもつと考えられている[66,68]。臨床兆候は極めてさまざまである。イヌでは、発作、精神状態の変化、前庭症状、盲目、

および頸部痛を頻繁に認め[67,69]、ネコでは、意識状態の変化、旋回、および発作を認める[66,68,70]。

脳腫瘍の診断には CT や核磁気共鳴画像（MRI）のような画像診断装置が必要である。一方、治療に関しては外科手術や放射線治療が必要となる。獣医療におけるこれらの診断治療には、全身麻酔が要求される。IM 投与による麻酔前投薬が必要な場合には、ICP に影響の少ない薬剤を使用すべきである。μ‐作動薬のモルヒネやヒドロモルフォンは嘔吐を引き起こし、ICP を上昇させる可能性がある。

麻酔導入薬には、急速に意識消失をもたらし、ICP を上昇させない薬剤を用いるべきである。発咳を引き起こす喉頭刺激を避け、高炭酸ガス血症および脳血管拡張を避けるために人工呼吸で管理する必要がある。麻酔維持はバランス麻酔で行うべきである。輸液療法には、等張液または高張液を用いるべきであり、過剰輸液を避けるよう注意する。麻酔モニタリングでは、パルスオキシメータ、カプノメータおよび心電図に加えて、観血的動脈血圧を測定すべきである。麻酔回復期には、麻酔中に使用した薬剤の鎮静作用が消失し、すでに存在している神経障害を悪化させることがないと確信を得られるまで、神経学的評価の実施を延期すべきである。

発作

発作は、発作性および同時性の脳内神経の放電によって引き起こされる[1]。臨床兆候は、影響を受ける脳の部位とその領域の広さに依存する。発作の原因は頭蓋外と頭蓋内の一般的な 2 つのカテゴリに分類される。代謝性疾患、中毒、および全疾患などの頭蓋外疾患に起因する発作では、その基礎疾患の治療が必要であり、これらの疾患はしばしば治療可能である。頭蓋内疾患に起因する発作の原因は、変性、奇形、腫瘍、感染、炎症、特発性、外傷、および血管系など多岐にわたる。発作の治療では、正常体温を維持し、適切な灌流、酸素化、および換気を確保し、脳浮腫を軽減させ、発作を止めることが基本となる[71,72]。

発作の既往がある症例の麻酔管理では、抗てんかん薬の作用を考慮しなければならない。鎮静作用を有する抗てんかん薬は麻酔薬の効果を増加させ、一方、肝酵素を誘導する薬剤は麻酔薬の薬物動態と薬力学を変化させる[1]。メトヘキシタールやエンフルランのようなてんかん発作を誘発する薬剤の使用は避ける。長年、アセプロマジンは発作を誘発すると疑われてきたことから、その使用は避けられてきた。しかし、回顧的研究によって、アセプロマジンは発作活性を増強しないことが示された[36]。オピオイド、ベンゾジアゼピン、プロポフォール、およびバルビツレートの麻酔管理における使用は妥当である。麻酔回復期には、発作のモニタリングが重要であり、必要に応じて治療を実施する。

椎間板疾患およびその他脊髄疾患

脊髄機能障害を引き起こす椎間板疾患や脊椎損傷は、小動物における神経障害の主な原因である。外傷性損傷は、神経組織を破壊し、脱髄、軸索損傷、神経や軸索の破壊を引き起こす[73]。局所組織の不安定および脊髄圧迫により痛みが生じる。

脊髄圧迫の疑われる症例には、全身麻酔下でのX線検査、脊髄造影検査、CT 検査、または MRI 検査が必要となる。外科的整復にも全身麻酔が必要になる。

この際には、いくつかの目標を立てるべきである。鎮静、麻酔導入、麻酔維持の方法および薬剤の選択では、必要となる鎮痛の程度を見極めバランス麻酔を用いるべきである。骨折や脱臼が疑われる場合には、麻酔前に不動化と安定化させることが、極めて重要であり、傍脊柱筋群の弛緩による不安定やさらなる障害を防止する必要がある。心拍数や血圧などの生理学的パラメーターを維持することは必須である。ダックスフンドのような特定の犬種では、脊髄の画像検査中に徐脈となることがある[74]。麻酔中の徐脈に対しては、グリコピロレートのような抗コリン薬が正常な心拍数を維持するのに役立つ。低体温は獣医療で一般的な合併症である[75,76]。正常体温の維持は困難である

が、輸液加温装置[77]や温風装置[78]を用いて体温低下を緩和することができる。X線検査や脊髄造影検査では、麻酔下で体位変換を行うことが多いが、この体位変換は気管損傷の誘発因子となりうる[79,80]。このリスクを軽減するため、体位変換の際に気管チューブが動かないよう細心の注意を払う。

椎間板疾患の治療のために全身麻酔したイヌでは、術後肺炎になる可能性がある[81]。麻酔時間の短縮と術後の嘔吐や胃内容の逆流を避けることでこのリスクを軽減可能である。脊髄造影検査後の発作が3～14%のイヌで報告されている[82,83]。この際には、迅速な抗てんかん薬の投与が必要であり、他の文献に記載されている[71,72]。

神経系機能不全または神経系組織に損傷を受けた症例では、椎間板疾患の症例と同様に、神経因性疼痛を発症するリスクがある。中枢感作、中枢脱抑制、およびAβ-線維の表現型の変化などの神経系内の感覚伝達の再構成が神経因性疼痛の発生メカニズムとして考えられている[84]。この神経化学伝達の変化のため、周術期にオピオイドを使用しても十分な鎮痛効果を得られないかもしれない。補助鎮痛としてケタミンの持続静脈内投与が有効である。読者にはMathewsによる神経因性疼痛の病態生理と治療に関するレビュー記事を参照されたい。

キアリ様奇形および脊髄空洞症

キアリ様奇形を疑う症例では、その確定診断にMRIが必要である。キアリ様奇形に続発した脊髄空洞症のイヌに共通する臨床兆候には、頸部痛、異痛、および感覚異常がある[84-87]。これらの症例に全身麻酔を計画する際には、適切な鎮痛を得られるバランス麻酔を考えなくてはならない。また、ICPを上昇させないことにも注意が必要である。

その他の神経系疾患

自律神経失調症は、自律神経節内の神経変性に特徴づけられるまれな特発性病態である。臨床兆候や身体検査所見は、交感神経と副交感神経の変性の重症度を反映する。膀胱の拡張を伴う排尿障害、瞳孔反射消失を伴う散瞳、口腔内乾燥、涙液産生の低下、肛門緊張の低下、および嘔吐や胃内容の逆流などが自律神経失調症のイヌに認められる症状である[88,89]。ネコでは、嗜眠、食欲低下、嘔吐、嚥下障害、有痛性排尿障害、瞳孔反射の消失を伴う散瞳、口腔内乾燥、瞬膜突出、および徐脈などが報告されている[90]。一般的に自律神経失調症は、イヌとネコともに高い死亡率で予後は悪い[88-90]。全身麻酔が必要な症例は重症例の場合と同様に管理し、心拍数と潜在的に起こりうる胃内容の逆流にとくに注意すべきである。

重症筋無力症は、神経筋接合部のアセチルコリン受容体の機能低下による先天性もしくは後天性自己免疫疾患である。臨床兆候には、筋虚弱と巨大食道があり、胃内容の肺への誤吸引のリスクがある。治療では、抗コリンエステラーゼ薬の投与と免疫抑制療法が実施される。重症筋無力症の症例では、この病気と無関係な処置のために全身麻酔が必要となることもある。重症筋無力症の症例の全身麻酔では、胃内容の誤嚥のリスクが高いことにとくに注意が必要である。急速な麻酔導入と迅速な気管挿管が必要である。抜管は、十分に自発呼吸が回復し、嚥下反射が回復して気道を保護できるようになった後に行うべきである。機能するアセチルコリン受容体が減少しているので、アトラクリラムのような非脱分極性筋弛緩薬への感受性が高い可能性がある[91,92]。非脱分極性筋弛緩薬を使用する場合には、投与量を1/2～2/3に減量し、神経刺激装置で筋弛緩の状態をモニタリングすべきである[93,94]。興味深いことに、重症筋無力症のヒトでは脱分極性筋弛緩薬に対して耐性をもつ[95]。しかし、獣医療で対象となる動物においてはこれまで報告されていない。

末梢の神経障害は、悪性腫瘍[96]や糖尿病[97,98]などの他の疾患と関連している。悪性疾患の症例では腫瘍周囲で末梢神経障害を生じ、獣医療においてもいくつかのタイプの腫瘍性疾患で報告がある[99-110]。糖尿病症例では神経の圧迫や伸展による末梢神経虚血の影響を受けやすい。麻酔中の体位やパッドの設置はさらなる神経損傷を防ぐた

めに極めて重要である。さらに、末梢神経障害の症例では、神経損傷や脱神経性アップレギュレーションのため、非脱分極性筋弛緩薬の効果が強くなる[111]。

神経鞘腫は神経根および末梢神経を起源とし、そのほとんどが頸部神経根または腕神経叢由来である[112]。臨床兆候は障害された組織に依存するが、さまざまな程度の痛みを伴った片側前肢跛行が一般的である。筋萎縮や神経学的欠損を認めることもある。X線検査、CT検査およびMRI検査など画像診断が外科手術の計画を立てる際に重要となる。麻酔管理の目標は、バランス麻酔と適切な鎮痛を得るためのマルチモーダル鎮痛の適用とすべきである。これらの症例は、神経因性疼痛があるかもしれないため、オピオイドの単独投与では効果的ではないかもしれない[84]。

参考文献

1 Pasternak JJ, Lanier WL Jr., 2008. Diseases affecting the brain. In: Hines RL, Marschall KE, editors. Stoelting's Anesthesia and Co-existing Disease. 5th ed. pp. 199–238. Philadelphia: Elsevier.

2 Busija DW, Heistad DD, Marcus ML. 1981. Continuous measurement of cerebral blood flow in anesthetized cats and dogs. *Am J Physiol* 241(2):228–34.

3 Peterson KL, MacLeod AG, Wisner ER, et al. 2008. Quantitative assessment of blood volume, blood flow, and permeability of the brain of clinically normal dogs by use of dynamic contrast-enhanced computed tomography. *Am J Vet Res* 69(1):45–50.

4 Ewing JR, Branch CA, Fagan SC, et al. 1990. Fluorocarbon-23 measure of cat cerebral blood flow by nuclear magnetic resonance. *Stroke* 21(1):100–6.

5 Walters FJ. 1990. Neuro anaesthesia – a review of the basic principles and current practices. *Cent Afr J Med* 36(2): 44–51.

6 Fodstad H, Kelly PJ, Buchfelder M. 2006. History of the Cushing reflex. *Neurosurgery* 59:1132–7.

7 Harvey R, Greene S, ThomasW. 2007. Neurologic Disease. In: Tranquilli WJ, Thurman JC, Grimm KA, editors. Lumb and Jones' Veterinary Anesthesia and Analgesia. 4th ed. pp. 903–13. Ames: Blackwell Publishing.

8 Grubb RL Jr,, Raichle ME, Eichling JO, et al. 1974. The effects of changes in PaCO2 on cerebral blood volume, blood flow, and vascular mean transit time. *Stroke* 5(5): 630–9.

9 Antonini E. 1979. History and theory of the oxyhemoglobin dissociation curve. *Crit Care Med* 7:360–7.

10 Syring RS, Otto CM, Drobatz KJ. 2001. Hyperglycemia in dogs and cats with head trauma: 122 cases (1997–1999). *J Am Vet Med Assoc* 218(7):1124–9.

11 Tude Melo JR, Di Rocco F, Blanot S, et al. 2010. Mortality in children with severe head trauma: predictive factors and proposal for a new predictive scale. *Neurosurgery* 67(6):1542–7.

12 Prisco L, Iscra F, Ganau M, et al. 2012. Early predictive factors on mortality in head injured patients: a retrospective analysis of 112 traumatic brain injured patients. *JNeurosurg Sci* 56(2):131–6.

13 Seyed Saadat SM, Bidabadi E, Seyed Saadat SN, et al. 2012. Association of persistent hyperglycemia with outcome of severe traumatic brain injury in pediatric population. *Childs Nerv Syst* 28(10):1773–7.

14 Claassen J, Vu A, Kreiter KT, et al. 2004. Effect of acute physiologic derangements on outcome after subarachnoid hemorrhage. *Crit Care Med* 32:32–8.

15 Pettifer GR, Grubb TL. 2007. Neonatal and geriatric patients. In: Tranquilli WJ, Thurman JC, Grimm KA, editors. Lumb and Jones' Veterinary Anesthesia and Analgesia. 4th ed. pp. 985–92. Ames: Blackwell Publishing.

16 Rosner MJ, Coley IB. 1986. Cerebral perfusion pressure,intracranial pressure, and head elevation. *J*

Neurosurg 65(5):636–41.

17 Schneider GH, von Helden GH, Franke R, et al. 1993. Influence of body position on jugular venous oxygen saturation, intracranial pressure and cerebral perfusion pressure. *Acta Neurochir Suppl (Wien)* 59:107–12.

18 Ng I, Lim J, Wong HB. 2004. Effects of head posture on cerebral hemodynamics: its influences on intracranial pressure, cerebral perfusion pressure, and cerebral oxygenation. *Neurosurgery* 54(3):593–7.

19 Agbeko RS, Pearson S, Peters MJ, et al. 2012. Intracranial pressure and cerebral perfusion pressure responses to head elevation changes in pediatric traumatic brain injury. *Pediatr Crit Care Med* 13(1):39–47.

20 Jackson RT, Clairmont AA, Pollock RA. 1974. The effect of carbon dioxide inhalation on cerebral blood flow: a two-hour duration study in dogs with microspheres. *Stroke J* 5(3):344–9.

21 Detre JA, Subramanian VH, Mitchell MD, et al. 1990. Measurement of regional cerebral blood flow in cat brain using intracarotid $2H_2O$ and 2H NMR imaging. Magn Reson Med 14(2):389–95.

22 Oertel M, Kelly DF, Lee JH, et al. 2002. Efficacy of hyperventilation, blood pressure elevation, and metabolic suppression therapy in controlling intracranial pressure after head injury. *J Neurosurg* 97(5):1045–53.

23 Curley G, Kavanagh BP, Laffey JG. 2010. Hypocapnia and the injured brain: more harm than benefit. *Crit Care Med* 38(5):1348–59.

24 Bagley RS, Keegan RD, Greene SA, et al. 1995. Intraoperative monitoring of intracranial pressure in five dogs with space-occupying intracranial lesions. *J Am Vet Med Assoc* 207(5):588–91.

25 Rosner MJ, Coley I. 1987. Cerebral perfusion pressure: a hemodynamic mechanism of mannitol and the post-mannitol hemogram. *Neurosurgery* 21:147–56.

26 Hartwell RC, Sutton LN. 1993. Mannitol, intracranial pressure, and vasogenic edema. *Neurosurgery* 32:444–50.

27 Donato T, Shapira Y, Artru A, et al. 1994. Effect of mannitol on cerebrospinal fluid dynamics and brain tissue edema. *Anesth Analg* 78(1):58–66.

28 Palma L, Bruni G, Fiaschi AI, et al. 2006. Passage of mannitol into the brain around gliomas: a potential cause of rebound phenomenon. A study on 21 patients. *J Neurosurg Sci* 50(3):63–6.

29 Prough DS, Johnson JC, Poole GV Jr,, et al. 1985. Effects on intracranial pressure of resuscitation from hemorrhagic shock with hypertonic saline versus lactated Ringer's solution. *Crit Care Med* 13(5):407–11.

30 GunnarW, Jonasson O,Merlotti G, et al. 1988. Head injury and hemorrhagic shock: studies of the blood brain barrier and intracranial pressure after resuscitation with normal saline solution, 3% saline solution, and dextran-40. *Surgery* 103(4):398–407.

31 Qureshi AI, Wilson DA, Traystman RJ. 2002. Treatment of transtentorial herniation unresponsive to hyperventilation using hypertonic saline in dogs: effect on cerebral blood flow and metabolism. *J Neurosurg*

Anesthesiol 14(1):22–30.

32 Vialet R, Albanese J, Thomachot L, et al. 2003. Isovolume hypertonic solutes (sodium chloride or mannitol) in the treatment of refractory posttraumatic intracranial hypertension: 2 ml/kg 7.5% saline ismore effective than 2 ml/kg 20% mannitol. *Crit Care Med* 31:1683–7.

33 Battison C, Andrews PJ, Graham C, et al. 2005. Randomized, controlled trial on the effect of a 20% mannitol solution and a 7.5% saline/6% dextran solution on increased intracranial pressure after brain injury. *Crit Care Med* 33:196–202.

34 Cottenceau V, Masson F, Mahamid E, et al. 2011. Comparison of effects of equiosmolar doses of mannitol and hypertonic saline on cerebral blood flow and metabolism in traumatic brain injury. *J Neurotrauma* 28:2003–12.

35 Ito N, Suzuki K, Koie H, et al. 2006. The effect of 7.2% hypertonic saline solution on the duration of sodium gradient between the cerebrospinal fluid and the venous circulation in the dog. *J VetMed Sci* 68(2):183–5.

36 Tobias KM, Marioni-Henry K, Wagner R. 2006. A retrospective study on the use of acepromazine maleate in dogs with seizures. *J Am Anim Hosp Assoc* 42(4):283–9.

37 Zornow MH, Fleischer JE, Scheller MS, et al. 1990. Dexmedetomidine, an alpha 2-adrenergic agonist, decreases cerebral blood flow in the isoflurane-anesthetized dog. *Anesth Analg* 70(6):624–30.

38 Karlsson BR, Forsman M, Roald OK, et al. 1990. Effect of dexmedetomidine, a selective and potent alpha 2-agonist, on cerebral blood flow and oxygen consumption during halothane anesthesia in dogs. *Anesth Analg* 71(2):125–9.

39 Nugent M, Artru AA, Michnfelder JD. 1982. Cerebral metabolic, vascular and protective effects of midazolam maleate. *Anesthesiology* 56:172–6.

40 Lamont LA, Mathews KA. 2007. Opioids, nonsteroidal anti-inflammatories, and analgesic adjuvants. In: Tranquilli WJ, Thurman JC, Grimm KA, editors. Lumb and Jones' Veterinary Anesthesia and Analgesia. 4th ed. pp. 241–272. Ames: Blackwell Publishing.

41 Valverde A, Cantwell S, Hernández J, et al. 2004. Effects of acepromazine on the incidence of vomiting associated with opioid administration in dogs. *Vet Anaesth Analg* 31(1):40–5.

42 Self IA, Hughes JM, Kenny DA, et al. 2009. Effect of muscle injection site on preanaesthetic sedation in dogs. *Vet Rec* 164(11):323–6.

43 Marsh ML, Marshall LF, Shapiro HM. 1977. Neurosurgical intensive care. *Anesthesiology* 47(2):149–63.

44 Pierce EC Jr,, Lambertsen CJ, Deutsch S, et al. 1962. Cerebral circulation and metabolism during thiopental anesthesia and hyper-ventilation in man. *J Clin Invest* 41:1664–71.

45 Prior JG, Hinds CJ, Williams J, et al. 1983. The use of etomidate in the management of severe head injury. *Intensive Care Med* 9:313–20.

46 Vandesteene A, Trempont V, Engelman E, et al. 1988.

Effect of propofol on cerebral blood flow and metabolism in man. *Anaesthesia* 43(Suppl):42–3.

47 Artru AA, Shapira Y, Bowdle TA. 1992. Electroencephalogram, cerebral metabolic, and vascular responses to propofol anesthesia in dogs. *J Neurosurg Anesthesiol* 4(2):99–109.

48 Branson, K. 2007. Injectable and alternative anesthetic techniques. In: Tranquilli WJ, Thurman JC, Grimm KA, editors. Lumb and Jones' Veterinary Anesthesia and Analgesia. 4th ed. pp. 273–99. Ames: Blackwell Publishing.

49 Chang LC, Raty SR, Ortiz J, et al. 2013. The emerging use of ketamine for anesthesia and sedation in traumatic brain injuries. *CNS Neurosci Ther* 19(6):390–5.

50 Drummond JC, Todd MM, SchellerMS, et al. 1986. A comparison of the direct cerebral vasodilating potencies of halothane and isoflurane in the New Zealand white rabbit. *Anesthesiology* 65:462–8.

51 Sakabe T, Kuramoto T, Inoue S, et al. 1978. Cerebral effects of nitrous oxide in the dog. *Anesthesiology* 48(3):195–200.

52 Drummond JC, Patel PM. 2000. Cerebral physiology and the effects of anesthetics and techniques. In: Miller RD, editor. Miller's Anesthesia. 5th ed. pp. 695–733. Philadelphia: Churchill Livingstone.

53 Todd MM, Drummond JC. 1984. A comparison of the cerebrovascular and metabolic effects of halothane and isoflurane in the cat. *Anesthesiology* 60:276–82.

54 SchellerMS, Nakakimura K, Fleischer JE, et al. 1990. Cerebral effects of sevoflurane in the dog: comparison with isoflurane and enflurane. *Br J Anaesth* 65(3):388–92.

55 Lutz LJ, Milde JH, Milde LN. 1990. The cerebral functional, metabolic, and hemodynamic effects of desflurane in dogs. *Anesthesiology* 73(1):125–31.

56 Scheller MS, Tateishi A, Drummond JC, et al. 1988. The effects of sevoflurane on cerebral blood flow, cerebral metabolic rate for oxygen, intracranial pressure, and the electroencephalogram are similar to those of isoflurane in the rabbit. *Anesthesiology* 68:548–52.

57 Cucchiara RF, Theye RA, Michenfelder JD. 1974. The effects of isoflurane and canine cerebral metabolism and blood flow. *Anesthesiology* 40:571–4.

58 Chohan AS, Greene SA, Keegan RD, et al. 2013. Intracranial pressure and cardiopulmonary variables during isoflurane or sevoflurane anesthesia at various minimum alveolar concentration multiples in normocapnic dogs. *Am J Vet Res* 74(3):369–74.

59 Artru AA. 1983. Relationship between cerebral blood volume and DSF pressure during anesthesia with halothane or enflurane in dogs. *Anesthesiology* 58:533–9.

60 Drummond JC, Todd MM. 1985. The response of the feline cerebral circulation to $PaCO_2$ during anesthesia with isoflurane and halothane and during sedation with nitrous oxide. *Anesthesiology* 62:268–73.

61 Shackford SR, Mackersie RC, Davis JW, et al. 1989. Epidemiology and pathology of traumatic deaths occurring at a level I trauma center in a regionalized system: the importance of secondary brain injury. *J Trauma* 29:1392–7.

62 Pietropaoli JA, Roghers FM, Shackford SR, et al. 1992. The deleterious effects of intraoperative hypotension on outcome in patients with severe head injuries. *J Trauma* 33:403–7.

63 Jones PA, Andrews PJ, Midgley S, et al. 1994. Measuring the burden of secondary insults in head-injured patients during intensive care. *J Neurosurg Anesthesiol* 6:4–14.

64 McNally EM, Robertson SA, Pablo LS. 2009. Comparison of time to desaturation between preoxygenated and nonpreoxygenated dogs following sedation with acepromazine maleate and morphine and induction of anesthesia with propofol. *Am J Vet Res* 70(11):1333–8.

65 Platt SR, Radaelli ST, McDonnell JJ. 2001. The prognostic value of the modified Glasgow Coma Scale in head trauma in dogs. *J Vet Intern Med* 15(6):581–4.

66 Troxel MT, Vite CH, Van Winkle TJ, et al. 2003. Feline intracranial neoplasia: retrospective review of 160 cases (1985–2001). *J Vet Intern Med* 17(6):850–9.

67 Snyder JM, Shofer FS, Van Winkle TJ, et al. 2006. Canine intracranial primary neoplasia: 173 cases (1986–2003). *J Vet Intern Med* 20(3):669–75.

68 Tomek A, Cizinauskas S, Doherr M, et al. 2006. Intracranial neoplasia in 61 cats: localisation, tumour types and seizure patterns. *J Feline Med Surg* 8(4):243–53.

69 Greco JJ, Aiken SA, Berg JM, et al. 2006. Evaluation of intracranial meningioma resection with a surgical aspirator in dogs: 17 cases (1996–2004). *J Am Vet Med Assoc* 229(3):394–400.

70 Negrin A, Cherubini GB, Lamb C, et al. 2010. Clinical signs, magnetic resonance imaging findings and outcome in 77 cats with vestibular disease: a retrospective study. *J Feline Med Surg* 12(4):291–9.

71 Dewey CW. 2006. Anticonvulsant therapy in dogs and cats. *Vet Clin North Am Small Anim Pract* 36(5):1107–27.

72 Fletcher D. 2010. Seizures and anticonvulsant therapy. *16th International Veterinary Emergency and Critical Care Society Proceedings*. pp. 325–8. San Antonio.

73 Jeffery ND. 2010. Vertebral fracture and luxation in small animals. *Vet Clin North Am Small Anim Pract* 40(5):809–28.

74 Harrison RL, Clark L, Corletto F. 2012. Comparison of mean heart rate in anaesthetized dachshunds and other breeds of dog undergoing spinal magnetic resonance imaging. *Vet Anaesth Analg* 39(3):230–5.

75 Redondo JI, Suesta P, Serra I, et al. 2012. Retrospective study of the prevalence of postanaesthetic hypothermia in cats. *Vet Rec* 170(8):206.

76 Redondo JI, Suesta P, Serra I, et al. 2012. Retrospective study of the prevalence of postanaesthetic hypothermia in dogs. *Vet Rec* 171(15):374.

77 Steinbacher R, Mosing M, Eberspächer E, et al. 2010. Perioperative use of fluid warmers reduces hypothermia in cats. *Tierarztl Prax Ausg K Kleintiere Heimtiere* 38(1):15–22.

78 Kibanda JO, Gurney M. 2012. Comparison of two methods for the management of intraoperative hypothermia in dogs. *Vet Rec* 170(15):392.

79 Mitchell SL, McCarthy R, Rudloff E, et al. 2000. Tracheal rupture associated with intubation in cats: 20 cases (1996–1998). *J Am Vet Med Assoc* 216(10):1592–5.

80 Alderson B, Senior JM, Dugdale AH. 2006. Tracheal necrosis following tracheal intubation in a dog. *J Small Anim Pract* 47(12):754–6.

81 Java MA, Drobatz KJ, Gilley RS, et al. 2009. Incidence of and risk factors for postoperative pneumonia in dogs anesthetized for diagnosis or treatment of intervertebral disk disease. *J Am Vet Med Assoc* 235(3):281–7.

82 Lexmaulova L, Zatloukal J, Proks P, et al. 2009. Incidence of seizures associated with iopamidol or iomeprol myelography in dogs with intervertebral disk disease: 161 cases (2000–2002). *J Vet Emerg Crit Care (San Antonio)* 19(6):611–6.

83 da Costa RC, Parent JM, Dobson H. 2011. Incidence of and risk factors for seizures after myelography performed with iohexol in dogs: 503 cases (2002–2004). *J Am Vet Med Assoc* 238(10):1296–300.

84 Mathews KA. 2008. Neuropathic pain in dogs and cats: if only they could tell us if they hurt. *Vet Clin North Am Small Anim Pract* 38(6):1365–414.

85 Lu D, Lamb CR, Pfeiffer DU, et al. 2003. Neurological signs and results of magnetic resonance imaging in 40 cavalier King Charles spaniels with Chiari type 1-like malformations. *Vet Rec* 153(9):260–3.

86 Rusbridge C, MacSweeney E Jr,, Davies JV, et al. 2000. Syringohydromyelia in Cavalier King Charles spaniels. *J Am Anim Hosp Assoc* 36:64–65.

87 Rusbridge C. 2007. Chiari-like malformation with syringomyelia in the Cavalier King Charles spaniel: long-term outcome after surgical management. *Vet Surg* 36: 396–405.

88 Longshore RC, O'Brien DP, Johnson GC, et al. 1996. Dysautonomia in dogs: a retrospective study. *J Vet Intern Med* 10:103–9.

89 Harkin KR, Andrews GA, Nietfeld JC. 2002. Dysautonomia in dogs: 65 cases (1993–2000). *J Am Vet Med Assoc* 220(5):633–9.

90 Kidder AC, Johannes C, O'Brien DP, et al. 2008. Feline dysautonomia in the Midwestern United States: a retrospective study of nine cases. *J Feline Med Surg* 10(2): 130–6.

91 Smith CE, Donati F, Bevan DR. 1989. Cumulative dose-response curves for atracurium in patientswithmyasthenia gravis. *Can J Anaesth* 36(4):402–6.

92 Nilsson E, Meretoja OA. 1990. Vecuronium dose-response and maintenance requirements in patients with myasthenia gravis. *Anesthesiology* 73:28–32.

93 Jones RS, Brown A,Watkins PE. 1988. Use of muscle relaxant atracurium in a myasthenic dog. *Vet Rec* 122:611.

94 Schwartz JJ. 2008. Skin and musculoskeletal diseases. In: Hines R, Marschall K, editors. Stoelting's Anesthesia and Co-existing Disease. 5ᵗʰ ed. pp. 437–67. Philadelphia: Elsevier.

95 Eisenkraft JB, Book WJ, Mann SM, et al. 1988. Resistance to succinylcholine in myasthenia gravis.

Anesthesiology 69:760–3.

96 Cavana P, Sammartano F, Capucchio MT, et al. 2009. Peripheral neuropathy in a cat with renal lymphoma. *J Feline Med Surg* 11(10):869–72.

97 Kramek BA, Moise NS, Cooper B, et al. 1984. Neuropathy associated with diabetes mellitus in the cat. *J Am Vet Med Assoc* 184(1):42–5.

98 Morgan MJ, Vite CH, Radhakrishnan A, et al. 2008. Clinical peripheral neuropathy associated with diabetes mellitus in 3 dogs. *Can Vet J* 49(6):583–6.

99 Griffiths IR, Duncan ID, Swallow JS. 1977. Peripheral polyneuropathies in dogs: a study of five cases. *J Sm Anim Pract* 18:101–16.

100 Cardinet GH, Holliday TA. 1979. Neuromuscular diseases of domestic animals: a summary of muscle biopsies from 159 cases. *Ann NY Acad Sci* 317:290–313.

101 Chrisman CL. 1980. Postoperative results and complications of insulinomas in dogs. *J Am Anim Hosp Assoc* 16:677–84.

102 Sorjonen DC, Braund KG, Hoff EJ. 1982. Paraplegia and subclinical neuromyopathy associated with a primary lung tumor in a dog. *J Am Vet Med Assoc* 180:1209–11.

103 Shahar R, Rousseaux C, Steiss J. 1985. Peripheral polyneuropathy in a dog with functional islet B-cell tumor and widespread metastasis. *J Am Vet Med Assoc* 187:175–7.

104 Dyer KR, Duncan ID, Hammang JP, et al. 1986. Peripheral neuropathy in two dogs: correlation between clinical, electrophysiological and pathological findings. *J Sm Anim Pract* 27:133–46.

105 Presthus J, Teige J. 1986. Peripheral neuropathy associated with lymphosarcoma in a dog. *J Sm Anim Pract* 27:463–9.

106 Braund KG, McGuire JA, Amling KA, et al. 1987. Peripheral neuropathy associated with malignant neoplasms in dogs. *Vet Pathol* 24(1):16–21.

107 Braund KG, Steiss JE, Amling KA, et al. 1987. Insulinoma and subclinical peripheral neuropathy in two dogs. *J Vet Int Med* 1:86–90.

108 Braund KG. 1990. Remote effects of cancer on the nervous system. *Semin Vet Med Surg (Small Anim)* 5(4):262–70.

109 Villiers E, Dobson J. 1998. Multiple myeloma with associated polyneuropathy in a German shepherd dog. *J Small Anim Pract* 39(5):249–51.

110 Mariani CL, Shelton SB, Alsup JC. 1999. Paraneoplastic polyneuropathy and subsequent recovery following tumor removal in a dog. *J Am Anim Hosp Assoc* 35(4):302–5.

111 Fikes LL, Dodman NH, Court MH. 1990. Anaesthesia for small animal patients with neuromuscular disease. *Br Vet J* 146:487–99.

112 Bradley RL, Withrow SJ, Snyder SP. 1982. Nerve sheath tumors in the dog. *J Am Anim Hosp Assoc* 18:915–21.

4 肝胆道系疾患

Carrie A. Schroeder

University of Wisconsin, School of Veterinary Medicine, Department of Surgical Sciences, Madison, WI, 53706, USA

肝臓は多くの生体機能を司る非常に複雑な器官である。麻酔症例の多くで肝疾患に遭遇する。肝機能不全には、臨床疾患を伴わない肝酵素の上昇から劇症型の肝不全までさまざまなものがある。幸運なことに、肝硬変や肝炎のような肝不全を招く重篤な肝障害のある症例に全身麻酔を実施することはまれである。しかし、肝生検や門脈体循環シャントの修復など外科的介入が必要な多くの肝疾患で、鎮静や全身麻酔が必要となる。麻酔計画を立てる前に、麻酔科医は、肝疾患の程度、肝疾患に関連する異常、薬物代謝や動物の恒常性への影響を理解しなければならない。

解剖と生理

肝血流は全心拍出量の 25 ～ 30％を占めており、2 種類の経路（肝動脈および門脈）を介して血液供給されている。門脈血流は 75％を占めているが、門脈血の酸素飽和度は比較的低く、肝臓の酸素要求量の 50 ～ 55％しか酸素供給できない。一方、肝動脈による肝血流の供給量は 25％であるが、肝臓の酸素要求量の 45 ～ 50％を担っている。恒常的に肝血流は多いため、肝臓の酸素要求が増加した際には肝臓自体への血流量が増加するよりも血液からの酸素抽出量が増加する[1]。

正常な状態では、心拍出量あるいは収縮期血圧の低下に伴って門脈血流が減少すると、通常は肝動脈血流の増加によって代償される。肝血管系は α_1-アドレナリン受容体の支配を受けているため、交感神経の活性化によって肝動脈の血管収縮が生じ、肝血流量が減少する[2]。門脈圧が上昇した場合や中心静脈圧（central venous pressure：CVP）が上昇した場合にも肝血流量が減少する。CVP の上昇はうっ血性心不全や陽圧換気に関連して生じることがある。これらの状況は、肝臓からの血液流出を抑制し、門脈圧の増加や肝血流量の減少を生じる。

健康な動物では、肝臓は胆汁生成や分泌、代謝機能、血漿蛋白合成、およびグリコーゲンの蓄積といった多数の重要な役割を担う。肝臓には幅広い役割があるが、十分な予備力があるため、臨床的な異常が認められる前に肝疾患が重症化していることがある。胆汁酸塩は肝細胞で合成され、胆汁として胆管によって肝葉から運び出され、ほとんどの動物種で胆汁を貯留する胆嚢へ移動する。総胆管は、Oddi 括約筋の弛緩によって胆汁を十二指腸へ放出する。モルヒネの投与は、いくつかの動物種で Oddi 括約筋の攣縮を引き起こすことが知られており、急性膵炎では禁忌とされていた[3]。近年、ヒトの研究において、急性膵炎の疼痛管理においてモルヒネの使用が安全であることが示唆されており、肝胆道系疾患の症例に対してモルヒネの使用を避けるべきであるとする臨床的な根拠も示されていない（オピオイドの項を参照）[4]。

肝臓には多数の酵素経路があり、これには炭水化物、蛋白質、脂肪、および薬剤の代謝が含まれる。炭水化物代謝によってグルコースが合成され、グリコーゲンの形で貯蔵される。糖新生の異常は低血糖を引き起こすことがあり、重篤な肝不全の症例によく認められる。脱アミノ化を介した蛋白質代謝は生体にエネルギー基質を供給するが、副産物としてアンモニアが生じる。正常な状況下では、アンモニアは体から排除されるが、肝疾患の状態によってはアンモニアレベルが上昇し、肝性脳症に陥ることがある。肝疾患症例では、麻酔薬や鎮痛薬の代謝も損なわれ、薬物の作用が遷延す

表 4.1 獣医療で一般に使用される酵素抑制薬および
　　　 誘導薬

酵素抑制薬	酵素誘導薬
シプロフロキサシン	リファンピシン
エリスロマイシン	フェニトイン
クロラムフェニコール	フェノバルビタール
ケトコナゾール	オメプラゾール
イトラコナゾール	インスリン
フルコナゾール	デキサメサゾン
フルオキセチン	トラマドール
オメプラゾール	
シメチジン	
ラニチジン	
キニジン	
アミオダロン	
クロルプロマジン	
メサドン	
プロポフォール	

いくつかの薬物は、薬理学的に CYP 酵素の形態に応じて
酵素の阻害薬および誘導薬として作用できることに注意。

ることがある。ほとんど例外なく、たいていの麻酔薬が肝臓で生体内変化を受け、活性化あるいは不活化される。これらの反応の多くが肝臓のチトクローム P-450（CYP）酵素に依存している。肝 CYP 酵素はバルビツレートのような薬物の投与によって誘導され、ケトコナゾールやシメチジンのような多数の薬物の投与によって抑制される（表 4.1）[5]。酵素誘導によって薬剤耐性や交差耐性が引き起こされるため、薬用量が増加する。とくに、フェノバルビタールのような酵素誘導薬を長期投与した場合に認められる。反対に、酵素抑制薬は肝臓の薬物代謝を減少させるため、酵素抑制薬を長期投与した際には薬用量を減少すべきである。グレイハウンドは CYP 活性が減弱しており、この犬種で観察される麻酔薬作用の延長の一因となっている[6]。これはすべてのサイトハウンド種で認められると考えられることから、チオペンタールのようにその生体内変化を CYP システムに依存する薬剤については、これらの犬種への投与を避けるか投与量を減量すべきである[7]。

　肝臓の生体での重要な役割の 1 つに、蛋白質合成がある。ほぼすべての蛋白質が肝臓で合成され

る。これには、アルブミン、凝固因子、およびコリンエステラーゼが含まれる[2]。アルブミンは血漿浸透圧の維持や麻酔薬を含む多くの基質の輸送に必要不可欠である。低アルブミン血症、高窒素血症、およびアシドーシスは、アルブミンに結合する薬物の量を減少させる。これによって遊離した非結合型の薬物が増加し、薬物の作用が増強する。アルブミンの半減期は 21 日以内であり、この長い半減期のため、急性肝疾患では低アルブミン血症は認められない[1]。反対に、VIIC 因子とフォン・ヴィレブランド因子を除くすべての凝固因子が肝臓で合成されているが、アルブミンとは異なり、凝固因子の半減期は比較的短いことから、急性肝疾患でも影響を受けることがある[2,8]。急性肝不全の症例では、全身麻酔や外科手術の前に凝固系検査を実施すべきである。

肝不全のマーカー

　残念なことに、肝不全の生化学マーカーは非特異的であり、鋭敏ではない。肝機能検査の項目には、血清アルブミン、血糖、胆汁酸、プロトロンビン時間（PT）、血中尿素窒素（BUN）、およびコレステロールがある[9]。血清半減期がさまざまであるため、これら肝機能マーカーの変化はすぐには認められないこともある。アルブミンの半減期は比較的長いため（約 21 日）、低血糖、低コレステロール血症、および BUN の低下が認められるまで低アルブミン血症は観察されないことがある。凝固因子は比較的半減期が短いため、急性肝疾患において凝固異常が認められることがある。症例の全体的な凝固系の状態はトロンボエラストグラフィ（thrombo elastography：TEG）によって評価することが最もよいが、臨床的意義のある凝固異常は、ビタミン K 依存性凝固因子前駆体（protein induced by vitamin K antagonism：PIVKA）や PT の上昇によって検出される[10,11]。

　肝酵素の上昇は、真の肝不全よりむしろ肝細胞障害を示唆する[9]。アスパラギン酸トランスアミナーゼ

（AST）やアラニンアミノトランスフェラーゼ（ALT）のような血清アミノトランスフェラーゼは肝細胞障害で放出され、診断に使用されている。例えば、血清 ALT は肝臓に限局して存在し、肝疾患でより特異的である。どのような場合にも、これらの酵素値は肝細胞障害の程度に相関しているが、障害の回復には関連していない[10]。血清アルカリホスファターゼ（ALP）は肝臓、骨、小腸、および腎臓で産生される。この酵素の軽度上昇は肝細胞障害に一致しているが、若齢動物、骨疾患症例あるいはフェノバルビタール、フェニトイン、およびコルチコステロイドなどの薬剤が長期投与されている症例でも上昇する[10]。ALP とともにγ-グルタミントランスフェラーゼ（GGT）が増加している場合には、胆汁うっ滞が示唆される[9]。

肝胆道系障害に対する最も鋭敏で特異的な検査法は、食前および食後の胆汁酸測定である。食前および食後の胆汁酸上昇は、門脈体循環シャント、肝硬変、肝臓の壊死と炎症、ステロイド肝障害、胆汁うっ滞、および小腸閉塞で認められることがある[9]。

最終的に血液検査のみで肝胆道系疾患を確定診断することは困難である。血液生化学項目の上昇に加えて、注意深い身体検査や臨床兆候の観察によって診断すべきである。腹部エコー検査のような画像診断や肝生検が確定診断に必要となることがある。

肝機能障害と外科手術

外科的ストレスや疼痛に関連する交感神経系の活性化による変化に加えて、手術操作による肝血管系の直接的な圧迫により肝血流を減少させることがある。肝血管系は豊富なα_1-アドレナリン受容体によって神経支配されており、交感神経系の活性化によって放出されたカテコールアミンでまず血管収縮が生じ、結果として肝動脈血流が減少する[2]。

さらに、人工呼吸や補助呼吸で高い気道内圧や高い呼気終末陽圧（positive end-expiratory pressure：PEEP）を用いると、心拍出量と門脈血流の両方が減少し、その結果、肝血流量が減少する[12]。加えて、全身麻酔下での自発呼吸に関連した高炭酸ガス血症も肝血流を減少させることがある[13]。肝臓と横隔膜／胸腔は近接しているため、肝臓への手術操作は肺や胸壁の可動域に影響を与え、結果として低換気に陥ることがある。とくに、小さな症例においては、呼吸の物理的な制限を減らすべく対応しなければならない。したがって、これらの症例では、人工呼吸が推奨される。しかし、圧関連性肺傷害を避けるために、最大気道内圧を注意深くモニタリングする必要がある。

肝機能障害と麻酔に用いられる薬物

麻酔前投薬
フェノチアジン

アセプロマジンは、獣医療において鎮静や抗不安を目的として一般的に使用されている。アセプロマジンはフェノチアジン誘導体であり、ドパミン受容体およびα_1-アドレナリン受容体を遮断し、血管拡張作用を有する[14]。その薬物代謝は肝臓での生体内分解を介しており、拮抗薬はない。アセプロマジンの肝血流や肝機能に対する直接的影響は獣医療では明らかにはされていない。肝臓移植に関する研究では、ケタミン、キシラジン、およびアセプロマジンの投与が肝機能、移植肝の再生、炎症反応、あるいは肝臓の病理学的変化への影響を認めていない[15]。しかし、肝疾患症例へのアセプロマジンの使用は避けるべきである。例えば、アセプロマジン投与は、α_1-アドレナリン受容体の拮抗による血管拡張を生じ、全身性に低血圧が発生する[14]。加えて、低アルブミン血症の症例では、膠質浸透圧の低下によって低血圧に陥っていることがあり、アセプロマジン投与によってさらに血圧が低下する恐れがある。さらに、アセプロマジンとアトロピンを併用して投与すると血小板凝集に異常が生じることが示されている[16]。肝障害のある症例では凝固不全を呈することがあるため、凝固障害のある症例では、アセプロマジン投与は禁

忌であり、超音波ガイド下肝生検のような処置の前にアセプロマジンを投与することは疑問視されている。

α_2-アドレナリン作動薬

デクスメデトミジンのようなα_2-アドレナリン受容体作動薬（α_2-作動薬）は優れた鎮静作用を提供するが、著しい心血管系抑制も合わせもつ。α_2-作動薬は全身血管抵抗を増加させ、心拍数と心拍出量を著しく減少する[17-19]。しかし、肝血流は良好に維持される。例えば、全身麻酔下での開胸術を実施した犬では、デクスメデトミジン投与後に肝血流の有意な減少は認められなかった[20]。加えて、実験的に敗血症を起こしたラットにデクスメデトミジンを投与した場合に、デクスメデトミジンの肝臓保護効果が肝組織の組織病理検査によって実際に認められた[21]。デクスメデトミジンの代謝は肝臓での生体内分解に依存しているが、その効果や持続時間が増加した場合にはアチパメゾールのようなα_2-アドレナリン受容体拮抗薬を利用できる。全体的に、デクスメデトミジンは肝臓に対して負の作用はなく、肝疾患症例に禁忌ではない。しかし、この薬剤を肝疾患症例に用いた大規模評価は実施されておらず、重度な鎮静や心血管系抑制を示すため、投与時には注意が必要である。

ベンゾジアゼピン

ミダゾラムやジアゼパムのようなベンゾジアゼピンは、内因性抑制性神経伝達物質であるγアミノ酪酸（gamma amino butyric acid：GABA）作用の増強を介して鎮静効果を有する[22]。これらの薬剤は心血管への影響が最小限であり、多くの疾患においても一般的に用いることができる[23]。しかし、劇症型肝不全がネコのジアゼパム経口投与に関連がある[24]。この副作用は、ジアゼパムあるいはミダゾラムの非経口投与後には報告されておらず、周術期における投与は安全であると考えられている。肝臓で代謝されるが、鎮静作用が延長した場合や効果が過剰であった場合には、GABA

受容体拮抗薬であるフルマゼニルを使用できる。

肝機能障害のあるほとんどの症例において、周術期鎮静のためのベンゾジアゼピンの投与はよい選択といえる。しかし、肝性脳症の症例には注意が必要である。肝性脳症の動物の神経細胞には内因性ベンゾジアゼピンの存在によって、ベンゾジアゼピンへの感受性が増大しており、外因性のベンゾジアゼピン投与は肝性脳症を増悪することが示されている[25]。ベンゾジアゼピン拮抗薬のフルマゼニルの投与は、肝性脳症の症状を改善する[26]。GABA作動性神経緊張への肝性脳症の作用のため、肝性脳症の兆候のある動物に対してはジアゼパムやミダゾラムの用量を大幅に減量するか、その投与を避けるべきである。

オピオイド

オピオイドは、オピオイド受容体への作用に基づいて分類される[27]。$\mu-$オピオイド作動薬は$\mu-$オピオイド受容体の活性化を介した薬理学的作用を示し、モルヒネ、ヒドロモルホン、オキシモルホン、フェンタニル、メサドン、およびメペリジンといった薬剤が含まれるが、これらに限られているわけではない。ブトルファノールはオピオイド作動薬-拮抗薬として分類され、$\mu-$オピオイド受容体に拮抗薬として作用し、$\kappa-$オピオイド受容体に作動薬として作用する。ブプレノルフィンは$\mu-$オピオイド受容体の部分的作動薬であり、最大より低い臨床的反応を示す。

通常、オピオイドは肝疾患の症例に安全に使用できると考えられている。ほとんどのオピオイドは肝臓で代謝されることから、肝障害の場合には作用が延長することがある[28]。ナロキソンは非選択的オピオイド受容体拮抗薬であり、オピオイド作動薬の作用時間が延長したり、過剰な効果がある場合に使用することがある。しかし、鎮痛効果もナロキソンの投与で拮抗されてしまうため、注意が必要である。前述のように、モルヒネはいくつかの動物種においてOddi括約筋の収縮を引き起こし、胆道内圧を上昇させる[3]。これらのことからモルヒネは、過去に急性膵炎の症例への使用

が安全ではないと考えられていたが、ヒトの研究において急性膵炎の症例の鎮痛にモルヒネを使用しても安全であることが示されている[4]。現時点では、モルヒネの使用を肝胆道系疾患の症例には避けるべきであることを示す臨床的根拠はない。

ほとんどのオピオイドが主に肝代謝を受け、腎排泄される。レミフェンタニルは例外であり、エステル加水分解を介して完全に肝外で代謝される[27]。また、レミフェンタニルは超短時間作用（5分以内）であり、適切な鎮痛を得るためには持続静脈内投与が必要である[29]。レミフェンタニルは、肝障害があっても作用時間は変化しないため、肝疾患の動物に有用である。ヒトにおいて、重篤な慢性肝疾患や肝移植の無肝期においても作用時間と薬物クリアランスは変わらなかった[30,31]。レミフェンタニルはイヌとネコ両方でのイソフルランの減量効果があることが報告されており、イヌにおける肝生検の麻酔にイソフルランと併用されている[32-34]。レミフェンタニルをボーラス投与したり、高用量で持続静脈内投与すると、著しい呼吸抑制と徐脈が生じるため、心血管系および換気状態の厳密なモニタリングが必要であり、抗コリン薬の投与や陽圧換気が必要となることがある。

非ステロイド性抗炎症薬

非ステロイド性抗炎症薬（nonsteroidal anti-inflammatory drugs：NSAID）はほとんどの周術期鎮痛計画において重要であり、手術や麻酔をされている多くの動物が長期にわたって投与されている。すべての NSAID は主に酸化ストレスのため、肝機能障害や肝酵素の上昇といった臨床兆候を伴う特異体質性肝毒性を引き起こす可能性がある[35,36]。禁忌ではないが、特異体質性肝毒性を引き起こす可能性があるため、肝疾患の動物にNSAID を投与する際には十分な注意が必要である。さらに、NSAID は血小板凝集を障害することがある。デラコキシブの投与後の犬に血小板機能不全が認められたが、アスピリン、カルプロフェン、およびメロキシカムの投与後には認められなかった[37]。同様に、カルプロフェンは血餅強度や血小板凝集を減弱させたが、デラコキシブは実際には強度を増加させた。一見すると深刻なこれらのデータの臨床的意義は知られていない[38]。肝疾患では凝固異常を伴っていることがあり、複数のNSAID が血小板機能障害を引き起こすことが示唆されているため、凝固異常を伴う肝機能不全の症例には NSAID を避けた方が賢明である。

麻酔導入薬
バルビツレート

チオペンタールは重度の肝疾患の症例への麻酔導入にほとんど使用されない。麻酔覚醒は主に中枢神経系からの他の組織への再分布に依存するが、肝臓での生体内変化で代謝されることから、肝機能障害がある場合には代謝が非常に遅くなることがある[39]。現在では、より良い麻酔導入薬を選択できることから、肝機能障害の症例ではチオペンタールを避けるべきである。

プロポフォール

プロポフォールの投与によって急速な麻酔導入と覚醒を得られる。プロポフォールは肝臓で急速に代謝されて不活化されるが、そのクリアランスは肝血流を超えており、肝外代謝も示唆されている[40]。プロポフォールの急速投与は低血圧を引き起こすことが知られているが、血管拡張作用によって肝動脈血流は増加する[41]。このため、プロポフォールは肝機能障害の症例の麻酔導入薬として優良な選択肢となる。肝性脳症の症状を増悪させることなく、肝硬変のヒトへの使用も安全であることが示されている[42,43]。

エトミデート

エトミデートは他の麻酔導入薬と比較して心血管系への安定性が高いという長所がある[40]。急速投与によって、迅速な麻酔導入と中枢神経系からの急峻な再分布を介した覚醒がもたらされる。代謝はエステル加水分解を介しており、重度の肝機能障害がある場合にも薬物クリアランスに有意な変化はない[44]。エトミデートでは心血管系の安定

性がもたらされるにもかかわらず、投与後の肝血流や酸素運搬は減少する[45]。しかし、エトミデートは心血管系への影響が最小限であり、急速な覚醒が得られることから、全体的に肝機能不全の症例への使用は安全であると考えられる。

解離性麻酔薬

解離性麻酔薬のケタミンおよびチレタミンは、ほとんどの動物種で肝臓で代謝されるが、ネコでは他の動物種よりも腎排泄に依存している[46]。イヌにケタミンを投与すると、肝臓への酸素運搬は減少するものの、肝動脈および門脈の血流には有意な変化は認められない[47]。全体として、解離性麻酔薬の肝機能障害症例への使用は安全であると考えられる。しかし、プロポフォールやエトミデートはケタミンよりも麻酔導入が円滑であり、覚醒が速やかであるため、解離性麻酔薬の代替薬となる。

吸入麻酔薬

歴史的に、ハロタンはいくつかの動物種において肝毒性と関連がある[48-52]。現在使用されている吸入麻酔薬は肝毒性との直接的な関連はないが、多くの生理学的副作用が生じることがある。一般に、すべてのハロゲン化麻酔薬は、さまざまな程度に肝血流を減少させる[53,54]。肝血流の減少によって、結果として薬物のクリアランスが減少し、肝細胞障害を生じる。吸入麻酔薬による用量依存性の低血圧がさらに肝血流を減少させることがある。また、高炭酸ガス血症も肝血流を減少させるため、揮発性麻酔薬の用量依存性の呼吸抑制にも注意しなければならない[13]。換気状態をモニタリングし、動脈血の二酸化炭素レベルを維持するために必要に応じて陽圧換気を開始すべきである。現在使用されているすべての揮発性麻酔薬の代謝は最小限であり、肝機能障害によって麻酔回復が直接的に変化することはない。イソフルランやセボフルラン麻酔後にはALT、AST、およびGGTの上昇が報告されているが[55,56]、これらの吸入麻酔薬は安全と考えられる。すなわち、イソフルラン、セボフルラン、およびデスフルランは肝機能障害の症例に使用できる。

笑気は肝動脈および門脈血流を用量依存的に減少させる[57]。笑気によって低酸素ラットモデルでは、小葉中心性壊死が生じることが報告されているが、正常な酸素状態の臨床例ではこのような肝毒性は報告されておらず、笑気の使用は肝機能障害の症例に安全であると広く考えられている[58]。笑気の使用によってハロゲン化麻酔薬の必要量を減少できるため、ハロゲン化麻酔薬の循環呼吸器系への抑制作用を減弱できるという長所がある。

肝機能障害のある症例の麻酔管理

前述のように、肝機能障害の程度は、術前の血清生化学プロファイルによって検出された臨床的意義のない肝酵素値の上昇から劇症性肝不全までさまざまである。多くの基礎疾患がこれらの異常を引き起こし、その症状は極めてさまざまである。表4.2に肝機能障害の症例に一般的に認められる生理的異常を列挙した。獣医療では、劇症性肝不全を示している症例に全身麻酔を実施することは非常にまれである。獣医療では、門脈体循環シャントの症例、外科的肝生検あるいは超音波ガイド下肝生検を必要とする症例、および肝臓と無関係の外科手術を必要とする症例において肝機能障害が認められる状況で全身麻酔が実施されている。

表4.2　肝機能障害と肝不全に一般的に関連する生理的な異常

肝機能障害に一般的に関連する問題
肝性脳症
低カリウム血症
低血糖
低アルブミン血症
腹水
凝固障害
低血圧
薬物の代謝障害

これらの異常は肝機能障害のある麻酔症例に見られることも見られないこともある。

肝酵素上昇の精査のために肝生検を受ける動物において、肝臓の機能的予備力は十分であり、前述した症例とは異なり、麻酔時に不測の有害事象は認められない。しかし、肝臓における薬物の生体内変化が障害されている可能性があり、注意深く薬物を選択しなければならない。ほとんどの麻酔薬の代謝は肝臓での生体内変化に依存しており、肝機能が障害されている場合には作用時間が延長することがある。ベンゾジアゼピンやオピオイドといった薬剤は循環抑制と呼吸抑制が最小限であるために良好な選択肢であり、過剰な鎮静や鎮静作用の延長が見られた場合にはこれらの受容体を容易に拮抗できる。症例の循環状態によって、プロポフォールやエトミデートを気管挿管に十分な筋弛緩を得るために選択できる。これらの薬剤は麻酔導入が速やかであり、麻酔回復は再分布とこれに続く肝外代謝に依存するため、良好な選択肢である[40]。超音波ガイド下肝生検の場合、麻酔前投薬による鎮静が必要ないこともある。症例に鎮静や全身麻酔が必要な場合には、κ-オピオイド受容体作動薬で軽度の鎮静および鎮痛作用をもつブトルファノール（0.1 ～ 0.3 mg/kg）の静脈内投与後に十分な筋弛緩効果が得られ、必要最小限のプロポフォールを投与することが適している。

門脈体循環シャントの症例は、麻酔科医が遭遇する肝機能障害の最も重篤な症例の典型例である。これらの症例は、しばしば肝不全に伴う臨床兆候と検査値の異常を示す[10]。手術台にいる間だけでなく、周術期全体を通してこれらの異常を管理することが重要である。これらの症例は年齢が若く、小型犬種であり、発育障害が見られるために一般的に体格が小さい。この矮小さは血管確保を困難にし、静脈留置の前に EMLA（EMLA® クリーム、APP Pharmaceuticals, LLP; Schaumburg, IL 60173：訳者注；日本国内ではエムラクリームとして佐藤製薬から発売されている）のような外用局所麻酔薬を塗布することによって症例の不快感を減少できる。さらに、小さい動物は低体温を生じやすく、麻酔回復の遅延につながる[59]。鎮静や麻酔中には保温対策を実施す

べきであり、症例の体温を注意深くモニタリングする必要がある。

重度の肝疾患症例では、肝臓の糖代謝が障害されているためしばしば低血糖を認め、周術期に注意深いモニタリングが必要である。麻酔前、麻酔導入時、麻酔中 30 ～ 60 分ごと（可能ならば）、および麻酔回復期に血糖値を確認すべきである。血糖値を 70 mg/dl 以上に維持するために、必要であれば 2.5 ～ 5％ブドウ糖を静脈内輸液に添加する[60]。覚醒遅延の場合には、低血糖を予測し、除外しなければならない。

蛋白合成障害あるいは腹水からの喪失を原因とする低アルブミン血症により、全身麻酔においていくつかの課題が生じることがある。低アルブミン血症では、薬物の蛋白結合に影響を及ぼし、ジアゼパムのような蛋白結合率の高い薬物では非結合型で活性のある薬物の比率が増加するため、その作用が増強する[61]。多くの麻酔薬は蛋白結合率が高いため、顕著な低アルブミン血症の場合には投与量を減量すべきである。アルブミンは血漿浸透圧を維持する重要な役割を担っており、アルブミンの減少は血漿浸透圧の低下につながり、低血圧や浮腫を生じる。例えば、重篤な低アルブミン血症（アルブミン濃度＜ 1.5 g/dl）の症例では、周術期の晶質液投与によって肺水腫や末梢浮腫が生じることがある[62]。麻酔前にアルブミン濃度を増加させるための血漿投与を試みることもできるが、必要な血漿量が多いと容量過負荷となることがある。重篤な症例ではヒトアルブミン製剤を利用できるが、健康なイヌでも重症のイヌでも重大な反応が報告されているため、有害反応が懸念される[63,64]。凍結乾燥イヌ特異的アルブミン（5％）が入手可能であり、ヒトアルブミンを投与した際に認められることがある遅延性有害事象は報告されていない[65]。重度の低アルブミン血症の症例における周術期の輸液投与では、6％ヒドロキシエチルデンプンのような膠質液を晶質液と組み合わせるか（それぞれ 5 ml/kg/ 時間）、単独で投与すべきである。低アルブミン血症の重症例では、容量過負荷を防ぐために CVP を測定すべきであ

る。CVP を約 3 ～ 5 cm H_2O に維持すべきであり、CVP が 13 ～ 16 cm H_2O を超えると肺水腫の可能性が高まる[66]。

　腹水は、重篤な肝疾患の動物で認められることがある。大量の腹水は、横臥位で肺の拡張を障害する。これらの症例では、急速大量に除去しないように注意しながら、麻酔前に腹水を除去すべきである。急速に腹水を除去すると、血液成分が腹腔に移動し、結果として深刻な循環血液量減少や心血管系の虚脱を生じることがある[10]。大量の腹水がある動物では、無呼吸時に脱酸素がより急速に起こることがあるため、麻酔導入前にフェイスマスクで 100% 酸素を吸入させてあらかじめ酸素化すべきである。

　循環血液量減少、低アルブミン血症、および低体温による低血圧にしばしば遭遇する。小動物では、腹部の手術操作によって静脈還流が障害されて低血圧が悪化することがあり、その結果、突然の血圧変動が生じる。重篤な肝疾患の症例では、動脈へのカテーテル留置による観血的血圧測定を利用すべきであるが、門脈体循環シャントの症例は小さいため、実施困難な場合が多い。観血的血圧測定ができない場合には、オシロメトリック式血圧計やドプラ超音波血圧測定によって 5 分ごとに非侵襲的に血圧測定すべきである。低血圧（平均動脈圧 < 60 mmHg）は、膠質液の投与、ドブタミンなどの陽性変力薬やノルエピネフリンやバソプレシンなどの血管作用薬によって管理する。

　全身麻酔や侵襲的処置を予定している肝障害のある動物では、血液凝固異常を除外するために血液凝固機能を検査することが重要である。最小限、麻酔前に PT を検査すべきである。しかし、肝疾患の動物において凝固傾向に関連する因子である血清 PIVKA（訳者注：ビタミン K 合成の減少やビタミン K 機能の阻害が生じた際に合成される異常な凝固因子を示す）が高い活性を示したときには、さらなる凝固検査が必要とされる[10]。血液凝固異常は新鮮凍結血漿やビタミン K_1 の投与によって治療できる[67]。凝固時間が正常であっても、肝臓は血管豊富であるため、麻酔科医はすべ

ての侵襲的処置に伴う出血に対して準備すべきである。血液製剤を用意すべきであり、必要に応じて血液ドナーとクロスマッチを実施する。

　肝性脳症を示す症例には、特有の問題がある。内因性ベンゾジアゼピン受容体作動物質が高濃度になっているため、これらの動物ではベンゾジアゼピンのような GABA 受容体を介して作用する薬物に対して非常に高い感受性がある[68]。これらの薬物の投与量を適切に減量しない場合、重度に鎮静することがある。

　肝疾患のため慢性嘔吐のある症例では、術前に低カリウム血症が見られることがある。血中カリウム < 3.5 mEq/L であれば、麻酔前に治療すべきである。これはカリウム 0.5 mEq/kg/ 時間を超えない投与速度で静脈内補正することで対応できる。

肝機能障害症例のモニタリング

　肝胆道系障害がある症例では、ドレーピング前に麻酔モニターを注意深く取り付ける必要がある。とくに、小さな症例でドレーピングで完全に覆われてしまう場合にはそうすべきである。体温、パルスオキシメータ、心電図、血圧、および終末呼気二酸化炭素を注意深くモニタリングすべきである。低血圧や重篤な低アルブミン血症のある症例、または術中出血が予想される症例では、侵襲的動脈血圧測定を実施すべきである。中等度から重度の低アルブミン血症のある症例の場合、容量過負荷を避けるために CVP をモニタリングすべきである。前述のように、CVP は約 3 ～ 5 cm H_2O に維持すべきである。CVP の急速な上昇（> 4 cm H_2O）があれば輸液の投与速度を緩徐にすべきであり、CVP が低下した場合には輸液量が不十分であることを示す[66]。

　胆道系疾患の外科的治療が必要な症例に必ず肝障害があるわけではないが、術中には安定しない可能性が高い。ネコでは、胆嚢摘出術中の麻酔下での心停止に関して、多くの逸話的な報

告がある。慢性肝疾患のヒトでは、敗血症状態に類似した血流亢進のような自律神経系異常が報告されている[69,70]。胆嚢摘出術を予定している胆道系疾患の症例では、しばしば血圧や心拍数に大きな変動が認められ、心血管系パラメーターの緊密なモニタリングが必要である。

術後には、肝障害のある症例を注意深く評価することが重要である。術直後の基準値を得て、術後治療について慎重に判断するために、血圧、体温、ヘマトクリット、アルブミンおよび血糖値を測定すべきである。麻酔回復遅延は薬物の残留あるいは効果遷延、低体温、あるいは低血糖の結果生じることがある[71]。必要に応じて薬物の拮抗、保温、およびブドウ糖投与を実施すべきである。

症例の気質、肝障害の程度、および処置内容に合わせて薬剤を選択すべきである。一般に、ベンゾジアゼピンとオピオイドの併用は筋肉内投与（IM）、あるいは静脈内投与（IV）ともに安全である。薬剤を静脈内投与する場合には、より低い薬用量を選択すべきである。

結論

緊密で熱心なモニタリングを実施すれば、肝疾患の動物に麻酔することは可能である。麻酔前投薬の組み合わせの例として、イヌではミダゾラム（0.05 ～ 0.1 mg/kg）およびヒドロモルホン（0.05 ～ 0.2 mg/kg）、ネコではミダゾラムおよびオキシモルホン（0.05 ～ 0.1 mg/kg）の IV あるいは IM があげられる。麻酔導入はプロポフォール（2 ～ 6 mg/kg IV）あるいはエトミデート（1 ～ 2 mg/kg IV）で可能であり、その後吸入麻酔へ移行する。フェンタニル（5 ～ 10 μg/kg/ 時間）あるいはレミフェンタニル（2 ～ 5 μg/kg/ 時間）などの鎮痛薬の持続静脈内投与によって術中鎮痛が得られ、吸入麻酔薬の要求量を減少できる。低アルブミン血症や肝性脳症の場合には、薬物の投与量を減少させなければならない。

要約

肝疾患症例はさまざまな症状を見せる。それぞれの症例に対する入念な管理計画とともに、臨床的な異常に細心の注意を払うことが推奨される。麻酔科医は麻酔を必要とする処置のさまざまな問題だけではなく、肝障害の影響について完全に理解しておかなければならない。すべての症例に言えることだが、とくに肝障害のある症例では、術中だけでなく術後も注意深くモニタリングすることが重要である。注意深い配慮、モニタリング、および管理があれば、これらの症例の周術期管理を成功させることができる。

参考文献

1 Stoelting RK, Hillier SC. 2006. Liver and gastrointestinal tract. In: Pharmacology & Physiology in Anesthetic Practice. 4th ed. pp. 831–43. Philadelphia: Lippincott Williams & Wilkins.

2 Mushlin PS, Gelman S. 2010. Hepatic physiology and pathophysiology. In: Miller RD, ed. Miller's Anesthesia, 7th ed. pp. 743–75. Philadelphia: Elsevier Churchill Livingstone.

3 Coelho JC, Senninger N, Runkel N, et al. 1986. Effect of analgesic drugs on the electromyographic activity of the gastrointestinal tract and sphincter of Oddi on biliary pressure. *Ann Surg* 204:53–8.

4 Thompson DR. 2001. Narcotic analgesic effects on the sphincter of Oddi: a review of the data and therapeutic implications in treating pancreatitis. *Am J Gastroenterol* 96:1266–72.

5 Sweeney BP, Bromilow J. 2006. Liver enzyme induction and inhibition: implications for anesthesia. *Anesthesia* 61:159–77.

6 Kukanich B, Coetzee JF, Gehring R, et al. 2007. Comparative disposition of pharmacologic markers for cytochrome P-450 mediated metabolism, glomerular filtration rate, and extracellular and total body fluid volume of greyhound and beagle dogs. *J Vet Pharmacol Ther* 30:314–9.

7 Court MH. 1999. Anesthesia of the sighthound. *Clin Tech Small Anim Pract* 14:38–43.

8 Stoelting RK, Hillier SC. 2006. Hemostasis and blood coagulation. In: Pharmacology & Physiology in Anesthetic Practice. 4th ed. pp. 859–62. Philadelphia: LippincottWilliams & Wilkins.

9 McCord KW, Webb CB. 2011. Hepatic dysfunction. *Vet Clin North Am Small Anim Pract* 41:745–58.

10 Bunch SE. 2003. Hepatobiliary and exocrine pancreatic disorders. In: Small Animal Internal Medicine. 3rd ed. pp. 472–567. St. Louis: Mosby.

11 SenzoloM, Burra P, Cholongitas E, et al. 2006. New insights into the coagulopathy of liver disease and liver transplantation. *World J Gastroenterol* 12:7725–36.

12 Putensen C, Wrigge H, Hering R. 2006. The effects of mechanical ventilation on the gut and abdomen. *Curr Opin Crit Care* 12:160–5.

13 Fujita Y, Sakai T, Ohsumi A, et al. 1989. Effects of hypocapnia and hypercapnia on splanchnic circulation and hepatic function in the beagle. *Anesth Analg* 69:152–7.

14 Ludders JW, Reitan JA, Martucci R, et al. 1983. Blood pressure response to phenylephrine infusion in halothane-anesthetized dogs given acetylpromazine maleate. *Am J Vet Res* 44:969–99.

15 Songqing H, Atkinson C, Qiao F, et al. 2010. Ketamine-xylazine-acepromazine compared with isoflurane for anesthesia during liver transplantation in rodents. *J Am Assoc Lab Anim Sci* 49(1):45–51.

16 Barr SC, Ludders JW, Looney AL, et al. 1992. Platelet aggregation in dogs after sedation with acepromazine and atropine and during subsequent general anesthesia and surgery. *Am J Vet Res* 53(1):2067–70.

17 Congdon JM, Marquez M, Niyom S, et al. 2011. Evaluation of the sedative and cardiovascular effects of intramuscular administration of dexmedetomidine with and without concurrent atropine administration in dogs. *J Am Vet Med Assoc* 239:81–9.

18 Murrell JC, Hellebrekers LJ. 2005. Medetomidine and dexmedetomidine: a review of cardiovascular effects and antinociceptive properties in the dog. *Vet Anaesth Analg* 32:117–27.

19 Selmi AL, Mendes GM, Lins BT, et al. 2003. Evaluation of the sedative and cardiorespiratory effects of dexmedetomidine, dexmedetomidine-butorphanol, and dexmedetomidine-ketamine in cats. *J Am Vet Med Assoc* 222:37–41.

20 Lawrence CJ, Prinzen FW, de Lange S. 1996. The effect of dexmedetomidine on nutrient organ blood flow. *Anesth Analg* 83:1160–5.

21 Sezer A, Memis D, Usta U, et al. 2010. The effect of dexmedetomidine on liver histopathology in a rat sepsis model: an experimental pilot study. *Turkish J Trauma Emerg Surg* 16(2):108–12.

22 Tanelian DL, Kosek P,Mody I, et al. 1993. The role of GABA$_A$ receptor/chloride channel complex in anesthesia. *Anesthesiology* 78:757–76.

23 Jones DJ, Stehling LC, Zauder HL. 1979. Cardiovascular responses to diazepam and midazolam maleate in the dog. *Anesthesiology* 51:430–4.

24 Center SA, Elston TH, Rowland PH, et al. 1996. Fulminant hepatic failure associated with oral administration of diazepam in 11 cats. *J Am Vet Med Assoc* 209(3):618–25.

25 Jones EA, Yurdaydin C, Basile AS. 1993. The role of endogenous benzodiazepines in hepatic encephalopathy: animal studies. *Alcohol Alcohol Suppl* 2:175–80.

26 Goulenok C, Bernard B, Cadrenel JF, et al. 2002. Flumazenil vs placebo in hepatic encephalopathy in patients with cirrhosis: a meta-analysis. *Aliment Pharmacol Ther* 16:361–72.

27 Stoelting RK, Hillier SC. 2006. Opioid agonists and antagonists. In: Pharmacology & Physiology in Anesthetic Practice. 4th ed. pp. 87–126. Philadelphia: LippincottWilliams & Wilkins.

28 Tegeder I, Lotsch J, Geisslinger G. 1999. Pharmacokinetics of opioids in liver disease. *Clin Pharmacokinet* 37:17–40.

29 Michelsen LG, Hugg CC Jr., 1996. The pharmacokinetics of remifentanil. *J Clin Anesth* 8:679–82.

30 Dershwitz M, Hoke JF, Rosow CE, et al. 1996. Pharmacokinetics and pharmacdynamics of remifentanil in volunteer subjects with severe liver disease. *Anesthesiology* 84:812–20.

31 Navapurkar VU, Archer S, Gupta SK, et al. 1998. Metabolism of remifentanil during liver transplantation. *Br J Anaesth* 81:881–6.

32 Allweiler S, Brodbelt DC, Borer K, et al. 2007. The isoflurane-sparing and clinical effects of a constant rate infusion of remifentanil in dogs. *Vet Anaesth Analg* 34:388–93.

33 Anagnostou TL, Kazakos GM, Savvas I, et al. 2011. Remifentanil/ isoflurane anesthesia in five dogs with liver disease undergoing liver biopsy. *J Am Anim Hosp Assoc* 47:e103–9.

34 Ferreira TH, Aguiar AJ, Valverde A, et al. 2009. Effect of remifentanil hydrochloride administered via constant rate infusion on the minimum alveolar concentration of isoflurane in cats. *Am J Vet Res* 70:581–8.

35 MacPhail CM, Lappin MR, Meyer DJ, et al. 1998. Hepatocellular toxicosis associated with administration of carprofen in 21 dogs. *J Am Vet Med Assoc* 212:1895–1901.

36 Galati G, Tafazoli S, Sabzevari O, et al. 2002. Idiosyncratic NSAID drug induced oxidative stress. *Chem Biol Interact* 142:25–41.

37 Blois SL, Allen DG, Wood RD, et al. 2010. Effects of aspirin, carprofen, deracoxib, and meloxicam on platelet function and systemic prostaglandin concentrations in healthy dogs. *J Vet Res* 71:349–58.

38 Brainard BM, Meredith CP, Callan MB, et al. 2007. Changes in platelet function, hemostasis, and prostaglandin expression after treatment with nonsteroidal anti-inflammatory drugs with various cyclooxygenase selectivities in dogs. *Am J Vet Res* 68:251–7.

39 Saidman LJ, Eger EI. 1966. The effect of thiopental metabolism on duration of anesthesia. *Anesthesiology* 27:118.

40 Stoelting RK, Hillier SC. 2006. Nonbarbiturate intravenous anesthetic drugs. In: Pharmacology & Physiology in Anesthetic Practice. 4th ed. pp. 155–78. Philadelphia: Lippincott Williams & Wilkins.

41 Wouters PF, Van de Velde MA, Marcus MAE, et al. 1995. Hemodynamic changes during induction of anesthesia with eltanolone and propofol in dogs. *Anesth Analg* 81:125–31.

42 Khamaysi I, William N, Olga A, et al. 2011. Subclinical hepatic encephalopathy in cirrhotic patients is not aggravated by sedation with propofol compared to midazolam: a randomized controlled study. *J Hepatol* 54:72–7.

43 Sharma P, Singh S, Sharma BC, et al. 2011. Propofol sedation during endoscopy in patients with cirrhosis, and utility of psychometric tests and critical flicker frequency in assessment of recovery from sedation. *Endoscopy* 43:400–5.

44 Van Beem H, Manger FW, Van Boxtel C, et al. 1983. Etomidate anaesthesia in patients with cirrhosis of the liver: pharmacokinetic data. *Anaesthesia* 38(Suppl):61–2.

45 Thomson IA, Fitch W, Hughes RL, et al. 1986. Effects of certain I.V. anaesthetics on liver blood flow and hepatic oxygen consumption in the greyhound. *Br J Anaesth* 58:69–80.

46 Hanna RM, Borchard RE, Schmidt SL. 1988. Pharmacokinetics of ketamine HCl and metabolite I in the cat: a comparison of IV, IM, and rectal administration. *J Vet Pharmacol Ther* 11:84–93.

47 Thomson IA, Fitch W, Campbell D, et al. 1988. Effects of ketamine on liver blood flow and hepatic oxygen consumption. Studies in the anaesthetized greyhound. *Acta Anaesthesiol Scand* 32(1):10–4.

48 O'Brien TD, Raffe MR, Cox VS, et al. 1986. Hepatic necrosis following halothane anesthesia in goats. *J Am Vet Med Assoc* 189:1591–5.

49 Peters RL, Edmondson HA, Reynolds TB, et al. 1969. Hepatic necrosis associated with halothane anesthesia. *Am J Med* 47:748–64.

50 Van Dyke RA. 1982. Hepatic centrilobular necrosis in rats after exposure to halothane, enflurane, or isoflurane. *Anesth Analg* 61:812–9.

51 Gaunt PS, Meuten DJ, Pecquet-Goad ME. 1984. Hepatic necrosis associated with use of halothane in a dog. *J Am Vet Med Assoc* 184:478–80.

52 Gopinath C, Jones RS, Ford EJH. 1970. The effect of repeated administration of halothane on the liver of the horse. *J Pathol* 102:107–14.

53 Frink EJ, Morgan S, Coetzee A, et al. 1992. The effect of sevoflurane, halothane, enflurane, and isoflurane on hepatic blood flow and oxygenation in chronically instrumented greyhound dogs. *Anesthesiology* 76:85–92.

54 Gelman SI, Fowler KC, Smith LR. 1984. Liver circulation and function during isoflurane and halothane anesthesia. *Anesthesiology* 61:726–30.

55 McEwen M, Gleed RD, Ludders JW. 2000. Hepatic effects of halothane and isoflurane anesthesia in goats. *J Am Vet Med Assoc* 217:1697–700.

56 Topal A, Gul N, Ilcol Y. 2003. Hepatic effects of halothane, isoflurane or sevoflurane anaesthesia in dogs. *J Vet Med A Physiol Pathol Clin Med* 50:530–3.

57 Thomson IA, Hughes RL, Fitch W, et al. 1982. Effects of nitrous oxide on liver haemodynamics and oxygen consumption in the greyhound. *Anesthesia* 37:548–53.

58 Fassoulaki A, Eger E, Johnson B, et al. 1984. Nitrous oxide, too, is hepatotoxic to rats. *Anesth Analg* 63:1076–80.

59 Stoelting RK, Hillier SC. 2006. Thermoregulation. In: Pharmacology & Physiology in Anesthetic Practice. 4th ed. pp. 668–95. Philadelphia: Lippincott Williams & Wilkins.

60 Pascoe PJ. 2006. Perioperative management of fluid therapy. In: Fluid, Electrolyte, and Acid-Base Disorders. 3rd ed. pp. 391–419. St. Louis: Saunders Elsevier.

61 Center SA. 2006. Fluid, electrolyte, and acid-base disturbances in liver disease. In: Fluid, Electrolyte, and Acid-Base Disorders. 3rd ed. pp. 391–419. St. Louis: Saunders Elsevier.

62 DiBartola SP, Bateman S. 2006. Introduction to fluid therapy. In: Fluid, Electrolyte, and Acid-Base Disorders. 3rd ed. pp. 391–419. St. Louis: Saunders Elsevier.

63 Francis AH, Martin LG, Haldorson GJ, et al. 2007. Adverse reactions suggestive of type III hypersensitivity in six healthy dogs given human albumin. *J Am Vet Med Assoc* 230:873–9.

64 Trow AV, Rozanski EA, Delaforcade AM, et al. 2008. Evaluation of use of human albumin in critically ill dogs: 73 cases (2003–2006). *J Am Vet Med Assoc* 233:607–12.

65 Craft EM and Powell LL. 2012. The use of canine-specific albumin in dogs with septic peritonitis. *J Vet Emerg Crit Care (San Antonio)* 22:631–9.

66 Hansen BD. 2006. Technical aspects of fluid therapy. In: Fluid, Electrolyte, and Acid-Base Disorders. 3rd ed. pp. 391–419. St. Louis: Saunders Elsevier.

67 Berent AC, Rondeau MP. 2009. Hepatic failure. In: Small Animal Critical Care Medicine. pp. 552–557. St. Louis: Saunders Elsevier.

68 Basile AS, Pannell L, Jaouni T, et al. 1990. Brain concentrations of benzodiazepines are elevated in an animal model of hepatic encephalopathy. *Proc Natl Acad Sci USA* 87: 5263–7.

69 Frith J, Newton JL. 2009. Autonomic dysfunction in chronic liver disease. *Liver Int* 29:483–9.

70 Iwakiri Y, Groszmann RJ. 2006. The hyperdynamic circulation of chronic liver disease: from the patient to the molecule. *Hepatology* 43(Suppl):S121–31.

71 Feeley TW and Macario A. 2010. The postanesthesia care unit. In: Miller RD, ed. Miller's Anesthesia. 7th ed. pp. 743–75. Philadelphia: Elsevier Churchill Livingstone.

5 消化器疾患

Juliana Peboni Figueiredo and Todd A. Green
St. George's University, School of Veterinary Medicine, Grenada, West Indies

消化管機能

消化器は、水、電解質、および栄養素を絶え間なく生体に供給する。これらの広範な機能を達成するためには、複数の生理学的な機能が以下のように正常に起こる必要がある。動物は食物を適切に認識して摂取し、消化管を通過させなければならない。胃は消化液を分泌すると同時に恒常性を維持しなければならない。小腸は、栄養素、水、電解質を吸収しなければならない。消化管の血液循環は吸収した物質を運ぶために適切に保たれなければならない。そして、消化管の運動性が維持されなければならない[1]。

消化管の一部でもその機能または構造に変化が生じると、生理学的な過程を阻害する可能性があり、食欲不振、脱水、循環血液量減少、酸-塩基平衡と電解質の異常、蛋白喪失、腹痛、および衰弱が引き起こされる。これらの障害は、検査診断（例：内視鏡）、栄養チューブ設置、および外科手術を受けるイヌとネコの麻酔管理に重要な影響を及ぼす。

口腔咽頭の疾患

イヌとネコにおいて外科的介入が必要となる口腔と咽頭の疾患には、先天性異常、外傷性の異常、異物、腫瘍、および唾液腺と歯の疾患がある[2]。イヌとネコでは、口腔咽頭領域の腫瘍は比較的一般的であり、その治療ではしばしば外科的切除が必要となる[3]。

口腔咽頭の腫瘍

口腔咽頭の腫瘍があるイヌとネコでは、しばしば下顎骨切除術か上顎骨切除術が必要である。麻酔前には、徹底的な身体検査、全血球計算（CBC）、血清生化学検査、および尿検査を行うべきである。これらの外科手術では、太い動脈の損傷または切除によってしばしば重度の出血を起こすことがある[2]。したがって、輸血が必要となる場合に備えて術前に血液型を検査し、安全を確保すべきである。輸血を実施した経歴のあるイヌとネコでは、血液交差適合試験を必ず行うべきである[4]。

臨床兆候

口腔咽頭領域に大きな腫瘍がある場合、摂食困難や嚥下障害が起こるかもしれない。食物を食べようとすると口腔咽頭粘膜を損傷し、口腔内の痛みや出血を起こすことがある。摂食困難と嚥下障害は体重減少とボディコンディションスコアの悪化を引き起こす可能性がある[2,3]。これによってチオペンタールなどの脂溶性薬物の再分配が障害されることがある。

さらに、口腔咽頭部に大きな腫瘍がある動物では、開口困難や部分的または完全な気道閉塞のリスクがある[2]。

検査所見

消化器疾患の症例では、全血球計算（CBC）と血液生化学検査の結果は非特異的である。しかし、外傷による口腔咽頭粘膜からの持続的な少量の出血のためにヘマトクリット値が低下することがある[2]。

麻酔管理

周麻酔期の考慮

血球容積（PCV）が20%未満の貧血症例では、血液の酸素運搬能と組織への酸素供給が著しく障害されるため、術前に濃厚赤血球（pRBC）輸血をすべきである。下顎骨切除術と上顎骨切除術の術中には出血のリスクが高いため、重度貧血の症例ではpRBC輸血を検討しなければならない。その際、必要となった場合に、輸血、輸液、および強心治療を同時に実施することを可能にするために2本の静脈カテーテルを設置することが賢明である[2]。

大きな口腔内腫瘍の症例では、喉頭の視認がしばしば困難となり、気管チューブを挿管して気道を確保することができないこともある。気道確保していない全身麻酔では、胃内容物や血液を誤嚥する可能性があり、肺炎[5]や末梢気道の閉塞を生じることがある。挿管困難が予想される症例では、麻酔導入前にマスクで100%酸素を吸入させて、あらかじめ前酸素化することを考慮すべきである。さらに、さまざまなサイズの気管チューブ、スタイレット、喉頭鏡ブレードをすぐに使えるように準備すべきである。何度か気管挿管に失敗して気管切開が必要となった場合に備え、外科的気管切開セットもすぐに使えるように準備しておくべきである。

経口的に挿管した気管チューブは、口腔内手術や口腔咽頭手術の邪魔になることがある。これらの場合、咽頭切開（図5.1A、B）または気管切開（第11章も参照）によって気管挿管し、口腔内に気管チューブを配置することを避けることができる。気管挿管の方法にかかわらず、気管チューブとカフで血液や液体の下部気道への流入を防止することが重要である。液体を吸収するために気管チューブ周囲の口腔咽頭にガーゼを配置して液体を吸収させることがしばしば実施される。しかし、気道閉塞を予防するために、これらのガーゼを麻酔終了後に抜管する前に取り除かなければならない[2]。

麻酔前投薬

鎮静薬の選択は症例のシグナルメント、気性、全身状態、疾患部位といった複数の要因に依存する。部分的気道閉塞があり麻酔導入前に前酸素化を行う症例では、不安を減少させるための鎮静薬を投与することが望ましい。

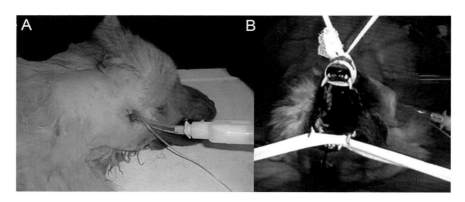

図5.1 A：咽頭切開で気管挿管した気管チューブの近位端の挿入部位。まず、経口的に気管チューブを挿入し、呼吸回路に接続して吸入麻酔を開始する。咽頭切開を行い、気管チューブのアダプターを取り外す。咽頭切開の開口部から止血鉗子を挿入し、気管チューブの近位端（アダプターを外しておく）を止血鉗子で把持し、咽頭切開部から引き抜く。アダプターを気管チューブに再度接続して呼吸回路に接続する。このときに吸入麻酔を再開できる。
写真提供：Dr. M. Martinez、Dr.V.Cairoli、Dr. R. Bruhl Day の厚意による

B：口腔内における外科医の視野は、気管チューブに邪魔されない。
写真提供：Dr. M. Martinez、Dr. V. Cairoli、Dr. R. Bruhl Day の厚意による

下顎骨切除術や上顎骨切除術では、骨や神経を切断する際に強い痛みを生じる可能性がある。そのため、これらの症例ではマルチモーダル鎮痛法が必要である[6]。先制鎮痛（先取り鎮痛）を達成するために麻酔前投薬にμ–オピオイド作動薬を含めるべきである。

開口困難の症例や部分的気道閉塞のある症例では、麻酔前投薬後の嘔吐を避けるべきである。そのため、a_2–アドレナリン受容体作動薬（a_2–作動薬）[7]とμ–作動性オピオイド[8,9]は注意して使用すべきである。メペリジン（イヌ 1.0 ～ 5.0 mg/kg、ネコ 0.5 ～ 1.0 mg/kg）とメサドン（イヌ 0.5 ～ 1.0 mg/kg、ネコ 0.1 mg/kg）は例外であり、小動物では嘔吐を引き起こしにくい[10,11]。臨床獣医師が利用できるオピオイドの選択肢、処置による痛みの強さ、嘔吐に関連したリスクといった因子よりも、μ–オピオイド作動薬を使用する利点（すなわち強い鎮痛効果）を重要視しなくてはならない。したがって、嘔吐は好ましくないが鎮痛の必要がある場合には、麻酔前投薬としてメサドンが優れている[10]。

麻酔導入

気道閉塞または開口困難がある症例では、興奮させず迅速に麻酔導入する必要がある。そのため、吸入麻酔薬によるマスク導入よりも注射麻酔薬（例：ケタミン［5.0 mg/kg］－ジアゼパム［0.25 mg/kg］、プロポフォール［4 ～ 8 mg/kg］、チオペンタール［8.0 ～ 20 mg/kg］）の静脈内投与（IV）による麻酔導入が推奨される。

麻酔維持

上顎骨切除術と下顎骨切除術における麻酔維持は、吸入麻酔薬（例：イソフルラン、セボフルラン、またはデスフルラン）を使用すべきである。笑気と吸入麻酔薬の組み合わせまたはマルチモーダル鎮痛を用いることで、術中鎮痛を達成できる。切除領域に応じて、リドカイン、ブピバカイン、またはロピバカイン 0.5 ～ 1.0 ml を投与することで眼窩下神経、上顎神経、または下顎神経局所ブ

ロックを実施できる[12]。負荷用量（LD）と持続静脈内投与（CRI）としてリドカイン（LD 1.0 ～ 2.0 mg/kg、CRI 3.0 mg/kg/ 時間）、ケタミン（LD 0.5 mg/kg、CRI 0.6 mg/kg/ 時間）、およびモルヒネ（CRI 0.1 ～ 0.3 mg/kg/ 時間）を単独または併用投与することによって吸入麻酔薬の必要量を減らし、症例の循環動態の安定性を向上できる。さらに、これらの持続投与によって痛みのワインドアップを予防できる[6,13]。

術中には、平衡等張晶質液（例：乳酸リンゲル液［LRS］）を 5 ～ 10 ml/kg/ 時間で静脈内輸液すべきである。動脈血圧測定の手法は、手術の大きさと出血の可能性を考慮して決定すべきである。血管豊富な巨大腫瘍を切除する場合には、動脈カテーテルを留置して観血的に動脈血圧を測定することが推奨される。重度の出血が生じた場合、7%高張食塩液、6%ヘタスターチ 600/0.75（Hespan®）、または 6 %ヘタスターチ 130/0.4（VetstarchTM）、全血または pRBC、新鮮凍結血漿（FFP）を利用できるようにすべきである[2]。ヒトの研究では、6%ヘタスターチ 130/0.4 が他のヘタスターチと比較して少ない血液凝固能への影響で同等の効果が得られることが示されている[14]。しかし、最近のヒトにおける系統的レビューとメタ解析では、6%ヘタスターチ製剤の分子量の大きさが利益とリスクに関連する結論は得られなかった。近年獣医療に導入された VetstarchTM に関しては、副作用に関するさらなる研究が必要である。

麻酔回復

吸入麻酔の終了時には、後咽頭と口腔内に使用したガーゼを取り除かなければならない[2]。術後の口腔内粘膜浮腫は、気道閉塞を引き起こすことがある。この口腔内粘膜浮腫は、副腎皮質ステロイドの投与によって最小限に抑えられる（例：デキサメサゾン 0.1 ～ 0.2 mg/kg IV）。

抜管は嚥下反射が十分に回復するまで遅らせるべきである。症例が抜管できる状態になったら、血餅や液体を吸引または嚥下させることなく排出

するために、カフを膨らませたまま気管チューブを抜管すべきである[16]。麻酔回復期には、気道閉塞や痛みの兆候を観察すべきである。

オピオイド（例：フェンタニル［LD 0.002 ～ 0.005 mg/kg、CRI 0.002 ～ 0.005 mg/kg/ 時間］、ヒドロモルフォン［0.05 ～ 0.1 mg/kg］、メサドン［0.1 ～ 0.5 mg/kg］や非ステロイド性抗炎症薬（NSAID）（例：カルプロフェン［イヌ 2.0 ～ 4.0 mg/kg、ネコ 2.0 ～ 4.0 mg/kg 単回投与］、メロキシカム［イヌ 0.2 mg/kg、ネコ 0.1 ～ 0.2 mg/kg 単回投与］）などの鎮痛薬を必要に応じて投与すべきである。しかし、事前にコルチコステロイドが投与されている場合には、NSAID の投与による鎮痛が適切であるかどうか注意すべきである。

食道疾患

食道は、食べ物、水、唾液を咽頭から胃に運ぶ。これらの機能が障害されると摂取物が口腔内に逆流し、この内容物を誤嚥すると肺炎が起こる[2]。

イヌとネコの食道疾患は、閉塞、運動性（例：巨大食道症）、または炎症性の障害（例：慢性嘔吐や胃食道逆流症［GER］による食道炎）と関連している[17]。これらの症例では、栄養チューブ（例：経皮的内視鏡下胃造瘻術［PEG］チューブと胃瘻チューブ）の設置、追加診断（例：食道内視鏡や生検）、疾患の治療（例：異物除去のための食道内視鏡、食道バルーン拡張術、血管輪異常の矯正）のため全身麻酔が必要となる。

食道の解剖

食道は頸部と胸腔部に分けることができる。上部食道括約筋（UES：輪状咽頭筋と甲状咽頭筋で構成される）は食道の近位端に位置している。下部食道括約筋（LES）は食道の遠位端に存在する。食道は横紋筋を含む唯一の内臓である。イヌでは食道の筋層すべてが横紋筋からなり、一方ネコでは近位 2/3 が横紋筋を含む[18,19]。

食道閉塞

通常、イヌとネコの食道閉塞は、異物、狭窄、腫瘍、裂孔ヘルニア、胃食道重積、および血管輪異常により起こる[2]。

食道異物は、小型の症例で比較的よく見られる。通常、異物は食道が狭くなっている部位に留まる。これらの好発部位には、胸郭入り口、心基部、横隔膜の食道裂孔がある。二次的食道損傷の程度は、異物の形状、大きさと形、粘膜との接触時間に左右される[17]。内視鏡下での異物除去に失敗した場合、二次的食道損傷の可能性が上昇する。食道異物の除去の際に食道穿孔を生じると、気胸と感染により死亡率が有意に上昇する[20]。

全身麻酔中には、全身麻酔薬と鎮静薬による保護効果の減弱によって GER による食道炎とそれに伴う食道狭窄が起こる可能性がある。酸性の胃内容物が食道粘膜に接触した場合、数分以内に唾液による中和や蠕動による除去が生じないと、食道は重度に傷害される可能性がある。逆流による臨床兆候は、術後数日または数週間後に起こる食道の狭窄形成によって生じる[2]。瘢痕形成と食道狭窄は、食道損傷の後に起こる。全身麻酔に関連する GER の発生率は、16 ～ 55％ と報告されている[21-26]。全身麻酔後の食道狭窄発生率は 0.07％ とする報告もある。食道炎と食道狭窄の発生率は低いにもかかわらず、その診断と治療に要する費用は非常に高く、死亡率も高い[27]。通常、これらの症例では、食道狭窄の治療として実施される食道ブジー挿入術やバルーンカテーテル食道拡張術のために複数回の全身麻酔が行われるが、これによって GER のリスクがさらに増大する。そのため、全身麻酔の前に胃液の酸性度を低下させ、運動性を改善する積極的な内科治療が推奨される[27]。

巨大食道症

巨大食道症は、食道の運動性障害に併発する。食道の運動性低下の原因は多様であり、イヌではさまざまな原発性特発性原因（最も一般的）あるいは神経筋疾患、筋疾患、感染症、または自己免疫疾患に続発する。巨大食道症の症例では、食道

内視鏡や他の診断検査、および原因疾患の治療のために全身麻酔が必要になることがある。これらには、筋電図、神経伝達速度検査、筋生検、脳脊髄液採取、または胸腺腫の摘出術がある[2,17]。

臨床兆候

食道疾患の臨床兆候には、摂食や嚥下の障害、逆流、唾液過多などがある。嘔吐は、裂孔ヘルニア、胃食道重積、またはGERなどのように食道と胃の両方に問題がある場合に起こりうる[17]。食道疾患では、逆流が生じやすいことから、逆流と嘔吐の鑑別が重要である。さらに、嘔吐と逆流では臨床的転帰が異なるため、麻酔計画にも影響する。逆流は、餌、水、または唾液の食道から口腔内への受動的な流れである[28]。逆流はしばしば咽頭疾患や食道疾患に関連して起こる。逆流による主な合併症は、誤嚥性肺炎である。一方で、嘔吐は、中枢神経系を介した胃や十二指腸の内容物の強制的な排出である。通常、嘔吐は、消化器または全身性疾患の存在を示唆する[28,29]。慢性的な逆流は、食欲不振、体重減少、抑うつ、および衰弱を引き起こす[2]。嚥下時の頸部伸展や繰り返しの嚥下が認められる場合には、食道の痛みが疑われる[27]。発咳、肺聴診時のクラックルズ（ラ音）、および発熱は、逆流に続発した誤嚥性肺炎を示唆する。食道の運動異常は（例：巨大食道症）、全身性の筋力の低下または萎縮、神経学的異常、および口腔咽頭の嚥下障害に関連していることもある[2,17]。

検査所見

食道疾患の症例では、CBCおよび血清生化学検査を含む最低限の検査を行うべきである。脱水によって、PCV、総蛋白（TP）、血中尿素窒素（BUN）、およびクレアチニンが上昇していることがある。肺炎の症例では左方移動を伴った好中球増多症が認められる。脱水の症例では、乳酸値上昇を伴う代謝性アシドーシスが起こりうる。胃食道障害（例：裂孔ヘルニア）の症例では、代謝性アルカローシスが起こりうる[17]。

副腎皮質機能低下症に続発する巨大食道症の症例では、高カリウム血症や低ナトリウム血症などの電解質異常が認められることがある[30]。

麻酔管理

周麻酔期の考慮

食道疾患のイヌとネコでは、予定された全身麻酔の前に8〜12時間絶食すべきである。しかし、食道異物は緊急疾患であり、通常絶食は不可能である。絶食されていない症例の場合、術前や術中の逆流によって誤嚥する可能性がある。

右大動脈弓遺残症に対する動脈管索の結紮切断などの食道手術を行う若齢動物（例：8〜16週齢）では注意が必要である（図5.2）[2,19]。これらの症例の全身麻酔では、動物の大きさや年齢に対する特別な考慮が必要となる。例えば、これらの動物では術前の絶食時間を4〜6時間に制限すべきである。さらに、これらの症例では、周術期の低血糖と低体温が一般的な問題として起こる[2,20]。

予定される手術計画や麻酔法によっては、術前に胃液pHを上昇させる薬剤を投与すべきかもしれない。胃液の酸性度を低下させることで、逆流による食道粘膜の傷害と肺の傷害を軽減できるかもしれない[2]。しかし、これらの薬剤の術前投与による麻酔中のGER発生頻度の減少効果は曖昧であり、いくつかの研究で相反する結果が報告されていることに注意すべきである[31,32]。シメチジン、

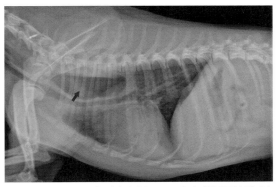

図5.2 血管輪異常（本症例では、右大動脈弓遺残症）に続発した心基部頭側（黒矢印）の食道拡張を示す右側横臥位の胸部X線像。

出典：Dr. G. Sepulvedaの厚意による

ラニチジン、ファモチジン（ヒスタミン [H₂] 受容体拮抗薬）は胃酸分泌を抑制して胃内 pH を上昇させる。イヌでは、ファモチジンがラニチジンより pH を変化させる効果が高いことが示されている[33]。オメプラゾールやパントプラゾールなどのプロトンポンプ阻害薬（PPI）も胃液 pH の上昇に有効である。しかし、その効果を得るためには PPI 治療を少なくとも麻酔 2 日前から行うべきである[32,33]。整形外科手術を受けたイヌを用いた最近の研究において、麻酔導入 12 ～ 18 時間前と 1 ～ 1.5 時間前にエソメプラゾールを静脈内投与することにより胃と食道の pH が有意に上昇することが報告された。しかし、エソメプラゾール投与は GER の発生頻度を減少させることはできなかった。一方で、麻酔前にエソメプラゾールと消化管運動改善薬のシサプリドを併用して静脈内投与することは、GER の発生率の有意な減少に関連していた[34]。

メトクロプラミドはドパミン受容体拮抗薬であり、制吐作用をもつ。さらに、LES の休止等張力を上昇させ、胃十二指腸運動を促進する。臨床的に、GER と逆流のリスクがある症例にはメトクロプラミドの使用が推奨される。整形外科手術を行った健康なイヌを用いた研究で、高用量のメトクロプラミド静脈内投与（1.0 mg/kg）に続いて持続静脈内投与（1.0 mg/kg/ 時間）を行うことで GER のリスクを 54％減少できたことが報告されている[24]。別の研究では、卵巣子宮摘出術を行ったイヌに同様にメトクロプラミドを投与しても GER の発生率に影響はなかったことが報告されている[31]。つまり、健康な動物でも全身麻酔下における GER のリスクは存在し、食道炎の臨床兆候を注意して観察する必要がある。さらに、健康な動物における結果を GER と逆流の素因のある食道疾患の症例に外挿する場合には、臨床獣医師に安全に対する誤った認識を与えないように注意が必要である。

衰弱した症例では、ボディコンディションスコアが改善するまで全身麻酔を延期すべきである。しかし、栄養失調の治療では胃瘻チューブや PEG チューブの設置が必要であり、これらの処置には全身麻酔が必要である[17]。このような場合、麻酔時間を可能な限り短くすべきである。

一般的に逆流は食道疾患と関連するので、術前に胸部 X 線撮影を実施して誤嚥性肺炎の有無を確認すべきである。誤嚥性肺炎の症例では、食道内視鏡検査、手術、または栄養チューブの設置のために全身麻酔を実施する前に積極的に肺炎を治療すべきである。誤嚥性肺炎が改善するまで全身麻酔を延期することができない場合には、麻酔導入前に 100％酸素で前酸素化することが推奨される[2]。さらに、麻酔導入後には迅速に気管挿管を行うべきであり、酸素飽和度を 90％以上に保つために速やかに陽圧換気を行うべきである。

食道疾患のイヌにおいて、CBC、血清生化学検査、身体検査によって脱水または循環血液量減少が認められる場合には、麻酔前に輸液治療を行うべきである。頻脈、可視粘膜蒼白、毛細血管再充填時間の延長、冷たい四肢末端は、循環血液量減少性ショックの兆候であり、等張晶質液（70 ～ 90 ml/kg を 1/4 量ずつ増加）と 6％ヘタスターチ（5 ～ 20 ml/kg）で輸液治療を行い、麻酔導入前に再評価すべきである。ショック状態のネコでは、徐脈と低体温を認めることがあるので注意する[35]。可能であれば、酸 - 塩基平衡や、電解質の異常の治療を麻酔前に開始すべきである（胃と小腸疾患の検査データを参照）。

麻酔前投薬

抗コリン作動薬の消化管に対する作用は、十分に解明されている。通常、アトロピンとグリコピロレートは、徐脈予防の用量で LES 緊張を減少させる[21]。しかし、胃のパネート細胞からの水素イオン分泌を抑制するためには高用量が必要であり、イヌでは麻酔前投薬における標準的な推奨用量では胃の pH にほとんど影響を及ぼさない[36]。したがって、逆流内容の酸性度を緩和する目的で抗コリン作動薬を麻酔前投薬に用いるべきであるという主張は、抗コリン作動薬が LES 緊張を減少して逆流を増加させる可能性があるために正当化

できない。

食道内異物の症例の麻酔前投薬に嘔吐や GER を誘発する薬剤（例：a_2 - 作動薬と μ - オピオイド作動薬）を用いることには問題がある。尖った異物は食道粘膜を傷つけたり引き裂いたりして食道炎を起こすかもしれない。また、場合によっては、尖った物体は食道を穿孔し、大血管を損傷する可能性もある。これらの症例では、麻酔前投薬によって嘔吐が誘発されると、さらなる損傷が起こることがある[2,37]。酸性の胃液の逆流は、食道にさらなる損傷を引き起こしうる。それでもなお、オピオイドは痛みが軽度な異物の除去や非侵襲的な処置（例：食道内視鏡）が行われる場合の麻酔前投薬に一般的に使用されている。しかし、嘔吐を起こさないオピオイドであるブトルファノール（0.1 ～ 0.4 mg/kg）、ブプレノルフィン（0.01 ～ 0.02 mg/kg）、およびメサドン（0.1 ～ 1.0 mg/kg）は、これらの処置にも推奨される[20]。モルヒネ、ヒドロモルホン、およびオキシモルホンは、逆流、GER、または嘔吐のリスクを有意に上昇させる[9-11,23,38]。そのため、痛みの強い食道手術では、メサドンが推奨される。

アセプロマジン（0.02 ～ 0.05 mg/kg）は、血行動態の安定した食道異物の症例の鎮静に使用することができる。オピオイド投与の数分前に投与することでオピオイドによる嘔吐の発生を減少させることができるが[9]、GER のリスクを増加する[11]。沈うつした症例や循環血液量の減少した症例は、ジアゼパムまたはミダゾラム（0.2 mg/kg）が推奨される。さらに、ジアゼパムは GER 発生の有意な減少と関連がある[21]。

巨大食道症の症例では、強い鎮静や筋弛緩を避けるべきである。食道の横紋筋層の弛緩は、麻酔導入前の逆流のリスクを増加する。強い鎮静は症例の気道防御機能を障害し、誤嚥性肺炎のリスクを増加する。これらの症例では、アセプロマジンや a_2 - 作動薬、およびベンゾジアゼピンを注意して使用すべきである。

麻酔導入

食道疾患のイヌとネコは、逆流と誤嚥性肺炎のリスクが高い。したがって、麻酔導入時には吸引装置を準備しておくことが勧められる。迅速に麻酔導入し、すぐに気管挿管すべきである。そのため、吸入麻酔薬によるマスク導入は避けるべきであり、静脈麻酔薬を使用した麻酔導入が推奨される。プロポフォール（4.0 ～ 8.0 mg/kg IV）は麻酔効果の発現が速やかで、迅速に気道を確保できることから巨大食道症の症例にも適している。その他、麻酔効果発現の早いケタミン - ジアゼパムやチオペンタールも食道疾患の症例に使用できる[20]。

気管挿管は、横臥位で頭部を挙上して行うべきである。ヒトでは、輪状軟骨圧迫によって逆流を減少できることが報告されている[39]が、イヌやネコでは推奨されていない。麻酔導入中に逆流を認めた場合には、すぐにカフ付き気管チューブを気管挿管してカフを膨らませることで気道を確保すべきである。続いて、症例の頭部を胸腔入り口より低くし、気道と咽喉頭を吸引すべきである。気管チューブを呼吸回路に接続し、100％酸素を供給すべきである。このときパルスオキシメータとカプノメータを用いて酸素化と換気をモニタリングすべきである。予定していた処置を延期できる場合には、症例を麻酔から覚醒させ、誤嚥性肺炎の兆候を観察する。

麻酔維持

食道閉塞または巨大食道の症例の麻酔維持は、吸入麻酔薬（例：イソフルラン、セボフルラン、またはデスフルラン）と 100％酸素で行われる。笑気の蓄積によって、閉塞部より遠位の食道拡張を生じる可能性があるため、食道閉塞の症例には、笑気の使用を避けるべきである[2]。

食道の横紋筋層のため、とくにイヌでは、中枢性筋弛緩薬（例：ジアゼパムとミダゾラム）や短時間作動型神経筋遮断薬（例：アトラクリウム、ベクロニウム 0.1 mg/kg IV）の投与が望ましい。これらの薬剤は食道横紋筋を弛緩させ、食道緊張を軽減し、内視鏡操作と異物の除去を

容易にする[2,5,20]。この場合、陽圧換気が必須であり、理想的には四連刺激を用いた筋弛緩モニタリングを行うべきである。筋弛緩を得るために吸入麻酔薬で麻酔深度を深くすることは行うべきではなく、とくに循環動態が安定していない症例では避けるべきである。

手術中は平衡等張晶質液（例：LRS）を5～10 ml/kg/時間で投与すべきである。症例の水和状態と循環動態に応じて等張晶質液または合成膠質液（例：6％ヘタスターチ）を追加ボーラス投与してもよい。多くの場合、血圧を非侵襲的に測定でき、食道の穿孔や誤嚥が起きた場合にはパルスオキシメータとカプノメータで有益な情報が得られる[20]。

イヌとネコでは、多くの全身麻酔がLES緊張に影響するため、GERまたは逆流のリスクを増大させる[25,40,41]。健康な症例では逆流の発生率は低いが[22,23,25,38]、食道疾患の症例では逆流が起こりやすい。逆流が起きた場合には、麻酔維持期に逆流の有無を持続的に監視し、迅速に治療（例：吸引）を開始することが合併症の予防に役立つ。

逆流を認めた場合には、口腔咽頭と食道から逆流物を吸引することで誤嚥のリスクを最小限にできる。しかし、逆流物の吸引だけでは食道内のpHに大きな影響を与えることができない。逆流を認めた場合には、内容物の吸引後に食道を洗浄することが推奨される。食道洗浄は先端が滑らかなカテーテルと水道水を用いて行うことができる。さらに、食道内のpHを上昇させて、さらなる食道狭窄のリスクを減らすために、重炭酸の注入を行うべきである[26]。

麻酔中の動物に逆流物の誤嚥を認めた場合には、刺激物を除去するために気道を吸引し、酸素飽和度と呼吸様式をモニタリングすべきである。酸素飽和度が低下し始めたら、陽圧換気を開始すべきである[2]。通常の1回換気量（10～20 ml/kg）で生じる気道内圧を確認すべきである。通常の1回換気量で高い気道内圧（＞20 mmH$_2$O）を認めた場合には、気管支痙攣が示唆される。動脈血の血液ガス分析が酸素交換障害の程度の評価に役立つ。

急激な呼吸様式の変化に続いて、酸素飽和度の低下、聴診による呼吸音の低下、および用手換気における抵抗増大が起きた場合、食道穿孔による致死的な緊張性気胸を疑うべきである[20]。緊張性気胸が起きた場合には、迅速に胸腔穿刺を行い、陽圧換気を開始すべきである。そして、食道の異物除去と食道再建のために試験開胸が必要かどうかを判断すべきである[2,17]。

食道手術のために開胸術を行う場合、陽圧換気を継続する必要があり、術中および術後に適切な疼痛管理を行う必要がある。術後には、胸腔ドレーンチューブまたは胸腔穿刺で空気と液体を抜去しなければならない。

麻酔回復

麻酔回復期においても、逆流の観察と気道保護は極めて重要である。逆流が起きた場合、早すぎる抜管は誤嚥を引き起こす。完全に意識が回復し喉頭反射が戻るまで症例を伏臥位にして頭部を挙上する。気管チューブの近位の液体や内容物を取り除くために、気管チューブのカフを膨らませたままで抜管する。これによって、誤嚥の機会を最小限にできる[16]。抜管時に逆流を認めた場合には、症例の頭を胸腔入り口より低くし、気道の吸引を行うべきである。麻酔から回復するまでパルスオキシメータで酸素化をモニタリングしなければならない。

食道異物の症例では、処置と食道粘膜の損傷による痛みに対して適切な術後鎮痛を行うべきである。

最近、術中の逆流にNSAIDが関与していることが明らかにされたことから[38]、食道疾患の症例ではNSAIDの使用を避けるべきである。

胃と小腸の疾患

胃の外科手術としては、胃内異物の除去や胃拡張胃捻転（gastric dilatation-volvulus：GDV）の

整復などが一般的に行われる。通常、胃内異物は粘膜への機械的刺激、流出路の閉塞、または胃拡張の結果として嘔吐を引き起こす。しばしば嘔吐は間欠的であり、異物が幽門洞に入った場合に起こる[2,29]。

胃潰瘍、出血、および腫瘍は手術適用としてあまり一般的ではない。しかし、これらの疾患のある症例では、内視鏡検査や栄養チューブ設置のために全身麻酔が必要になることがある。胃十二指腸潰瘍や慢性嘔吐による食道炎では、胃粘膜からの出血を考慮すべきであり、頻度は低いものの悪性腫瘍においても考慮する必要がある[42]。

胃内視鏡または胃切開術は、大きな異物、尖った異物、あるいは潜在的に有毒な異物の除去において適応になり、一方で胃部分切除術は、潰瘍切除、腫瘍切除、またはGDVによる壊死の除去の際に行われる。幽門切除と胃十二指腸吻合術は、幽門領域の腫瘍切除、幽門筋肥大による幽門狭窄、または胃流出路の潰瘍に適応される[2,29]。

小腸の外科手術は、異物などによる消化管閉塞に対してしばしば行われる。消化管の管腔内閉塞の場合には、閉塞部位より口側がガスと液体で拡張する。液体貯留は、消化管内の液体保持と腸腺からの液体分泌の両方によって起こる。閉塞中には、分泌が増加して吸収が減少し、ガスも貯留する。最終的には、液体は管腔内のみでなく漿膜から腹腔内にも移動する。粘膜と粘膜下の循環が障害され、粘膜は虚血状態になる。閉塞部位では、全層壊死が起こるかもしれない。小腸の運動停止によって管腔内細菌の過剰増殖が引き起こされる。拡張と虚血によって正常な粘膜バリアが障害されると、透過性が亢進し、結果としてバクテリアルトランスロケーションと全身循環または腹腔内もしくはその両方への毒素吸収が起こる[2]。

小腸の外科手術のその他の適応には、外傷（例：穿孔、虚血）、位置異常（例：腸捻転、腸重積）、腫瘍、診断的処置（例：全層生検）がある。

蛋白漏出性腸症が疑われる症例では、確定診断のために胃と腸の生検を行う必要がある。これらの症例では、胃十二指腸内視鏡検査または胃切開や腸切開を伴う試験開腹術が行われる[43]。

臨床兆候

消化管疾患のイヌとネコでは、視診によって動物の精神状態、気性、栄養状態、快適さといった情報を得られる。胃疾患の多くの動物では、嘔吐、食欲不振、または沈うつ、そして時に腹痛や体重減少を認める。原発性小腸疾患の症例は、通常、嘔吐、下痢、食欲不振、沈うつ、および／または体重減少を示す[2]。発熱と腹痛は、消化管の完全閉塞または穿孔などの重度の消化器疾患によって起こることがある[2,29]。通常、これらの症例では体液喪失と水分摂取の減少により重度に脱水し、その結果として急性の体液量減少とショックの症状を示す[2,20,28]。

上部消化管出血は重要な血液喪失と貧血の原因であり、イヌにおいて潜在的に致死的な状況である[42]。吐血またはメレナは、胃十二指腸の潰瘍または凝固異常を示唆する[2]。血液喪失が全血液量の25%を超えると、低血圧と頻脈を生じ、全身麻酔を実施する対象としては適していない。

嘔吐している動物における発咳、呼吸困難、およびチアノーゼは誤嚥性肺炎の兆候となりうる。しかし、嘔吐の際には声門が反射的に閉鎖するため、逆流の場合と比較して嘔吐による誤嚥性肺炎は一般的な合併症ではない。逆流は慢性嘔吐の症例では、食道炎のために逆流が起こる[2,28]。

検査所見

消化管疾患は電解質と酸−塩基平衡の障害を引き起こすため[20]、全身麻酔を予定している症例が嘔吐や下痢を示している場合には、すべての症例でCBCと血清生化学検査を行うべきである[28,43]。

消化管疾患の症例の検査値は正常または脱水で起こる変化のみかもしれない（例：PCV、TP、BUN、およびクレアチニンの上昇）[2]。とくに、消化管異物の症状を認めた直後の症例に典型的である。異物による嘔吐に伴う代謝性の変化は多様であり、重症になりうる[29,44]。最も一般的な電解質および酸−塩基平衡の異常は、部位（胃または

小腸）や異物の種類にかかわらず、酸が豊富な胃分泌液の喪失によって低カリウム血症と奇異性酸性尿を伴う低クロール性代謝性アルカローシスである[28,29]。これは、十二指腸より遠位の異物によって塩化物とカリウムの管腔への分泌が増加することで代謝性アルカローシスが引き起こされることも意味する。この酸が豊富な胃液の嘔吐、低クロール血症、低カリウム血症、および体液量の減少は同時に発生して代謝性アルカローシスを持続させる[44]。しかし、排泄される消化管内容物の構成と量とおよび脱水の程度によって代謝性アシドーシスが起こることもある[28,29]。より慢性経過の嘔吐の症例では、消化管の虚血または全身性の低灌流が原因の高乳酸血症を伴う代謝性アシドーシスが起こるかもしれない[2,28]。

急性の重度胃十二指腸出血の症例では、血漿量が平衡に達する時間が不十分なために、初期には、ヘマトクリット値が正常なことがある。血漿量が平衡に達して輸液治療が行われると貧血が明らかになる[29]。急性の上部消化管出血は、正球性正色素性再生性貧血を示し、慢性の血液喪失は鉄欠乏による小球性低色素性貧血が特徴的である。さらに、慢性消化管出血では軽度から中等度の血小板増加症を認められることもある。出血では、貧血に低蛋白血症を随伴するかもしれない[29]。これらの場合、消化管における血液由来の窒素量の吸収が増加することから一般的にBUN値が上昇する。上部消化管出血では、BUN：クレアチニン比の上昇が報告されている[42]。

通常、消化管からの蛋白喪失は血漿蛋白質の1日入れ替え量の約40％を占めるため、蛋白漏出性腸症（例：炎症性腸疾患）では低蛋白血症になる[45]。蛋白喪失の機序は、炎症または消化管バリアの損傷と関連しているかもしれない。アルブミンは消化管内に喪失する蛋白質の一種であり、膠質浸透圧の発生に寄与していることから、低アルブミン血症に続発して血管内液量が低下する[28]。アルブミンが低下（＜1.5 g/dl）すると、滲出液（例：胸水、腹水）と浮腫が起こる[45]。

麻酔管理
周麻酔期の考慮

身体検査と血液および血清生化学検査所見によって脱水の程度を評価すべきである。理想的には、麻酔中の循環動態を安定させるために麻酔前に症例の体液減少、電解質異常、および酸－塩基平衡異常を補正すべきである[20]。代謝性アルカローシスでは、生理食塩液（0.9％ NaCl）を輸液に選択する。低カリウム血症は、筋肉の虚弱、消化管運動性の低下やイレウス、および不整脈の原因になるので、麻酔前に塩化カリウムを投与して補正すべきである。塩化カリウムを静脈内投与する場合には、心臓に対する副作用を防止するために一般的に0.5 mEq/kg/時間以上の速度で投与すべきではない[46]。低カリウム血症は、I群抗不整脈薬のリドカインやプロカインアミドの作用に対する心筋の抵抗性を高める。これらの薬剤は、GDVのような心室性不整脈を起こす疾患の麻酔中に一般的に用いられる。低カリウム血症の症例がショックに陥った場合には、輸液剤に塩化カリウムを追加する前に等張晶質液（例：生理食塩液または乳酸リンゲル液）を急速輸液すべきである。重度の低カリウム血症（血清カリウム濃度＜2 mEq/L）を示す症例では、カリウムは急速輸液する輸液剤に混合せずに別に分けて投与し、カリウムの投与速度が推奨量（0.5 mEq/kg/時間）を超えないように慎重に投与を開始する[28]。嘔吐による脱水で代謝性アシドーシスを示す症例は、乳酸か酢酸を含む等張晶質液で補正すべきである。重炭酸ナトリウムによる補正投与は、輸液療法に反応しない重度の代謝性アシドーシス（pH＜7.1～7.2）[29]の場合にのみ必要となる。これらの症例では以下の式に従って重炭酸ナトリウムによる補正を行うべきである。

重炭酸欠乏（mEq）
＝ 0.3 × ベースエクセス（mEq/L）× 体重（kg）

まず計算した重炭酸ナトリウムの1/3～1/2量を緩徐に投与する[20]。低カリウム血症の症例では

重炭酸ナトリウムの投与を控えるべきである[28]。

可能であれば、胃を空にするために8～12時間絶食すべきである。消化管異物やGDVの症例では、症例の状態が安定したら可能な限り早く外科手術を行うべきであり、外科手術の際にはフルストマック（胃内容物が充満している）と考えるべきである[2]。

大量の消化管出血（例：吐血またはメレナ）の症例は急速輸液を行って血行動態を安定させるべきである[2,29,42]。PCVが20％未満の場合には、血液型の検査またはクロスマッチ（以前に輸血を受けたことがある場合）を行い、少なくとも胃十二指腸内視鏡または外科手術の前にPRBLまたは全血輸血を行うべきである[2,29]。これらの症例では、プロトロンビン時間、活性化部分トロンボプラスチン時間、血小板数、フィブリノゲン、およびフィブリン分解産物を測定し、血液凝固異常の評価を行うべきである[29]。凝固時間の延長またはアルブミンが1.5 g/dl未満の場合には、FFPの投与を考慮すべきである[2]。潰瘍を起こすことが知られている薬剤（例：NSAIDとステロイド）の投与を中止すべきである[42]。潰瘍は最も一般的な消化管出血の原因であり、全身麻酔中にGERが起こるかもしれないので、胃分泌液のpHを上昇させる薬剤の投与が推奨される[33]。この問題に対して周麻酔期に考慮すべき事項に関しては食道疾患の項で述べた。

麻酔前投薬

麻酔前投薬に使用する鎮静薬は、症例の性格と疾患の重症度に基づいて選択すべきである。衰弱した動物では、強い鎮静を生じる薬剤（例：α_2-作動薬）は必要ない。その代わりに、衰弱した症例には、ベンゾジアゼピンとオピオイドの組み合わせを選択することを考慮すべきであり、これによって良好な鎮静と鎮痛を得られる。オピオイドによって鎮痛効果と吸入麻酔薬の要求量軽減効果を得られることから、試験開腹を行う症例の麻酔前投薬には、通常オピオイドが取り入れられている[20]。

アセプロマジンは、中枢性制吐作用をもち、麻酔前投薬に利用できる。しかし、脱水や循環血液量減少のある症例では、アセプロマジンの投与に注意が必要である[29]。

イヌとネコでは、胃内異物の症例で、異物が小さく角が丸い場合に限り（図5.3A～C）、麻酔前投薬で嘔吐を引き起こしてもよい。しかし、これは食道を傷害せずに排泄されると自信がある場合にのみ試みるべきである。食道損傷によって生命を脅かされる状態に陥ることがあり、食道狭窄を引き起こす可能性もある[2]。イヌでは、キシラジンはメデトミジンよりも嘔吐を誘発しやすい。ネ

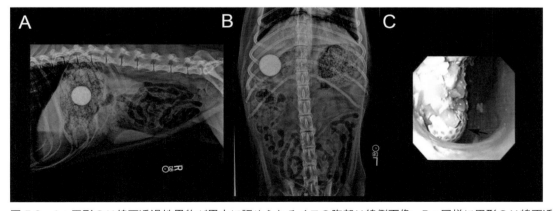

図5.3　A：円形のX線不透過性異物が胃内に認められるイヌの腹部X線側面像。B：同様に円形のX線不透過性異物が胃内に認められるイヌのX線腹背像。C：イヌの胃内視鏡検査で円形のX線不透過性異物はゴルフボールであることが判明した（黒矢印）。

コでは、キシラジンとメデトミジンは高率に嘔吐を引き起こす[7]。a_2-作動薬は催吐薬として用いることが可能であり、血行動態の安定した症例に投与される。

イヌとネコでは、アトロピンとオピオイドは幽門括約筋の緊張を増加することがある。イヌとネコにおけるこれらの薬物の効果が、十二指腸近位へ内視鏡を通過させる難易度と通過に要する時間に及ぼす影響が検討されている。イヌでは、モルヒネとアトロピンを投与すると、幽門括約筋の反応によって、内視鏡を幽門から十二指腸に入れるのが困難になる。イヌでは、メペリジンとアセプロマジンを投与しても、十二指腸への内視鏡の挿入が困難になることはない[47]。ネコでは、ヒドロモルホン単独、ヒドロモルホンとグリコピロレートの併用、メデトミジン単独、またはブトルファノール単独の麻酔前投薬によって内視鏡が幽門を通過する時間と難易度は影響されない[48]。しかし、イヌとネコの胃十二指腸内視鏡検査の際にオピオイドは使用しないほうがよいと提唱する内視鏡医もいる[37]。

麻酔導入

麻酔導入薬は症例の心血管系と栄養の状態によって選択する。症例の血行動態が安定している場合には、どんな静脈麻酔薬も使用できる。血行動態が障害されている症例では、ケタミン（5 mg/kg）とジアゼパム（0.25 mg/kg）の使用を考慮すべきである。非常に衰弱したイヌでは、オピオイド（例：フェンタニル 0.005 ～ 0.01 mg/kg、オキシモルホン 0.05 ～ 0.1 mg/kg、またはヒドロモルホン 0.05 ～ 0.1 mg/kg）とベンゾジアゼピン（ジアゼパム 0.2 mg/kg またはミダゾラム 0.2 mg/kg）を静脈内投与で併用した神経遮断鎮痛（neuroleptoanalgesia：NLA）が使用できる。嘔吐が懸念される場合には、迅速に麻酔導入してすぐに気管挿管することが重要であり、マスク導入は避けるべきである。

麻酔維持

小動物の消化管処置には、すべてのハロゲン化吸入麻酔薬が使用できる。しかし、循環血液量が減少している症例では可能な限り低い麻酔濃度で維持することが望ましい。これは、最小限の心血管系抑制で吸入麻酔薬の要求量の軽減効果が得られる薬剤を持続静脈内投与（CRI）することで実施できる。イヌでは、オピオイド（例：フェンタニルまたはレミフェンタニル 0.005 ～ 0.04 mg/kg/時間）とリドカイン（3 mg/kg/時間）のCRIでこの目標を達成できる。ネコでは、リドカイン CRI でイソフルラン要求量を減少できるが、イソフルラン単独で同等の麻酔効果を得た場合よりも強い心血管抑制が起こるため推奨されない[49]。

笑気は、体腔内に貯留した空気の体積を増加させるため、消化管閉塞の症例ではその使用を避けるべきである[2]。

腹部の外科手術中には、露出した内臓表面から熱が失われる。これは低体温を引き起こし、麻酔薬の必要量を減少させる。術中の体温を 35℃ 以上に維持するような体温管理が必要であり[2]、とくに、ボディコンディションスコアの低い栄養不良の症例で重要となる。

これらの症例では、通常の麻酔モニタリングが推奨される。体液量が減少している可能性のある症例の長時間の消化管手術では、観血的血圧測定が有効である。胃内視鏡検査中には胃の拡張と膨張によって、換気、酸素化、および循環が悪化する可能性がある[20]。そのため、カプノメータ、パルスオキシメータ、非観血的血圧測定、および心拍数のモニタリングは、麻酔科医が胃の膨張を判断し、合併症を予防するために役立つ。さらに、麻酔科医は、胃が過剰に送気されていることを内視鏡検査を実施している獣医師に知らせるべきである。胃に入った過剰な空気は内視鏡で吸引することで取り除くことができる。胃の膨張が延長すると心臓への静脈還流量が減少し、血管迷走神経刺激によって徐脈が引き起こされる[37]。心拍数の減少は結果として血圧低下を起こすため、抗コリン作動薬で治療すべきである。

外科手術または内視鏡中には平衡等張晶質液を維持量の5〜10 ml/kg/時間で投与すべきである。入院症例で使用するカリウムを添加した輸液剤を麻酔中に使用する際には注意する必要がある。これらの輸液には塩化カリウムが添加されており、輸液剤の急速投与が必要な場合には塩化カリウムを過量投与するリスクがある。そのため、カリウム投与が必要な重度の低カリウム血症の症例では、別に2本目の静脈ラインを確保してカリウムを添加した輸液剤を投与すべきである。この場合、1本目の静脈ラインをカリウムを添加していない維持輸液や輸液のボーラス投与のために使用する。別の方法として、カリウムを主な輸液剤と分けて輸液ポンプで投与することもできる。

低アルブミン血症のある蛋白漏出性腸症の症例では、膠質浸透圧の低下によって血管内水分が間質に漏出し、低血圧になりやすい。低アルブミン血症の症例では、周術期に6%ヘタスターチ（1〜2 ml/kg/時間）も投与することができる。これらの症例では、麻酔維持期における等張晶質液の使用は減らすべきである。

術中の低血圧は平衡等張晶質液のボーラス投与（例：LRS 10〜20 ml/kg）、6%ヘタスターチ（3〜5 ml/kg）、またはドパミンやドブタミンといった強心薬（5.0 μg/kg/分で開始）で治療できる。

麻酔回復

胃切開術、腸切開術、および腸切除術と腸吻合術のための開腹手術症例では、術後回復期に痛みを評価して適切に治療すべきである。術後にもフェンタニルとリドカインのCRIを継続できる。これらの薬剤を中止する場合には、ヒドロモルホンやオキシモルホンによる追加鎮痛が必要である。

NSAIDは頻繁に胃潰瘍を起こす。NSAIDはプロスタグランジンの合成を阻害して粘膜血流と粘液産生を減少するため、潰瘍を起こしやすくなる[29]。さらに、プロスタグランジン合成の阻害は循環血液量減少や低血圧の場合に腎血流量を減少させ、腎虚血と急性腎不全を起こすことがある。したがって、消化管疾患、循環血液量減少、または低血圧の症例では、NSAIDは禁忌である。

麻酔回復期には、体温を持続的にモニタリングすべきである。低体温は、火傷を起こさないよう安全性の担保された温風ブランケットまたは保温マットを使用して治療すべきである。

胃拡張胃捻転

胃拡張胃捻転（gastric dilatation-volvulus：GDV）は米国において毎年40,000〜60,000頭のイヌが罹患する（大型犬でリスクが高い）急性の致死的な疾患である[5,29,50,51]。この疾患では、胃が腸間膜を軸に回転して胃流出路が完全閉塞し、これによって急性の胃拡張が生じる。同時に胃食道接合部が閉塞すると、嘔吐によって貯留した液体やガスを排出できなくなる[2,29,52]。GDV症候群は、治療を行った動物においてもその死亡率は10〜45％である[51,53-57]。通常、敗血症性ショック、胃の壊死または穿孔に続発する腹膜炎、胃切除術、脾臓切除術、および周術期の不整脈が死亡率の増加に関連している[2,55,57,58]。再灌流障害もこの病態における高い死亡率に関与している[2]。

胃拡張が発生する原因は不明である。しかし、いったん胃が拡張すると食道と幽門が閉塞するために空気を排出する正常な生理機能（例：曖気、嘔吐、幽門からの排泄）が障害される。胃は管腔内に空気と液体が貯留するため拡張する。正常な胃液分泌と静脈うっ血の結果として、胃内腔に液体が滲出して液体貯留が起こる。胃は回転し、十二指腸、幽門、および脾臓は変位する（図5.4A）。変位によって二次的な脾腫が起こる可能性がある[2]。拡張した胃と腹腔内圧の上昇によって後大静脈、門脈、および脾臓の血管が圧迫され、心臓への静脈還流が障害される[29,52,59]。これによって最終的に心拍出量と動脈血圧が減少し、心筋虚血と組織灌流の低下を引き起こす[60]。その結果として、GDVのイヌでは、閉塞性、循環血液量減少性、および血液分布異常性ショックを含む複数のタイプのショックが発生する可能性がある。最終的に、

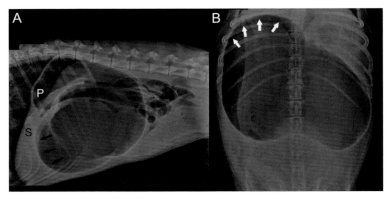

図5.4　A：胃拡張胃捻転（GDV）のイヌの右側方向X線像。幽門（P）と脾臓（S）が頭側に変位している。主なX線所見は胃のガス貯留と拡大である（黒矢印）。これらすべての異常は後大静脈、門脈、および脾臓の血管を圧迫することで静脈還流量を減少させ、同時に横隔膜を頭側に圧迫し（Bの白矢印）、呼吸を悪化させる。

写真提供：Dr. G. Sepuleda の厚意による

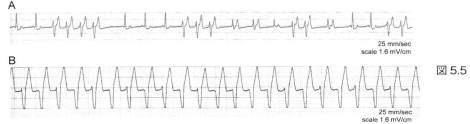

図5.5　A：イヌの発作性心室性頻拍。
B：イヌの心室性頻拍。

組織灌流の破綻を起こし、腎臓、心臓、膵臓、胃、および小腸を含む多くの臓器が影響を受ける[2]。

さらに、胃拡張は横隔膜の尾側方向への変位に干渉し、肺コンプライアンスの低下、胸郭の正常な拡張を障害する（図5.4B）。代償機構として呼吸数と呼吸努力が増加する。呼吸努力が適切でない場合には、分時換気量が減少し、呼吸性アシドーシスが生じる[52]。

GDVが生じた場合、複数の要因によって胃粘膜の潰瘍、出血、および壊死が引き起こされる。これらの要因には、胃内圧の上昇、胃粘膜灌流の低下、および胃の分泌の増加がある。胃または他の灌流の低下した消化管由来のバクテリアルトランスロケーションが起こると菌血症が引き起こされる。壊死と穿孔によって腹膜炎が生じる[52]。

GDVのイヌで洞性頻脈、心房細動、発作性心室性頻拍、心室性頻拍といった心不整脈がしばしば起こり（図5.5A、B）[53,61]、とくに胃の壊死を起こした症例で多い[58]。不整脈は死亡率を増加させる可能性があるため、適切なモニタリングと治療が必要である[53]。心室性不整脈の原因は不明であるが、心拍出量減少、心筋虚血、アドレナリン放出、心筋抑制因子の放出が関与していると考えられている[52,60,62]。

臨床兆候

GDVのイヌは急激な腹部膨満、腹痛の症状（例：背湾姿勢）を示すことがある。一般的に、空嘔吐、唾液過多、腹囲膨満、落ち着きがない、および呼吸困難が認められる。抑うつ、弱脈、頻脈、毛細血管再充填時間の延長、可視粘膜蒼白、または呼吸困難といったショックの臨床症状が認められることもある。不整脈はしばしば同調した脈の欠損とともに聴診できる。これらの不整脈は一般的に心室起源である[2,29,52,61]。

検査所見

胃拡張捻転は、いくつかの代謝異常や電解質

異常を伴う多臓器の問題と関係しうるが、これらは常に存在するわけではない[63,64]。GDV のイヌの 33%に低カリウム血症を認めたとする報告もあるが、カリウムは上昇していることもあれば正常なこともある。低クロール性代謝性アルカローシスが、胃内への水素と塩素イオンの喪失によって発生することがある[64]。疾患が進行すると有効な循環血液量の減少によって代謝性アシドーシスが生じ、その結果、組織低酸素と乳酸産生が増加する。治療前の血漿乳酸値が 6 mmol/L 未満または 12 時間以内に乳酸値が 50%以上低下した場合には、胃の壊死は存在せず、予後がよいと考えられる[65-67]。

呼吸性アシドーシスは、胃が横隔膜を圧迫して換気コンプライアンスを低下させることによって二次的に生じやすい。麻酔導入後には、麻酔薬の呼吸抑制作用によって呼吸性アシドーシスが重症化することがある。低換気と換気 - 灌流不均衡によって低酸素が引き起こされうる。

ショックが進行すると、嫌気性代謝によるアデノシン三リン酸の不十分な産生のためにエネルギー要求量を満たすことができず、血糖値が低下することがある[52]。

PCV と TP は血液濃縮の所見を示すかもしれない。これらの症例では、腎血流量の減少による腎前性腎不全によって BUN とクレアチニンが上昇することがある[52]。

麻酔管理
周麻酔期の考慮

胃の拡張と腹部血管の圧迫は心肺機能と消化管機能に重大な障害を与え、麻酔中のイヌの安定性に大きく影響する。そのため、症例の状態を安定させることが麻酔導入前の初期目標となる。少なくとも 2 本の太い静脈カテーテル（14 〜 18G）を頸静脈と橈側皮静脈または左右の橈側皮静脈に留置すべきである。複数のカテーテルによって急速輸液と複数の薬剤投与が可能となり、同一のラインでは投与できない薬剤の同時投与が可能になる。カテーテル設置の際には、CBC、血清生化学検査、

および血液ガス分析のための血液サンプルを採取することもできる[2,29,68]。

麻酔導入までの初期の検査中には、症例が許容すればマスクで酸素を投与すべきである。循環血漿量の回復のために大量の等張液の投与を開始する。これらの輸液剤は 5 〜 15 分かけて単独投与するか、高張食塩液または 6%ヘタスターチと一緒に投与する[2,52,69,70]。ショック時の等張晶質液の用量は、症例の全血液量と同じ（90ml/kg）であり、算出した全体量の 1/3 〜 1/4 ずつ分割投与すべきである。これらの等張晶質液の分割投与量は 7%高張食塩液（4 〜 6 ml/kg）または 1 日量の 1/4 の 6%ヘタスターチ（5 ml/kg）と組み合わせて投与できる。GDV のイヌの治療では、高張食塩液と合成膠質液を組み合わせた小体積の急速輸液が、大量輸液より効果的な治療方法として推奨されている[69,70]。この方法では、〜 7%食塩 - 6%ヘタスターチ混合液を投与することができる（23.4%の食塩液 1 ml/kg と 6%ヘタスターチ 2 ml/kg を混合して総量 3 ml/kg として 5 分以上かけて投与）。7%高張食塩液や 6%ヘタスターチを投与した場合には、その後の晶質液の投与量を調節しなければならない。初期治療の後、輸液剤を追加投与する前に心血管系のパラメーターを再評価すべきである。重度の電解質異常と酸 - 塩基平衡異常は補正すべきである[2,52]。

通常、衰弱した瀕死のイヌでは、動脈上の皮膚をリドカインで局所麻酔することで足背動脈にカテーテル設置できる（図 5.6A 〜 F）。動脈留置によって動脈血圧と血液ガス分析が可能となり、麻酔前と麻酔中の輸液療法の指針として利用できる[68]。麻酔前に動脈留置ができない場合には、オシロメトリック式血圧測定装置または超音波ドプラ装置と血圧計と組み合わせた血圧測定法で非侵襲的に血圧をモニタリングすべきである。

これらの症例では、心電図（ECG）を連続モニタリングすることで心調律に関して有用な情報を得られる。不整脈の術前治療には、循環血液量減少と電解質異常の補正を含むべきである。低カリウム血症の場合には、リドカインの治療効果がな

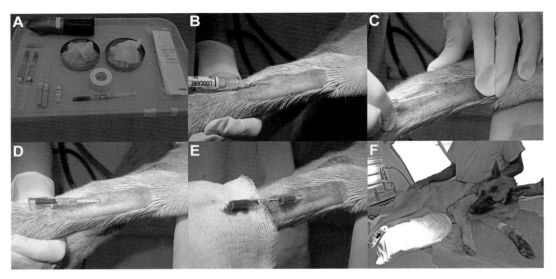

図5.6　麻酔導入前に足根背部の皮膚を局所麻酔して足背動脈にカテーテルを設置する。　A：動脈カテーテル設置に必要な道具。　B：足背動脈上の皮膚を剪毛消毒する。リドカイン（2％）を足背動脈上の皮下に浸潤する。皮下血腫ができないように、動脈を避けるため穿刺前に動脈を触知しリドカインを投与する前に動脈上の皮膚を横に引っ張る。C：カテーテル設置前に足背動脈を触知する。　D：カテーテルとスタイレットを動脈に挿入する。　E：カテーテルを動脈に刺入する。　F：麻酔前に動脈カテーテル設置に成功したGDVのイヌ。

くなることから電解質補正はとくに重要である。不整脈によって心拍出量が低下している場合には、まず、リドカイン 2.0～4.0 mg/kg を急速IV投与すべきである。不整脈による心拍出量減少を示唆する臨床所見には、頻脈とともに血圧の低下や脈の触知困難がある場合や、多形性心室性不整脈、先行する心拍のT波に期外収縮が重なる（R on T）、または160回/分以上の持続性頻脈がある。リドカインを最初のボーラス投与に続いて 3.0～4.5 mg/kg/時間 CRI で持続投与することができる。覚醒した動物では、リドカイン中毒の兆候を監視しなければならない。これらの兆候には、筋肉の振戦、嘔吐、および痙攣発作がある。これらの兆候が認められた場合には、リドカインの投与量を減らすか投与を中止すべきである。痙攣発作が起こった場合には、ジアゼパム（0.5 ml/kg IV）を投与して治療すべきである。リドカインで正常な洞調律に戻らないまたは循環指標（例：心拍数、末梢動脈の脈拍の質、動脈血圧、可視粘膜色および毛細血管再充填時間）の改善が見られなかったかった場合には、プロカインアミド（0.5～1.0 ml/kg 急速IV と 2.4 ml/kg/時間 CRI）を投与してもよい[2,52,61]。

イヌの血行動態が安定したら、可能な限り早期に胃から空気と液体を除去するために経口胃チューブによる減圧を行うことが望ましい。胃の減圧によって症例の心肺機能は改善するであろう。胃の減圧を実施するためには、鎮静が必要となることがある。経口胃チューブを設置したら、気道を保護するために気管チューブと喉頭鏡を用意すべきである。イヌが強い鎮静状態にある場合には、自身で気道を保護することができないので、経口胃チューブ周囲からの逆流と誤嚥が起こるかもしれない[29,52]。

術前にH$_2$ブロッカーなど胃のpHを上昇させる薬剤の投与を考慮すべきである。

経口胃チューブを設置するための鎮静と麻酔前投薬

経口胃チューブまたは経皮的胃穿刺で胃の減圧を行うためには、鎮静が必要となることがある。しかし、通常GDVのイヌは抑うつし、心拍出量

が低下しているので中等度から強い鎮静を得るような薬物の投与は必要ない。そのため、初期に血圧が上昇するが心拍出量を低下させるa_2-作動薬の投与は避けるべきである[7]。アセプロマジンは血管拡張作用があり静脈還流量を一層減少させ低血圧を引き起こすため、避けるべきである[50]。

嘔吐を引き起こす薬物は中枢作用によってすべての嘔吐反射を引き起こすため、麻酔前投薬への使用を避けるべきである。しかし、GDVのイヌでは、胃食道閉塞のために胃内容物を吐き出すことができない。腹圧上昇は、胃の破裂と静脈還流量を減少させることがある[59]。

薬剤はIV投与することが望ましく、これによって投与量を減らすことができ、効果の予測がしやすくなる。GDVの場合、ジアゼパム（0.1～0.2 mg/kg）またはミダゾラム（0.1～0.2 mg/kg）とブトルファノール（0.2～0.4 mg/kg）の組み合わせが一般的に推奨される[29,68]。なぜなら、ブトルファノールには制吐作用があり、いずれの薬物も心血管系作用が最小限であるためである。しかし、外科手術が必要な胃捻転のイヌでは、完全μ-オピオイド作動薬によってより有効な鎮痛を得られる。ブトルファノールは持続時間1～2時間の作動-拮抗薬であり、術中に治療効果のある血漿濃度に維持されていると、μ-完全作動薬の効果を減少させる。μ-完全作動薬には麻酔要求量減少効果と最小限の心血管作用があり、吸入麻酔薬の要求量を最小限にするために選択される。そのため、ブトルファノールの代わりとして、メサドン（0.1～0.5 mg/kg）、ヒドロモルホン（0.05～0.1 mg/kg）、オキシモルホン（0.05～0.1 mg/kg）、またはフェンタニル（0.002～0.005 mg/kg）をジアゼパムまたはミダゾラムと組み合わせて用いることができる[68]。

麻酔導入

麻酔には心血管抑制が最小の薬剤を選択すべきである。重度の血管拡張、心筋抑制、または催不整脈作用のある薬剤（例：チオペンタールまたはハロタン）は避けるべきである[20,50]。ジアゼパム（0.2

～0.5 mg/kg IV）とフェンタニル（0.005～0.02 mg/kg IV）のような神経遮断鎮痛の組み合わせをto effectで投与する麻酔導入法は、心血管抑制作用が最小限であり、心血管系機能が不安定なイヌの麻酔導入に適している。プロポフォールのto effectまたはケタミン（5.0 mg/kg）とジアゼパム（0.25 mg/kg）の組み合わせによる麻酔導入も適切な選択肢である[68]。ケタミンはしばしばショックの進行したステージで認められる交感神経緊張が低下している状況では潜在的に陰性変力作用を示すことから、重症な症例の麻酔導入にケタミンとジアゼパムの組み合わせを用いる場合には注意が必要である[20]。

いったん気管チューブを気管挿管したら、カフを膨らませるべきである。逆流と誤嚥のリスクを最小限にするために、麻酔導入直後に胃チューブを挿入すべきである。

麻酔維持

吸入麻酔薬には用量依存性の血管拡張作用と心筋抑制作用があるため、GDVのイヌの麻酔維持ではバランス麻酔法を用いて麻酔維持濃度を減量すべきである。セボフルランとデスフルランは溶解度が低く、心血管系機能が不安定な症例でも呼気終末濃度を迅速に調節できる長所をもつことからGDVの症例に有用と考えられる。しかし、イソフルランでも麻酔深度の迅速な調節は可能である[20]。笑気は、気体で満たされた空間に急速に拡散し、さらなる臓器の拡張と胃容積の増加を起こすため、永続的な胃の減圧が達成できるまで禁忌である。この笑気による臓器拡張と胃容積の増大は術野を圧迫し、横隔膜の動きを制限し、呼吸機能を悪化させる[2]。

麻酔薬の要求量減少効果をもつことから通常、フェンタニルまたはレミフェンタニル（LD 0.002～0.005 mg/kg IV、0.005～0.04 mg/kg/時間CRI）とリドカイン（LD 1.0～2.0 mg/kg IV、3 mg/kg/時間CRI）が投与される。さらに、フェンタニルとレミフェンタニルで効果的な鎮痛効果を得られ、リドカインでは鎮痛効果、抗不整脈作用、

抗炎症作用、消化管運動改善効果を得られる。加えて、GDV のイヌにおいて術前よりリドカインをボーラス IV 投与後に CRI 投与することで不整脈の発生を減らすこともできる[71]。ベンゾジアゼピン（例：ジアゼパム 0.05 ～ 0.2 mg/kg IV）または非脱分極性筋弛緩薬（NMBD）（例：アトラクリウム 0.1 ～ 0.2 mg/kg IV）をバランス麻酔の一部として追加できる。NMBD を投与する場合には、理想的には四連刺激を用いて神経筋機能をモニタリングすべきである[20]。

　術中には、平衡等張晶質液（例：乳酸リンゲル液）を 10 ml/kg/ 時間で投与すべきである。GDV の症例はしばしば低血圧になるため、麻酔導入前に動脈カテーテルが設置されていない場合には、麻酔導入後に動脈カテーテル設置を行い観血的血圧測定を行うべきである[59]。麻酔維持期には多様な酸 - 塩基平衡障害が起こることがあるため、動脈血の血液ガス分析と電解質測定を経時的に実施することが強く推奨される。確認されたあらゆる異常を補正すべきである。重炭酸ナトリウムは、重度なアシドーシス（pH < 7.1 ～ 7.2）が起こっている場合にのみ投与すべきである[29]。前述したように、低カリウム血症の症例では重炭酸ナトリウムの投与を控えるべきである[28]。

　低血圧とともに頻脈が起こった場合には、高張食塩液、6%ヘタスターチ、および FFP を利用すべきである。麻酔中の輸液療法は、中心静脈圧、観血的血圧測定、PCV、TP、心拍数、毛細血管再充填時間、および可視粘膜の色調などの項目のモニタリング所見に基づき継続的に再評価修正すべきである[50]。また、尿量も腎血流量、心拍出量、および輸液療法の有効性を評価するために用いることができる。そのため、血行動態の障害された症例ではこれらのモニタリングを考慮すべきである。

　ドブタミンやドパミン（5 µg/kg/ 分 CRI で開始 [2 ～ 20 µg/kg/ 分 CRI]）といった陽性変力薬は、平均血圧 60 mmHg 以上に保つのに役立つ[68]。輸液と陽性変力作用薬では治療できない低血圧は、ノルエピネフリン（0.05 ～ 2.0 µg/kg/ 分 CRI）、フェニレフリン（0.1 ～ 3.0 µg/kg/ 分 CRI）またはバ

ソプレシン（0.5 ～ 2.0 mU/kg/ 分 CRI）などの血管作動薬が必要となるかもしれない。

　心電図の連続的なモニタリングは、不整脈の検出を可能にし、抗不整脈薬を投与したときの治療効果の評価に役に立つ。

　呼吸性アシドーシスの補正、虚脱した肺の再拡張、および血液の酸素化の改善のために陽圧換気を開始すべきである。しかし、胸腔内が陽圧になると静脈還流量が低下し、低血圧を悪化させる。とくに、循環血液量の不十分なイヌで低血圧が顕著となる。人工呼吸器による呼吸直後の観血的血圧波形またはパルスオキシメータ波形は、非侵襲的に静脈還流量と 1 回拍出量の減少に関する初期情報を提供する[72,73]。人工呼吸器の使用で収縮期血圧が低下した場合には、1 回換気量または最高気道内圧の設定を下げるとともに、用量負荷を行うことが推奨される。

麻酔回復

　麻酔回復期においても、可視粘膜の色調、毛細血管再充填時間、ECG、心拍数、血圧、および酸素飽和度を測定すべきである。血球容積と TP の測定は、輸液による血液希釈が起きていた場合に有用である。これらの測定値は、術後に血液製剤が必要かどうかを決定するために利用できる。乳酸と尿量は、組織灌流の指標として有用であり、術後の輸液と心臓作用薬の投与の指標にできる[52]。

　酸 - 塩基平衡と電解質の異常は、手術終了時または麻酔回復期にモニタリングすべきである。低カリウム血症の予防または補正は、麻酔回復時の筋力低下を減らすことができる。

　広範な胃粘膜の潜在的な障害のため、鎮痛に NSAID を使用すべきではない。これらの症例の鎮痛は、フェンタニルとリドカインの投与で達成できる。ナロキソン（0.001 ～ 0.002 mg/kg IV）またはブトルファノール（0.1 mg/kg）によるオピオイド作動薬の部分的な拮抗が必要かもしれない。

　麻酔回復期には、体温を測定してそれに基づいて治療すべきである。とくに覚醒遅延のイヌで重要である。

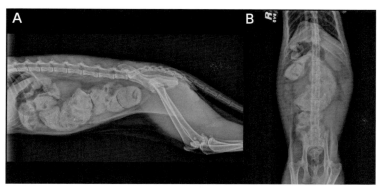

図 5.7　A：ネコの巨大結腸症の右横臥位腹部 X 線像。
　　　　B：ネコの巨大結腸症の腹背方向腹部 X 線像。

写真提供：Dr. G. Sepulveda の厚意による

表 5.1　イヌとネコにおける最も頻度の高い大腸の外科疾患

大腸の外科疾患
ヒモ状異物
腸重積
腸穿孔
腸の腫瘍
盲腸捻転
盲腸－結腸捻転
特発性巨大結腸症
直腸脱
直腸瘻
会陰ヘルニア
肛門嚢腫瘍
鎖肛

大腸、直腸、および会陰の手術

　大腸の外科手術は、閉塞、穿孔、結腸無力症、または慢性炎症に関連した病変に適応される。ネコでは、特発性巨大結腸症に対して結腸亜全摘術が一般的な治療法となっている（図 5.7A、B）[74]。直腸の外科手術は、一般的に腫瘍切除や直腸脱、穿孔、および直腸瘻の整復を目的として一般的に行われる。会陰の外科手術は、会陰ヘルニア、肛門嚢疾患、および腫瘍の治療を目的としてしばしば行われる（表 5.1）[2]。

臨床兆候

　これらの疾患の臨床兆候状には、下痢、嘔吐、食欲不振、腹囲膨満と痛み、しぶり、便秘、腸閉塞、および沈うつがある。腸管穿孔または絞扼性病変のあるイヌやネコでは、ショックが起こるかもしれない[2,50]。

検査所見

　検査では、脱水、電解質異常、酸－塩基平衡異常、血清生化学の異常が認められることがある。これらの症例では、貧血と低アルブミン血症はまれである。症例の全身状態が急激に悪化しない限り、水和、酸－塩基平衡、および電解質の異常を麻酔導入前に補正すべきである[2]。

　腫瘍は、低血糖、低カルシウム血症、貧血、および他の腫瘍随伴症候群と関連することもある。会陰ヘルニアで膀胱が絞扼されると、腎後性腎不全が起こることがあり、高カリウム血症を伴うこともある。

麻酔時の考慮

　脱水、電解質異常、または酸－塩基平衡異常が補正されていないと麻酔合併症が起こることがある。そのため、可能であれば麻酔前にこれらの異常を補正すべきである。

　肛門嚢腺癌とアポクリン腺癌は、副甲状腺ホルモン様ホルモンを産生し、高カルシウム血症を起こす可能性がある。一般的に、高カルシウム血症のイヌでは、多飲多尿のみが認められる。イオン化カルシウム測定によって軽度から中等度の高カルシウム血症が確認された動物では、0.9％生理食塩液による水和と利尿を行うべきである[2]。

会陰ヘルニアの症例における膀胱絞扼による高カリウム血症は、0.9％生理食塩液、グルコースとインスリン、または重炭酸ナトリウムを用いて補正すべきである。心筋の静止膜電位と閾膜電位の差を正常化して膜の興奮性を維持するために、グルコン酸カルシウムまたは塩化カルシウムの投与を考慮すべきである[46]。膀胱は、膀胱穿刺または尿道カテーテルで減圧できる[2]。

本章で前述したように、麻酔プロトコルは症例のシグナルメント、態度、血液検査の異常、および全身症状の重症度に基づいて作成されるべきである。禁忌（例：敗血症、凝固異常、循環血液量減少）でなければ、直腸や会陰の外科手術を実施するイヌとネコにおいてバランス麻酔とマルチモーダル鎮痛を実施するために、ブピバカインまたはロピバカイン（0.1 ml/kg）単独またはこれらと保存剤を含まないモルヒネ（0.1 mg/kg）との組み合わせを用いた硬膜外麻酔を考慮すべきである[20]。

小腸の外科手術のための開腹術、会陰ヘルニア整復術、または会陰部の外科手術を行うすべてのイヌとネコにおいて基本的なモニタリング（例：非観血的血圧測定、ECG、体温測定）を行うべきである。会陰ヘルニア整復、肛門嚢切除術、または会陰部の腫瘤切除術が必要な症例では、伏臥位で臀部を挙上し頭部を下げる体位に保定する。これにより横隔膜の圧迫と換気障害が起こる。これらの症例では、陽圧換気の実施および換気（例：カプノメータ）と酸素化（例：パルスオキシメータ）のモニタリングを考慮すべきである[20]。

二次性腹膜炎

壊死または潰瘍によって引き起こされた消化管穿孔による腹膜炎が確認された場合、致死的であり、迅速で積極的な治療を行わなければならない。消化管手術を受けたイヌにおいて、術前に血清アルブミン値の低下があり、術中に低血圧を示した場合には、術後に二次性腹膜炎を発症するリスクが高くなる[75]。二次性腹膜炎は、イヌの腹膜炎の主な原因であり、通常、細菌感染によって起こる。とくに、若い動物では異物による穿孔や腹部外傷（例：交通事故、咬傷）による二次性腹膜炎が一般的である。さらに、高齢のイヌでは長期のNSAID投与による消化管穿孔が原因で腹膜炎を生じることがある[76]。二次性腹膜炎が診断されたら、その治療は、電解質異常と体液異常の補正および原因特定のための試験開腹と腹膜炎の原因の外科的な整復に向けられる。消化管吻合部からの漏出による敗血症性腹膜炎の死亡率は70％に達する[74]。二次性腹膜炎の多くにおいて、沈うつ、食欲不振、嘔吐、下痢、および腹痛の治療が必要となる。十分な液体が貯留すると腹部膨満が見られることがある。毛細血管再充填時間の延長、可視粘膜蒼白、および頻脈は、動物がショック状態である兆候かもしれない。また、脱水と不整脈も起こることがある[76]。大量の水分と蛋白質が腹腔内へ移動することで血管内腔の水分量が減少して、血液濃縮が起こり、最終的に循環血液量減少性ショックに陥る。腹腔内に多量の細菌またはエンドトキシンが曝露されると、腹腔内へ大量の好中球遊走、内臓血管の拡張、肝臓のエネルギー要求量増加（低血糖）、代謝性アシドーシス、および致死的な敗血症性ショックが起こる[74]。

麻酔時の考慮

二次性腹膜炎の動物は、しばしばエンドトキシン血症と低血圧を示す。静脈内急速輸液を可能な限り早期に開始すべきであり、とくに、動物が脱水またはショックを示している場合に重要となる。静脈内輸液には、6％ヘタスターチのような合成膠質が適しており、とくに血管炎がありTP 4 g/dlまたはアルブミン1.5 g/dl未満の場合に有効である。二次性腹膜炎とGDVの症例の麻酔管理、麻酔前投薬、麻酔薬の選択、および強心薬と血管作動薬による支持療法は似ており、どちらの疾患も酸‐塩基平衡異常と電解質異常を伴う循環血液量減少と分布異常性ショックを引き起こす。

要約

　消化管疾患のあるイヌとネコにおける診断や外科的処置では、通常、鎮静や全身麻酔が必要である。これらの症例では、しばしば消化管の機能や構造が変化し、食欲不振、脱水、循環血液量減少、酸‐塩基平衡異常、電解質異常、蛋白喪失、腹痛、および衰弱が起こる。これらの変化は症例の麻酔管理に大きく影響するため、可能であれば、全身麻酔を実施する前にこれらの障害を治療すべきである。

　口腔咽頭部の腫瘍はイヌとネコで比較的一般的な問題であり、その治療にはしばしば外科手術が必要である。これらの症例では、腫瘍によって喉頭の視認が困難なことがあるため、気管挿管を実施する前に前酸素化を行うべきである。さらに、気管挿管が失敗した場合に備えて外科的気管切開セットを準備しておくべきである。大血管の裂傷により大量出血が起こる可能性があるため、血液製剤をすぐに使用できるように準備すべきである。これらの症例では下顎骨切除術や上顎骨切除術が必要になることがあるので、マルチモーダル鎮痛が推奨される。これらの症例では、嚥下反射が十分に回復するまで抜管を遅らせるべきであり、血餅や液体の誤嚥を予防するためにカフを膨らませたまま気管チューブを抜管すべきである。

　食道の一般的な疾患には、巨大食道症、異物、潰瘍、腫瘍、および狭窄がある。食道疾患の症例では誤嚥のリスクが高く、可能であれば麻酔前に8～12時間絶食すべきである。さらに、これらの症例では、麻酔前に胸部X線検査で誤嚥性肺炎を評価すべきである。逆流や誤嚥による食道粘膜損傷と肺損傷を軽減するために、胃液の酸性度を上昇させる薬物治療が有効かもしれない。これらの症例では、急速に麻酔導入し、迅速に気管挿管すべきである。逆流が起こった場合に備えて常に吸引器を使えるように準備すべきである。食道疾患は食道穿孔を起こすかもしれない。急激な呼吸様式の変化とそれに続く酸素飽和度の低下、聴診による呼吸音の減弱、および用手換気時に抵抗の上昇を認めた場合には、食道穿孔による致死的な合併症を疑うべきである。すぐに胸腔穿刺を行い、続いて胸腔チューブ設置または開胸術を行う。これらが完了した後、陽圧換気を開始すべきである。

　胃と小腸の一般的な疾患には、異物、潰瘍、GDV、炎症性疾患（例：Inflammatory bowel disease：IBD）、および腫瘍がある。胃と小腸の疾患では、嘔吐と下痢が主な臨床兆候であり、体液、電解質、および酸‐塩基平衡の異常が一般的に認められる。また、重度の潰瘍がある場合には貧血が起こるかもしれない。小腸の疾患では、低アルブミン血症が起こるかもしれない。理想的には、可能であれば麻酔前にこれらの異常を治療すべきである。GDVはイヌの急性で致死的な疾患であり、救急症例として扱うべきである。一般的に、重度の循環血液量減少があるため、積極的な輸液療法が必要である。

　全身麻酔が必要となる大腸、直腸、および会陰部の一般的な疾患には、腫瘍、特発性巨大結腸症（ネコ）、炎症性疾患（例：IBD）、肛門嚢疾患、および会陰ヘルニアがある。肛門嚢腺癌は、腫瘍随伴症候群として高カルシウム血症を併発することがあり、心臓や腎臓の異常を起こすかもしれない。そのため、麻酔前にこの異常に対処すべきである。会陰ヘルニアでは膀胱が絞扼すると、高窒素血症と高カリウム血症を起こす。高カリウム血症は心臓に重篤な変化（徐脈など）を起こすため、麻酔前に治療を開始すべきである。

参考文献

1 Guyton AC, Hall JE. 2000. General principles of gastrointestinal function – motility, nervous control, and blood circulation. In: Guyton AC, Hall AC, editors. The Textbook of Medical Physiology. 10th ed. pp. 718–26. Philadelphia: Saunders.

2 Hedland CS, Fossum TW. 2002. Surgery of the digestive tract. In: Fossum TW, editor. Small Animal Surgery. 2nd ed. pp. 274–449. St. Louis: Mosby.

3 Taney K, Smith MM. 2010. Oral and salivary gland disorders. In: Ettinger SJ, Feldman EC, editors. Textbook of Veterinary Internal Medicine. 7th ed. pp. 1479–86. St. Louis: Saunders Elsevier.

4 Giger U. 2000. Blood typing and cross-matching to ensure compatible transfusions. In: Bonagura JD, editor. Kirk's Current Veterinary Therapy XIII. pp. 396–9. Philladelphia: WB Saunders.

5 Greene SA, Marks SL. 2007. Gastrointestinal disease. In: Tranquilli WJ, Thurmon JC, Grimm KA, editors. Lumb & Jones' Veterinary Anesthesia and Analgesia. 4th ed. pp. 927–32. Ames: Blackwell Publishing.

6 Gaynor JS, Muir WW. 2009. Acute pain management: a case-based approach. In: Gaynor JS, Muir WW, editors. Handbook of Veterinary Pain Management. 2nd ed. pp. 353–78. St. Louis: Mosby Elsevier.

7 Sinclair MD. 2003. Review of the physiological effects of α_2-agonists related to the clinical used of medetomidine in small animal practice. *Can Vet J* 44(11):885–97.

8 Takahashi T, Tsuchida D, Pappas TN. 2007. Central effects of morphine on GI motility in conscious dogs. *Brain Res* 1166:29–34.

9 Valverde A, Cantwell S, Hernández J, et al. 2004. Effects of acepromazine on the incidence of vomiting associated with opioid administration in dogs. *Vet Anaesth Analg* 31(1):40–5.

10 Monteiro ER, Junior AR, Assis HM, et al. 2009. Comparative study on the sedative effects of morphine, methadone, butorphanol or tramadol, in combination with acepromazine, in dogs. *Vet Anaesth Analg* 36(1):25–33.

11 Wilson DV, Tom Evans A, Mauer WA. 2007. Pre-anesthetic meperidine: associated vomiting and gastroesophageal reflux during the subsequent anesthetic in dogs. *Vet Anaesth Analg* 34(1):15–22.

12 Gaynor JS, Mama K. 2009. Local and regional anesthetic techniques for the alleviation of perioperative pain. In: Gaynor JS, Muir WW, editors. Handbook of Veterinary Pain Management. 2nd ed. pp. 277–300. St. Louis: Mosby Elsevier.

13 Muir WW, Wiese AJ, March PA. 2003. Effects of morphine, lidocaine, ketamine, and morphine-lidocaine-ketamine drug combination on minimum alveolar concentration in dogs anesthetized with isoflurane. *Am J Vet Res* 64(9): 1155–60.

14 Gandhi SD, Weiskopf RB, Cornelius J, et al. 2007. Volume replacement therapy during major orthopedic surgery using voluven (hydroxyethyl starch 130/0.4) or hetastarch. *Anesthesiology* 106(6):1120–7.

15 Gattas DJ, Dan A, Myburgh J, et al. 2012. Fluid resuscitation with 6% hydroxyethyl starch (130/0.4) in acutely ill patients: an updated systematic review and meta-analysis. *Anesth Analg* 114(1):159–69.

16 Vance A, Hofmeister EH, Laas C, et al. 2011. The effects of extubation with an inflated versus deflated endotracheal tube cuff on endotracheal fluid volume in the dog. *Vet Anaesth Analg* 38(3):203–7.

17 Johnson SE, Sherding RG. 2006. Diseases of the esophagus and disorders of swallowing. In: Birchard SJ, Sherding RG, editors. Saunders Manual of Small Animal Practice. 3rd ed. pp. 636–54. St. Louis: Saunders Elsevier.

18 Nickel R, Schummer A, Seiferle E, Sack WO. 1973. The Viscera of the Domestic Animals. New York: Springer-Verlag.

19 Bright RM. 2006. Surgery of the esophagus. In: Birchard SJ, Sherding RG, editors. Saunders Manual of Small Animal Practice. 3rd ed. pp. 655–63. St. Louis: Saunders Elsevier.

20 Bennett R. 2007. Gastrointestinal and hepatic disease. In: Seymour C, Duke-Novakovski T, editors. BSAVA Manual of Canine and Feline Anaesthesia and Analgesia. 2nd ed. pp. 244–56. Gloucester: British Small Animal Veterinary Association.

21 Galatos AD, Raptopoulos D. 1995. Gastro-oesophageal reflux during anaesthesia in the dog: the effect of preoperative fasting and premedication. *Vet Rec* 137(19):479–83.

22 Galatos AD, Raptopoulos D. 1995. Gastro-oesophageal reflux during anaesthesia in the dog: the effect of age, positioning and type of surgical procedure. *Vet Rec* 137(20): 513–6.

23 Wilson DV, Evans AT, Miller R. 2005. Effects of preanesthetic administration of morphine on gastroesophageal reflux and regurgitation during anesthesia in dogs. *Am J Vet Res* 66(3):386–90.

24 Wilson DV, Evans AT, Mauer WA. 2006. Influence of metoclopramide on gastroesophageal reflux in anesthetized dogs. *Am J Vet Res* 67(1):26–31.

25 Wilson DV, Boruta DT, Evans AT. 2006. Influence of halothane, isoflurane, and sevoflurane on gastroesophageal reflux during anesthesia in dogs. *Am J Vet Res* 67(11):1821–5.

26 Wilson DV, Evans AT. 2007. The effect of topical treatment on esophageal pH during acid reflux in dogs. *Vet Anaesth Analg* 34(5):339–43.

27 Wilson DV, Walshaw R. 2004. Postanesthetic esophageal dysfunction in 13 dogs. *J Am An Hosp Assoc* 40(6):455–60.

28 Chapman PS. 2009. Gastrointestinal hemorrhage. In: Silverstein DC, Hopper K, editors. Small Animal Critical Care Medicine. pp. 566–9. St. Louis: Elsevier Saunders.

29 Johnson SE, Sherding RG, Bright RM. 2006. Diseases of the stomach. In: Birchard SJ, Sherding RG, editors. Saunders Manual of Small Animal Practice. 3rd ed. pp. 664–90. St. Louis: Saunders Elsevier.

30 Dowling PM. 2009. Motility disorders. In: Silverstein DC, Hopper K, editors. Small Animal Critical Care Medicine. pp. 562–5. St. Louis: Elsevier Saunders.

31 Favarato ES, Souza MV, Costa PR, et al. 2012. Evaluation of metoclopramide and ranitidine on the prevention of gastroesophageal reflux episodes in anesthetized dogs. *Res Vet Sci* 93(1):466–7.

32 Panti A, Bennett RC, Corletto F, et al. 2009. The effect of omeprazole on oesophageal pH in dogs during anaesthesia. *J Small Anim Prac* 50(10):540–4.

33 Bersenas AM, Mathews KA, Allen DG, et al. 2005. Effects of ranitidine, famotidine, pantoprazole, and omeprazole on intragastric pH in dogs. *Am J Vet Res* 66(3):425–31.

34 Zacuto AC, Marks SL, Osborn J, et al. 2012. The influence of esomeprazole and cisapride on gastroesophageal reflux during anesthesia in dogs. *J Vet Intern Med* 26(3):518–25.

35 De Laforcade AM, Silverstein DC. 2009. Shock. In: Silverstein DC, Hopper K, editors. Small Animal Critical Care Medicine. pp. 41–5. St. Louis: Elsevier Saunders.

36 Roush JK, Keene BW, Eicker SW, et al. 1990. Effects of atropine and glycopyrrolate on esophageal, gastric, and tracheal pH in anesthetized dogs. *Vet Surg* 19(1):88–92.

37 Tams TR. 2011. Gastroscopy. In: Tams TR, Rawlings CA, editors. Small Animal Endoscopy. 3rd ed. pp. 97–172. St. Louis: Elsevier Mosby.

38 Lamata C, Loughton V, Jones M, et al. 2012. The risk of passive regurgitation during general anaesthesia in a population of referred dogs in the UK. *Vet Anaesth Analg* 39(3):266–74.

39 Tantawy H, Myslajek T. 2012. Diseases of the gastrointestinal system. In: Hines RL, Marschall KE, editors. Stoelting's Anesthesia and Co-Existing Disease. 6th ed. pp. 287–304. Philadelphia: Saunders Elsevier.

40 Hashim MA, Waterman AE. 1991. Effects of thiopentone, propofol, alphaxalone-alphadolone, ketamine and xylazine-ketamine on lower oesophageal sphincter pressure and barrier pressure in cats. *Vet Rec* 129(7):137–9.

41 Raptopoulos D, Galatos AD. 1997. Gastro-esophageal reflux during anaesthesia induced with either thiopentone or propofol in the dog. *J Vet Anaesth* 24:20–2.

42 Boysen SR. 2009. Vomiting and regurgitation. In: Silverstein DC, Hopper K, editors. Small Animal Critical Care Medicine. pp. 570–4. St. Louis: Elsevier Saunders.

43 Hume DZ, Rondeau MP. 2009. Diarrhea. In: Silverstein DC, Hopper K, editors. Small Animal Critical Care Medicine. pp. 575–8. St. Louis: Elsevier Saunders.

44 Boag AK, Coe RJ, Martinez TA, et al. 2005. Acid-base and electrolyte abnormalities in dogs with gastrointestinal foreign bodies. *J Vet Intern Med* 19(6):816–21.

45 Sherding RG, Johnson SE. 2006. Diseases of the intestines. In: Birchard SJ, Sherding RG, editors. Saunders Manual of Small Animal Practice. 3rd ed. pp. 702–38. St. Louis: Saunders Elsevier.

46 DiBartola SP, DeMorais HA. 2012. Disorders of potassium: hypokalemia and hyperkalemia. In: DiBartola SP, editor. Fluid, Electrolyte, and Acid-Base Disorders in Small Animal Practice. 4th ed. pp. 92–119. St. Louis:

Elsevier Saunders.

47 Donaldson LL, Leib MS, Boyd C, et al. 1993. Effect of preanesthetic medication on ease of endoscopic intubation of the duodenum in anesthetized dogs. *Am J Vet Res* 54(9):1489–95.

48 Smith AA, Posner LP, Goldstein RE, et al. 2004. Evaluation of the effects of premedication on gastroduodenoscopy in cats. *J Am Vet Med Assoc* 225(4):540–4.

49 Pypendop BH, Ilkiw JE. 2005. Assessment of the hemodynamic effects of lidocaine administered IV in isoflurane-anesthetized cats. *Am J Vet Res* 100(1):97–101.

50 Aronson LR, Brockman DJ, Brown DC. 2000. Gastrointestinal emergencies. *Vet Clinics North Am Small Anim Pract* 30(3):555–79.

51 Glickman LT, Glickman NW, Schellenberg DB, et al. 2000. Incidence of and breed-related risk factors for gastric dilatation-volvulus in dogs. *J Am Vet Med Assoc* 216(1):40–5.

52 Volk SW. 2009. Gastric dilatation-volvulus and bloat. In: Silverstein DC, Hopper K, editors. Small Animal Critical Care Medicine. pp. 584–9. St. Louis: Elsevier Saunders.

53 Muir WW. 1982. Gastric dilatation-volvulus in the dog, with emphasis on cardiac arrhythmias. *J Am Vet Med Assoc* 180(7):739–42.

54 Brockman DJ, Washabau RJ, Drobatz KJ. 1995. Canine gastric dilatation/volvulus syndrome in a veterinary critical care unit: 295 cases (1986–1992). *J Am Vet Med Assoc* 207(4):460–4.

55 Beck JJ, Staatz AJ, Pelsue DH, et al. 2006. Risk factors associated with short-term outcome and development of perioperative complications in dogs undergoing surgery because of gastric dilatation-volvulus: 166 cases (1992–2003). *J AmVet Med Assoc* 229(12):1934–9.

56 Buber T, Saragusty J, Ranen E, et al. 2007. Evaluation of lidocaine treatment and risk factors for death associated with gastric dilatation and volvulus in dogs: 112 cases (1997–2005). *J Am Vet Med Assoc* 230(9):1334–9.

57 Mackenzie G, Barnhart M, Kennedy S, et al. 2010. A retrospective study of factors influencing survival following surgery for gastric dilatation-volvulus syndrome in 306 dogs. *J Am Anim Hosp Assoc* 46(2):97–102.

58 Brourman JD, Schertel ER, Allen DA, et al. 1996. Factors associated with perioperative mortality in dogs with surgically managed gastric dilatation-volvulus: 137 cases (1988–1993). *J Am Vet Med Assoc* 208(11):1855–8.

59 Orton EC, Muir WW. 1983. Hemodynamics during experimental gastric dilatation-volvulus in dogs. *Am J Vet Res* 44(8):1512–5.

60 Muir WW, Weisbrode SE. 1982. Myocardial ischemia in dogs with gastric dilatation-volvulus. *J Am Vet Med Assoc* 181(4):363–6.

61 Muir WW, Lipowitz AJ. 1978. Cardiac dysrhythmias associated with gastric dilatation-volvulus in the dog. *J AmVet Med Assoc* 172(6):683–9.

62 Schober KE, Cornand C, Kirbach B, et al. 2002. Serum cardiac troponin I and cardiac troponin T concentrations in dogs with gastric dilatation-volvulus. *J Am Vet Med*

Assoc 221(3):381–8.

63 Wingfield WE, Twedt DC, Moore RW, et al. 1982. Acid-base and electrolyte values in dogs with acute gastric dilatation-volvulus. *J Am Vet Med Assoc* 180(9):1070–2.

64 Muir WW. 1982. Acid-base and electrolyte disturbances in dogs with gastric dilatation-volvulus. *J Am Vet Med Assoc* 181(3):229–31.

65 De Papp E, Drobatz KJ, Hughes D. 1999. Plasma lactate concentration as a predictor of gastric necrosis and survival among dogs with gastric dilatation-volvulus: 102 cases (1995–1998). *J Am Vet Med Assoc* 215(1):49–52.

66 Zacher LA, Berg J, Shaw SP, et al. 2010. Association between outcome and changes in plasma lactate concentration during presurgical treatment in dogs with gastric dilatation-volvulus: 64 cases(2002–2008). *J Am Vet Med Assoc* 236(8):892–7.

67 Green TI, Tonozzi CC, Kirby R, et al. 2011. Evaluation of initial plasma lactate values as a predictor of gastric necrosis and initial and subsequent plasma lactate values as a predictor of survival in dogs with gastric dilatation-volvulus: 84 dogs (2003–2007). *J Vet Emerg Crit Care* 21(1):36–44.

68 Wong PL. 1992. Anesthesia for gastric dilatation/volvulus. *Vet Clinics North Am Small Anim Pract* 22(2):471–4.

69 Allen DA, Schertel ER, Muir WW, et al. 1991. Hypertonic saline/dextran resuscitation of dogs with experimentally induced gastric dilatation-volvulus shock. *Am J Vet Res* 52(1):92–6.

70 Schertel ER, Allen DA, Muir WW, et al. 1997. Evaluation of a hypertonic saline-dextran solution for treatment of dogs with shock induced by gastric dilatation-volvulus. *J Am Vet Med Assoc* 210(2):226–30.

71 Bruchim Y, Itay S, Shira BH, et al. 2012. Evaluation of lidocaine treatment on frequency of cardiac arrhythmias, acute kidney injury, and hospitalization time in dogs with gastric dilatation volvulus. *J Vet Emerg Crit Care* 22(4):419–27.

72 Preisman S, Pfeiffer U, Lieberman N, et al. 1997. New monitors of intravascular volume: a comparison of arterial pressure waveform analysis and the intrathoracic blood volume. *Intensive Care Med* 23(6):651–7.

73 Westphal GA, Silva E, Gonçalvez AR, et al. 2009. Pulse oximetry wave variation as a noninvasive tool to assess volume status in cardiac surgery. *Clinics* 64(4):337–43.

74 Ellison GW. 2011. Complications of gastrointestinal surgery in companion animals. *Vet Clinic North Am Small Anim Pract* 41(5):915–34.

75 Grimes JA, Schmiedt CW, Cornell KK, et al. 2011. Identification of risk factors for septic peritonitis and failure to survive following gastrointestinal surgery in dogs. *J Am Vet Med Assoc* 238(4):486–94.

76 Fossum TW. 2002. Surgery of the abdominal cavity. In: Fossum TW, editor. Small Animal Surgery. 2nd ed. pp.254–73. St. Louis: Mosby.

6　腎疾患

Carrie A. Schroeder
University of Wisconsin, School of Veterinary Medicine, Department of Surgical Sciences, Madison, WI, 53706 USA

　全身麻酔は身体、とくに心拍出量、血圧および重要な臓器への灌流に非常に大きな影響を及ぼす。動物の恒常性の維持を目標とし、これらの有害な影響を最小限に抑えることが麻酔科医の務めである。これは健康な動物においても決して容易なことではなく、とくに疾患を伴う動物においては困難となる場合もある。今日、腎疾患は全身麻酔を実施する伴侶動物に一般的に認められる疾患の1つとなっている。

　急性腎障害や慢性腎疾患を伴う動物を全身麻酔する前に、各動物における腎機能障害の影響と全身麻酔や手術による腎機能への影響を理解することが非常に重要であり、これらの理解によって初めて各動物と動物の疾患の状態に特化した麻酔計画を練ることができる。麻酔方法や薬剤の選択も腎臓へ大きな影響を及ぼしかねないが、腎臓の灌流維持に必要となる正常な血圧・水和状態および心拍出量を十分に維持することが腎障害の発生や悪化を予防するうえで最も大切なことである。

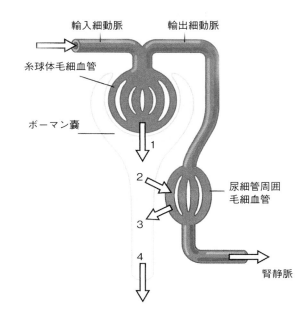

図6.1　糸球体と尿細管を含むネフロンの略図。
（1）糸球体による血液の濾過。（2）尿細管周囲毛細血管による尿細管内物質の再吸収。（3）尿細管周囲毛細血管から尿細管への物質の分泌。（4）尿の排泄。尿排泄量＝濾過量－再吸収量＋分泌量。
出典：Guyton and Hall Textbook of Medical Physiology, 2011より改変

解剖と生理

　腎臓は、代謝産物や毒素の排泄、血液量・細胞外液量・血液浸透圧・電解物の調節といった多くの機能を備える。また、腎臓は酸－塩基平衡の調節、赤血球の産生、およびホルモン分泌といった重要な機能をもつ。

　各腎臓は皮質と髄質に分類され、何十万個ものネフロン（腎臓の機能的単位）により構成されている[1]。各ネフロンは腎糸球体と腎尿細管により構成されている（図6.1）。腎糸球体は独特な毛細血管で構成された球体であり、静水圧の高い2つの小動脈間に挟まれているため流体の濾過に優れている。腎糸球体で濾過された液体は腎尿細管に入り、ここで各要素の量に応じて再吸収や分泌が生じ、最終的に尿が生成される。

　腎臓は比較的小さな臓器ではあるものの、心拍出量の20～25％と非常に多くの血液供給を受けている[1,2]。そのほとんど（90～95％）の血液は腎皮質へ供給され、残りが腎髄質へと供給される[2]。この高い血流量は腎臓の非常に高い酸素消費量に

見合ったものである。1グラム当たりで換算した場合、腎臓の酸素消費量は脳のほぼ2倍であり、血流量は7倍近くにもなる[1]。通常、腎臓への酸素供給量は消費量を上回るため、腎臓内での動静脈酸素分圧差は比較的少ない。

一般的に、腎血流量（RBF）は糸球体濾過量（GFR）と直接的に関連する。しかし、腎臓の自動調節機構は血圧が激しく増減してもGFRを一定に保つように機能する（図6.2）。この作用は平均動脈血圧が約80〜180 mmHgの範囲内である場合に機能し、多くの外因性および内因性機序が関与する[3]。GFRはこの自動調節機構により一定に保たれるが、多くの要因により影響を受け、正常な血圧でも腎虚血に陥る場合もある。例えば、痛みや外科的刺激による交感神経系の活性化は腎血管収縮と腎灌流量の低下を引き起こしうる[2]。多くの麻酔薬はこの自動調節機構を温存するが、麻酔薬の投与により腎皮質の血流が他の部位へ再分布することがある[2]。慢性高血圧症、急性腎不全および敗血症を伴う場合、自動調節機構に影響が及ぶこともある[2]。これらの疾患では、RBFの自動調節機構を正常に保つために通常よりも高い平均動脈血圧に維持しなければならない。

病態生理

腎疾患は大きく急性腎障害（AKI）と慢性腎疾患（CKD）に分けられる。AKIは数時間や数日といった短期間で発症し、毒物、感染、また炎症反応などを含む多くの要因により引き起こされる[4]。周術期に一般的に起こるものとして、尿道閉塞、敗血症および感染症がある。これらの症例では、単純な尿道カテーテル設置術や試験的開腹術などといったさまざまな処置が実施される。また、AKIは麻酔や外科手術によって引き起こされる場合がある。ヒトでは、術後AKIの多くが腎前性高窒素血症と急性尿細管虚血の同時発生により発症する[5]。幸いなことに、健康な腎臓は周術期の侵襲に比較的耐性があり、複数の侵襲もしくは重度の侵襲を受けなければ腎機能の顕著な低下には至らない[5]。腎毒性物質や虚血を避けることに加えて、輸液の適切な使用と血圧の維持により、多くの場合で周術期のAKIを予防することができる。しかし、麻酔管理に影響を及ぼす可能性のある酸-塩基平衡異常、電解質異常または生化学値の異常とともにAKIが認められることもある（表6.1）。このため、水和状態、酸-塩基平衡、心血管系機能、血圧、および生化学検査を含む徹底した症例の術前評価が重要である。

AKI症例の予後は非常に悪く、小動物における総死亡率は50〜60%である[4]。AKI症例では全身麻酔のリスクと利益を評価し、必要に応じて動物の状態が安定するまで麻酔処置を延期すべきである。しかし、実際には"尿閉ネコ"のようにAKIを伴う多くの動物において、鎮静処置や局所麻酔では適切に処置できない場合、病状を安定化させる処置のために全身麻酔が必要となる。

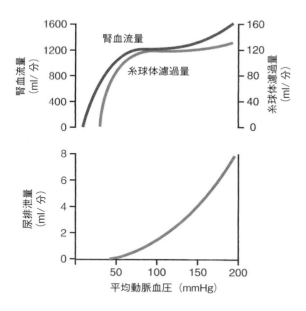

図6.2　平均動脈血圧約80〜180 mmHgにおける腎血流量（RBF）および糸球体濾過量（GFR）の自動調節機構。尿排泄量には自動調節機構は存在せず、平均動脈血圧と直接的関連性をもつ。

出典：Guyton and Hall Textbook of Medical Physiology, 2011 より改変

表 6.1 急性腎障害に一般的に関連する生理学的異常値・異常項目

急性腎障害に伴うことの多い異常値・異常項目
↑ BUN
↑クレアチニン
↑、↓、または− ナトリウムイオン
↑カリウムイオン
↑リン
↑、↓、または− 尿量
代謝性アシドーシス
↑呼吸数
高血圧または低血圧
心不整脈
悪心、嘔吐

↑、↓はそれぞれ各項目の増加、低下を示し、−は変化なしを意味する

表 6.2 慢性腎疾患に一般的に関連する生理学的異常値・異常項目

慢性腎障害に伴うことの多い異常値・異常項目
↑ BUN
↑クレアチニン
↑または↓カリウムイオン
↑マグネシウム
↓カルシウムイオン
↑リン
代謝性アシドーシス
↑呼吸数
高血圧
貧血
尿毒性凝固障害
低アルブミン血症
脱水
悪心、嘔吐

↑、↓はそれぞれ各項目の増加、低下を示し、−は変化なしを意味する

　CKD は片側性もしくは両側性の構造的もしくは機能的疾患が通常 3 カ月以上の長期にわたって認められる疾病である[6]。CKD は無数の基礎疾患により引き起こされ、AKI と異なり、進行的かつ不可逆的とされている。CKD は特徴的な異常値をもとに診断されるが、一般的に 1 回の検査では診断不可能と考えられている。International Renal Interest Society（IRIS）により腎機能試験、尿蛋白症、血圧をもとにした 1〜4 の 4 つの病態ステージ分類方法が発表されている。小動物の腎疾患分類ガイドラインおよび最新の分類アルゴリズムが IRIS のウェブサイト（www.iris-kidney.com）に公表されている。IRIS ステージ分類法を用いることで適切な予後判断と適切な治療法の選択が可能になる。CKD 歴がある症例、とくにすでに IRIS 分類がなされている症例に全身麻酔を実施する場合、一般的に診断的検査結果や治療経過に関する情報を得ることができる。診断されて間もない症例の場合、全身麻酔を行う前にステージ分類して内科的治療を実施し、状態の安定化を図るべきである。残念ながら、常にこのような手順を踏めるとは限らない。しかし、すべての CKD 症例において、麻酔計画を立てる前に水和状態、心血管系機能、血圧、全血球検査、血清生化学検査、お

よび酸 − 塩基平衡を含む術前の基準値を検査しておくべきである。このような症例は多くの異常値（表 6.2）を伴うことを念頭に置くことが大切である。糖尿病や心血管系疾患を合併する症例も多く認められる[5]。状態の安定化および原発性疾患と合併症の治療が CKD を上手に管理するためのコツである。

腎疾患と外科手術

　外科手術に伴うストレスや痛みは腎臓へ多大な影響を及ぼしうる。外科的侵襲によるカテコラアミン、レニン、アルギニンバソプレシン（AVP）、およびアルドステロンの分泌増加は、しばしば腎血管抵抗を増加し、RBF と GFR を減少する[7]。鎮痛薬の全身投与や局所麻酔法によりこれらの反応を軽減できる。例えば、ヒトでは局所麻酔薬を用いた硬膜外麻酔や脊髄麻酔による T4 〜 T10 脊髄分節ブロックでカテコールアミン、レニンおよび AVP の分泌を抑制できる[8]。

　外科的操作は、腎臓に関連する血管の直接的圧迫もしくは腹腔内圧の上昇による RBF の低

下を引き起こすことがある。腹腔鏡手術時の送気に伴う気腹は腹腔内圧を上昇させ、ヒトでは、直接的静脈圧迫、心拍出量減少、血漿レニン・アルドステロン・AVP値の上昇による無尿症を引き起こすことが示されている[7]。また、心拍出量を減少させるいかなる処置も同様にRBFやGFRを低下させる。これには陽圧換気や呼吸終末陽圧（PEEP）などの処置が含まれる[5]。

腎疾患と薬剤

麻酔前投薬
フェノチアジン ─────────

　獣医療ではアセプロマジンが最も一般的なフェノチアジンであり、投与量により1〜6時間持続する鎮静作用を得られるが[9]、直接作用する拮抗薬はない。アセプロマジンはフェノチアジン誘導体であり、ドパミン受容体およびα_1-受容体を拮抗することで血管拡張作用をもたらし、腎臓の自動調節能範囲未満の低血圧を引き起こしうる[10,11]。しかし、アセプロマジンは腎臓の保護作用も持ち合わせ、全身麻酔下にて全身性低血圧を示す状態でもRBFやGFRを温存する場合もある[10]。拮抗薬がないため、全身性低血圧への耐性が低い可能性がある症例への使用には注意が必要である。アセプロマジンを使用した場合では、注意深い動脈血圧のモニタリングが必要であり、とくに腎疾患を伴う症例の場合では重要である。

α_2-アドレナリン受容体作動薬（α_2-作動薬）─

　α_2-作動薬には、キシラジン、デクスメデトミジン、およびメデトミジン（デクスメデトミジンとレボメデトミジンのラセミ混合物）がある。これらはいずれも全身血管抵抗を増加させる一方で心拍数および心拍出量を著しく低下させる[12-14]。メデトミジンを投与してプロポフォールで麻酔導入した場合、心拍出量は約60%低下し、RBFは約50%低下する[15]。これらの変化に

もかかわらずGFRは上昇する。イヌにおけるメデトミジンの腎臓への作用を評価した別の研究では、薬剤の投与方法によりその作用は異なることが示されている。例えば、メデトミジンの筋肉内投与ではRBFおよびGFRが低下し、一方で静脈内投与では逆にRBFもGFRのいずれも上昇する[16]。これらの相反する作用は、静脈内投与直後には認められるが筋肉内投与では顕著には認められない全身性の高血圧に関連する可能性がある[16]。動脈血圧の大幅な変化や顕著な心拍出量の低下を生じるため、腎疾患を伴う動物へのα_2-作動薬の投与には注意が必要である。さらに、α_2-作動薬は、AVPの抑制やインスリンの抑制作用およびその結果として起こる高血糖による浸透圧利尿を含む複数の機序による利尿作用をもたらす[16]。このため、尿路閉塞症例へのα_2-作動薬の使用は避けるべきである。

ベンゾジアゼピン ─────────

　ミダゾラムやジアゼパムといったベンゾジアゼピン化合物は内因性抑制性神経伝達物質のγアミノ酪酸（GABA）を増強させることで鎮静作用を現す[17]。これらの心血管系機能への影響は軽度であり、腎疾患を含む多くの疾患の症例に使用できる[18]。ベンゾジアゼピンの使用は一般的に推奨されてはいるものの、幼若症例や若いネコでは逆説的興奮を示す場合があるため注意が必要である[19]。このため、ベンゾジアゼピン化合物の単独投与は多くの動物種で一般的に推奨されず、鎮静作用を改善するためにオピオイドや他の鎮静薬を併用することが推奨される。

オピオイド ─────────

　オピオイドは、各オピオイド受容体への作用をもとに大まかに作動薬、作動-拮抗薬、部分作動薬に分類される[20]。オピオイド作動薬には、モルヒネ、ヒドロモルホン、オキシモルホン、フェンタニル、メサドン、メペリジンなどがあり、これらはμ-オピオイド受容体を介して薬理学的効果をもたらす。ブトルファノールは獣医療で

一般的に用いられており、オピオイド作動 - 拮抗薬に分類され、μ-オピオイド受容体に拮抗性かつκ-オピオイド受容体に作動性に作用する。部分作動薬であるブプレノルフィンはμ-オピオイド受容体に作動性に作用するが、オピオイド作動薬よりも効果が弱い（最大下効果）[21]。鎮痛効果については、この最大下効果に必ずしも影響されず、ブプレノルフィンはイヌやネコを含む多くの動物種においてその鎮痛効果が証明されている[22,23]。オピオイドの腎臓への影響は一般的に軽度であり、腎疾患の症例において考慮すべき問題はない。

オピオイドの強力な鎮痛作用は外科的侵襲による交感神経反応を軽減させるため、腎臓の血管収縮作用を最小限に抑える。オピオイドの使用は揮発性吸入麻酔薬の最小肺胞濃度（MAC）を減少させることが報告されている。例えば、オキシモルホンやヒドロモルホンはイヌのイソフルラン MAC を約 45% 減少させる[26]。オピオイドの使用による MAC 減少効果は、揮発性吸入麻酔薬による全身性の低血圧を軽減する可能性がある。

多くのオピオイドが腎臓以外の代謝経路で代謝され、その作用時間や効果は腎不全によってほとんど影響を受けない[27,28]。しかし、モルヒネとメペリジンでは、その活性代謝物が腎排泄に依存することから、重度の腎疾患により鎮静、呼吸抑制、神経興奮作用などの副作用の延長につながる可能性がある[27-29,33]。例えば、モルヒネは多くの動物種においてモルヒネ-3-グルクロニドおよびモルヒネ-6-グルクロニドへと代謝され、両方の代謝物は腎糸球体濾過により排泄される。モルヒネ-6-グルクロニドは親薬物（モルヒネ）と同様の活性をもつことから、ヒトでは重度の腎障害によりこの代謝物の排泄が遅れ、臨床効果が延長することが示されている[29-31]。同様に、メペリジンの代謝物であるノルメペリジンは、腎障害を伴うヒトにおいて痙攣を引き起こすことが報告されている[32,33]。

非ステロイド性抗炎症薬（NSAID）

NSAID は健康な動物では一般的に安全と考えられているが、腎疾患を伴う症例に有害な影響を及ぼす可能性がある。これらの薬剤は、アラキドン酸をプロスタグランジンやロイコトリエンへと酸化させる酵素のシクロオキシゲナーゼ（COX）およびリポオキシゲナーゼを抑制することによりその効果を発現する。結果的に、プロスタグランジン E_2 やプロスタサイクリンといった痛みや炎症反応に重要なメディエータの産生が阻害される[34,35]。

プロスタグランジンは、多くの恒常的な生理学的機能をもつ。例えば、全身麻酔や外科手術によるストレス下では、RBF はプロスタグランジンに依存する場合がある。プロスタグランジンは腎虚血状態において腎臓の保護作用をもたらすと考えられている。これらの保護的プロスタグランジンは主に COX-1 により誘導されるため、メロキシカムやカルプロフェンなどといった COX-1 選択性の低い NSAID はアスピリンなどの非選択性 NSAID よりも腎臓への影響が少ないとされている[36]。健康なイヌやネコを用いた多くの研究では、これらの薬剤による腎臓への有害な影響は示されておらず、中等度の低血圧でも有害作用は示されていない[15,37-41]。しかし、メロキシカム投与後のネコでは腎機能不全を含む副作用が報告されており、腎障害を伴う小動物におけるこれらの薬剤の安全性は明確にされていない[42]。腎疾患を伴う症例における周術期の NSAID の使用と死亡率との関連性は確定されていないが、腎疾患を伴う症例における NSAID の安全性が証明されるまでは慎重に使用することが推奨される。

麻酔導入薬
バルビツレート

チオペンタールは超短時間作用型バルビツレートであり、主に中枢神経系（CNS）に存在する GABA 受容体を介して麻酔作用をもたらす[17]。チオペンタールは人において RBF と GFR を軽度

に減少させるが、組織レベルでの腎障害は引き起こさないことが報告されている[43]。一方、チオペンタール麻酔下のイヌではGFRは維持される[44]。チオペンタール麻酔からの覚醒は中枢神経系からの再分布、およびそれに続く肝代謝と腎排泄により生じる[43]。腎疾患を伴う動物に使用した場合でも、単回投与のみであれば麻酔覚醒には影響しない場合も多いが、全体的には覚醒が延長することもある[45]。さらに、腎機能不全に伴う代謝性アシドーシスはチオペンタールの非イオン型の割合を増加させるため、その感受性を上げる可能性がある[46]。著しい腎障害や代謝性アシドーシスを伴う動物においては、他の麻酔導入薬の使用もしくはチオペンタールの投与量減少を考慮すべきである。

プロポフォール

プロポフォールは即効性の麻酔導入薬であり、GABAによるクロールの流動を増加することにより催眠効果を発現する[17]。すべての動物種に関する情報は得られていないものの、プロポフォールはイヌにおいてRBFおよびGFRのいずれにも顕著な影響を及ぼさないため、腎疾患を伴う動物への選択肢として優れている[44,47]。さらに、慢性腎疾患を伴うヒトにおいてプロポフォールの薬物動態は顕著な変化を表さない[48]。プロポフォールのボーラス投与後には低血圧は起こりうるため、RBF減少の可能性があるが、この作用は一時的であり、輸液の投与や鎮静薬やオピオイドなどの麻酔前投薬を使用することで軽減できる[49]。

エトミデート

エトミデートは心血管系への影響が最小限であるため、一般的に心血管系疾患を伴う動物への麻酔導入薬として最も安全であると考えられている。チオペンタールやプロポフォールと同様にエトミデートもGABA受容体を介して麻酔効果を示す[17]。エトミデートはRBFやGFRを減少させず、一般的に腎疾患を伴う動物への使用は安全であると考えられている[44,47]。ヒトの腎不全患者では血清蛋白質への結合が非常に減少するため、基礎疾患の重症度により投与量を減少する必要がある。このため、重度の腎疾患を伴う症例では低用量のエトミデート（1～2 mg/kg）を使用すべきである[50]。

ケタミン

ケタミンは独特の作用機序をもつ麻酔導入薬であり、N-メチル-D-アスパラギン酸（NMDA）受容体の拮抗により不動化作用を発現する[51]。ケタミンの投与はカテコラミンの放出を引き起こし、腎臓の血管抵抗上昇および高血圧を生じ、これによりRBFは上昇するがGFRには変化がない[52]。ヒトでは、ケタミンは出血時でもRBFを維持するが、動物では同様の作用は示されていない[8]。ケタミンは多くの動物種において肝臓で代謝されるため、中等度の用量であれば腎疾患による代謝への影響はほとんどない。しかし、ネコでは、ケタミンは腎臓による排泄が主な経路であるため、腎疾患のあるネコにおいてはその排泄不全を防ぐために使用を避けるべきである[53]。

吸入麻酔薬

すべての吸入麻酔薬はRBFとGFRを減少させるが、術前の輸液投与によりその影響を一部軽減させることが可能である[54,55]。歴史的には、メトキシフルランがその代謝産物である遊離フッ化物イオンによって腎毒性を示した[56]。最近の吸入麻酔薬では、セボフルランが約5%とその代謝率が最も高く、イソフルランおよびデスフルランはそれぞれ約0.2%および0.02%が代謝され、無機フッ化物イオンを産生する[57]。これらのイオンは腎毒性を引き起こす可能性があるものの、セボフルラン投与後の血清無機フッ化物イオン濃度と腎毒性には関連性が認められておらず、セボフルラン麻酔の直接的作用による腎毒性は考えられていない[58,59]。セボフルランは二酸化炭素吸収剤であるソーダライムやバラライム®に含まれる水酸化カリウムや水酸化

ナトリウムと反応し、腎毒性の可能性をもつコンパウンド A を産生する[60,61]。しかし、最近の二酸化炭素吸収剤は水酸化カリウムと水酸化ナトリウムの含有量が低いため、コンパウンド A はほとんど産生されない[56]。健康なヒトにセボフルランによる長時間の麻酔を行った検討では、ある程度の腎糸球体傷害が生化学的に証明されているものの、約 2,000 例の正常な健康状態でセボフルラン麻酔を受けたヒト臨床例を用いた回顧的研究では腎障害の発生は証明できていない[62,63]。動物におけるこれらの関連性は検討されていないものの、腎障害を伴う動物におけるセボフルランの使用を妨げるような十分な証拠は存在しない。高い流量で新鮮ガスを使用し、水酸化カリウムや水酸化ナトリウムを含む二酸化炭素吸収剤の使用や二酸化炭素吸収剤の乾燥を避けることで腎毒性の可能性をもつ分解産物の産生を顕著に減少させることができる[64]。イソフルランやデスフルランは無機フッ化物への代謝が非常に少なく、またコンパウンド A を産生しない。このため一部の臨床医はセボフルランよりもこれらの麻酔薬を選択する。しかし、近年使用されているすべての揮発性吸入麻酔薬は腎疾患を伴う動物の麻酔維持薬として適切である。

　笑気は RBF を軽度に減少させるが、その程度は他の吸入麻酔薬よりも軽度であり、腎疾患を伴う動物にも安全に使用できる[65]。しかし、重度の貧血を伴う CKD 症例では、笑気の使用は酸素供給の必要性を考慮したうえで行わなければならない。酸素化に 70% 以上の吸入酸素濃度が必要となる動物では笑気を使用すべきではない。

補助薬

　歴史的には、AKI や CKD の症例では、低用量ドパミン（1 〜 3 μg/kg/ 分）が一般的に用いられてきた。ドパミンをこの用量で使用した場合、多くの動物種においてドパミン -1（D_1）およびドパミン -2（D_2）受容体を介した腎動脈の血管拡張が起こり、RBF の増加や Na^+/K^+ ATP アーゼ活性の抑制作用によるナトリウム利尿が誘導され

る[66-68]。ドパミンは多くの動物種において使用されているが、一部ではネコでは腎臓内ドパミン受容体の欠如により効果がないとも信じられている。しかし、ネコにも特定の D_1 受容体が存在すると推測されており、ドパミンの持続投与は変力作用薬として効果的である[69,70]。にもかかわらず、多くの研究ではこの方法は効果がないと示されており、腎疾患を伴う動物における低用量ドパミン療法は現在では推奨されていない[5,71-77]。実際、低用量ドパミンは腎臓へ負の効果を及ぼす場合がある。例えば、ドパミンの持続静脈内投与は虚血状態における腎臓の内因性保護メカニズムである尿細管糸球体フィードバックを抑制する[78]。さらに、ドパミンは腎髄質の血流量を増加させる一方で腎内の酸素分圧は変化させない。つまり、尿細管の仕事量を増加することで腎機能へ負の効果を与える可能性がある[79]。総合的には、腎疾患を伴う動物における低用量ドパミン療法を支持する科学的根拠が不十分であり、かつ低用量ドパミンの持続投与はかえって有害な可能性がある。しかし、それよりも高い用量のドパミン（5 〜 10 μg/kg/ 分）は、低血圧症例に陽性変力効果を目的として使用できる[5]。ドパミンの持続投与による血圧の維持は腎臓への直接的作用ではなく心拍出量を増加させることにより RBF の維持につながる可能性がある。

　一方、マンニトールはナトリウム利尿を引き起こし、腎細動脈の拡張、血管抵抗の低下、尿量の増加、および酸素フリーラジカルの排泄を引き起こす[80]。さらに、マンニトールの単回投与（0.5 〜 0.8 g/kg を 15 分かけて投与）または持続静脈内投与（1 mg/kg/ 分）は小動物において GFR や RBF を改善させる[80,81]。しかし、組織学的腎尿細管上皮細胞の空胞変性として認められる浸透圧性ネフローゼによるマンニトール起因性急性腎不全がヒトおよび動物で報告されている[82-85]。シクロスポリン A の併用はマンニトールの毒性を悪化させる可能性がある[86]。これは既知の合併症であり、マンニトールとシクロスポリン A もしくは他の腎毒性がある薬剤の併用は避けるべきである。

　フロセミドは、ヒトにおいて RBF を増加し、血流

の再分布を腎皮質から腎髄質へと逆転させる可能性がある[7]。フロセミドは血液量減少による乏尿症とRBFの再分布による乏尿症の鑑別診断にも使用できる。フロセミド投与はGFRの増加なしに尿量を増加する。しかし、動物実験では腎疾患におけるフロセミドの利点についての決定的証拠はなく、腎疾患を伴うヒトにおけるフロセミドを用いた管理に関するメタ分析では、フロセミドの投与による腎疾患患者の転帰を改善するような十分な証拠は示されていない[87]。

腎疾患症例の麻酔管理

腎疾患症例の管理方法は1つではない。すべての麻酔薬はRBFやGFRに影響を及ぼし、その程度は薬剤によって異なるものの、腎疾患症例の管理にとくに優れている薬剤と組み合わせも明らかにされていない。理想的な麻酔薬の組み合わせに注目するよりも、正常な血圧や血液量を維持しつつ心拍出量の顕著な低下を避けることに努め、各動物における腎疾患や他の基礎疾患の続発症の管理に注意を向けることがより重要である。

麻酔前の安定化

AKIおよびCKDのいずれにおいても、鎮静や全身麻酔を実施する前に動物の状態を可能な限り安定化させることが非常に重要である。安定化が十分に得られない場合には、麻酔を必要とする処置による効果と鎮静や麻酔によるリスクを再考しなければならない。動物に適切な内科治療を実施し、麻酔リスクが軽減されるまで処置を延期すべきである。残念ながら、常にこのような手順を踏めるわけではなく、非常に不安定な状態や、全身麻酔による合併症あるいは死亡の可能性が非常に高い状況でも全身麻酔を実施しなければならない場合もある。このため、動物の状態の安定化は臨床症状や生命の危険を最優先とし、素早く行わなければならない。

動物の状態の安定化は各個体の状態により、後に述べる項目を考慮しながら行う。しかし、多くの症例において十分な水和状態を獲得することが麻酔導入前に行う最も重要なステップである。これによって心拍出量やRBFが適正化され、麻酔導入や麻酔維持によって起こりうる血圧変動を抑制することができる。CKD症例に選択的手術を実施する場合、あらかじめ入院させて、麻酔前に12～24時間は静脈内輸液すべきである。輸液速度は一般的な維持輸液量（40～60 ml/kg/日）に沿って計算し、水分量の欠如が認められる場合には最初の4～6時間にその補充を行い、嘔吐などの継続中の水分喪失がある場合にはそれも考慮して計算する[88]。AKIやCKDを伴い緊急症状を示している症例には、最低限水分欠乏量を補充する輸液を行うべきである。この場合、症例の脱水状態からその欠乏量を推測し、その分量を1～2時間もしくは時間がある場合にはそれ以上かけて補正する。例えば、7%脱水を示す体重10 kgの症例であれば、700 mlの静脈内輸液を実施する（10,000 g × 7% = 700 ml）[89]。輸液剤の種類は動物の電解質の状態に基づいて選択するが、典型的には乳酸リンゲル液などの多イオン平衡晶質液が優れた選択である。高カリウム血症の症例には生理食塩水（0.9%）を選択してもよいが、塩化物イオンの大量投与による既存の代謝性アシドーシスの悪化を招かないように注意が必要である。輸液剤の投与は過剰輸液に至らずに十分な水和状態を獲得するよう注意深くモニタリングしながら行うべきであり、心血管系疾患を伴う症例ではとくに注意が必要である。症例の重症度により、慎重な身体検査や胸部聴診による非侵襲的な方法やより侵襲的な方法を用いてモニタリングする。例えば、尿道カテーテルを設置して尿量モニタリング（正常値0.5～2.0 ml/kg/時間）を実施することで、輸液量と排泄量を計算できる[89]。中心静脈圧（CVP）をモニタリングし、正常値の3～5 cmH$_2$Oに維持する。CVP > 10 cmH$_2$Oでは過剰輸液もしくは心機能低下を示唆しており、

CVP ＜ 3 cmH$_2$O では輸液量不足の可能性があ
る。輸液治療への反応性を CVP を用いて判断す
ることも可能であり、周術期の CVP の変化のモ
ニタリングは大切である。輸液のボーラス投与
では 2 ～ 4 cmH$_2$O 以下の上昇が認められ、また
4 cmH$_2$O 以上の上昇が認められた場合には輸液
速度を低下させるべきである[89]。

　表 6.1 と 6.2 に AKI や CKD に伴って認められ
る異常値や異常項目を示した。症例の状態は基
礎となる原因や麻酔前の管理によりさまざまであ
る。多様な異常が認められる可能性はあるが、とく
に麻酔管理に関連するものは高窒素血症、アシ
ドーシス、高カリウム血症、および貧血である。

　高窒素血症は AKI と CKD のいずれにも認め
られるが、必ずしも疾患の重症度を反映しな
い。時間や費用の問題により血清生化学検査
を行うことが難しい場合、術前のスクリーニ
ング検査として Azostix® 試験紙（Santa Cruz
Biotechnology, Dallas, Texas 75220, USA）を使
用できる。高窒素血症は、腎前性であれば脱水
により生じ、または腎臓そのものの障害により
生じる。約 60 ～ 70％のネフロンが障害されなけ
れば高窒素血症を呈さないため、高窒素血症を
認めない場合でも腎疾患の可能性を排除できな
い。高窒素血症は血液 - 脳関門の透過性を変化さ
せる可能性がある[90]。このことは麻酔薬の使用に
あたって臨床的関連性があり、麻酔薬は血液 - 脳
関門を通過して中枢神経系へ作用することから、
高窒素血症の場合にはより強力な作用を生じる
可能性がある。アシドーシスや低アルブミン血
症とともに高窒素血症が認められる場合には、
薬剤の蛋白結合率が減少する[91]。ジアゼパム、チ
オペンタールおよびエトミデートなどの蛋白結
合率の高い薬剤では、非蛋白結合の活性型分子
が血中に多く存在することになるため、より強
力な麻酔効果を発現する。これらの要素を考慮
し、アシドーシスや低アルブミン血症に加えて
高窒素血症を伴う動物では鎮静薬や麻酔薬の用
量を減少させる必要がある。

　AKI や CKD ではさまざまな電解質異常が認

められるが、高カリウム血症は最も生命を脅か
すため、早急な補正が必要となる場合がある。
血清カリウム値が上昇するとしばしば心電図上
に特徴的な変化が認められるため、血清カリウ
ム値の測定ができない場合には心電図が診断に
役立つ。これらの変化はしばしば進行性であり、
軽度の高カリウム血症（5.5 ～ 7.5 mEq/L）では
T 波の振幅が増加し幅が短縮するいわゆる "テ
ント状 T 波" とともに QT 間隔の短縮が認めら
れる。中等度の高カリウム血症（7.0 ～ 8.0 mEq/
L）では PR 間隔の延長、QRS 波の拡幅、P 波の
振幅減少および拡幅が認められる。重度の高カ
リウム血症（8.0 ～ 9.0 mEq/L）では P 波が消失
し、徐脈が発生する（図 6.3A、B）。さらに、極
度の高カリウム血症（＞ 10.0 mEq/L）になると
心電図状に正弦状の波が認められ、心室細動や
心静止に至る可能性がある[92,93]。これらの伝導障
害は高カリウム血症による心筋静止膜電位の上
昇、およびこれに引き起こされる自動性、電導性、
収縮性、興奮性の減少により発生する[93]。高カリ
ウム血症を即座に治療し、心電図状の特徴的変
化や不整脈を注意深くモニターすることが非常
に重要である。血清カリウム値が 6.0 mEq/L を
超える場合には麻酔導入すべきではない。腎障
害が改善するに従って高カリウム血症も最終的
に解消されるものの、心臓活動電位へと影響を
及ぼすことのない細胞内へとカリウムを移動さ
せることに焦点を当てた治療法を用いる。その
方法としては、レギュラーインスリン（0.55 ～ 1.1
U/kg）およびブドウ糖（1 ～ 2 ml/kg またはイ
ンスリン 1 単位投与につき 1 ～ 2 g）の静脈内投
与がある[92]。アシドーシスの場合、カリウムの細
胞外への移動が起こり、高カリウム血症を悪化
させる。このため、人工呼吸器を用いた過換気
による軽度の代償性呼吸性アルカローシスもし
くは重炭酸ナトリウムの静脈内投与によりアシ
ドーシスを治療すべきである。重炭酸ナトリウム
の投与量は次の計算式を用いて算出する：重
炭酸ナトリウム総投与量（mEq）＝塩基欠乏 × 0.3
× 体重（kg）[94]。ただ、重炭酸ナトリウムの投

与が実際に行われる、もしくは推奨される場合は少なく、重炭酸ナトリウムの投与は二酸化炭素の産生につながり、動物が十分に換気できない状態では呼吸性アシドーシスを招く可能性があることを認識することが大切である。重炭酸ナトリウムを麻酔下の動物に投与する場合、まずは算出した投与量の1/3を投与し、人工呼吸を行うべきである。カルシウムの投与自体は血清カリウム値に直接的な影響を及ぼさないものの、低カルシウム血症は高カリウム血症による心血管系への影響を増強する。徐脈や心電図上の変化など高カリウム血症による心血管系への有害な影響がすでに認められる場合には、最初の治療ステップとしてカルシウムを投与すべきである。心臓への有害作用の拮抗を目的とする場合、10%グルコン酸カルシウムを緩徐に投与する（0.5〜1.0 mg/kg IV、図 6.3B、C）[95]。

AKI および CKD いずれの症例においても、脱水や低灌流による代謝性アシドーシスが頻繁に認められ、これにより乳酸性アシドーシス、尿中水素イオン排泄の減少、尿からの HCO_3^- 再吸収の減少が引き起こされる[95]。酸 - 塩基平衡異常および脱水は全身麻酔を行う前に補正すべきである。麻酔導入後には、呼吸性アシドーシスによる酸血症の悪化を防ぐため、調節呼吸を行うことが重要である。終末呼気二酸化炭素分圧を約 30〜35 mmHg に維持し、中等度もしくは重度の代謝性アシドーシスが認められる場合には動脈血液ガス分析を行うべきである。

CKD の症例では、赤血球の脆弱化およびエリスロポイエチン産生の減少により中等度から重度の貧血を伴う場合がある[6]。多くの場合、貧血は慢性的であり、通常問題となることはあまりない。しかし、重度の貧血（Hb < 7.0 g/dl）の場合、酸素運搬能は危険な状態まで障害され、溶解酸素への依存が大きくなる[96]。このため、麻酔中は麻酔導入前から覚醒まで常に酸素を供給することが必須である。さらに、ヘモグロビン値が 7.0 g/dl 未満の場合では酸素運搬能が極度に低下しているため、十分な酸素運搬能を維持するために赤血球輸血が必要となる場合がある[96]。ヘモグロビン値が 7.0 g/dl を超えるまで麻酔は延期すべきである。

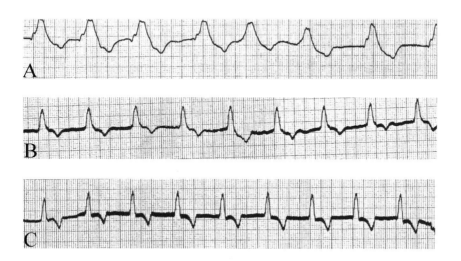

図 6.3　A: 高カリウム血症（[K+] = 10 mEq/L）で、心拍数が約58回 / 分を示した尿路閉塞症のネコの心電図。徐脈、P 波の消失、および QRS 幅の延長が認められる。B: 同症例における、グルコン酸カルシウム初回投与後の心電図（0.5 mg/kg IV、心拍数約 69 回 / 分）。C: カルシウム治療終了後の心電図（1.0 mg/kg IV、心拍数約 73 回 / 分）。細胞膜の安定化を目的としてカルシウムを治療の第一歩として投与した；最終的治療は心血管系機能の安定化の後に実施した。

心電図提供：Dr. Jonathan Bach, DVM, DACVIM, DACVECC の厚意による

CKD 症例では高血圧症を伴う場合があり、各臓器の自動調節能範囲が変化する[2,6]。例えば、正常な動物では血圧が約 80 〜 180 mmHg の範囲にある場合に RBF は一定に保たれるが、慢性的な高血圧を伴う動物では、慢性的な代償反応により自動調節能の範囲は高い範囲へとシフトする。これらの動物は、正常な動物では問題のない程度の低血圧に耐えられない可能性があり、低血圧に早めの対応が必要となる。腎疾患の症例の多くが、エナラプリルやベナゼプリルといったアンジオテンシン変換酵素阻害薬（ACEI）を服用している。ACEI を服用している動物は、全身麻酔下でより低血圧になりやすいため、注意深い血圧モニタリングが必要である[97,98]。ヒトでは、ACEI 投与を手術の約 12 時間前に停止することで麻酔導入に伴う低血圧の発生率を顕著に減少できる[99]。全身麻酔下の難治性の低血圧症の可能性と症例の内科的治療の一時中断によるリスクを比較検討しなければならない。

術中管理

すべての動物に適切となる唯一のプロトコルはなく、各動物の気性も考慮しなければならない。しかし、一般的にベンゾジアゼピンとオピオイドの組み合わせは麻酔前投薬として安全である。例えば、ミダゾラム（0.05 〜 0.2 mg/kg IM）とヒドロモルホン（0.1 〜 0.2 mg/kg IM）はイヌにもネコにも使用でき、またオキシモルホン（0.05 〜 0.1 mg/kg IM）を代わりに使用することもできる。静脈内投与の場合や疾患が中等度から重度の症例の場合は低用量を使用すべきである。鎮静後、静脈留置を行い、マスクを用いて 100% 酸素を 1 〜 5 L/ 分で 5 分間供給する。この酸素吸入は、とくに貧血を伴い酸素運搬能が低下している動物で重要である。麻酔導入にプロポフォール（2 〜 6 mg/kg IV）を用いて気管挿管を行い、吸入麻酔へと移行する。術前に輸液が過剰投与されていない限り、最初の 1 時間は 20 ml/kg/時間で、その後 10 ml/kg/ 時間で静脈内輸液を行う。麻酔モニタリングの程度は動物の重症度

や他の基礎疾患により決定する。少なくともカプノメータ、パルスオキシメータ、非侵襲的血圧測定を行うべきである。高カリウム血症を伴う場合には、心電図で不整脈の注意深いモニタリングが必要である。不安定な血圧が想定される場合には、動脈カテーテルを留置して観血的に正確な血圧測定を行い、動脈血の血液ガス分析も行う。水和状態が不確かな場合や重度の心血管系疾患を伴う場合、あるいは術前の輸液投与が不十分であった場合には、CVP や尿量を測定すべきである。

要約

腎疾患を伴う症例は個体の状態はさまざまであるが、麻酔前の状態の安定化と、各個体の問題リストを十分に考慮した麻酔計画の作成、および正常な血圧と水和状態を維持するための注意深いモニタリングを行うことで周術期の管理を可能な限り安全に行うことができる。

参考文献

1 Hall JE. 2011. Urine formation by the kidneys: I. Glomerular filtration, renal blood flow, and their control. In: Hall JE, editor. *Guyton and Hall Textbook of Medical Physiology.* 12[th]ed. pp. 303–22. Philadephia : Saunders Elsevier.

2 Stoelting RK, Hillier SC. 2006. Kidneys. In : *Pharmacology & Physiology in Anesthetic Practice.* 4[th]ed. pp. 817–30. Philadelphia : Lippincott Williams & Wilkins.

3 Miles BE, Venton MG, DeWardener HE. 1954. Observations on mechanism of circulatory autoregulation in the perfused dog's kidney. *J Physiol* 123 :143–7.

4 Ross L. 2011. Acute kidney injury in dogs and cats. *Vet Clin North Am Small Anim Pract* 21:1–14.

5 Wagener G, Brentjens TE. 2010. Anesthetic concerns in patients presenting with renal failure. *Anesthesiol Clin* 28:39–54.

6 Polzin DJ. 2011. Chronic kidney disease in small animals. *Vet Clin North Am Small Anim Pract* 41:15–30.

7 Morgan GE, Mikhali MS, Murray MJ. 2005. Renal physiology & anesthesia. In : *Clinical Anesthesiology.* 4[th]ed. pp. 662–78. Columbus: McGraw-Hill Medical.

8 Sladen RN. 2010. Renal Physiology. In : *Miller, RD, editor. Miller's Anesthesia*. 7[th]ed. pp. 777–812. Philadelphia : Churchill Livingstone Elsevier.

9 Brock N. 1994. Acepromazine revisited. *Can Vet J* 35:458–9.

10 Bostrom I, Nyman G, Kampa N, et al. 2003. Effects of acepromazine on renal function in anesthetized dogs. *Am J Vet Res* 64:590–8.

11 Stepien RL, Bonagura JD, Bednarski RM, et al. 1995. Cardiorespiratory effects of acepromazine maleate and buprenorphine hydrochloride in clinically normal dogs. *Am J Vet Res* 56:78–84.

12 Congdon JM, Marquez M, Niyom S, et al. 2011. Evaluation of the sedative and cardiovascular effects of intramuscular administration of dexmedetomidine with and without concurrent atropine administration in dogs. *J Am Vet Med Assoc* 239:81–9.

13 Murrell JC, Hellebrekers LJ. 2005. Medetomidine and dexmedetomidine: a review of cardiovascular effects and antinociceptive properties in the dog. *Vet Anaesth Analg* 32:117–27.

14 Selmi AL, Mendes GM, Lins BT, et al. 2003. Evaluation of the sedative and cardiorespiratory effects of dexmedetomidine, dexmedetomidine-butorphanol, and dexmedetomidine-ketamine in cats. *J Am Vet Med Assoc* 222:37–41.

15 Frendin JH, Bostrom IM, Kampa N, et al. 2006. Effects of carprofen on renal function during medetomidine-propofol-isoflurane anesthesia in dogs. *Am J Vet Res* 67:1967–73.

16 Saleh N, Anoki M, Shimada T, et al. 2005. Renal effects of medetomidine in isoflurane-anesthetized dogs with special reference to its diuretic action. *J Vet Med Sci* 67:461–5.

17 Tanelian DL, Kosek P,Mody I, et al. 1993. The role of GABAA receptor/chloride channel complex in anesthesia. *Anesthesiology* 78:757–76.

18 Jones DJ, Stehling LC, Zauder HL. 1979. Cardiovascular responses to diazepam and midazolam maleate in the dog. *Anesthesiology* 51:430–4.

19 Ilkiw JE, Suter CM, Farver TB, et al. 1996. The behaviour of healthy awake cats following intravenous and intramuscular administration of midazolam. *J Vet Pharmacol Ther* 19:205–16.

20 Lamont LA, Mathews KA. 2007. Opioids, nonsteroidal anti-inflammatories, and analgesic adjuvents. In: Tranquilli WJ, Thurmon JC, Grimm KA, editors. *Lumb & Jones' Veterinary Anesthesia and Analgesia*. 4[th]ed. pp. 241–72. Ames : Blackwell Publishing.

21 Cowan A, Doxey JC, Harry EJR. 1977. The animal pharmacology of buprenorphine, an oripavine agent. *Br J Pharmacol* 60:547–54.

22 Giordano T, Steagall PVM, Ferreira TH, et al. 2010. Postoperative analgesic effects of intravenous, intramuscular, subcutaneous or oral transmucosal buprenorphine administered to cats undergoing ovariohysterectomy. *Vet Anaesth Analg* 37:357–66.

23 Slingsby LS, Taylor PM, Murrell JC. 2011. A study to evaluate buprenorphine at 40 µg kg-1 compared to 20 µg kg-1 as a post-operative analgesic in the dog. *Vet Anaesth Analg* 38:584–93.

24 Danesh S,Walker LA. 1988. Effects of central administration of morphine on renal function in conscious rats. *J Pharmacol Exp Ther* 244:640–5.

25 Kongara K, Chambers P, Johnson CB. 2009. Glomerular filtration rate after tramadol, parecoxib and pindolol following anaesthesia and analgesia in comparison with morphine in dogs. *Vet Anaesth Analg* 36:86–94.

26 Machado CEG, Dyson DH, Maxie MG. 2006. Effect of oxymorphone and hydromorphone on the minimum alveolar concentraion of isoflurane in dogs. *Vet Anaesth and Analg* 33:70–7.

27 Davies G, Kingswood C, Street M. 1996. Pharmacokinetics of opioids in renal dysfunction. *Clin Pharmacokinet* 31:410–22.

28 Stoelting RK, Hillier SC. 2006. Opioid agonists and antagonists. In : *Pharmacology & Physiology in Anesthetic Practice*. 4[th]ed. pp. 87–126. Philadelphia: LippincottWilliams &Wilkins.

29 Chauvin M, Sandouk P, Scherrman JM, et al. 1987. Morphine pharmacokinetics in renal failure. *Anesthesiology* 66:327–31.

30 Conway BR, Fogarty DG, Nelson WE, et al. 2006. Opiate toxicity in patients with renal failure. *Br Med J* 332:345–6.

31 Osborne RJ, Joel SP, Slevin ML. 1986. Morphine intoxication in renal failure: the role of morphine-6-glucuronide. *Br Med J* 292:1548–9.

32 Stone PA, Macintyre PE, Jarvis DA. 1993. Norpethidine toxicity and patient controlled analgesia. *Br J Anaesth* 71:738–40.

33 Szeto HH, Inturrisi CE, Houde R, et al. 1977. Accumulation of normeperidine, an active metabolite of normeperidine, in patients with renal failure of cancer. *Ann Intern Med* 86:738–41.

34 Johnston SA, Fox SM. 1997. Mechanism of action of anti-inflammatory medications used for the treatment of osteoarthritis. *J Am Vet Med Assoc* 210:1486–92.

35 Livingston A. 2000. Mechanism of action of nonsteroidal anti-inflammatory drugs. *Vet Clin North Am Small Anim Pract* 30:773–81.

36 Papich MG. 2008. An update on nonsteroidal anti-inflammatory drugs (NSAIDs) in small animals. *Vet Clin North Am Small Anim Pract* 38:1243–66.

37 Bostrom IM, Nyman GC, Lord PF, et al. 2002. Effects of carprofen on renal function and results of serum biochemical and hematologic analysis in anesthetized dogs that had low blood pressure during anesthesia. *Am J Vet Res* 63:712–21.

38 Bostrom IM, Nyman G, Hoppe A, et al. 2006. Effects of meloxicam on renal function in dogs with hypotension during anesthesia. *Vet Anaesth Analg* 33:62–9.

39 Crandell DE, Mathews KA, Dyson DH. 2004. Effect of meloxicam and carprofen on renal function when

administered to healthy dogs prior to anesthesia and painful stimulation. *Am J Vet Res* 65:1384–90.

40 Ko JCH, Miyabiyashi T, Mandsager RE, et al. 2000. Renal effects of carprofen administered to healthy dogs anesthetized with propofol and isoflurane. *J Am Vet Med Assoc* 217:346–9.

41 Lobetti RG, Joubert KE. 2000. Effect of administration of nonsteroidal anti-inflammatory drugs before surgery on renal function in clinically normal dogs. *Am J Vet Res* 61:1501–6.

42 Dyer F, Diesel G, Cooles S, et al. 2010. Suspected adverse reactions, 2009. *Vet Rec* 167:118–21.

43 Stoelting RK, Hillier SC. 2006. Barbiturates. In: *Pharmacology & Physiology in Anesthetic Practice.* 4[th]ed. pp. 127–39. Philadelphia : Lippincott Williams & Wilkins.

44 Chang J, Kim S, Jung J, et al. 2011. Evaluation of the effects of thiopental, propofol, and etomidate on glomerular filtration rate measured by the use of dynamic computed tomography in dogs. *Am J Vet Res* 72:146–51.

45 Christensen JH, Andreasen F, Jansen J. 1983. Pharmacokinetics and pharmacodynamics of thiopental in patients undergoing renal transplantation. *Acta Anaesthesiol Scand* 27:513–8.

46 Thurston TA, Maldonado G, Mathew BP. 1996. Acidosis accentuates thiopental-induced myocardial depression in vitro. *Anesth Analg* 83:636–8.

47 Fusellier M, Desfontis JC, Madec S, et al. 2007. Influence of three anesthetic protocols on glomerular filtration rate in dogs. *Am J Vet Res* 68:807–11.

48 De Gasperi A, Mazza E, Noe L, et al. 1996. Pharmacokinetic profile of the induction dose of propofol in chronic renal failure patients undergoing renal transplantation. *Minerva Anestesiol* 62:25–31.

49 Ilkiw JE, Pascoe PJ, Haskins SC, et al. 1992. Cardiovascular and respiratory effects of propofol administration in hypovolemic dogs. *Am J Vet Res* 53:2323–7.

50 Carlos R, Calvo R, Erill S. 1979. Plasma protein binding of etomidate in patients with renal failure or hepatic cirrhosis. *Clin Pharmacokinet* 4:144–8.

51 Kohrs R, Durieux ME. 1998. Ketamine: teaching an old drug new tricks. *Anesth Analg* 87:1186.

52 Priano LL. 1982. Alteration of renal hemodynamics by thiopental, diazepam, and ketamine in conscious dogs. *Anesth Analg* 61 : 853–62.

53 Hanna RM, Borchard RE, Schmidt SL. 1988. Pharmacokinetics of ketamine HCl and metabolite I in the cat: a comparison of IV, IM, and rectal administration. *J Vet Pharmacol Therap* 11 : 84–93.

54 Gelman S, Fowler KC, Smith LR. 1984. Regional blood flow during isoflurane and halothane anesthesia. *Anesth Analg* 63 : 557–65.

55 Merin RG, Bernard JM, Doursout MF, et al. 1991. Comparison of the effects of isoflurane and desflurane on cardiovascular dynamics and regional blood flow in the chronically instrumented dog. *Anesthesiology* 74 : 568–74.

56 Crandell WB, Pappas SG, Macdonald A. 1966.

Nephrotoxicity associated with methoxyflurane anesthesia. *Anesthesiology* 27 : 591–607.

57 Stoelting RK, Hillier SC. 2006. Inhaled anesthetics. In: *Pharmacology & Physiology in Anesthetic Practice.* 4[th]ed. pp. 42–86. Philadelphia: Lippincott Williams & Wilkins.

58 Gentz BA, Malan TP. 2001. Renal toxicity with sevoflurane : a storm in a teacup? *Drugs* 61: 2155–62.

59 Martis L, Lynch S, Napoli MD, et al. 1981. Biotransformation of sevoflurane in dogs and rats. *Anesth Analg* 60 : 186–91.

60 Bito H, Ikeda K. 1994. Long-duration, low-flow sevoflurane anesthesia using two carbon dioxide absorbents: quantification of degradation products in the circuit. *Anesthesiology* 81 : 340–5.

61 Higuchi H, Adachi Y, Arimura S, et al. 2000. Compound A concentrations during low-flow sevoflurane anesthesia correlate directly with the concentration of monovalent bases in carbon dioxide absorbents. *Anesth Analg* 91: 434–9.

62 Eger EI, Gong D, Koblin DD, et al. 1997. Dose-related biochemical markers of renal injury after sevoflurane versus desflurane anesthesia in volunteers. *Anesth Analg* 85 : 1154–63.

63 Mazze RI, Callan CM, Galvez ST. 2000. The effects of sevoflurane on serum creatinine and blood urea nitrogen concentration: a retrospective, twenty-two-center, comparative evaluation of renal function in adult surgical patients. *Anesth Analg* 90 : 683–8.

64 Dorsch JA, Dorsch SE. 2008. The circle system. In: *Understanding Anesthesia Equipment.* 5[th]ed. pp. 223–81. Philadelphia : Lippincott Williams & Wilkins.

65 Hill GE, Lunn JK, Hodges MR, et al. 1977. N₂O modification of halothane-altered renal function in the dog. *Anesth Analg* 56 : 690–5.

66 Furukawa S, Nagashima Y, Hoshi K, et al. 2002. Effects of dopamine infusion on cardiac and renal blood flows in dogs. *J Vet Med Sci* 64 : 41–4.

67 McDonald Jr, RH, Goldberg LI, McNay JL, et al. 1964. Effects of dopamine in man: augmentation of sodium excretion, glomerular filtration rate, and renal plasma rate. *J Clin Invest* 43:1116–24.

68 Olsen NV. 1998. Effects of dopamine on renal haemodynamics,tubular function and sodium excretion in normal humans. *Dan Med Bull* 45:282–97.

69 Flournoy WS, Wohl JS, Albrecht-Schmitt TJ, et al. 2003. Pharmacologic identification of putative D1 dopamine receptors in feline kidneys. *J Vet Pharmacol Ther* 26 : 283–90.

70 Wiese AJ, Barter LS, Ilkiw JE. 2012. Cardiovascular and respiratory effects of incremental doses of dopamine and phenylephrine in the management of isoflurane-induced hypotension in cats with hypertrophic cardiomyopathy. *Am J Vet Res* 73:908–16.

71 Chertow GM, Sayegh MH, Allgren RL, et al. 1996. Is the administration of dopamine associated with adverse of favorable outcomes in acute renal failure? *Am J Med* 107:49–53.

72 Jones D, Bellomo R. 2005. Renal-dose dopamine : from hypothesis to paradigm to dogma to myth and, finally, superstition? *J Intensive Care Med* 20:199–211.

73 Karthik S, Lisbon A. 2006. Low-dose dopamine in the intensive care unit. *Semin Dial* 19:465–71.

74 Lauschke A, Teichgraber UKM, Frei U, et al. 2006. 'Low-dose' dopamine worsens renal perfusion in patients with acute renal failure. *Kidney Int* 69:1669–74.

75 Marik PE, Iglesias J. 1999. Low-dose dopamine does not prevent acute renal failure in patients with septic shock and oliguria. NORASEPT II Study Investigators. *Pract Anaesth* 107:392–5.

76 Schenarts PJ, Sagraves SG, Bard MR, et al. 2006. Low-dose dopamine: a physiologically based review. *Curr Surg* 63:219–25.

77 Verderese MA, Vianna PT, Ganem EM, et al. 2003. Renal and cardiovascular effects of dopamine and 7.5% sodium chloride infusion: experimental study in dogs with water restriction. *Rev Bras Anestesiol* 53:600–9.

78 Schnermann J, Todd KM, Briggs JP. 1990. Effect of dopamine on the tubuloglomerular feedback mechanism. *Am J Physiol* 258:F790–8.

79 Heyman SN, Kaminski N, Brezis M. 1995. Dopamine increases medullary blood flow without improving regional hypoxia. *Exp Nephrol* 3:33–41.

80 McClellan JM, Goldstein RE, Erb HN, et al. 2006. Effects of administration of fluids and diuretics on glomerular filtration rate, renal blood flow, and urine output in healthy awake cats. *Am J Vet Res* 67:715–22.

81 Behnia R, Koushanpor E, Brunner EA. 1996. Effects of hyperosmotic mannitol infusion on hemodynamics of dog kidney. *Anesth Analg* 82 : 902–8.

82 Dorman HR, Sondheimer JH, Cadnapaphornchai P. 1990. Mannitol-induced acute renal failure. *Medicine (Baltimore)* 69 : 153–9.

83 Stuart FP, Torres E, Fletcher R, et al. 1970. Effects of single, repeated, and massive mannitol infusion in the dog: Structural and functional changes in the kidney and brain. *Ann Surg* 172 : 190–204.

84 Taggert WR, Thibodeau GA, Swanson RN. 1968. Mannitol induced renal alterations in rabbits. *South Dakota J Med* 21: 30–4.

85 Visweswaren P, Massin EK, Dubose TD Jr., 1997. Mannitol-induced acute renal failure. *J Am Soc Nephrol* 8:1028–33.

86 Brunner FP, Harmle M, Mihatsch MH, et al. 1986. Mannitol potentiates cyclosporine nephrotoxicity. *Clin Nephrol* 25:S130–6.

87 Sampath S, Moran JL, Graham PL, et al. 2007. The efficacy of loop diuretics in acute renal failure: assessment using Bayesian evidence synthesis techniques. *Crit Care Med* 335:2516–24.

88 DiBartola SP, Bateman S. 2012. Introduction to fluid therapy. In: DiBartola SP, editor. *Fluid, Electrolyte, and Acid-Base Disorders in Small Animal Practice.* 4th ed. pp. 331–50. St. Louis: Elsevier Saunders.

89 Langston C. 2012. Managing fluid and electrolyte disorders in renal failure. In: DiBartola SP, editor. *Fluid, Electrolyte, and Acid-Base Disorders in Small Animal Practice.* 4th ed. pp. 544–56. St. Louis : Elsevier Saunders.

90 Greene SA, Grauer GF. 2007. Renal disease. In: Tranquilli WJ, Thurmon JC, Grimm KA, editors. *Lumb & Jones' Veterinary Anesthesia and Analgesia.* 4th ed. pp. 915–20. Ames : Blackwell.

91 De Brito JP, Center SA. 2012. Fluid, electrolyte, and acid-base disturbances in liver disease. In: DiBartola SP, editor. *Fluid, Electrolyte, and Acid-Base Disorders.* 4th ed. pp. 456 –99. St. Louis : Saunders Elsevier.

92 DiBartola SP, DeMorais HA. 2012. Disorders of potassium : hypokalemia and hyperkalemia. In: DiBartola SP, editor. *Fluid, Electrolyte, and Acid-Base Disorders.* 4th ed. pp. 92–119. St. Louis: Saunders Elsevier.

93 El-Sherif N, Turitto G. 2011. Electrolyte disorders and arrhythmogenesis. *Cardiol J* 18:233–45.

94 Seeler DC. 2007. Fluid, electrolyte, and blood component therapy. In : Tranquilli WJ, Thurmon JC, Grimm KA, editors. *Lumb & Jones' Veterinary Anesthesia and Analgesia.* 4th ed. pp. 183–202. Ames: Blackwell.

95 Langston C. 2008. Managing fluid and electrolyte disorders in renal failure. *Vet Clin North Am Small Anim Pract* 38:677–97.

96 Hebert PC, Wells G, Blajchman MA, et al. 1999. A multicenter, randomized, controlled clinical trial of transfusion requirements in critical care. Transfusion requirements in critical care investigators and the Canadian critical care trials group. *N Engl J Med* 340 : 409–17.

97 Colson P. 1992. Anesthetic consequences of hemodynamiceffects of angiotensin converting enzyme inhibitors. *Ann Fr Anesth Reanim* 11:446–53.

98 Ishikawa Y, Uechi M, Ishikawa R, et al. 2007. Effect of isoflurane anesthesia on hemodynamics following the administration of an angiotensin-converting enzyme inhibitor in cats. *J Vet Med Sci* 69:869–71.

99 Coriat P, Richer C, Douraki T, et al. 1994. Influence of chronic angiotensin-converting enzyme inhibition on anesthetic induction. *Anesthesiology* 81:299–307.

周術期の体液、電解質および酸－塩基平衡の異常

Carolyn L. Kerr

Ontario Veterinary College, Department of Clinical Studies, Guelph, ON, N1H2W1 Canada

　全身麻酔を予定している動物の浸透圧、電解質、および酸－塩基平衡の異常を含む体液量、体液分布、および体液組成の変化は珍しくなく、とくに救急症例ではよく遭遇する。本章では、麻酔前、麻酔中および麻酔直後の症例における臨床管理において、最も一般的な体液量および体液分布の異常と、その病因およびそれらの変化による影響に焦点を当てる。本章に関する体液調節と酸－塩基平衡の生理学や病態生理学の詳細に関しては各分野の書籍を参考にしていただきたい[1,2]。

　一般的に、水和、循環血液量、電解質組成または酸－塩基平衡の異常は、それらの過不足に対する生体の代償能力を超えた異常兆候の発現か、もしくは体液および電解質平衡の維持にかかわる反応調節機構の破綻を示しているかもしれない。症例の完全な病歴、身体検査、電解質、および血液ガス分析は、体液異常を評価するために不可欠な情報を提供する。一般的に、体液量と体液組成の異常によって、中枢神経系（CNS）、心機能、および神経筋機能が変化し、症例の麻酔薬に対する反応性が変化することもある。麻酔関連の合併症および死亡率を調査したいくつかの報告では、米国麻酔科学会（ASA）の分類との関連性が示されている[3,4]。ASA分類がⅢ～Ⅳの症例ではその判断根拠が体液、電解質、および酸－塩基平衡異常に関連していると考えられるが、獣医療において水和、循環血液量、酸－塩基および電解質の状態と麻酔転帰との関連はほとんど明らかとなっていない。したがって、現在の症例管理における推奨内容は、獣医療における集団的前向き研究もしくは後ろ向き（回顧的）研究よりむしろ獣医師の経験や人医療での研究結果からの外挿および獣医療で診療対象となる動物種での実験検討に基づいている。一般的に、周術期における症例の水和、電解質、および酸－塩基平衡異常の管理に関する推奨内容は基礎疾患の原因とその時点での状況とともに障害の重症度にかなり影響される。

　正常な動物では、水分と電解質を含む体液の量と組成が重複したメカニズムで調節されている（表7.1）。これらの障害が単純に発現することはまれであるが、本章は、水和、循環血液量、電解質そして酸－塩基平衡障害の異常として構成する。

体液

　体液は水分と溶質で構成される。飼育動物では体重の60％が水分であり、そのうち2/3（体重の40％）は細胞内腔に存在しており、残り1/3（体重の20％）は細胞外腔に存在している。細胞外腔水分の2/3（体重の15％）は間質に存在し、残り1/3（体重の5％）は血管内腔に存在している。注目すべきは、この血管内腔の水分量が全血液量の50～60％を構成していることである。

　一般的に、溶質の濃度、とくに電解質や陰性荷電した蛋白には細胞内腔と細胞外腔の間に大きな濃度の差が存在する。一方で、間質と血管内腔との間の濃度の差は小さい（表7.2）。

　各区画（細胞内液、間質液、血漿液）において異なる溶質の濃度差は、膠質浸透圧や正味の電位に重要な役割を担う。水分と溶質は異なる区画間を特異的な物質や隔壁に依存する多くの

表 7.1 体液および電解質を調整する主な生理的因子 [1,2]

変数	調節機構	一次刺激	一次作用
水	ADH	血清浸透圧濃度	腎での水再吸収増加
	渇欲	血清浸透圧濃度	水摂取増加
ナトリウム	アルドステロン	アンジオテンシンⅡ、高カリウム血症、ACTH	腎での Na^+ 再吸収増加
	エピネフリン	交感神経系刺激	腎での Na^+ 再吸収増加
	アンジオテンシンⅡ	腎灌流	腎での Na^+ 再吸収増加
	ADH	血清浸透圧	腎での水再吸収の変化
クロール	腎	ナトリウム、酸-塩基平衡	ナトリウムとクロールの再吸収の変化
カリウム	アルドステロン	高カリウム血症、アンジオテンシンⅡ	腎での K^+ 再吸収減少
	エピネフリン	交感神経系刺激	細胞内への K^+ 移動の増加
	インスリン	血糖値	細胞内への K^+ 移動の増加
カルシウム	上皮小体ホルモン	血清イオン化カルシウム	腎での Ca^+ の再吸収増加、骨からの Ca^+ の動員増加、カルシトリオール合成増加
	カルシトリオール	上皮小体ホルモン	腸管での Ca^+ の吸収増加
	カルシトニン	血清イオン化カルシウム	骨からの Ca^+ の動員減少

表 7.2 細胞内液、間質液および血漿の電解質含有量 [5]

変数	細胞内液（骨格筋細胞）(mEq/L)	間質液（mEq/L）	血漿（mEq/L）
Na^+	13	145	142
K^+	155	4	5
Ca^{2+}	4.0	2.4	2.5
Mg^{2+}	35	2	2
Cl^-	2	115	106
HCO_3^-	10	30	24
HPO_4^{2-}、$H_2PO_4^-$	113	2	2
陰性荷電した蛋白	50	0	14

出典：Adapted from seeler DC. In: Tranquilli WJ, Thurmon JC, Grimm KA, editors. Lumb and Jones' Veterinary Anesthesia and Analgesia, 4[th]ed. Ames: Blackwell Publishing Professional 2007

メカニズムを介して移動する。水分は通過するが溶質を通過させない半透性細胞膜が細胞内腔と細胞外腔とを分けている。水分は、各区画の浸透圧にかかわる粒子の数の差で生じる浸透圧の差に従って細胞膜を通過して移動する。細胞内腔と細胞外腔との溶質の移動は、細胞膜に存在するチャネルを通して行われる。溶質は、受動的にチャネルを通して流出する場合もあれば、能動的な輸送を必要とする場合もある。細胞膜が細胞内腔と細胞外腔とを分けているのに対して、毛細血管膜は細胞外腔を間質腔および血管内腔とに分けている。毛細血管膜は水分およびイオン、グルコース、酢酸、乳酸および重炭酸などの低分子の物質を自由に透過させる。したがって、間質腔と血管内腔との間に存在する静水圧および膠質浸透圧が、各区画の間の水分の移動を決定する。

水分の摂取と損失は、原則的に渇欲と抗利尿

ホルモン（ADH：バソプレシンとしても知られている）の腎臓への作用によって調節されている。健康な動物では、血清浸透圧の上昇が視床下部前葉にある浸透圧受容器を刺激し、渇欲の増加と下垂体後葉からのADH分泌を増加させる。ADHは、腎臓の集合管にある受容体に作用して水分の再吸収を促進し、その結果として血清浸透圧を低下させる。また、血清浸透圧の低下は、ADH分泌を減少させ、尿からの水分の再吸収が減少する。また、血清浸透圧に加えて、循環血液量の減少や血圧低下などを含む他の因子も下垂体後葉からのADHの分泌に影響する。モルヒネ、フェノチアジンおよびバルビツレートなどのいくつかの薬剤もADHの分泌を増加させ、体液の動態を変化させる。ヒトやイヌでは、麻酔と外科手術が血清ADH濃度を増加し、血管内水分量と圧を変化させる[6,7]。血清ADHレベルの変化は測定されていないが、イヌでは麻酔中に尿産生量が減少し、外科手術のあるなしにかかわらず通常の静脈輸液によって血管内水分量が増加する[8,9]。麻酔中に通常の輸液療法を実施した正常動物における典型的な体液増加の臨床的意義は不明だが、獣医師は尿量だけが麻酔中の症例の体液量評価のよい指標ではないことを認識すべきである。

脱水と血管内容積不足

脱水は過剰な体液喪失によって起こる。体液喪失は、電解質に対する相対的な水分喪失の程度に依存し、体内に残存する体液の張力を基に高張性、低張性もしくは等張性の脱水に分類される[10]。一般的に、脱水は総体液量の不足率によって定量される。例えば、症例が10％の脱水を示しているとき、総体液不足量は、0.1×体重（kg）で計算される。脱水の臨床兆候は、脱水のタイプと同時に生じている電解質の変化に依存する。しかし、一般的に、5％以上の脱水による症状には、粘膜乾燥、皮膚弾力性の低下、眼球陥凹、意識レベル低下および心拍数増加がある。12％以上の脱水で

は、血管内容積不足によって二次的に生じる不適切な組織灌流など重大な心血管障害が引き起こされ、ショックへと進行する[11]。

多くの麻酔薬や換気補助は前負荷、後負荷もしくは心筋機能を変化させ、健康な動物においても麻酔時に心拍出量減少を引き起こす。血管内容積減少と脱水による心拍出量低下を防止するため、体液の正常化は麻酔前に実施すべきであり、輸液の投与速度は、症例の臨床的重症度および心血管系予備力に応じて調節する。推奨される輸液量は、不足した体液量、進行中の消失量および維持要求量の算出に焦点が当てられるが、これらの計算値は予想に基づくものであり、症例の意識状態、心拍数、血圧、体温および尿産生量などの生理学的状態を基に輸液療法の効果を判断すべきである。注目すべきは、十分な心機能を有する意識のある症例では、低血圧は不適切な血管内容積の指標となるかもしれないが、たいていの症例は十分な心血管系予備力を有することから、正常な血圧だからといって血管内容積や血液灌流が正常であるとは保証されない。緊急症例でなければ、血管内容積不足は12～24時間かけて補正すべきである。しかし、時間をかけられない場合でも、症例の心拍数や動脈血圧が正常範囲内に戻るまで全身麻酔の実施を遅らせることが理想的である。一般的には、不足した体液量の50％までを麻酔前に4～6時間以上かけて補正し、残りの不足量をよりゆっくりと補正することが推奨される。投与する輸液の種類は症例の電解質、酸-塩基平衡および血清蛋白レベルに基づき選択するが、一般的に平衡電解質液を最初に選択し、血球容積、総蛋白濃度、血液ガス分析、および電解質濃度を繰り返し評価し、これらの治療反応性に基づいて再調整する。

全身の脱水に加えて、血管内容積不足は出血でも二次的に起こる。正常な意識のある症例では、10％以下の血液量喪失で心拍出量が減少する。しかし、30％の血液量喪失まで動脈血圧の低下は生じない[12]。全身麻酔下の動物では、10％以下の血液喪失ですら血圧低下を伴う明らかな血行動態の変化を認める。血液喪失時の治療目

標は、血圧、心拍数、尿産生量および体温など
の組織灌流の指標を正常範囲内に維持すること、
ヘマトクリット値を 20% 以上に保つとともに、
血小板および凝固因子の過剰な希釈による凝固
不全を防いで酸素供給能を維持することである。
初期治療としては、平衡電解質液による血管内
容積不足の補充が推奨され、イヌでは 90 ml/kg/
時間、ネコでは 60 ml/kg/ 時間の輸液速度で投
与する。晶質液は体液全体に再分布するため、
その投与量は血管容積不足量の 3 倍を投与すべ
きである。症例の総血液量の 30% 以上の出血が
認められるときは、晶質液のみの輸液療法は症
例の転帰に悪影響を及ぼすことから、人工もし
くは天然の膠質液の投与が推奨される[13]。血管内
容積の 50% 以上の出血を示す症例では、新鮮な
全血もしくは濃厚赤血球と新鮮凍結血漿の投与
が必要とされる。ガイドラインでは後者が推奨
されるが、個々の症例の要求量はかなり変動す
ることから、治療は既往歴や治療に対する反応
性に基づいて個々に調整すべきである。

　全身麻酔を必要とする循環血液量低下の症例
には、心拍出量の減少とヘモグロビンレベルの減
少に二次的に生じる酸素供給能の減少を代償させ
るために麻酔導入前の 3 ～ 5 分間に事前に前酸素
化しておくことが強く推奨される。循環血液量低
下もしくは脱水の症例において禁忌となる特定の
麻酔プロトコルはないが、良い結果を得るために
も鎮静薬もしくは麻酔薬の投与量を減少すべきで
ある。例えば、ジアゼパムを併用した場合、循環
血液量の低下したイヌでは、プロポフォールとケ
タミンの投与量は、血液量の正常なイヌと比較し
て 50% まで低下する[14]。また、健康なイヌでは、
血液を 30ml/kg 喪失させると、イソフルランの
最小肺胞濃度（MAC）が 1.15% から 0.97% へと
低下する[15]。全般的に、循環血液量が低下した症
例の麻酔では、中枢神経系と心血管系の過剰な抑
制に留意すべきである。

　全身状態の悪い症例では、麻酔下における肺
胞低換気とそれに起因する動脈血二酸化炭素分
圧の増加は珍しくなく、補助呼吸がしばしば必
要となる。陽圧換気の吸気時には胸腔内圧が上
昇し、これによって右心室の前負荷が顕著に減
少し左心室の後負荷が増加する[16]。なかには、陽
圧換気により心拍出量、動脈血圧および酸素供
給量が著しく低下する症例もいる。これらの影
響の大きさは、使用する人工呼吸の設定および
症例の循環動態に依存する。したがって、循環
血液量の低下した症例の全身麻酔に換気補助が
必要なときには、低い 1 回換気量と長い呼気時
間の設定が推奨される。

ナトリウム

　体内の総ナトリウム量のほとんどは細胞外液
に存在し、細胞内には少量のナトリウムしか存
在しない。この細胞膜内外のナトリウム量の関
係は Na^+-K^+-ATP アーゼポンプによって維持さ
れている。正常なイヌとネコでは、ナトリウム
は食餌摂取され、腎臓から排泄される。腎臓で
はナトリウムは糸球体で濾過され、尿細管から
さまざまな程度で再吸収される。アルドステロ
ンはナトリウムの再吸収量を制御する主要な内
因性物質である。アルドステロンの産生と分泌
を増加してナトリウムの再吸収を増加する因子
には、アンジオテンシン II（腎臓の灌流減少に
続いて二次的に増加する）、高カリウム血症、お
よび副腎皮質刺激ホルモンがある。アルドステ
ロンの分泌を抑制する因子は、心房ナトリウム
利尿ペプチドやドパミンがある。腎臓でのナト
リウム再吸収への作用はアルドステロンよりも
低いが、カテコールアミンやアンジオテンシン
II も直接ナトリウムの排泄に作用する。とくに
カテコールアミンはナトリウムの再吸収を直接
的には α_1- 受容体を介して近位尿細管で増加し、
間接的にはレニンの刺激を通じて増加する。ア
ンジオテンシン II も腎臓でのナトリウム再吸収
を直接促進する。

　血清（血漿もしくは全血）のナトリウム濃度は、
体内の総ナトリウムレベルではなく、細胞外液

中のナトリウム量を厳密に反映している。測定されるナトリウム値は、ナトリウムの喪失や再吸収にかかわる因子だけではなく、体内の水分の恒常性にかかわる因子も影響した結果である。ナトリウムは、細胞外液中に最も多いイオンであり、血清浸透圧にも大きく影響する。したがって、血清ナトリウム濃度の変化は、血清浸透圧および水分の恒常性に間接的に影響する。血清ナトリウム濃度の異常は、しばしば全身の水分バランスと浸透圧の異常に関連する。したがって、低ナトリウム血症および高ナトリウム血症を伴う症例では、血清浸透圧および水和もしくは全身の水分量を考慮すべきである。

低ナトリウム血症

低ナトリウム血症は、血清ナトリウム値がイヌで＜ 140 mEq/L、ネコで＜ 149 mEq/L と定義される。獣医療において全身麻酔を必要とする症例では、低ナトリウム血症はしばしば血漿浸透圧の低下と関連している。しかし、マンニトールを投与された症例や重度の高血糖を示す症例では、低ナトリウム血症でも高浸透圧となりうる。まれではあるが、高脂血症もしくは重度の高蛋白血症の場合、低ナトリウム血症の症例でも正常な浸透圧を示すこともある。一般的に、臨床兆候は最も起こりうる病因と低ナトリウム血症の浸透圧に関連して発現するが、より複雑なケースでは、血清浸透圧濃度を治療前に測定すべきである。

血清ナトリウム値が低い症例は、浸透圧の変化に加えて、血清ナトリウム値に関連して異なる水和状態を示す。低血漿浸透圧を伴う低ナトリウム血症では、基礎的な病因に応じて、その循環血液量は、不足、過剰、または正常のいずれかとなる[17,18]。これらのいずれであるかを判断するには、身体検査が極めて重要な決定因子となる。

低循環血液量性低浸透圧性低ナトリウム血症を生じる原発性障害では、ナトリウム自体の喪失はまれであり、むしろその多くは等張性もしくは、低張性の水分喪失に起因する。低ナトリウム血症は、血液量を回復するための代償メカニズムの結果として生じる。胃腸管もしくはサードスペースへの喪失が、イヌとネコにおいて最も一般的な腎臓以外の低ナトリウム血症の病因である（表7.3）。

低ナトリウム血症の臨床兆候は、主に CNS の機能低下に関連する。細胞外液浸透圧が低い低ナトリウム血症の症例では、浸透圧勾配によって水分が細胞外液から細胞内液へ移動する結果、CNS 兆候が発現する。緩徐に生じた変化であれば、脳細胞は水分の蓄積を最小限とするために他の溶質を細胞外へ放出することで代償できる。しかし、その変化が急速もしくは過剰な場合には、沈うつ、運動失調、昏睡、および痙攣発作などの CNS 兆候が発現しうる。CNS 機能低下の臨床兆候は、ナトリウム値＜ 120 mEq/L もしくは減少速度＞ 0.5 mEq/ 時間となったときに認められる[10]。

低ナトリウム血症を示す症例の周術期の主な懸念事項は、電解質による CNS と循環状態の障害への影響に関連する。麻酔前の治療アプローチは、臨床兆候の重症度と障害の慢性度により異なる。可能ならば、低ナトリウム血症が明らかな場合は麻酔前に改善すべきである。臨床兆候と低ナトリウムの慢性度は輸液療法の投与速度と投与量の指標とすべきである。緊急の場合、麻酔前に治療を開始し、麻酔中と麻酔回復期を通して治療を継続すべきである。急性の低循環血液量性低ナトリウム血症の症例では、生理食塩液（0.9%）もしくは平衡電解質液の静脈内投与が、体液量不足の補正に推奨される。急性の低ナトリウム血症では、輸液剤の投与で速やかに細胞外液量を改善できる。しかし、慢性の低ナトリウム血症では、浸透圧上昇による神経脱髄のリスクを避けるため血清ナトリウムの補正速度は 0.5 mEq/L/ 時間を上限とすべきである。血清ナトリウム値を繰り返し測定し、輸液速度を決める指標とする。麻酔を必要とする低ナトリウム血症の症例で循環血液量が、正常または過剰な場合には、電解質異常の原因となっている基礎疾患に基づいて管理することが重要であり、過剰な循環血液量による臨床兆候が発現している場合

表 7.3　イヌとネコの電解質異常の一般的な原因 [2]

	低ナトリウム血症	高ナトリウム血症	補正値での低クロール血症	補正値での高クロール血症	低カリウム血症	高カリウム血症	低カルシウム血症	高カルシウム血症
喪失の変化	Naの喪失増加 胃腸管での喪失 ・嘔吐、下痢 皮膚での喪失 ・熱傷 自由水の摂取 ・薬剤 ・腎疾患 ・肝疾患 ・腎疾患 ・心因性多飲	Naと比較して水分 喪失や増加 胃腸管での喪失 ・嘔吐、下痢 腎臓での喪失 ・利尿 ・腎疾患 ・尿崩症 皮膚での喪失 ・熱傷 呼吸器での喪失 ・パンティング 発熱 水分摂取の低下 ・水制限 Na喪失の低下 ・副腎皮質機能亢進症	喪失増加 胃腸管での喪失 ・嘔吐、下痢 腎臓での喪失 ・慢性的な $PaCO_2$ 　上昇への反応	喪失低下 腎臓でのクロール保持 ・腎疾患 ・副腎皮質機能低下症 ・糖尿病 ・呼吸性アルカローシス Cl^- と比較して Na^+ の喪失増加 胃腸管 ・下痢	喪失増加 胃腸管での喪失 ・嘔吐、下痢 腎臓での喪失	喪失低下 腎臓での排泄低下 ・腎疾患 ・尿道閉塞 ・尿腹 ・副腎皮質機能低下症	喪失増加 胃腸管での喪失 ・リン酸の浣腸 腎臓での喪失 ・腎不全 その他の喪失 ・産褥テタニー	喪失低下 ・腎疾患 ・悪性腫瘍
移動	サードスペースへの 喪失 ・膵臓炎 ・腹水 ・膀胱破裂	移動 サードスペースへの喪失 ・膵臓炎 ・腹水 ・膀胱破裂	移動 ・まれ	移動 ・まれ	移動 細胞内から細胞外へ ・アルカリ血症 ・インスリン/ 　グルコースの投与 ・カテコールアミン ・低体温	移動 ・尿腹 ・非呼吸性アシドーシス ・組織損傷 ・インスリン不足	移動 サードスペースへの喪失 ・敗血症 ・膵炎 ・膵炎 ・軟部組織損傷 ・キレート化/沈殿 ・血液製剤投与（クエン酸） ・エチレングリコール中毒 ・重炭酸療法	移動 一次性上皮小体機 能亢進症 ・骨疾患 ・悪性腫瘍 ・肉芽腫性疾患
摂取もしくは投与量の変化	摂取低下 ・まれ	摂取低下 ・まれ	過剰投与量の増加 ・Na と比較して クロール過剰の 静脈内輸液療法 （0.9%生理食塩液、 高張性食塩液、 KClを添加した輸液）	摂取低下 ・まれ	摂取低下 ・カリウム含量が不十 分な静脈内輸液療法 Na 摂取増加	摂取増加 ・過剰な K^+ を含む 静脈内輸液療法	摂取低下 ・胃腸管からの 再吸収低下 上皮小体 機能低下症または （両側の甲状腺摘 出術の術後）	摂取増加 ・食餌性

には、静脈輸液の制限と利尿薬の投与が周術期に必要となる。血清浸透圧の低下はハロタンのMACを減少することがイヌで示されている[19]。低ナトリウム血症が他の麻酔薬において影響するかは明らかではないが、すべての麻酔薬において過剰投与を避けるため注意深く投与量を調節すべきである。

高ナトリウム血症

高ナトリウム血症は、血清ナトリウム値がイヌで＞160 mEq/L、ネコで＞175 mEq/Lと定義される。高ナトリウム血症は常に高浸透圧と関連している。動物が自由に飲水できる状況であれば高ナトリウム血症はまれであるが、周術期には認められることがある。低ナトリウム血症と同様に、高ナトリウム血症の主な原因によって症例の循環血液量は不足、正常、もしくは過剰となっている。最も一般的な原因は、純粋な水分の喪失、低張性の体液喪失、もしくは溶質の摂取である（表7.3）。高張食塩液もしくは重炭酸ナトリウムの投与による高ナトリウム血症は、意識のある症例で水分の摂取が制限されていないときや、全身麻酔下で平衡電解質液が適切に投与されているときは一時的である。

高ナトリウム血症の臨床兆候は、一般的に血清ナトリウム値が170 mEq/Lを超えたときに認められ、食欲不振、無気力、嘔吐、筋虚弱、見当識障害、運動失調、痙攣発作、昏睡および死などが引き起こされる。症例に同時に循環血液量の不足または過剰を伴っていれば、それぞれ頻脈または肺水腫といった心血管系変化が認められることもある。

低ナトリウム血症と同様に、高ナトリウム血症は少なくとも48時間以上かけてゆっくりと補正すべきである。高ナトリウム血症と循環血液量の減少が急性に生じた場合、まず血漿量の不足を平衡電解質液を用いて数時間以上かけて補充し、その後、続いて0.45％食塩液もしくは5％ブドウ糖液といった低張性輸液製剤をゆっくりと投与して高浸透圧の補正を行う。慢性的な高ナトリウム血症では、神経系合併症のリスクを回避するため血清ナトリウム値を1.0 mEq/L/時間を超えないように低下させるべきである。この血清ナトリウム値の低下速度は、相対的に低ナトリウムに調整した0.45％食塩液や5％ブドウ糖液の輸液製剤で血液量不足を補完することで達成できる。循環血液量が過剰の場合、ループ利尿薬の投与がナトリウム排泄を促進するが、腎機能低下が認められる場合には、血液透析などの他の治療法が要求される。

麻酔中には、前述したように高ナトリウム血症の補正を続けるべきである。高ナトリウム血症は、吸入麻酔薬のMACを増加させることが実験的に示されていることから吸入麻酔薬の要求量が高くなる可能性が示唆される[19,20]。また、前述のように血管内容積も麻酔要求量に影響することから、麻酔深度をモニタリングし、個々の動物の評価に基づいて麻酔薬の投与量を調節すべきである。

クロール

クロールは細胞外液に多く含まれ、細胞外液の浸透圧を維持する主要な陰イオンである。細胞内のクロール濃度は細胞の種類により大きく異なる。しかし、細胞内クロール濃度は血漿中よりも一貫してかなり低い。ナトリウムと同様に、食餌が生体の主なクロール供給源であり、主に腎臓と胃腸管から排泄される。血漿クロール濃度の調整は腎臓で行われ、酸−塩基平衡とナトリウム濃度がクロールの再吸収もしくは排泄に影響する主な因子である[21]。

血清クロール値の変化は、クロール、ナトリウムもしくは全身の水分平衡の一次的な障害を反映している。あるいは、酸−塩基平衡の一次的変化に対する代償反応の結果として、血清クロール値が変化しているかもしれない（『酸−塩基平衡と異常』を参照）。例えば、血清クロール値の低下と強イオン較差（strong ion difference,

SID）の増加が非呼吸性アルカローシスに併発した症例では、幽門閉塞に続発した嘔吐でクロール喪失が起きている可能性がある。あるいは、慢性呼吸性アシドーシスの代償反応としてクロールの腎排泄が増加したために低クロール血症になる可能性もある。

血漿クロール値には全身の水分平衡が大きく影響するため、測定したクロール値を水分平衡で補正し、補正クロール値を算出して用いるべきである。水分平衡の異常の影響は、測定されたナトリウム値の正常ナトリウム値との関連性から、以下の式を用いて計算できる。

イヌ：$[Cl^-]$ 補正値
　　＝ $[Cl]$ 測定値 × 146/$[Na^+]$ 測定値
ネコ：$[Cl^-]$ 補正値
　　＝ $[Cl]$ 測定値 × 156/$[Na^+]$ 測定値

低クロール血症

低クロール血症は、血清クロール値がイヌで＜ 107 mEq/L、ネコで＜ 117 mEq/L と定義される。最も一般的な低クロール血症（補正値で判断）の原因は、胃腸管もしくは腎臓でのナトリウムに対するクロールの過剰な喪失に関連する（表7.3）[21]。補正値での低クロール血症は、SID が増加するので非呼吸性アルカローシスと関連している（『酸－塩基平衡と異常』を参照）。前述したとおり、慢性の呼吸性アシドーシスもまた代償反応の結果として補正値での低クロール血症を示す。

低クロール血症による臨床兆候は報告されておらず、補正値で低クロール血症による一般状態の異常は主に非呼吸性アルカローシスや同時に存在する水分と電解質異常の結果として生じる。治療は基礎疾患の是正であり、支持療法によりSID を是正する。0.9％生理食塩液を用いた静脈輸液療法は、脱水を伴う低クロール血症の治療に選択される。血清カリウム値をモニタリングし、低カリウム血症の治療が必要であれば塩化カリウム（KCl）を添加する（『カリウム』を参照）。正常な循環血液量の症例では、クロー

ルは KCl もしくは NH$_4$Cl として投与できる。しかしながらこの処置は、正常腎機能をもった症例では低クロール血症の原因に対処すれば必要ない。理想的には、低クロール血症とこれに関連する酸-塩基平衡異常は麻酔前に補正すべきである。もしできない場合には、周術期を通して継続的に治療を行う。

補正値でのクロール値が正常な低クロール血症は、しばしば見せかけの低クロール血症と呼ばれ、低ナトリウム血症に関連している[21]。これは、体液の増加もしくはナトリウムとクロール両方のサードスペースへの喪失のどちらかに関連している。補正値での低クロール血症は非呼吸性アルカローシスと関連するが、低クロール血症と補正値でのクロール値が正常な症例ではSIDが減少する傾向があるため非呼吸性アシドーシスと関連する。

高クロール血症

高クロール血症は、血清クロール値がイヌで＞ 113 mEq/L、ネコで＞ 123 mEq/L と定義される。補正値での高クロール血症で最も一般的な原因は、クロールに対して相対的に過剰なナトリウムの喪失、もしくはナトリウムに対して相対的なクロールの過剰な摂取である（表7.3）。補正値での高クロール血症は SID が減少するため非呼吸性アシドーシスに関連する。

補正値での低クロール血症と同様に、補正値での高クロール血症に関連する特異的な臨床兆候はなく、非呼吸性アシドーシスと併発する電解質異常を反映した症状を認める。高クロール血症の原因となっている基礎疾患の除外を試みるべきである。症例が脱水している場合には、まず平衡電解質液を用いた静脈輸液療法を開始すべきであり、血漿 pH ＜ 7.2 であれば重炭酸ナトリウムの投与を追加する。理想的には、最低でも症例の体液量を麻酔前に正常化すべきである。

補正値でのクロール値が正常な高クロール血症は、一般的に水分もしくは低張性体液喪失に関連して起こる。低クロール血症同様に、酸－

塩基平衡は補正値での高クロール血症と一致しない。とくに、高クロール血症と補正値でのクロール値が正常な場合には、症例は、SID の増加のためにアルカローシスの傾向にある。

カリウム

ナトリウムが細胞外の主要な陽イオンであるのに対して、カリウムは細胞内の主要な陽イオンであり、細胞外のカリウム値は生体の総カリウム量の< 5%である。細胞膜に存在する Na^+-K^+-ATP アーゼポンプにより能動的にナトリウムは細胞外に取り出され、カリウムは細胞内に取り込まれることで、細胞内外のナトリウムとカリウムの関係性を維持している。細胞内外のカリウムの関係性の維持は、正常な細胞の恒常性、水分量、および静止膜電位に重要である。とくに、血清カリウムレベルは筋細胞と心筋細胞の興奮性に大きく影響し、細胞内外のカリウムイオンの分布は静止膜電位に影響し、連続して生じる細胞の脱分極および再分極の円滑さに影響する。

血清カリウムレベルは、食餌によるカリウム摂取、尿および胃腸管への排泄、そして細胞内外への移動に影響される。ヒトとイヌにおけるカリウム摂取を制限した栄養学の研究では、安静時の血清カリウムレベルは全身および筋細胞のカリウム含有量にそれぞれ相関していることが示されている[22,23]。疾患や過度な運動によるストレス下にある場合には、血清カリウムレベルは全身の含有量には相関しないこともあり、このことは、測定された血清カリウム値の異常を治療する際に考慮すべき重要な点となる。

動物用に販売されている食餌には一般的に全身貯蓄量と正常な血清カリウム値を維持するために十分なカリウムが含まれている。カリウムの細胞内外の移動に影響する主要な因子には、インスリン、エピネフリン、および pH がある。内因性のインスリンとエピネフリンは β_2-アドレナリン受容体に作用し、カリウムの細胞外か

ら細胞内への移動を増加させる。グルコースはインスリン分泌を刺激することで間接的に血清カリウム値を減少させる。細胞外 pH も血清カリウム値の細胞内外の急激な移動に影響する。血清カリウム値の変化の程度は、特定の酸-塩基平衡の変動に依存している。一般的に、アシドーシスはカリウムを細胞内から細胞外への移動を増加し、血清カリウム値を上昇させる。この変化の程度は報告により差が見られるが、ヒトでは非呼吸性アシドーシスにおいて pH が 0.1 低下するごとに血清カリウム値は 0.17 ～ 1.67 mEq/L 増加し、非呼吸性アルカローシスでは pH が 0.1 増加するごとに血清カリウム値は 0.1 mEq/L 低下する[24]。呼吸性アシドーシスでは変動は少ないが、同様に pH が 0.1 低下するごとに血清カリウム値が 0.14 mEq/L 増加する。全身麻酔下の正常なイヌでは、呼吸性アルカローシスにすることで pH が 0.1 上がるごとに血清カリウム値は 0.4 mEq/L 低下することが報告されている[25]。

血清カリウム値は、尿からのカリウム排泄量の変化により大きく変化する。簡単にいうと、カリウムは糸球体で濾過され、その 80 ～ 90%が近位尿細管とヘンレの上行脚で血液中に再吸収される。遠位ネフロンにおいてカリウムのさらなる再吸収もしくは分泌が起こる。この部位では、アルドステロンがカリウムの再吸収を減少させることで、カリウムの恒常性に大きな影響を及ぼす。腎血流量の減少はカリウムの尿中への排泄を減少させ、腎機能の変化は血清カリウム値を増加もしくは減少させる。

複雑な異常がある症例では、摂取したカリウム、体内のカリウム分布、およびカリウム排泄量などを含む血清カリウム値に影響するすべての因子を認識することが重要である。治療を開始したときに、まれに生体の体液状態に関係なく血清カリウム値が変化し、治療開始後に急激に血清カリウム値の変動が生じることがある。例えば、胃腸管への液体喪失によって二次的に重度の循環血液量不足と低カリウム血症を示している症例では、水分補正しているときにカリ

ウム補正しているにもかかわらず血清カリウム値がさらに減少するかもしれない。

低カリウム血症

　低カリウム血症は、イヌおよびネコともに血清カリウム値＜ 3.5 mEq/L と定義される。前述したとおり、正常な動物では、一般的に摂取したカリウムを消費している。しかし、慢性的な食欲不振の症例では、食餌からのカリウム摂取量が少ないことが低カリウム血症の原因となる。食欲不振の症例が 1 日代謝必要量に比較して少ない量のカリウム（3 ～ 5 mEq/L）しか含まない輸液製剤で長時間輸液療法を受けていると低カリウム血症となる。インスリン、グルコース、および β_2-アドレナリン作動薬の投与は、細胞内にカリウムを移動させることで二次的に血清カリウム値を低下させる。胃腸管および腎臓からのカリウム喪失は、一般的な低カリウム血症の原因である[26,27]。原発性の腎疾患、鉱質コルチコイドの過剰、もしくは利尿薬の投与はすべて低カリウム血症の原因となる（表 7.3）。

　低カリウム血症の臨床兆候には、筋虚弱や不整脈があり、これは筋細胞や心筋細胞の静止膜電位がより過分極した状態になるためである。身体検査では、低カリウム血症の特徴的な症状は明らかでなかったにもかかわらず、基礎疾患の診断時に確認されることがよくある。低カリウム血症の場合、ネコはイヌよりも明らかに特定の血清カリウム値に関連してより重度な臨床兆候を発現する。筋虚弱および心筋伝導障害は、通常カリウム値が＜ 2.5 mEq/L となるまで認められない。ネコでは、筋虚弱に加えて頸部の屈曲を認めることもある。低カリウム血症に起因した心電図の変化には、上室性および心室性不整脈がある[27]。

　麻酔前の低カリウム血症の治療は、低カリウム血症に起因した臨床兆候の存在、血清カリウム値の低下の程度、低カリウム血症の根本的な原因、および状況の緊急性に左右される。一般的に、緊急性でなければ、非経口投与は医原性

の高カリウム血症を生ずるリスクが相対的に高いため、カリウムの経口投与によって麻酔前に血清カリウム値を正常化もしくは改善することが理想的である。臨床兆候が生じているもしくは経口投与が困難な場合には、カリウムを静脈内投与すべきである。カリウムを静脈内投与する場合には、輸液ポンプの使用、継続した心電図（ECG）モニタリング、および血清カリウム値のモニタリングが強く推奨され、補正速度が速いほど血清カリウム値を頻回にモニタリングすべきである。一般的に、カリウムの静脈内投与速度は 0.5 mEq/kg/ 時間を超えるべきではない。投与部位の血管刺激を予防するため、塩化カリウム（2 mEq K$^+$/ml）もしくはリン酸カリウム（4.36 mEq K$^+$/ml）などの高濃度のカリウム製剤を体液の補充または維持のために投与している輸液剤に混合して投与することができる。カリウムを混合したときには、輸液を完全に混和することが必要であり、混和が不完全な場合には致命的な結果が生じうる[28]。維持輸液剤へのカリウム補正量の混和に関するガイドラインは症例のカリウム値に基づき決められており、0.5 mEq/kg/ 時間までの投与速度で個々の症例に応じて計算すべきである[27]。

　麻酔中には、さらなる低カリウム血症の悪化を起こさないことが重要である。補充輸液では、0.9％生理食塩液のようなカリウム不含の晶質液ではなく、平衡電解質液を選択すべきである。前述したとおり、塩化カリウムを含む静脈輸液の補充は症例が低カリウム血症の臨床兆候を示しているのであれば輸液剤にカリウムを添加して投与すべきであるが、その際には、カリウムの投与速度は 0.5 mEq/kg/ 時間を超えるべきではない。輸液投与速度には十分注意し、不注意な輸液剤のボーラス投与によるカリウムの過剰投与は避けるべきである。意識のある症例に、正常な血清カリウム値より高い濃度のカリウムを静脈内投与するときは、輸液ポンプの使用が推奨され、継続的な ECG モニタリングと血清カリウム値のモニタリングを行うべきである。イ

ンスリンや β -アドレナリン作動薬、重炭酸製剤、およびフロセミドのような利尿薬の投与は血清カリウム値をさらに低下させるため、可能であれば低カリウム血症の症例には避けるべきである。症例の換気管理も血清カリウム値に影響を与え、呼吸性アルカローシスはカリウムの細胞内への移動を引き起こす。麻酔中に換気補助を実施するのであれば、動脈血二酸化炭素分圧または終末呼気二酸化炭素分圧をモニタリングし、正常もしくは（既往疾患により禁忌でなければ）正常よりも高値とすべきである。麻酔回復期には、低カリウム血症による呼吸筋抑制を考慮し、酸素供給停止前に十分な換気状態を維持できることを確認すべきである。

高カリウム血症

高カリウム血症はイヌとネコともに血清カリウム値＞ 5.5 mEq/L と定義される。一般的に、高カリウム血症は、カリウムの排泄障害もしくは細胞内から細胞外へのカリウムの移動に続発して頻繁に認められる。入院症例では、カリウムの過剰な静脈内補正により医原性に高カリウム血症が生じうる。小動物の症例では、腎疾患、尿道閉塞、副腎皮質機能低下症、およびカリウム排泄を障害するような薬剤の投与が高カリウム血症のより一般的な原因である（表 7.3）。悪性高熱は比較的まれであるが、麻酔科医にとってとくに重要であり、麻酔前には表現型的に正常値であった症例が周術期に急速に重度の高カリウム血症を発症する[29]。ヒト、ウマ、およびブタでは、溶血が高カリウム血症に関連する。興味深いことに、ごく一部の犬種（秋田犬およびイングリッシュスプリンガースパニエル）は赤血球内のカリウムレベルが高い。しかし、これらの犬種では、in vivo 実験もしくは血液検体処理時の溶血によって、血清カリウムの測定値が臨床的に重大となるレベルまでは上昇しないようである。一般的に、イヌもしくはネコの保存血液では、血液中のカリウム値も大幅には上昇しない。血小板と白血球は多量のカリウムを含ん

でいるので、重度の血小板障害もしくは白血球増多症の症例では、迅速に検体を処理しなければ血小板や白血球内のカリウムが血清中に混ざり込み偽性高カリウム値を示すかもしれない[30]。

高カリウム血症による臨床兆候は、主に筋骨格系と心血管系に関連する。静止膜電位が上昇して細胞が脱分極を生じる域膜電位に近づき、初期には細胞を過興奮させる。症状の重症度は、高カリウム血症の発現速度に依存し、慢性のカリウム増加では急性の場合よりも高い耐性を示す。一般的に、筋虚弱は血清カリウム値が 8.0 mEq/L を超えると認められる。ECG では T 波の増高（先鋭 T 波）、PR 間隔もしくは QRS 群の延長、P 波の消失、AV ブロック、徐脈、洞停止、異所性拍動、正弦波、心室細動もしくは心室停止などを認める[27]。後者の変化は、正常な動物を用いた実験結果を基に報告されている。この場合、ECG の変化はカリウム値＞ 5.5 mEq/L で出現し始め、＞ 10.1 mEq/L で細動もしくは心停止となる。カリウム値＞ 5.5 mEq/L のイヌとネコの 37 頭に関する最近の臨床報告では、20 頭に不整脈を認めたが、残りの 17 頭はカリウム値が 5.5 〜 10 mEq/L にもかかわらず正常な洞調律を示していた[31]。同時に生じている他の電解質異常、水和異常、交感神経系刺激などが、幅広い臨床兆候に関与しているのかもしれない。

理想的には、症例が安定化し、不整脈が起こる可能性が最小限となり、麻酔薬投与による心血管系機能のさらなる抑制が最小限となる血清カリウム値（5.5 mEq/L 以下）に下がるまで麻酔実施を延期すべきであるが、残念ながらしばしばこれは実施されない。治療中には ECG のモニタリングが強く推奨される。麻酔前もしくは麻酔中の治療では、カリウム投与を制限し、細胞外カリウム濃度の増加に対する心筋の感受性を低下させ、カリウムの細胞外から細胞内への移動を促進し、生体内の総カリウム量が増加していると考えられる場合にはカリウム排泄を促進させることに専念する。輸液製剤カリウムが＞ 5 mEq/L が含まれているのであればその投与

を中止し、平衡電解質液もしくは生理食塩液に交換すべきである。重度の高カリウム血症の症例には、一般的にカリウムを含む製剤より0.9％生理食塩液が推奨される。尿道閉塞で高カリウム血症を呈するネコでは、0.9％生理食塩液と比較して、平衡電解質液の静脈内投与の方が治療開始12時間の全身状態と尿量の回復が良好であったと報告されている[32]。全体的には、症例の水和状態、高カリウム血症の重症度、酸－塩基平衡、および併発する電解質異常を指標として輸液療法を実施すべきである。治療期間を通して電解質と酸－塩基平衡のモニタリングを頻回に実施し、輸液製剤選択の指標とする。

カルシウム投与によって心筋細胞の閾値を上げることができ、これにより静止膜電位と閾膜電位の間の差を広げることができる。10％グルコン酸カルシウム（0.5 ～ 1.5 ml/kg）もしくは10％塩化カルシウム（0.2 ～ 0.5 ml/kg）のどちらかを5 ～ 10分間かけて投与する。また、重症の高カリウム血症を治療するためにインスリン（レギュラー結晶性インスリン0.5 IU/kg）とグルコース（0.5 ～ 1.0 g/kgもしくは50％グルコース1 ～ 2 ml/kg）も投与することができる。まず、インスリンを投与し、続けてすぐにグルコースを投与する。これらは一緒か別々に分けて点滴として投与することができる。投与方法に関係なく、高血糖を避けるため血清カリウム値と同時に血清グルコース値をモニタリングすべきである。基礎的病因を治療することで非呼吸性アシドーシスを補正してカリウムを細胞内に移動させることができ、血清カリウム値を下げる助けとなる。緊急時には、重炭酸ナトリウム製剤（1 ～ 2 mEq/kg）を投与することでpHを補正する。しかし、重炭酸ナトリウムは、カルシウムの心筋細胞への作用に大きな影響を及ぼす可能性があるので、カルシウム投与直後には投与すべきではない。体内に過剰なカリウムの貯蓄が考慮される場合、フロセミド（1 ～ 2 mg/kg）などの利尿薬の投与によってカリウムの排泄を促進できる。

獣医麻酔で日常的には用いられることのないサクシニルコリンを除いて、バランス麻酔のために用いられる麻酔薬のなかでとくに禁忌となる薬剤はない。しかし、前述したように、高カリウム血症の症例の麻酔中には低換気を避けるべきである。気管挿管前および抜管後には十分な換気のモニタリングが困難になるので、麻酔導入前、つまり麻酔前投薬、および麻酔回復期における高用量のオピオイドと鎮静剤の併用は避けるべきである。麻酔中には、低換気を防止し、正常な換気を維持するため必要であれば人工呼吸を実施すべきである。

カルシウム

カルシウムは骨の中に多く含まれており、交換しにくいヒドロキシアパタイトという状態で存在するか、交換しやすいリン酸カルシウムという形で存在している。比較的少ない量（～ 1％）ではあるが、残りのカルシウムは細胞内と細胞外の両方に存在し、正常の生体恒常性に非常に重要な役割を果たしている。カルシウムは血清カルシウム値に依存して、酵素反応、細胞内情報伝達、膜輸送、筋収縮、および神経伝達などに重要な活性を示す[33,34]。

細胞外の最も生理活性を示す構造体はイオン化カルシウムである。しかし、カルシウムは蛋白やリン酸、重炭酸、硫酸、クエン酸、乳酸といった物質との複合体としても存在する。生理活性はないが、これらの結合体および複合体として存在するカルシウムは重要であり、これらのカルシウムはイオン化分画と平衡状態にあり、イオン化分画のカルシウムが減少したときにはカルシウムの速やかな供給源となる[33]。細胞外液のpHの変化はイオン化カルシウム分画と複合体もしくは蛋白結合分画の関係に変化を及ぼすことから、酸－塩基平衡異常のある症例では、これら要因を考慮しなければならない。その他の電解質と同様に、カルシウムは食餌からの摂取が

生体への供給源であり、喪失は主に腎臓と胃腸管で生じる。カルシウムの腸管や腎臓からの吸収や再吸収では血清カルシウム値を十分に維持できない場合には、骨がカルシウムの供給源となる。

　正常な動物では、血清中のイオン化カルシウム分画は主に上皮小体ホルモン、カルシトリオール（ビタミンDの代謝物）、およびカルシトニンによって調節されている。血清中のイオン化カルシウムレベルの低下に対する反応では、上皮小体ホルモンレベルが上昇し、尿細管でのカルシウムの再吸収と骨からのカルシウムの動員を増加させ、カルシトリオール合成を刺激して腸管からのカルシウムの吸収を増加させる。血清イオン化カルシウムレベルが正常または上昇していると、上皮小体ホルモンの合成および分泌が抑制され、カルシトリオール合成が減少し、甲状腺からのカルシトニン分泌が刺激されて破骨細胞による骨の再吸収が減少する[33]。総血清カルシウム濃度の測定値には、イオン化、複合体、および蛋白結合分画のすべてが含まれる。イオン化カルシウム濃度の測定は、症例のカルシウムの状態の評価に適しているが、総カルシウム測定値からイオン化カルシウムの濃度を概算することは推奨されない[35]。検体種類（血清 vs 全血）、特定の抗凝固剤、検体量に対する抗凝固剤の量、およびカルシウム測定に用いた分析法などのいくつかの要因がイオン化カルシウム分画の測定に影響する。このようにイオン化カルシウム測定値には潜在的な変動が生じることから、得られた測定値は検査を依頼した各検査機関の報告の正常範囲と比較すべきである[33]。

低カルシウム血症

　低カルシウム血症は、血清イオン化カルシウム値がイヌで< 1.25 mmol/L、ネコで< 1.1 mmol/L と定義され、総血清カルシウム値はイヌで< 2.0 mmol/L、ネコで< 1.75 mmol/L と定義される。総血清カルシウム値に基づく場合、低アルブミン血症が低カルシウム血症の最も一般的な原因の1

つとなるが、この測定値に基づく低カルシウム血症の存在はイオン化カルシウム値に当てはめることはできない（表7.3）。総カルシウム値が正常値以下であるときには、イオン化カルシウムを測定すべきである[35]。

　血清イオン化カルシウム低下の機序には、腎臓でのカルシウム喪失の増加、胃腸管からのカルシウムの吸収不足、もしくは細胞外液中でのイオン化カルシウムから結合体またはキレートされた状態への再分布などがある。急性および慢性腎不全、高リン酸血症、産褥テタニー、および膵炎が比較的よく認められる低カルシウム血症の原因である[33]。一般的ではないが、上皮小体機能低下が外科手術後に原発性もしくは続発性に生じうる。上皮小体ホルモンの血清半減期は非常に短く（3〜5分）、イヌでは両側の上皮小体切除術もしくは甲状腺および上皮小体の部分切除術後の術後期間の早期（3〜4日後）に低カルシウム血症を発症することが多い[36-38]。軟部組織損傷のあるイヌおよび敗血症のイヌとネコでは、血清イオン化カルシウム値は減少し、負の予後因子となる[39-41]。抗凝固剤としてクエン酸製剤を含む血液製剤の大量輸血も低カルシウム血症を引き起こす[42]。一般的ではないが、アルカローシスは細胞外液中でのカルシウムの蛋白結合を増加し、その結果として低カルシウム血症となる。正常参照範囲を下回ることや臨床兆候を示すことはないが、イオン化カルシウム値は、健康なイヌとネコでも全身麻酔と選択的外科手術時に減少する[43]。

　低カルシウム血症は、細胞の閾膜電位を低下させ、脱分極を起こしやすくし、その作用は高カリウム血症や低マグネシウム血症により増強される。イオン化カルシウム不足の発現の速さや重症度が臨床兆候に影響する。低カルシウム血症で一般的に報告されている臨床兆候には、筋振戦と線維束性収縮、顔をこする行動、筋痙攣、ぎこちない歩様、痙攣発作、および行動変化などがある。重度の急性低カルシウム血症では、低血圧、不整脈、および心筋収縮力の低下を招く[33]。ECGの変化には、QT間隔の延長と心室性頻拍がある[33]。

低カルシウム血症に起因する臨床兆候の重症度は、低マグネシウム血症や高カリウム血症の併発により悪化する。

臨床兆候のない慢性低カルシウム血症の症例では、低カルシウム血症に対する特異的な治療は必要ではない。しかし、低カルシウム血症に関連する何かしらの症状がある、もしくはカルシウムの減少がさらに続く可能性がある場合には、グルコン酸カルシウムもしくは塩化カルシウムによる治療を始めるべきである。理想的には、これらの治療を麻酔前に始める。しかしながら、低カルシウム血症に起因する症状が麻酔中に発現したら同様の治療を開始する。非経口的カルシウム補正に用いられる2種類のカルシウム製剤のうち、塩化カルシウムは血管周囲へ漏出すると重度の組織損傷を引き起こすことから、グルコン酸カルシウムが好まれる[44]。臨床兆候を示している症例には、まず、10%グルコン酸カルシウム1〜1.5 ml/kgを20〜30分かけて投与し、続いて5〜10 ml/kgを生理食塩液もしくは平衡電解質液とともに24時間以上かけて投与することが推奨される。治療中にはECGおよび動脈血圧のモニタリングが推奨される。麻酔中には、過換気もしくは重炭酸ナトリウム製剤の過剰投与によるアルカローシスはイオン化カルシウムのさらなる減少を引き起こす可能性があるため避けるべきである。術中に大量の全血輸血（> 90 ml/kg）を必要とする症例では、イオン化カルシウム値をモニタリングすべきであり、低カルシウム血症が発症したら、治療を開始すべきである。上皮小体機能を障害するような上皮小体もしくは甲状腺手術を行う症例では、術後にイオン化カルシウム値をモニタリングすべきであり、必要に応じて低カルシウム血症を前述のように治療すべきである。

高カルシウム血症

高カルシウム血症は、血清イオン化カルシウム値が成犬> 1.5 mmol/L、成猫> 1.4 mmol/Lと定義される。総血清カルシウム値では、イヌ> 3.0 mmol/L、ネコ> 2.75 mmol/Lで高カルシウム血症と定義される。2歳までのイヌとネコでは、イオン化カルシウム値は成獣よりも0.025〜0.1 mmol/L 高くなる。

イヌでは、悪性腫瘍（リンパ腫、肛門嚢腺癌）、腎不全、上皮小体機能亢進症、もしくは副腎皮質機能低下症に関連する高カルシウム血症が一般的であり、一方、ネコでは特発性高カルシウム血症、腫瘍、および腎不全が高カルシウム血症の原因として最も多く認められる（表7.3）[33,45]。

高カルシウム血症は細胞の静止膜電位を上昇させ、細胞の興奮性を低下させる。カルシウム濃度が高いと、細胞機能を障害し、細胞死を引き起こす。高カルシウム血症の主な臨床兆候はCNS、胃腸管、心臓、および腎臓に関連する。多飲、多尿、食欲不振、無気力、虚弱、嘔吐、腎前性高窒素血症、および慢性腎不全が一般的である。心不整脈、痙攣発作、または筋痙攣も高カルシウム血症に起因して起こるが、低カルシウム血症と比較すると一般的ではない。

高カルシウム血症に関連する臨床兆候と4 mmol/L 以上の総血清カルシウム値、あるいはこれらのいずれかが存在すれば、血清カルシウム値を低下させる治療を積極的に開始すべきである。高カルシウム血症治療の目標は原因除去であるが、その根本治療にはしばしば全身麻酔が要求される。周術期には、循環血液量の不足および代謝性アシドーシスの補正を行うため静脈輸液を実施すべきである。呼吸循環系の基礎疾患による禁忌がなければ、輸液速度を調節して4〜6時間で脱水を補正すべきである。高カルシウム血症の輸液治療には、生理食塩液が推奨され、相対的に高いナトリウム濃度がカルシウムの尿中への排泄を促進させる。非呼吸性アシドーシスを併発している場合には、実施している輸液治療に重炭酸ナトリウムの投与を加えることができる[33]。平衡電解質液も生理食塩液のようにイオン化カルシウム値を減少させることから、軽度の高カルシウム血症の治療に用いることができる。循環血液量の不足を補正した後にも、まだ重度の高カルシウム血症が持続する場合には、積極的な輸液治療を継続する

とともに、尿中へのカルシウム排泄を促進するためにフロセミド（$2 \sim 4$ mg/kg IV BID もしくは TID）を加える。このような症例では、過剰輸液の兆候をモニタリングするとともに、高ナトリウム血症や低カリウム血症を防止するために電解質濃度をモニタリングをする必要がある。プレドニゾロンやデキサメサゾンなどの糖質コルチコイドは、悪性腫瘍、ビタミン D 過剰性、コレカルシフェロール殺鼠剤中毒、および肉芽腫性疾患に起因する高カルシウム血症の治療に効果的である。進行する高カルシウム血症の追加治療としては、カルシトニンやビスホスホネートといった骨再吸収を減少させる薬剤の投与が報告されている[33]。全身麻酔中には換気を厳重にモニタリングすべきであり、必要に応じて呼吸性アシドーシスを防ぐために人工呼吸を開始すべきである。

酸 – 塩基平衡と異常

　酸 – 塩基平衡異常では、生体内のヒドロニウム（H_3O^+）とヒドロキシル（OH）濃度の相対濃度が変化し、動脈血 pH < 7.35 で酸血症と定義され、pH > 7.45 でアルカリ血症と定義される。二酸化炭素（揮発性酸）と酸化代謝産物である非揮発性酸（H^+）が一定に産生されているにもかかわらず、生体内の水素イオン（H^+）濃度は細胞内および細胞外での緩衝作用により狭い範囲に維持され、酸化代謝産物は肺（CO_2）もしくは腎臓（H^+）から排泄される[46,47]。血液中の二酸化炭素分圧は主に延髄の化学受容体により調節されており、そこでは脳脊髄液中の二酸化炭素分圧を感知し、肺胞換気量を変化させている。大動脈小体および頸動脈小体の末梢化学受容体も水素イオン濃度を感知し、肺胞換気を刺激する。腎臓では優先的に Na^+ と Cl^- の排泄を調節し、H^+ と HCO_3^- の尿排泄と尿からの再吸収に影響を及ぼす。正常な呼吸機能と腎機能が生体の酸 – 塩基平衡を維持するために必須である。

　症例の酸 – 塩基平衡の状態を明らかにする方法には古典的アプローチと Stewart-Fencl アプローチの 2 つの異なる方法がある[47-49]。古典的アプローチは Henderson-Hasselbalch の式に基づいて血液 pH と水素イオン濃度および動脈血二酸化炭素分圧（$PaCO_2$）とを関連づけ、酸 – 塩基平衡障害を呼吸性と非呼吸性に分類する方法である。Stewart-Fencl アプローチは酸 – 塩基平衡異常をより機械的に明らかにするためのアプローチ法であり、複合した酸 – 塩基平衡異常の変化を説明することができる。このアプローチ方法では、酸 – 塩基平衡異常を、$PaCO_2$、（Na^+ + K^+ + Mg^{2+} + Ca^{2+}）− （Cl^- ＋乳酸＋その他の陰イオン）で算出される SID、および非揮発性弱酸（主にアルブミンとリン酸）の総血漿濃度（Atot）における障害に分類する。古典的方法と比較すると、Stewart-Fencl アプローチには電解質、アルブミン、およびリン酸を含むより多くの情報が必要である。したがって、古典的方法はより簡単に適応できるため、その制限を理解したうえで利用すれば麻酔中にはとくに有用である。臨床例へのアプローチでは、まず原発性の酸 – 塩基平衡障害を決定すべきであり、複合した酸 – 塩基平衡障害が存在する場合には、続いて予想される代償反応と二次的な変化を評価する。原発性の酸 – 塩基平衡異常の最も一般的な原因を表 7.4 および表 7.5 に示す。イヌの単純性酸 – 塩基平衡異常に対する $PaCO_2$、pH、および HCO_3 の二次的な変化を表 7.6 に示す。残念ながら、ネコでは予想される変化は十分に明らかにされていないが、イヌで認められる変化をガイドラインとして使用できる。本項では、まず酸 – 塩基平衡異常の主な分類について述べ、続いて症例の酸 – 塩基平衡状態を評価するための段階的アプローチ法について述べる。酸 – 塩基平衡の評価の段階的アプローチについては一般的な単純性酸 – 塩基平衡障害と正常な血漿蛋白および血清リン酸値に限定し、複合的な酸 – 塩基平衡障害のより詳細な情報は成書にゆずる[50,51]。

呼吸性アシドーシス

　原発性呼吸性アシドーシスは、肺胞換気の低

表 7.4　イヌとネコにおける呼吸性アシドーシスおよびアルカローシスの一般的な原因 [46]

	呼吸性アシドーシス	呼吸性アルカローシス
換気量	換気量の低下 ・薬剤 ・中枢神経系疾患 ・非呼吸性アルカローシス	換気量の増加 ・低酸素血症 ・呼吸器疾患 ・敗血症 ・疼痛 ・高体温 ・非呼吸性アシドーシス
換気能力	換気能力の減少 ・上部気道閉塞 ・神経筋疾患 ・胸腔内疾患 ・肺内疾患	
二酸化炭素産生量	二酸化炭素産生量の増加 ・悪性高熱	二酸化炭素産生量の低下 ・切迫した心肺停止
医原性	・不適切な人工呼吸器の設定 ・麻酔器の故障 ・二酸化炭素吸収剤の消耗	不適切な人工呼吸器の設定

表 7.5　イヌとネコにおける古典的アプローチと Stewart-Fencl アプローチにおいて分類される非呼吸性アシドーシスおよびアルカローシスの一般的な原因 [46-48]

非呼吸性アシドーシス	非呼吸性アルカローシス
アニオンギャップの上昇 /SID の低下、UMA の増加 ・乳酸性アシドーシス ・糖尿病性ケトアシドーシス ・中毒：サリチル酸誘導体、エチレングリコール ・尿毒症性アシドーシス（Atot の増加）	SID の増加、クロール不足 ・嘔吐 ・利尿薬
正常アニオンギャップ /SID の低下、Cl^- の増加 ・下痢 ・尿細管アシドーシス ・炭酸脱水素酵素阻害剤（アセタゾラミド） ・NaCl 輸液療法	SID の増加、Na^+ の増加 ・アルカリの投与（$NaHCO_3$） ・高アルドステロン症 ・副腎皮質機能亢進症
希釈性アシドーシス（SID の低下、Na^+ の低下）	Atot の低下 ・低アルブミン血症

SID：強イオン較差
UMA：測定できない陽イオン
A tot：非揮発性弱酸の総和

表 7.6　イヌにおける酸‐塩基平衡障害に起因する原発性障害と二次的変化 [46]

原発性障害		二次的変化	
	pH	$PaCO_2$	HCO_3^-
呼吸性アシドーシス ・急性	$PaCO_2$ の 10 mmHg 増加ごとに 0.05 低下		$PaCO_2$ の 10 mmHg 増加ごとに 1.5 mEq/L 増加
呼吸性アシドーシス ・慢性	$PaCO_2$ の 10 mmHg 増加ごとに 0.07 低下		$PaCO_2$ の 10 mmHg 増加ごとに 3.5 mEq/L 増加
呼吸性アルカローシス ・急性	$PaCO_2$ の 10 mmHg 低下ごとに 0.1 増加		$PaCO_2$ の 10 mmHg 低下ごとに 2.5 mEq/L 低下
呼吸性アルカローシス ・慢性	$PaCO_2$ の 10 mmHg 低下ごとに 0.15 増加		$PaCO_2$ の 10 mmHg 低下ごとに 5.5 mEq/L 低下
非呼吸性アシドーシス （SID の低下、Atot の増加）		HCO_3^- の 1 mEq/L 低下ごとに 0.7 mmHg 低下	
非呼吸性アルカローシス （SID の増加、Atot の減少）		HCO_3^- の 1 mEq/L 増加ごとに 0.7 mmHg 増加	

SID：強イオン較差
Atot：非揮発性弱酸の総和

下に起因する $PaCO_2$ 増加の結果として生じる。$PaCO_2$ 増加の結果、pH は低下し、解離した炭酸量の増加によって二次的に血漿重炭酸塩が増加する。酸‐塩基平衡状態を明らかにするための古典的なアプローチでは、$PaCO_2$ 増加に二次的に生じた重炭酸塩の増加は代償反応と考える。一方、Stewart-Fencl アプローチでは、$PaCO_2$ 増加に対する代償反応を尿中への Cl^- 排泄増加と考え、重炭酸塩の変化は二次的に生じるととらえる [48]。それでも症例の全体的な酸‐塩基平衡状態を解釈する際には、pH と重炭酸塩の予想される変化と $PaCO_2$ の上昇した結果（表 7.6）として考えるべきであり、予期できない変化は併発している異常を反映していると考えるべきである。

低換気とそれに続く呼吸性アシドーシスの一般的な原因には、換気量の低下、換気能力の低下、二酸化炭素産生量の増加、および医原性要因などが一般的である（表 7.4）。周術期には、オピオイド（とくに μ‐受容体作動薬）を鎮静薬や吸入麻酔と静脈麻酔を含むほとんどの麻酔薬とともに用いた場合に、軽度から中等度の肺胞低換気と呼吸性アシドーシスを生じる [52]。呼吸性アシドーシスの特徴的な臨床兆候は、低換気をもたらす原発性障害のわりに軽度なことがある。とくに、症例の吸入する酸素量は、呼吸性アシドーシスの症状に大きく影響し、室内の空気を呼吸している場合には著しい低換気は低酸素血症を引き起こすが、酸素（＞ 30 ％）を補助吸入している場合には低換気のみでは酸素化の低下による症状は認めない。低酸素血症を伴わない $PaCO_2$ の上昇は交感神経系刺激を生じ、心拍数と心拍出量を上昇させる [53]。しかし、低酸素血症を伴わない慢性呼吸性アシドーシスのイヌを全身麻酔して調節呼吸で呼吸管理すると心拍数と心拍出量は減少する [54]。全体的に、高炭酸ガス血症の重症度と持続期間が、使用される特定の麻酔薬と同様に、麻酔中に $PaCO_2$ 上昇に影響するかもしれない。呼吸性アシドーシスは動脈血液ガス分析によって診断するが、気管挿管した症例では終末呼気二酸化炭素分圧を低換気の重症度の評価や重症化傾向の判断に使用できる。測定方法、症例の大きさ、および呼吸回路が終末

呼気二酸化炭素の測定値と $PaCO_2$ の関連性に影響するが、一般的にネコおよびイヌでは終末呼気二酸化炭素分圧は $PaCO_2$ より約 4 ～ 6 mmHg 低い[55,56]。

もし麻酔前に原発性の呼吸性アシドーシスが存在しているのであれば、鎮静、鎮痛もしくは麻酔薬を投与する前に静脈カテーテルを留置し、症例の気道を確保して換気補助を実施できるように準備すべきである。可能であれば、低換気の原因を特定して取り除くべきである。例えば、胸腔内に貯留した液体もしくは気体は麻酔導入前に胸腔穿刺を行い除去すべきである。脱水、電解質異常、および低酸素血症なども是正するか、もしくは少なくとも麻酔前に、静脈内輸液、電解質補正および酸素供給することで改善すべきである。実施できそうであれば、麻酔導入前に症例の ECG、血圧、およびヘモグロビン酸素飽和度のモニタリングをすべきである。麻酔導入時に高炭酸ガス血症が悪化しそうな場合には、迅速な麻酔導入と気管挿管、そして挿管直後よりカプノメータを用いた積極的な換気のモニタリングが強く推奨される。換気補助を開始すべき高炭酸ガス血症の値は明らかではない。しかし、麻酔中には、pH < 7.2 もしくは $PaCO_2$ > 60 mmHg であれば、換気補助が一般的に推奨される[57]。pH < 7.1 では、心収縮力が減少し循環動態の安定性が損なわれる[53]。術前よりすでに呼吸性アシドーシスである症例では、術中および麻酔回復期に積極的な換気モニタリングを行うべきである。基礎疾患の状態に応じて、酸素供給と換気補助を麻酔後にも延長して実施することが要求される。

すべての麻酔薬は、用量依存性の呼吸抑制を生じることから、全身麻酔中に酸素供給をしているにもかかわらず呼吸性アシドーシスが発生することはよくあることである[52]。低換気の程度は使用した麻酔プロトコル、要求される麻酔深度、症例の体位、および外科的処置の内容に依存する。イヌとネコは中等度の二酸化炭素の上昇にはよく耐え、同時に酸 - 塩基平衡異常や電解質障害が存在していない場合であれば、一般的に $PaCO_2$ が 60 mmHg を超えるまで換気補助は不要である。麻酔器の故障、二酸化炭素吸着剤の劣化、もしくは不適切な人工呼吸器の設定は、$PaCO_2$ の上昇を引き起こす。とくに、症例の肺胞換気の程度と一致しないときには、これらのことを考慮すべきである。

呼吸性アルカローシス

原発性の呼吸性アルカローシスは過換気によって生じ、結果として $PaCO_2$ が減少し、pH が上昇する。解離炭酸の減少に二次的に血漿重炭酸は減少し、古典的アプローチでは重炭酸の変化は代償性変化として説明される。現在では、腎臓が、尿中へのクロール分泌を積極的に減少させることで呼吸性アルカローシスを代償し、重炭酸の変化が二次的に起きると理解されている（表 7.5）。

周術期の原発性呼吸性アルカローシスは、呼吸性アシドーシスとは異なり一般的ではない。しかし、換気量の増加や二酸化炭素産生量の減少により二次的に生じうる（表 7.4）。低酸素血症、疼痛、運動、および高体温が換気量を増加させる一般的な原因であり、低二酸化炭素血症および呼吸性アルカローシスを誘引する。小動物では、陽圧換気の副作用として医原性の過換気が一般的であり、終末呼気二酸化炭素レベルのモニタリングによって防ぐことができる。急性の重度の $PaCO_2$ 減少は、末梢の血液循環低下を示唆し、心停止が今にも差し迫っている状況である。意識のある動物では呼吸性アルカローシスに関連する特異的な臨床兆候はほとんどない。しかしながら、全身麻酔下の動物で $PaCO_2$ < 20 mmHg となると脳血流量、冠循環、心拍出量、そして全身の動脈血圧が低下する[58]。呼吸性アルカローシスの治療は、基礎疾患の治療を原則とすべきである。

非呼吸性アシドーシス

原発性の非呼吸性アシドーシスは、pH の低下と血漿重炭酸の低下によって特徴づけられる。古典的アプローチでは、非呼吸性アシドーシス

の病因は、アニオンギャップの正常な場合と異常な場合に分けられる。アニオンギャップは、$[(Na^+ + K^+) - (Cl^- + HCO_3^-)]$ として算出され、その正常値はイヌで $12 \sim 25$ mEq/L、ネコで $13 \sim 31$ mEq/L である[46]。アニオンギャップの増加は乳酸などの内因性もしくは外因性の陰イオン増加と関連し、アニオンギャップが正常なアシドーシスでは HCO_3^- の減少に比例した血漿クロール値の増加に関連している。後者は、下痢もしくは腎不全によって最も一般的に生じる（表7.5）。低アルブミン血症はアニオンギャップを減少させることから、低蛋白血症の症例では、アニオンギャップを評価する際にこの要因による影響を考慮すべきである。Stewart-Fencl アプローチでは、非呼吸性アシドーシスは強イオン較差の減少もしくは非揮発性弱酸の血漿濃度の増加にあると考える。強イオン較差の異常の多くは、Cl^- や測定できない陰イオンの増加または Na^+ の減少によるアシドーシスの結果として生じる。生体は非呼吸性アシドーシスに対する反応として、肺胞換気を高めて $PaCO_2$ を減少させ、pH を正常化しようとする（表7.6）。

　アシドーシスの臨床兆候は、主に基礎疾患とpH の変化速度に依存する。しかし、一般的に、pH < 7.2 は全身の酵素反応の低下、正常細胞機能の障害、心筋収縮力の低下、心拍出量の低下、および血圧低下に関連し、心室性不整脈を生じやすくなる[51]。非呼吸性アシドーシスの補正は外科的な処置なしでは完全に補正できない場合もあるが、理想的には障害となっている基礎疾患に応じて麻酔前に補正すべきである。乳酸性アシドーシスに関連して高アニオンギャップが増加している場合には、体液不足の補正と組織灌流を改善することを目的とした輸液療法が治療の基本となる。ケトアシドーシスは、静脈輸液とインスリン療法によって補正すべきである。乳酸性アシドーシスとケトアシドーシスの症例に対する治療における重炭酸ナトリウムの投与には議論の余地がある。しかしながら、尿毒症性アシドーシスの症例では、pH < 7.2 の場

合に $NaHCO_3$ を追加した輸液療法が推奨される。アニオンギャップが正常なアシドーシスの症例の場合、麻酔前に体液不足を補正すべきであり、pH < 7.2 である場合には $NaHCO_3$ 療法を開始する。古典的アプローチによる酸-塩基平衡異常の解釈では、$NaHCO_3$ による pH 改善は HCO_3^- の正常化によるものと考えているが、新しい概念では Na^+ が強イオン較差を増加して、細胞外液量を増加させ、尿産生量を増加させることによって状態を改善させると理解されている[48]。

　非呼吸性アシドーシスの症例において、麻酔前に考慮すべき主な事項には、その症例の心血管系機能とその予備力の影響、電解質障害の有無、適切な輸液剤とその投与速度、$NaHCO_3$ 投与などの追加治療の必要性、薬物動態の変化の可能性、pH をさらに低下させるような $PaCO_2$ の増加を防ぐための換気補助の必要性、などがあげられる。血行動態が不安定な症例では、輸液療法と強心薬治療を最適化するために、ECGと観血的動脈血圧をモニタリングすべきである。個々の症例に選択する麻酔プロトコルは、その症例の心血管系機能の状態によって決定し、効果を得られる必要最小限の薬物投与量に調整することのできる麻酔薬の投与法（滴定投与）を用いることで薬剤の過剰投与のリスクを最小限にすべきである。輸液には一般的に平衡電解質液を選択し、その投与速度は水和状態によって決定する。$NaHCO_3$ を加える必要性がある場合には、前述のように投与する輸液剤に添加することができる。しかし、輸液剤の浸透圧が増加するため、高浸透圧が禁忌であれば、$NaHCO_3$ を滅菌蒸留水で希釈（1 mEq/L の $NaHCO_3$1.5 ml を 8.5 ml の滅菌蒸留水で希釈）して等張液として投与する[59]。治療開始後 $2 \sim 3$ 時間で投与する $NaHCO_3$ 量は以下の式により算出する（式7.1）。$NaHCO_3$ 治療後の反応性は血液ガス分析を指標として判断すべきであり、pH7.2 まで改善させることを目的とする。医原性のアルカローシスを避けるため、pH の正常値までの完全な補正は推奨されない。麻酔導入時の低換気による呼

吸性アシドーシスを避けるため、麻酔科医は麻酔導入後すぐに換気補助をする準備をすべきである。理想的には、十分な肺胞換気が維持されるかどうか間欠的な動脈血の血液ガス分析とカプノメータによってモニタリングすべきである。

式 7.1
$$HCO_3^- \text{（mEq）} =$$
$$0.3 \times 体重（kg）\times 重炭酸不足量（mEq/L）$$

非呼吸性アルカローシス

原発性の非呼吸性アルカローシスは pH と血漿重炭酸の増加によって特徴づけられる。イヌとネコにおける非呼吸性アルカローシスの一般的な原因は、嘔吐による胃腸管からのクロールの過剰な喪失もしくは利尿薬投与による腎臓からの喪失である（表7.5）。アルカローシスに対する代償反応として、肺胞換気が低下し $PaCO_2$ が上昇し、pH を正常化させる（表7.6）。非呼吸性アルカローシスの臨床兆候は、主に基礎疾患と電解質異常に関連している。とくに pH 上昇による血清カリウムとイオン化カルシウムへの影響が明らかであり、これらは両方とも H^+ 濃度の低下に伴って減少する[24,25,33]。治療の目的は基礎疾患の治療と体液不足およびクロール不足の補正であり、その際には pH が正常化すると、カリウムが全身的に不足して、しばしば低カリウム血症となることから、血清カリウム値のモニタリングが推奨される。平衡電解質液もしくは個々の症例のカリウム値に基づきカリウムを添加した 0.9% 生理食塩液を用いた静脈輸液療法が推奨される。可能ならば、体液不足は麻酔前に補正すべきである。麻酔導入法は個々の症例の疾患に応じて選択する。麻酔中のカリウム補正の指標は前述したとおりである。

酸-塩基平衡状態評価の段階的アプローチ

症例の酸-塩基平衡状態を正確に評価するためには、血液ガス検体の質と血液ガス分析装置の精度に大きく依存する。以下に記述するアプローチ法は、電解質（Na^+、K^+、Cl^-）を測定できる血液ガス分析装置を用いた動脈血の血液ガス分析結果の解釈に基づく。

1. まず、すべての測定値で検体の質を評価する。検体の希釈もしくは不適切な抗凝固剤の混入ではヘモグロビン測定値が低下し、空気の混入では、PCO_2 を低下させ PO_2 を増加させる。

2. pH を評価する。pH < 7.35 であればその症例は酸血症であり、pH > 7.45 であればアルカリ血症である。

3. pH と $PaCO_2$ を確認する。その変化の方向性が反対であれば、原発性障害は呼吸性となる。変化の方向が同じであれば、原発性障害は非呼吸性となる。

4. 原発性の障害が呼吸性であり $PaCO_2$ > 45 mmHg であれば、呼吸性アシドーシスが存在する。原発性の障害が呼吸性であり、$PaCO_2$ < 30 mmHg であれば、呼吸性アルカローシスが存在する。予測される pH と HCO_3^- の変化が $PaCO_2$ の変化に対して妥当であるか確認する。その変化が予想範囲外であれば、複数の病態が存在している可能性がある。

5. 原発性の障害が非呼吸性アシドーシスであれば、予想される $PaCO_2$ の変化を計算する。その変化が予想範囲外であれば、複数の病態が存在している可能性がある。

6. 非呼吸性アシドーシスであれば、アニオンギャップ［$(Na^+ + K^+) - (Cl^- + HCO_3^-)$］を計算し、病因の特定と適切な治療アプローチを決定する（表7.5）。血清リン酸値とアルブミン値がアニオンギャップの評価に与える影響を考慮する。

7. 非呼吸性アルカローシスであれば、アルカローシスの病因を決定するための血清 Na^+、Cl^- および血漿蛋白値を測定する。

酸-塩基平衡障害をもつ症例の麻酔管理における段階的アプローチ

1. 酸-塩基平衡障害の性状を把握後、基礎疾患と同時に存在する異常を確認する。

2. 水和状態や電解質障害を確認する。

3. 心血管系を徹底的に評価する身体検査所見にお
   いて、必要と判断されたら ECG による心調律
   の評価や血圧測定を行う。静脈を確保し、麻
   酔前投薬前に血行動態の安定化を試みる。

4. 呼吸機能と呼吸努力を評価する。もし危険な
   呼吸状態であれば、麻酔導入前に局所麻酔薬
   を用いた胸腔穿刺などの治療を考慮する。麻
   酔前投薬前に PaO₂ もしくは SpO₂ 値が低い症
   例では酸素供給を開始すべきである。

5. 各モニタリング機器、輸液、陽圧換気もしくは
   麻酔中に必要となりそうな強心薬といった支
   持療法を検討する。

6. 使用する麻酔プロトコルは個々の動物の状態
   によって決定する。麻酔前投薬にオピオイド
   鎮痛薬を投与し、麻酔導入にはアルファキサ
   ロン、プロポフォール、もしくはオピオイド
   - ベンゾジアゼピン混合液などのタイトレー
   ション投与に適している注射麻酔薬を使用し、
   そして麻酔維持では全身麻酔薬の要求量を減
   少するために局所麻酔薬や鎮痛薬の全身投与
   を組み込んだバランス麻酔が望ましい。重度
   の呼吸性アシドーシスの症例では、麻酔導入
   後に換気補助を開始するまで、オピオイドの
   麻酔前投薬を遅らせる。

7. 輸液、電解質補正、酸素供給、および換気補
   助を含む支持療法は、個々の症例の評価に基
   づき、麻酔回復期にも不要となるまで続ける
   べきである。

参考文献

1 Klein BG. 2013. *Cunningham's Textbook of Veterinary Physiology.* 5th ed. St. Louis: Elsevier.

2 DiBartola SP. 2012. *Fluid, Electrolyte, and Acid-Base Disorders.* 4th ed. St. Louis: Elsevier.

3 Brodbelt DC, Blissitt KJ, Hammond RA, et al. 2008. The risk of death: the confidential enquiry into perioperative small animal fatalities. *Vet Anaesth Analg* 35:365–73.

4 Dyson DH, Maxie MG, Schnurr D. 1998. Morbidity and mortality associated with anesthetic management in small animal veterinary practice in Ontario. *J Am Anim Hosp Assoce* 34:325–35.

5 Seeler DC. 2007. Fluid, electrolyte, and blood componenttherapy. In: Tranquilli WJ, Thurmon JC, Grimm KA, editors. *Lumb and Jones' Veterinary Anesthesia and Analgesia.* 4th ed. pp. 183–202. Ames: Blackwell Publishing.

6 Desborough JP. 2000. The stress response to trauma and surgery. *Br J Anaesth* 85:109–17.

7 Hauptman JG, Richlter MA, Wood SL, et al. 2000. Effects of anesthesia, surgery, and intravenous administration of fluids on plasma antidiuretic hormone concentration in healthy dogs. *Am J Vet Res* 61:1273–6.

8 Boscan P, Pypendop BH, Siao KT, et al. 2010. Fluid balance, glomerular filtration rate, and urine output in dogs anesthetized for an orthopedic surgical procedure. *Am J Vete Res* 71:501–7.

9 Ethier MR, Mathews KA, Valverde A, et al. 2008. Evaluation of the efficacy and safety for use of two sedation and analgesia protocols to facilitate assisted ventilation of healthy dogs. *Am J Vet Res* 69:1351–9.

10 Dibartola SP. 2012. Disorders of sodium and water: hypernatremia and hyponatremia. In: Dibartola SP, editor. *Fluid, Electrolyte, and Acid-Base Disorders.* 4th ed. pp. 45–79. St. Louis : Elsevier.

11 Hopper K, Silverstein D, Bateman S. 2012. Shock Syndromes. In : DiBartola SP, editor. *Fluid, Electrolyte, and Acid-Base dDsorders.* 4th ed. pp. 557–83. St. Louis : Elsevier.

12 Schadt JC, Ludbrook J. 1991. Hemodynamic and neurohumoral responses to hypovolemia in conscious mammals. *Am J Physiol* 260:H305–8.

13 Crystal MA, Cotter SM. 1992. Acute hemorrhage: a hematologic emergency in dogs. *Comp Cont Ed* 60:60–7.

14 Fayyaz S, Kerr CL, Dyson DH, et al. 2009. The cardiopulmonary effects of anesthetic induction with isoflurane, ketamine-diazepam or propofol-diazepam in the hypovolemic dog. *Vet Anaesth Analg* 36 :110–23.

15 Mattson SF, Kerr CL, Dyson DH, et al. 2006. The effect of hypovolemia due to hemorrhage on the minimum alveolar concentration of isoflurane in the dog. *Vet Anaesth Analg* 33:296–301.

16 Pinsky MR. 2005. Cardiovascular issues in respiratory care. *Chest* 128:592S–7S.

17 DeMorais HA, DiBartola SP. 2008. Hyponatremia: a

quick reference. *Vet Clin North Am Small Anim Pract* 38:491–5.

18 Drobatz KJ, Mandell DC. 2000. Differential diagnosis of laboratory abnormalities in critical care settings. In: *Kirk's Current Veterinary Therapy XIII Small Animal Practice.* pp. 105–9. Philadelphia: WB Saunders.

19 Quasha AL, Eger EI, Tinker JH. 1980. Determination and applications of MAC. *Anesthesiology* 53:315–34.

20 Tanifuji Y, Eger EI, Terrell RC. 1978. Brain sodium, potassium, and osmolality: effect on anesthetic requirement. *Anesth Analg* 57:404–10.

21 deMorais HA, Biondo AW. 2012. Disorders of chloride: hyperchloremia and hypochloremia. In: DiBartola SP, editor. *Fluid, Electrolyte, and Acid-Base Disorders.* 4th ed. pp. 80–91. St. Louis: Elsevier.

22 Paterson ME, Haut MJ, Montgomery CA, et al. 1983. Natural history of potassium-deficiency myopathy in the dog: role of adrenocorticosteriod in rhabdomyolysis. *J Lab Clin Med* 102:565.

23 Sterns RH, Cox M, Feig PU, et al. 1981. Internal potassium balance and the control of the plasma potassium concentration. *Medicine* 60:339–54.

24 Adrogue HJ, Madias NE. 1981. Changes in plasma potassium concentration during acute acid base disturbances. *Am J Med* 71:456–67.

25 Muir WW, Wagner AE, Buchanan C. 1990. Effects of acute hyperventilation on serum potassium in the dog. *Vet Surg* 19:83–7.

26 Ha YS, Hopper K, Epstein SE. 2013. Incidence, nature and etiology of metabolic alkalosis in dogs and cats. *J Vet Intern Med* 27:847–53.

27 DiBartola SP, deMorais HA. 2012. Disorders of potassium : hypokalemia and hyperkalemia. In: DiBartola SP, editor. *Fluid, Electrolyte, and Acid-Base Disorders.* 4th ed. pp. 92–119. St. Louis: Elsevier.

28 Dhein CR, Wardrop KJ. 1995. Hyperkalemia associated with potassium chloride supplementation in a cat. *J Am Vet Med Assoc* 206:1565–6.

29 Brunson DB, Hogan KJ. 2004. Malignant hyperthermia: a syndrome not a disease. *Vet Clin North Am Small Anim Pract* 34:1419–33.

30 Reinmann KA, Knowlen GG, Tvendten HW. 1989. Factitious hyperkalemia in dogs with thrombocytosis. The effect of platelets on serum potassium concentration. *J Vet Intern Med* 3:47–52.

31 Tag TL, Day TK. 2008. Electrocardiographic assessment of hyperkalemia in dogs and cats. *J Vet Emerg Crit Care* 81:61–7.

32 Drobatz KJ, Cole SG. 2008. The influence of crystalloid type on acid-base and electrolyte status of cats with urethral obstruction. *J Vet Emerg Crit Care* 18:355–61.

33 Schenek PA, Chew DJ, Nagode LA, et al. 2012. Disorders of calcium: hypercalcemia and hypocalcemia. In: DiBartola SP, editor. *Fluid, Electrolyte, and Acid-Base Disorders.* 4th ed. pp. 120–94. St. Louis: Elsevier.

34 Rosol TJ, Chew DJ, Nagode LA, et al. 1995. Pathophysiology of calcium metabolism. *Vet Clin Pathol*

24:49–63.

35 Sharp CR, Kerl ME, Mann FA. 2009. A comparison of total calcium, corrected calcium, and ionized calcium concentrations as indicators of calcium homeostasis among hypoalbuminemic dogs requiring intensive care. *J Vet Emerg Crit Care* 19:571–8.

36 Milovancev M, Schmiedt CW. 2013. Preoperative factors associated with postoperative hypocalcemia in dogs with primary hyperparathyroidism that underwent parathyroidectomy: 62 cases (2004–2009). *J Am Vet Med Assoc* 242:507–15.

37 Arbaugh M, Smeak D, Monnet E. 2012. Evaluation of preoperative serum concentrations of ionized calcium and parathyroid hormone as predictors of hypocalcemia following parathyroidectomy in dogs with primary hyperparathyroidism: 17 cases (2001–2009). *J Am Vet Med Assoc* 241:233–6.

38 Tuohy JL, Worley DR, Withrow SJ. 2012. Outcome following simultaneous bilateral thyroid lobectomy for treatment of thyroid gland carcinoma in dogs: 15 cases (1994–2010). *J Am Vet Med Assoc* 241:95–103.

39 Holowaychuk MK, Monteith G. 2011. Ionized hypocalcemia as a prognostic indicator in dogs following trauma. *J Vet Emerg Crit Care* 21:521–30.

40 Kellett-Gregory LM, Boller EM, Brown DC, et al. 2010. Ionized calcium concentrations in cats with septic peritonitis : 55 cases (1990–2008). *J Vet Emerg Crit Care* 20:398–405.

41 Luschini MA, Fletcher DJ, Schoeffler GL. 2010. Incidence of ionized hypocalcemia in septic dogs and its association with morbidity and mortality: 58 cases (2006–2007). *J Vet Emerg Crit Care* 20:406–12.

42 Jutkowitz LA, Rozanski EA,Moreau JA, et al. 2002. Massive transfusion in dogs: 15 cases (1997–2001). *J Am Vet Med Assoc* 220:1664–9.

43 Brainard BM, Campbell VL, Drobatz KJ, et al. 2007. The effects of surgery and anesthesia on blood magnesium andcalcium concentrations in canine and feline patients. *Vet Anaesth Analg* 34:89–98.

44 Willard MD. 2001. Fluids, electrolytes, and acid-base therapy. In: Booth DM, editor. *Small Animal Clinical Pharmacology and Therapeutics.* 2nd ed. pp. 75–96. Philadelphia: Elsevier.

45 Messinger JS, Windham WR, Ward CR. 2009. Ionized hypercalcemia in dogs: a retrospective study of 109 cases (1998–2003). *J Vet Intern Med* 23:514–9.

46 DiBartola SP. 2012. Introduction to acid-base disorders. In:DiBartola SP, editor. *Fluid, Electrolyte, and Acid-Base Disorders.* 4th ed. pp. 231–52. St. Louis: Elsevier.

47 Keegan MT. 2012. Perioperative acid-base disturbances: evaluation and management. *ASA Refresher Courses Anesthesiol* 40:87–94.

48 deMorais HA, Constable PD. 2012. Strong ion approach to acid-base disorders. In: DiBartola SP, editor. *Fluid, Electrolyte, and Acid-Base Disorders.* 4th ed. pp. 316–29. St. Louis: Elsevier.

49 Sirker AA, Rhodes A, Ground RM, et al. 2002. Acid-

base physiology: the 'traditional' and 'modern' approaches. *Anaesthesia* 57:348–56.

50 de Morais HA, Leisewitz HA. 2012. Mixed acid-base disorders. In: DiBartola SP, editor. *Fluid, Electrolyte, and Acid-Base Disorders.* 4th ed. pp. 302–15. St. Louis: Elsevier.

51 Neligan P, Deutschman C. 2010. Perioperative acid-base balance. In: Miller RD, editor. *Miller's Anesthesia.* pp. 1557–72. Philadelphia: Churchill Livingstone.

52 McDonell WC, Kerr CL. 2007. Respiratory system. In: Tranquilli WJ, Thurmon JC, Grimm KA, editors. *Lumb and Jones' Veterinary Anesthesia and Analgesia.* 4th ed. pp. 117–151. Ames: Blackwell.

53 Walley KR, Lewis TH, Wood LDH. 1990. Acute respiratory acidosis decreases left ventricular contractility but increases cardiac output in dogs. *Circ Res* 67:628–35.

54 Ramirez J, Totapally BR, Hon E, et al. 2000. Oxygen-carrying capacity during 10 hours of hypercapnia in ventilated dogs. *Crit Care Med* 28:1918–23.

55 Teixeira Neto FJ, Carregaro AB, Mannarino R, et al. 2002. Comparison of a sidestream capnograph and a mainstream capnograph in mechanically ventilated dogs. *J Am Vet Med Assoc* 221:1582–5.

56 Hightower CE, Kiorpes AL, Butler HC, et al. 1980. End-tidal partial pressure of CO2 as an estimate of arterial partial pressure of CO2 during various ventilator regimes in halothane-anesthetized dogs. *Am J Vet Res* 41:610–2.

57 Hammond R. 2007. Automatic ventilators. In: *BSAVA Manual of Canine and Feline Anaesthesia and Analgesia.* 2nd ed. pp. 49–61. Gloucester: British Small Animal Veterinary Association.

58 Little RC, Smith CW. 1964. Cardiovascular response to acute hypocapnia due to overbreathing. *Am J Physiol* 206:1025–30.

59 Pascoe PJ. 2012. Perioperative management of fluid therapy. In: DiBartola SP, editor. *Fluid, Electrolyte, and Acid-Base Disorders.* 4th ed. pp. 436–55. St. Louis: Elsevier.

8 内分泌疾患

Berit L. Fischer

University of Illinois College of Veterinary Medicine, Department of Veterinary Clinical Medicine, Urbana, IL 61802, USA

これまでの獣医学領域の成書において、内分泌疾患が麻酔管理に及ぼす影響については、ほとんどが取り上げられてはいない。この点について、重度の合併症が生じることが少ないことや、内分泌疾患をもつ症例の大部分が全身状態は良好であることが理由としてあげられてきた。本章では、獣医学領域で遭遇する5つの内分泌疾患の病態生理学と周麻酔期における管理法を中心として概説する。

甲状腺疾患

甲状腺の解剖と生理

イヌやネコの甲状腺は2葉あり、甲状軟骨レベルで気管と頸動脈の間に位置する[1]。甲状腺ホルモンの合成および分泌は、視床下部-下垂体-甲状腺系で制御されている。甲状腺刺激ホルモン放出ホルモン（TRH）は視床下部から分泌され、下垂体前葉に働きかけ、下垂体からの甲状腺刺激ホルモン（TSH）の分泌を刺激する。さらにTSHは甲状腺の濾胞細胞に作用して、トリヨードサイロニン（T3）とサイロキシン（T4）の合成および分泌を刺激し、最終的にこれらのホルモンは血流を介して全身に広がり、各臓器に作用する。甲状腺ホルモンは、下垂体および視床下部に対し、TSHやTRHの放出を抑える負のフィードバック作用を示すことで、その分泌量を自動調節している[1]。

甲状腺ホルモンの作用

T3を代表とする甲状腺ホルモンは、全身の細胞に対して作用し、さまざまな生理活性を示す。直接的な作用として、代謝率や蛋白合成能、正常胎子の発育に影響を及ぼす[1,2]。また甲状腺ホルモンが、心臓に対する変時および変力作用をもつ点、高炭酸ガス血症や低酸素血症に対する脳の呼吸中枢の反応を変化させる点、および体温調節機構に作用する点は、麻酔科医にとって重要な関心事となる[1,3]。

甲状腺機能低下症

イヌの甲状腺機能低下症

視床下部-下垂体-甲状腺系の障害に伴って甲状腺ホルモンの欠乏が生じた結果、甲状腺機能低下症が起こる。イヌでは、比較的に多い内分泌疾患であり、その罹患率はヒトと同程度で0.2～0.8%である[2,4]。免疫介在性リンパ球性甲状腺炎による甲状腺の傷害もしくは特発性甲状腺萎縮が原因として一般的であり、95%を占める。中高齢犬（平均7歳以上）で多く見られる疾患であり、好発犬種としてイングリッシュセッター、ゴールデンレトリーバー、ジャイアントシュナウザー、ドーベルマン、シェットランドシープドッグおよびコッカースパニエルがあげられる[1,4]。発病に対する性差の報告はない。

ネコの甲状腺機能低下症

ネコでは、自然発生の甲状腺機能低下症はまれであり[3]、甲状腺機能亢進症に対する治療として放射性ヨウ素療法や甲状腺摘出術を実施した後の発症が一般的である[1,5]。臨床兆候はイヌと同様であり、嗜眠、体重増加、毛づくろいの減少、毛並みの悪化などがあげられる[1,3]。

発病自体がまれなため、ヒトやイヌで報告されているような合併症の多くは、ネコでは報告

されていない。しかし、医原性に甲状腺機能低下症を発症したネコでは、高窒素血症や慢性腎疾患を引き起こすリスクが増加すると報告されている[5]。甲状腺機能低下症に高窒素血症を合併したネコの生存期間は、甲状腺に異常がない高窒素血症のネコと比較して有意に短い（456 日 vs 728 日）[5]。

臨床兆候

複数の臓器が影響を受けるため、臨床兆候もさまざまである（表 8.1）。

甲状腺機能低下症の症例において、皮膚の異常（発生率 60 ～ 80％）と代謝率の低下に伴う臨床兆候（発生率 50％）が多くの場合に認められる[3]。また、一般的ではないが、心血管系や神経筋系の重大な臨床兆候を認めることがあり、その場合は麻酔関連偶発死亡の原因となりうる。

臨床病理所見

甲状腺機能低下症において、血液検査の変化は特異的な所見ではなく、常に生じているとは限らない。甲状腺機能低下症のイヌの 28 ～ 44％で軽度の正球性正色素性の非再生性貧血が認められる[1,4]。この病態は甲状腺ホルモンの欠乏に伴い、赤血球生成や骨髄の反応性が減少するために引き起こされる。このような貧血が、麻酔中に問題を引き起こすことはまれであるが、重大な出血が予想される症例ではより注意を払う必要がある[7]。

血液生化学的検査において、最も多く認められる異常は、高コレステロール血症と高トリグリセリド血症である[1,3]。この病態は脂質代謝障害に伴って生じるものであり、粥状性動脈硬化の引き金となる可能性がある。実際、甲状腺機能低下症と診断を受けたイヌは、粥状性動脈硬化の罹患率が高いと報告されている[8]。Hess ら（2003 年）は、イヌにおいて粥状性動脈硬化症はまれであるが（罹患率 0.5％）、甲状腺機能低下症を発症しているイヌの罹患率は 51 倍になると報告している[8]。

表 8.1 甲状腺機能低下症を伴うイヌとネコで認められる臨床兆候および身体検査所見 [1,3,4,6]

代謝率の低下	心血管系	神経筋系
嗜眠 [a]	洞性徐脈 [a]	**中枢神経系異常**
虚弱	心尖拍動減弱	発作
体重増加 [a]	末梢脈拍減弱	運動失調
運動不耐	拡張期高血圧	斜頸
低体温 [a]	左室心機能低下	頭位変換眼振
精神鈍麻	QRS 波高の低下	斜視
食欲減退 [a]	T 波の逆転	顔面知覚鈍麻
皮膚異常	**不整脈**	**末梢神経系異常**
内分泌性脱毛	洞房ブロック	全身性の虚弱
被毛粗剛 [a]	心房細動	ナックリング
発毛不良 [a]		引きずり歩行
色素沈着	**胃腸器異常**	不全対麻痺
創傷治癒遅延	便秘	四肢不全麻痺
紫斑	下痢	完全麻痺
粘液水腫（ムーンフェイス）[a]	胃内容排出時間の遅延	跛行
毛づくろいの減少 [a]		運動不耐
難治性細菌感染		筋萎縮
		ミオパシー
		喉頭麻痺（？）
		巨大食道（？）

[a] 猫で認められる臨床兆候
出典：参考文献 1

それほど多く遭遇するわけではないが、軽度の高カルシウム血症や低血糖に加え、アルカリホスファターゼ（ALKP）、アラニンアミノ基転移酵素（ALT）、アスパラギン酸アミノ基転移酵素（AST）やクレアチニンキナーゼの上昇を認めることがある[1,9,10]。一方、ネコでは、骨代謝の減少などに伴い、ALKP は低下することがある[5]。

甲状腺機能低下症のイヌの尿検査における異常は典型的な所見ではない。しかし、全身麻酔を行う予定の甲状腺機能低下症の症例では、腎機能の評価は重要である。甲状腺機能低下症のイヌやネコは、血管内皮細胞からの一酸化窒素分泌の低下による輸入および輸出細動脈の収縮と代謝率の低下による心拍出量低下の両方によって、糸球体濾過量（GFR）の減少が生じていることがある[5,11]。周麻酔期の低血圧に伴って、GFR の低下はさらに悪化し、腎臓灌流が低下する可能性があり、結果として術後死亡を生じる可能性がある。

診断

診断は臨床兆候の確認と適切な生化学的検査に基づいて行う。最も一般的な検査法は、改良型の平衡透析法により血清フリーサイロキシン T4（fT4）を測定することである[13]。甲状腺機能低下症の臨床兆候がない場合は、血清 T4 が低値であったとしても診断的ではない。犬種、年齢、特定の薬剤（バルビツレートやコルチコステロイド）の使用、慢性疾患や重症疾患の罹患などにより、血清 T4 は偽性の低下を示すことがある[1,12]。正確な診断を行うためには、内因性 TSH 濃度、fT4 および自己抗体検査などの甲状腺検査が必要となる[1]。

治療

甲状腺機能低下症は、レボサイロキシン（T4）の経口投与で治療する。適切な投与量で治療することで、4〜6 週間後には甲状腺ホルモンは正常化する[1,12]。レボサイロキシンの静脈内投与製剤も入手可能であるが、その使用は、粘液水腫性昏睡や甲状腺機能低下に伴う重度の症状（意識レベル低下、低体温、低血圧、低換気、徐脈、顔面の非圧痕性浮腫）を認める症例に限られる[1,2]。

麻酔管理

甲状腺機能低下症は、イヌで一般的に認められる内分泌疾患であるため、麻酔科医は疾患が引き起こす病態変化や周麻酔期における管理法を十分に理解しておく必要がある。軽度ないし無症状の甲状腺機能低下症では、麻酔管理法における絶対的禁忌事項はない。しかし、予定手術の場合は、麻酔前に治療して甲状腺機能を正常化しておくことが望ましい[2]。甲状腺機能低下症のネコを麻酔管理する場合も、同様の点を考慮する必要があり、麻酔前に治療を行わないと、腎機能低下を引き起こすリスクが増大することを認識すべきである[5,13]。

▷麻酔前の検査

甲状腺機能低下症の既往をもつ症例や、臨床兆候から甲状腺疾患を強く疑う症例では、麻酔前検査として、一般身体検査、血液検査（CBC および生化学的検査）、尿検査および血清 T4 濃度測定を行う必要がある。甲状腺ホルモンの欠乏によりさまざまな臓器が影響を受けるため、麻酔前には全身的な身体検査がとくに重要である。

臨床兆候を伴う甲状腺機能低下症のイヌでは、代謝率の低下から多くの場合で肥満が認められるため、全体的な体の状態を評価する必要がある。体重増加や肥満を認める症例の場合、麻酔管理はより難しくなる[13]。増大した臓器の重量による胸壁コンプライアンスの低下や肺の圧迫虚脱によって、低換気や換気-灌流不均衡が生じることがある[7,13]。この問題は、高炭酸ガス血症や低酸素血症に対する感受性や反応性の低下、肺胞毛細血管膜における酸素の拡散障害などがある場合により顕著となる[2]。

甲状腺機能低下症は、βアドレナリン受容体数の減少、受容体の親和性減弱とカテコールアミン反応性低下を引き起こすため、心血管系機能を十分に評価すべきである[1]。甲状腺機能低

下症の症例では徐脈性不整脈、末梢の脈圧減少、心収縮能減少に伴う心尖拍動減弱、心拍出量低下、末梢灌流の低下などを認めることがある[1,3]。多くの症例で心収縮能減少は軽度であるが、イヌにおいて重度の収縮能障害からうっ血性心不全を引き起こした症例も報告されている[14]。

身体検査において心機能障害が疑われた症例では胸部X線検査の実施が強く推奨され、同時に超音波検査の実施も検討する必要があり、心雑音、不整脈もしくはうっ血性心不全の兆候（頸静脈拍動、発咳、運動不耐など）が認められた症例では、これらの検査が不可欠である。不整脈を認めた場合、心電図検査も実施すべきである。QRS波高の低下とT波逆転を伴う洞性徐脈は、最も多く認められる心電図異常である。一方で、冠状血管の粥状性動脈硬化や続発性の心筋低酸素により、第1度もしくは第2度房室ブロックや期外収縮が認められることがあり、まれではあるが心房細動が生じることもある[1,3,8]。

血圧所見として、全身血管抵抗（SVR）の増大に伴う軽度の拡張期高血圧が認められることがある[2,7,11,15]。治療が必要となる高血圧が生じることはほとんどないが、麻酔科医はこの状況下では循環血液量は減少しており、甲状腺機能低下症の症例に麻酔薬を投与すると重度の循環血液量減少および低血圧を発生可能性があることを認識しておくべきである[2,7]。このような事態を避けるためには、麻酔前に適切な輸液負荷を加え、循環血液量を適正化しておく必要がある。

甲状腺ホルモンは、軸索の伸長や輸送機能に対して極めて重要な役割を担っているため、神経筋系に対する評価も重要である[3]。甲状腺機能低下症の症例では、末梢神経障害や筋障害に伴う、全身的な虚弱、運動失調、不全麻痺や完全麻痺へと進行するナックリングなどの症状が認められることがある[3,4,6]。脳神経も影響を受けることがあり、顔面知覚の低下、顔面神経麻痺や前庭疾患を生ずることもある。甲状腺機能低下症との関連性が疑われているものの、喉頭麻痺や巨大食道症との因果関係は明確ではない[1,3]。

一般的ではないが、甲状腺機能低下症のイヌでは、脳血管の粥状性動脈硬化に伴う大脳の低酸素によって、発作、見当識障害や旋回運動を生じることもある[3,8,16,17]。このような症例では、麻酔後に神経異常がさらに進行することがある[7]。

イヌにおいて、甲状腺腫瘍が甲状腺機能低下症の原因となることは多くはないが、頸部の検査は実施すべきである。甲状腺癌や扁平上皮癌は、上部気道を閉塞するほどに腫瘍体積が増大することがある。このような症例では、流涎、発咳や鳴き声の変化、努力呼吸などの症状が認められることがある[1,12]。呼吸困難がある症例では、気管切開などの気道確保の準備を行う必要がある。

▷麻酔前の対策

甲状腺機能低下症の症例は麻酔薬に対する反応性が変化していることがある。薬剤感受性自体は変化はしていないかもしれないが、甲状腺機能低下による心拍出量の低下、循環血液量の減少、薬物の肝臓代謝および腎臓排泄の減少によって、甲状腺機能が正常な動物と比較して、麻酔深度や血行動態の変化がより顕著に生じる[2,7]。吸入麻酔薬も代謝率を減少させるため、甲状腺機能低下症そのものが最小肺胞濃度（MAC）の減少にどの程度影響を及ぼすかは不明である。しかし、この変化はごくわずかであると考えられる[18]。一方、甲状腺機能低下症の症例では、体温調節能や心拍出量の低下により、吸入麻酔薬の要求量が減少することがある[15,18]。

治療をしていない甲状腺機能低下症の症例では、麻酔中の血行動態の変化がより顕著となりうる。このため、比較的短時間作用で心血管系抑制作用を最小限に制御しやすい麻酔薬を選択すべきである。フェノチアジン系トランキライザー（アセプロマジン）は、長時間作用であり、α_1-アドレナリン受容体の拮抗作用により血管拡張作用が生じる[19]。甲状腺機能低下症の症例において循環血液量に問題がある場合、もしくは代謝能が減少している場合は、その使用を避けた

方がよい。ケタミンは、交感神経系の機能が維持されている場合、心拍出量および血圧上昇効果があり、ヒトの報告ではその使用が推奨されている[2]。不整脈や心筋の機能異常が疑われる甲状腺機能低下症の症例では、ケタミンは心筋の酸素要求量増大により血行動態にさらなる悪影響を及ぼす可能性があるため、その使用に注意が必要である[1]。

ヒトの甲状腺機能低下症においては、胃空虚化時間の遅延やイレウスが報告されており、獣医療においても同様と考えられる[1,2,7]。胃の膨満は、換気障害のみならず、胃内容の逆流や誤嚥を引き起こす。ヒトでは、胃粘膜保護剤やメトクロプラミドの麻酔前投薬が推奨されており、獣医療においても同様と考えられる[2,7]。

甲状腺機能低下症の症例では、視床下部における体温調節能の障害に伴う低体温に注意が必要である[2]。低体温の予防や治療は困難であり、重度の場合、凝固障害、吸入麻酔薬のMAC減少、交感神経作動薬の作用減弱、徐脈や難治性の低血圧を生じる恐れがある[2,7]。健常なヒトやイヌでは、対流式の加温器を用いて、麻酔導入前20〜30分間保温することで、低体温を予防できる[7,20]。獣医療では甲状腺機能低下症の症例に対する麻酔前の保温の有効性は評価されていないが、健常動物と同じく低体温の予防に有用であろう。

甲状腺機能低下症の症例では、オピオイドとベンゾジアゼピンを組み合わせた麻酔前投薬が、心血管系や呼吸器系への影響が最小限であることから推奨される。プロポフォールによる麻酔導入は気管挿管が可能となるまで緩徐に投与できるが、急速に投与すると無呼吸や血管拡張に伴う低血圧を生じる恐れがある。前述のように、ケタミンは、間接的に交感神経系を刺激して、心拍出量、心拍数、および血圧の維持に役立つため、健常動物のみならず甲状腺機能低下症の症例でも有用かもしれない。麻酔維持には、イソフルランとセボフルランのいずれも使用可能である。

肥満に伴う肺の機能的残気量（FRC）の減少もしくは咽頭の腫大による潜在的な気道狭窄が生じている症例では、急激な低酸素血症を生じる恐れがあるため、麻酔導入前に5分間の前酸素化を実施すべきである[2,13]。低酸素血症や低換気の発現、胃内容物の誤嚥を避けるために、麻酔導入と気道確保は迅速に実施する必要がある。

▷手術中の対策

モニタリング（看視）

血圧、カプノメータ、パルスオキシメータ、心電図（ECG）および体温などの標準的な麻酔モニタリングを用いるべきである。外科処置の侵襲性と米国麻酔医学会（ASA）の麻酔前全身状態評価に基づいて、動脈血圧を直接的（観血的）に測定するか、間接的（非観血的）に測定するかを決定する。とくに心血管系機能の異常が疑われる症例では、直接的血圧測定が適応となる。

低血圧を認めた場合、体系的な治療アプローチを検討する。吸入麻酔薬の吸入濃度調節を行った後に、晶質液（〜10 ml/kg）もしくは膠質液（例：ヘタスターチ3〜5 ml/kg）のボーラス投与を行うことで、血管拡張を最小限に抑えながら、心臓への静脈還流量を適切に維持することが可能となる。徐脈性不整脈が生じている場合は抗コリン作動薬の投与により対応し、心収縮能低下が生じている場合は、陽性変力薬の投与が有効である[2,13]。獣医療で一般的に用いられる陽性変力薬には、ドパミン（3〜10 μg/kg/分）もしくはドブタミン（1〜10 μg/kg/分）がある。ヒトの甲状腺機能低下症では、続発性の副腎皮質機能低下や血中コルチゾール濃度の低下が生じる。前述の治療法に対して難治性の低血圧が生じた場合、生理的な用量のコルチコステロイドの投与を検討してもよい[2]。

呼吸回路の加温加湿器、加湿した輸液剤の投与、循環温水マットやベアーハガー®のような対流式加温装置を用いて低体温の防止や積極的な治療を行うことができる。胸部コンプライアンスが低下し、高炭酸ガス血症や低酸素血症に対する感受性が低下していることから、補助換

気が必要となる場合が多い[13]。

局所麻酔・鎮痛

　局所麻酔は、バランス麻酔を行うにあたり重要な手技の1つである。末梢神経異常が生じている症例では、局所麻酔後に神経障害に伴う臨床兆候が増強する場合があるため注意が必要である[21]。局所麻酔を行うために毛刈りが新たに必要となる場合、発毛が遅れるもしくは全く生えない可能性があることを飼い主に対して説明することが望ましい[1]。

▷麻酔回復

　麻酔回復期においても、モニタリングを継続する必要がある。麻酔薬の肝臓代謝や腎臓排泄が減少しているため、しばしば麻酔回復は遅延する[2,13]。麻酔中に潜在的な逆流が生じている場合があり、麻酔回復前に食道内を吸引することで胃内容物の誤嚥を防ぐことができる。また、呼吸抑制により麻酔回復後も低換気や低酸素血症が発現することがある。抜管後のヘモグロビン酸素飽和度が94％未満の場合、マスクや経鼻カテーテルを用いて酸素供与を行う必要がある[13]。

甲状腺機能亢進症

ネコの甲状腺機能亢進症

　甲状腺ホルモンの欠乏は、多臓器に機能不全を起こす一方で、過剰な甲状腺ホルモンも体内でさまざまな悪影響を及ぼす。甲状腺機能亢進症は、8歳以上のネコ（平均年齢13歳）によく認められる内分泌疾患である[1]。疫学的には、ヒトと同様に甲状腺原発であり、一般的に、多結節性甲状腺腫もしくは甲状腺の結節性過形成によって引き起こされる。ネコにおいて、二次性もしくは三次性の甲状腺機能亢進症は同定されておらず、品種や性別の特異性も不明である[1]。

イヌの甲状腺機能亢進症

　イヌの甲状腺機能亢進症は一般的ではない。多くは、機能性の甲状腺癌の結果生じるが、甲状腺腫瘍罹患犬のうち10％程度でのみ認められ

る[1]。甲状腺機能亢進症のイヌは8歳以上の高齢であることが多く、その半数以上で肺や領域リンパ節、肝臓に遠隔転移が成立している[1]。イヌの甲状腺機能亢進症の他の原因として、甲状腺機能低下症の治療に用いるレボサイロキシンの過剰投与がある[1]。イヌの甲状腺機能亢進症における麻酔管理上の注意点や準備内容は、ネコの甲状腺機能亢進症の症例と同様である。

臨床兆候

　前述のように、甲状腺ホルモンは、遺伝子転写増加により全身組織にさまざまな影響を及ぼす[1,22,23]。過剰な甲状腺ホルモンによって全身の基礎代謝が増加し、エネルギー要求量と酸素消費量が増加する[1,22,24]。ネコの甲状腺機能亢進症で最も多く認められる臨床兆候は、体重減少と食欲増加である[1]。また、活動性の増加や攻撃性を示すこともあり、身体検査や採血時の保定が困難となる場合もある。胃腸管症状として、嘔吐や下痢を認める場合もある。下痢は、口から大腸への内容物排泄時間が短縮し、吸収不良を引き起こすことによって生じるようである。嘔吐の原因は完全にはわかっていないが、甲状腺ホルモンによる化学受容体引金帯への作用および食道や胃十二指腸の運動性の変化が原因と考えられている[1]。甲状腺機能亢進症は、いわゆる"内分泌性高血圧"の原因の1つであり、失明や発作などの高血圧と関連する臨床兆候を認める場合がある[22,24,25]。パンティング、頻呼吸および呼吸困難が、高体温、呼吸筋の衰弱、代謝による酸素要求量増加、および心不全などに伴って生じる場合もある[1,24]。

　イヌの甲状腺腫瘍では、頸部を占拠する腫瘍そのものにより臨床兆候が発現し、食欲不振、流涎、鳴き声の変化およびさまざまな程度の努力性呼吸を認める場合がある[1]。このような症例に対しては、緊急的気道確保の準備が必要である。

臨床病理所見

　甲状腺機能低下症と同じく、甲状腺機能亢進

症における特徴的な血液検査所見の変化はない。ネコにおける最も一般的な血液学的所見は、甲状腺ホルモンによる赤血球生成促進作用に伴う赤血球容積率（PCV）の軽度上昇である[1,24]。骨代謝の増加と肝血流の減少に伴う ALT と ALKP の軽度上昇が、甲状腺機能亢進症のネコの75%程度で認められる[1]。高窒素血症を認めた場合は、由来が腎前性か腎性かを確認するために尿検査を実施する必要がある。実際には、甲状腺機能亢進症により GFR が増加することで血中の窒素代謝老廃物やクレアチニンは減少しているため、甲状腺機能亢進症における高窒素血症には十分な注意が必要である[1,5]。

高ナトリウム血症、低カリウム血症および高カルシウム血症を認める場合もある[1]。重度の低カリウム血症によって筋虚弱が起こる場合があるため、カリウム値を注意してモニタリングする必要がある。高カルシウム血症はイヌにおける腫瘍随伴症候群や骨代謝亢進の影響により認められる[1]。心臓がカテコールアミン刺激を受けた状況で、同時に高カルシウム血症が生じる場合、心筋興奮性が増大し、不整脈が生じやすくなる[1,26]。

ヒトやネコでは、第Ⅷ因子の増加による凝固亢進状態が発現し、周麻酔期における死亡率との関連性が示唆されている[1,26]。ヒトでは外科手術前に抗凝固療法が実施され、術中に止血障害を引き起こす可能性もあり、議論の余地がある[1,24,26,27]。

診断

通常、診断は臨床兆候の確認と T4 値の上昇によって、簡便に行うことができる。血清 T4 値が臨床兆候と一致しない場合や、併発疾患により偽性の甲状腺ホルモン減少を生じている場合は、頸部の超音波検査やシンチグラフィー検査などの追加検査を実施する[1]。

治療

ネコの甲状腺機能亢進症に対する治療法にはさまざまな方法がある。甲状腺摘出術や放射性ヨウ素療法といった根治的治療の場合、全身麻酔もし

くは深い鎮静を行う必要がある。制御できない甲状腺機能亢進症で遭遇する重大な合併症を避けるために、予定手術の症例では、麻酔前に治療して甲状腺機能を正常化しておくべきである[2,28,29]。麻酔前の薬物治療には、メチマゾールを投与し、またヨーロッパではカルビマゾールを利用できる[1,23,29,30]。両者はともにチオウレインであり、甲状腺ホルモンの合成を阻害するが、すでに循環血液中に放出された甲状腺ホルモンには影響を及ぼさない。ネコでは、経口もしくは経皮的投与で甲状腺機能を正常化でき、治療開始後2～4週間で臨床兆候が軽減される[30]。T4 値は1週間以内に変化する場合があり、治療に対する感受性が高い症例ではその時点で確認を行う必要がある[1,23]。イヌの機能的甲状腺癌に対する根治的治療は甲状腺摘出術であり、麻酔前には同様薬物治療を行う[1]。

麻酔管理

甲状腺機能亢進症の症例における麻酔管理では、さまざまな合併症に遭遇することがある。軽度の甲状腺機能低下症は麻酔にほとんど影響を及ぼさないが、甲状腺機能亢進症は例え軽度であったとしても、麻酔科医は注意を怠ってはならない。甲状腺機能低下症の場合と同様に、甲状腺機能亢進症の病態生理を考慮した身体検査を行い、画像検査や血液検査も合わせて行う必要がある。

体重の減少は急激に進行し、多くの症例では悪液質を引き起こしている。覚醒時には高体温を認める場合があるが、体内脂肪の減少や T3 による血管平滑筋弛緩作用に伴う末梢血管拡張が生じるため、麻酔中には体の中心部の熱喪失が急速に生じる[1,7,27]。同様に、保温を実施した場合や過剰な甲状腺ホルモンの放出に伴う甲状腺クリーゼが生じた場合においても急激に高体温が生じるリスクが存在する[2,24,28,31]。

過剰な甲状腺ホルモンは心血管系に強い影響を及ぼすことから、麻酔前には十分な心機能検査を行う必要がある。T3 は心筋のナトリウム、カリウムおよびカルシウムチャネルに直接的に

作用し、またαミオシン鎖にも直接作用することで心収縮能を高める[27]。また、血管平滑筋が直接弛緩され、末梢血管の拡張が生じる。その結果生じる SVR の低下に伴いレニン・アンギオテンシン・アルドステロン系（RAAS）が活性化し、循環血液量の増大と 50 〜 400％の心拍出量増加が引き起こされる[1,27,28]。加えて、β−アドレナリン受容体数と親和性が増大し、カテコールアミンに対する心筋反応性が増大する。これら心血管系機能の変化によって、心臓の仕事量と酸素要求量は増大し、左心室の進行性肥大や続発性の心不全が引き起こされる[1,27]。また、頻脈性不整脈や末梢の反跳脈を生じることもある。聴診では、収縮期雑音、ギャロップ音、および心不全に伴う肺性ラ音が聴取されることがある[1,24]。

甲状腺機能亢進症のネコの 17 〜 87％では収縮期高血圧が認められ、イヌでも同様であり、麻酔前評価として血圧測定が必要である[1,22,32]。高血圧は網膜障害や脳障害に関連することがあり、失明、発作、運動失調、および精神状態の変化など生じることがある。高血圧は麻酔前にアムロジピンのような降圧薬を用いて治療する必要がある場合もある。β−アドレナリン受容体拮抗薬は心拍数の低下に有用であるが、血圧低下の効果に関しては、甲状腺機能亢進症のネコにおいて 30％程度のみに認められる[22]。

心肥大は、胸部 X 線で確認できる場合もあれば確認できない場合もある。心不全が生じている場合や、まれではあるが肺高血圧が生じている場合には、胸水や肺水腫が生じうる。イヌでは、X 線検査によって全身麻酔下での酸素化や換気を障害する肺転移を確認することもある[1]。

心肥大がない場合でも、心雑音が認められる場合は心エコー検査を実施すべきである。甲状腺機能亢進症のネコの多くに、甲状腺中毒に伴う心筋症が発生しており、その重症度を評価し、可能であれば麻酔前に治療を行うべきである。一般的な心電図所見には、R 波の振幅増大、洞性頻脈、心房細動、上室性頻脈、および上室または心室性期外収縮が認められることがあり、

いずれもカテコールアミン感受性の増大や心筋の低酸素を反映した異常である[1,24]。

▷麻酔前の対策

外科手術を行う前に、必要最低限の検査として PCV、総蛋白、電解質および酸−塩基平衡を確認し、異常が認められた場合は事前に治療すべきである。抗甲状腺治療薬は、ヒトと同様に半減期が比較的短いため、飼い主に麻酔当日も投薬を行うように指示すべきである[7,28]。

甲状腺機能亢進症を治療しないと代謝率の増加、心拍出量の増大、および高体温が引き起こされ、多くの麻酔薬の薬物動態および薬力学に影響を及ぼす。例えば、ヒトの甲状腺機能亢進症の場合、より多くのフェンタニルやプロポフォールを必要とし、プロポフォールのクリアランスと分布容積が顕著に増大していることが報告されている[33]。また、甲状腺機能亢進症のラットでは、ベンゾジアゼピン（オキサゼパム）の薬物動態解析によって同等の効果を得るために必要な薬物投与量が正常甲状腺機能のラットと比較して増加したと報告されている[34]。薬物に対する反応性はさまざまであり、血行動態も劇的に変化するため、オピオイドやベンゾジアゼピンのように短時間作用型で拮抗薬がある薬物をまずは通常量で投与し、鎮静効果が不足している場合のみ追加投与する方法が最もよい。

間接的なカテコールアミン放出作用により、心筋の酸素要求量がさらに増大し、心筋低酸素や致死的な不整脈が発現する恐れがあるため、ケタミンによる麻酔導入などの交感神経系を刺激する薬剤の使用は避けた方がよい[2,7,13]。同様に、抗コリン作動薬の使用も避けた方がよい[2,7,13]。一方、心筋のカテコールアミン感受性を抑制するため、アセプロマジンの使用はこれまで容認されてきた[13]。しかし、アセプロマジンよりも短時間作用型の降圧薬が入手可能となり、アセプロマジン投与直後の前負荷減少に伴う急激な血圧低下が懸念されることから、注意して使用すべきである。また、チオペンタールは末梢における T4

からT3の変換反応を抑制する作用を示すことから、甲状腺機能亢進症の症例への使用が長らく容認されてきた[7,13]。しかし、現在は入手困難であり、プロポフォールでも代用は可能である[4]。

組織の酸素要求量が増大しており、低酸素血症を発現するリスクが高いことから、麻酔導入前の前酸素化は極めて重要である[13]。この酸素化により、ヘモグロビンが酸素と解離する前に、気道確保に十分な時間をかせぐことができる。

▷手術中の対策

甲状腺機能亢進症の症例において、吸入麻酔もしくは全静脈麻酔（TIVA）のいずれを用いても、安全に全身麻酔を維持できる[24,33]。吸入麻酔薬のMAC増加は報告されていないが、十分な麻酔深度を維持するために必要となる注射麻酔薬の投与量は予想よりも多くなる可能性がある[13,33]。麻酔中のストレス反応を最小限に抑制することで、過剰なカテコールアミン放出を避け、心血管系の変動を抑えることができる[7]。必要に応じて、フェンタニルの持続静脈内投与（5～42 μg/kg/分）もしくは局所麻酔を併用することで、ストレス反応を軽減し、麻酔中の鎮痛効果を得ることができる。

モニタリング

全身麻酔を行う必要がある甲状腺機能亢進症の症例では、観血的動脈血圧測定、心電図、カプノメータおよびパルスオキシメータなどを用いて広範囲の循環動態モニタリングを実施すべきである。高体温もしくは低体温発生の有無を確認するために、体温のモニタリングも不可欠である。基礎代謝率の増大に伴い炭酸ガスの産生量が増加しているため、炭酸ガス除去が十分に行える再呼吸回路を用いることが推奨される[7,13]。筋の虚弱に伴い低換気、高炭酸ガス血症と続発性の交感神経緊張増大が生じることがあるため、間欠的陽圧換気（IPPV）が有用な場合もある[7]。心不全が顕著な症例では、中心静脈血圧測定が輸液療法の助けになるだろう[13]。全身麻酔下においてもエネルギー要求量や消費量が増加している場合

があるため、長時間の処置の場合は電解質や血糖値を術中にもモニタリングした方がよい[2]。

▷甲状腺クリーゼ

甲状腺クリーゼは、制御不能の甲状腺機能亢進症で、生命が脅かされている状態であり、ヒトで報告されている[24,26,31]。この病態は、ストレス、麻酔、感染、外傷もしくは疾患などの引き金となる事象によって甲状腺ホルモンが全身循環へ急激に分泌されることにより引き起こされる[24,31]。甲状腺ホルモン濃度と甲状腺クリーゼ発現の間に関連性は認められず、その危険度を事前に予測することは難しい[24,31]。急性の甲状腺中毒は獣医療においてもヒトと同様に認められることがある。甲状腺機能亢進症に関連する臨床兆候が増悪して認められ、頻脈性不整脈、高血圧、高体温、うっ血性心不全もしくは心停止が生じることがある（表8.2）[24]。治療目標は、甲状腺ホルモンの合成および分泌の抑制、効果部位における甲状腺ホルモンの作用発現阻害、支持療法、および引き金となる原因の除去があげられる[24,26,31]。

表8.2 甲状腺クリーゼにおいて認められる臨床兆候[24,25,3]

不整脈[a]
　頻脈
　奔馬調律
　心房細動
　心室性期外収縮
高血圧[a]
　網膜障害
　突発性失明
　脳障害
頻呼吸
高体温[a]
　炭酸ガス産生増大[a]
パンティング
　人工呼吸とのファイティング[a]
呼吸困難
肺水腫
筋虚弱
うっ血性心不全
心停止[a]

[a] 麻酔中に認められる臨床兆候
出典：参考文献 24

第8章　内分泌疾患　**167**

先に示したように、メチマゾールは甲状腺ホルモンの合成を阻害するために用いる薬剤である。しかし甲状腺クリーゼの場合は、甲状腺ホルモン前駆物質の分泌を阻害するヨウ化カリウムなどのヨード剤とメチマゾールを組み合わせて用いることがある[24]。治療を行っていない甲状腺機能亢進症のネコにおいて、"甲状腺クリーゼ"を予防する目的で全身麻酔を実施する直前にメチマゾールを投与することに関して、その有用性は調査されていないが、他の全身療法と併せて事前に治療することで病態の重篤度を減弱できると期待され、ヒトの甲状腺中毒患者の緊急麻酔時には実際に行われている[2]。

頻脈性不整脈と高血圧は、カテコールアミン感受性増大が一因となっており、β-アドレナリン受容体拮抗薬の投与により阻害できる。全身麻酔下では、最も短時間作用で調節性に優れているβ_1-選択性拮抗薬のエスモロール（0.05〜0.15 mg/kg IV を緩徐に投与後、10〜200 μg/kg/分で持続静脈内投与）を利用できる[19,24]。褐色細胞腫の症例と同様に、重度の高血圧はニトロプルシドナトリウム水和物もしくは硫酸マグネシウムの投与で治療できる[7,19,35]。甲状腺クリーゼの病態では、すでに最大限の血管拡張と循環血液量不足が生じていることから、降圧薬による治療には十分な注意が必要である。降圧薬を無分別に用いた場合には、急激な循環虚脱が生じる恐れがある[24]。

支持療法には、氷嚢を用いた高体温に対する積極的な冷却と同様に、晶質液もしくは膠質液による循環血液量の補充がある[24,26]。発熱による過剰な炭酸ガスの排泄を促進するために、人工呼吸器を用いるべきである。また、心不全や肺水腫がある場合には、酸素化および換気を改善するために利尿薬を用いることもある[24]。

▷麻酔後の管理

麻酔後48時間までは甲状腺クリーゼが生じる恐れがあるため、麻酔後もモニタリングを継続すべきである[26]。代謝亢進による酸素要求量増大

を補い、低酸素血症を予防するために、補助的に酸素を供給する。頻繁な血圧測定や自動計測電送装置の使用は、手術直後に認められる甲状腺クリーゼの早期発見に役立つ。外科処置を行った症例には抗甲状腺治療薬の投与を継続すると同時に、痛みとストレス反応を抑制するために適切なマルチモーダル鎮痛を実施すべきある。

副腎疾患

副腎の解剖と生理

副腎は内分泌系を統合する重要な役割をもち、生体内の体液バランス、ストレス反応および交感神経系の活動を制御するために必要不可欠な働きを担っている[1,7]。副腎は腎臓の頭側に位置する1対の卵型の臓器であり、皮質と髄質で構成されている。皮質は3層の構造をもち、水とナトリウムの体内での維持を促すアルドステロンを分泌する球状帯と、コルチゾールやアンドロゲンを分泌する束状帯と網状帯で構成される。一方、髄質は全く異なる機能をもち、カテコールアミンを産生する[1]。

副腎皮質機能亢進症（HAC：クッシング症候群）

通常、コルチゾールは視床下部-下垂体前葉-副腎系の制御下で、副腎皮質から分泌される[1,7]。視床下部は下垂体前葉に作用する副腎皮質刺激ホルモン放出ホルモン（CRH）を分泌する。これを受けて、下垂体前葉から副腎皮質刺激ホルモン（ACTH）が分泌され、副腎皮質からのコルチゾール分泌を刺激する[1]。

イヌの副腎皮質機能亢進症 ─────

副腎皮質機能亢進症（HAC）は、甲状腺機能低下症と並んで、中高齢犬に最も多く認めらえる内分泌疾患である[1,25]。HAC は、コルチゾールと呼ばれている糖質コルチコイドが過剰に血中に存在することで生じ、原発性の機能性副腎腫瘍（AT）によって引き起こされ、ACTH 分泌性

下垂体腺腫（下垂体依存性副腎皮質機能亢進症：PDH）に続発する場合がある。また、糖質コルチコイドの過剰投与によって引き起こされる医原性HACも報告されている[1]。

イヌのHACの80〜85%が、下垂体依存性副腎皮質機能亢進症（PDH）を原因とすると報告されている[1,25,36]。罹患犬の平均年齢は11歳程度であり、ATとPDHの間に差はほとんどない。好発犬種には、プードル、テリア、ビーグルおよびダックスフンドがあり、雌イヌでの発生が多い[1,37]。

ネコの副腎皮質機能亢進症

ネコでは、副腎皮質機能亢進症はまれであり、疫学的には下垂体性がほとんどである[1,37]。中高齢のネコでの発生が多く、罹患ネコの年齢中央値は10歳である。発病に関する性差や好発種の報告はない[1,37]。

臨床兆候

他の内分泌ホルモンと同様に、コルチゾールも全身の臓器に広く作用し、肝臓の糖新生、脂質代謝および蛋白異化を促進する。また、赤血球産生や血管緊張、腎機能にも影響を及ぼし、ストレス下における生体内恒常性維持に必要な安全装置としても働く[6,15]。

他の内分泌疾患とは異なり、ネコは糖質コルチコイドに対する反応性に乏しいため、HACの臨床兆候はイヌとネコで大きく異なる場合がある[37]。他の動物種では目撃されない場合もあるが、イヌでは、コルチゾールの抗利尿ホルモン（ADH）分泌阻害作用による多飲多尿や多食の臨床兆候としてよく認められる[1]。イヌのクッシング症候群では、その他の一般的な臨床兆候として、パンティング、腹部下垂、筋虚弱および内分泌性の脱毛が認められる[1,36]。ネコHACの臨床兆候はより不明瞭であることが多く、糖尿病などの併発疾患が発症するまで認めない場合もある[37]。ネコでは、筋虚弱、被毛粗剛、頻呼吸、削痩および皮膚の脆弱化を認める[1,37]。まれではあるが、イヌとネコ両方において、粥状性動脈硬化や下

垂体腫瘍による圧迫もしくは続発性高血圧に伴う脳障害や網膜障害を生じることもある[1,37-39]。

臨床病理所見

コルチゾールにより、好中球増多症、単球増多症、リンパ球減少症および好酸球減少症が生じる[1]。この"白血球分画のストレスパターン"はイヌで認められることが多く、ネコでは、血液検査所見の変化はほとんどない[37]。コルチゾール誘発性の赤血球産生増加および赤血球の寿命延長による赤血球増多症や、肺胞低換気に続発する慢性低酸素血症に伴う赤血球増多症が生じる可能性がある[1]。

血液生化学検査所見の変化はイヌとネコで異なるが、脂質代謝亢進に伴う高コレステロール血症や肝細胞の傷害や灌流障害によるALT上昇がいずれの動物種にも共通して認められることがある[1]。また、糖新生亢進やインスリン感受性低下に伴う軽度から中等度の高血糖もイヌとネコの両方に認められる場合もある[1,37]。他の動物種とは異なり、イヌではステロイド反応性にALKPアイソザイムが誘導されるため、血中ALKPは大きく上昇する[1,37]。またイヌでは、コルチゾールがADHの腎臓尿細管受容体に対する結合を阻害するため利尿を生じ、続発性に血中尿素窒素（BUN）低下が生じる[15]。ネコでは、腎臓の糖質コルチコイド受容体が減少するため、このような作用は認められない[37]。

HACの病態を評価するうえで、尿検査は有用である。イヌでは、典型的に尿比重が1.020未満の希釈尿を示し、一方でネコでは、通常は尿の濃縮能が維持される。副腎皮質機能亢進症のネコにおいて希釈尿を認める場合、他の腎疾患の併発を考慮する必要がある。また、尿検査は、高血圧や感染に続発する蛋白尿または糖尿病に続発する尿糖の検出にも有用である[1,37]。

血液ガス分析では、呼吸筋の虚弱や腹腔内臓器の腫大による肺胞低換気や低酸素血症がしばしば示される[1,7]。肺塞栓症（PTE）を発症した症例では、低酸素血症を認める場合もある[40]。過

剰なコルチゾールは、凝固系の第Ⅱ因子、第Ⅴ因子、第Ⅶ因子、第Ⅸ因子、第Ⅹ因子および第Ⅻ因子の産生亢進とアンチトロンビンⅢの産生抑制を生じ、凝固亢進と血栓症に関連している[1,37]。

診断

HACの診断には、必ずしも徹底的な検査は必要なく、臨床兆候のみに基づいて診断すべきである[1]。さまざまな検査法があるが、感度には動物種差があり、イヌやネコでも信頼性の高い検査法は異なる。イヌでは低用量デキサメサゾン抑制試験が最も診断的であるが、ネコにおける感度は高くない[37]。検査法に関する詳細な説明は本書の範疇を超えるため、他の成書を参考していただきたい[1]。

治療

PDHの薬物治療は、通常ミトタン（o,p'-dichlorodiphenyldichloroethane, Lysodren®, Bristol-Myers Squibb, Princeton, NJ）もしくはトリロスタン（Vetoryl®, Dechra, Overland Park, KS）で行われる。ミトタンは、副腎皮質を破壊する薬剤としてイヌで使用されているが、負荷投与期間が必要となる[1]。この期間には副腎皮質組織が急速に破壊され、副作用として嘔吐、下痢、元気消失やアジソンクリーゼを引き起こしやすい。この期間が終了し、病態が安定するまでは、予定手術の全身麻酔は行わない方がよい。

PDH症例に対する外科的治療には、経蝶形骨洞下垂体摘出術もしくは両側副腎摘出術がある[1,37,41]。下垂体除去術を行う症例に関しては、第3章『神経疾患』を参考にしていただきたい。機能性ATは、片側副腎摘出術で治療可能な場合がある[42]。

麻酔管理

麻酔前に徹底した身体検査とともに適切な画像検査、血液検査を行うことで、問題点を抽出することが可能となり、麻酔科医が麻酔の準備をするのに有用な情報が得られる。前述したように、コルチゾールの主な作用には、糖新生、蛋白異化、および脂質代謝亢進がある[1,2,7]。これらの作用の副産物として、過剰な場合には、全身性に有害反応が生じ、とくに心血管系への影響が大きくなる。

HACによる高血圧は、50〜86％程度のイヌもしくは80％以上のヒトで発現するとされ、ネコでの発生報告もある[1,25,38,43]。数多くの因子が高血圧の原因となっており、脂質分解誘発性のインターロイキン-6（IL-6）およびアディポネクチンの増加、糖新生亢進に伴う高インスリン症やインスリン抵抗性が含まれる[44]。高インスリン症は、血管内皮細胞の肥厚と血管の硬化を引き起こす[44]。コルチゾールは、血管内皮の一酸化窒素産生を抑制し、エンドセリン-1の血中レベルを増加し、ノルエピネフリンやアンギオテンシンⅡなどの血管収縮作用を増強することによって、血管収縮とSVRの増加を引き起こす[25,43]。加えて、高コレステロール血症や高脂血症により血管内壁に粥状性のプラークが形成される[8]。このような病態が併発することで高血圧が生じ、重要臓器の血液灌流量が減少する[1,43,44]。

腹腔内臓器の腫大、筋虚弱および肥満によりFRCが減少し、圧迫性無気肺やCO_2排泄阻害が生じる[7]。低換気に続いて呼吸性アシドーシス、静脈血混合、および慢性低酸素血症が生じ、とくに全身麻酔下において顕著となる。肺間質や気管支のカルシウム沈着も酸素化が阻害される原因になりうる[1]。

ヘマトクリットの上昇、血流速の低下、凝固亢進によりPTEが生じる恐れがあり、発症した場合には心血管系および呼吸器系機能がともに急速に悪化する。換気-灌流不均衡が生じる結果、低酸素性肺血管収縮が生じ、肺血管抵抗の増加および右心不全が引き起こされる[1,40]。

腎臓に対するコルチゾールの影響は動物種によって異なり、既存の腎疾患の有無によっても異なる。イヌはHACにおいてADH作用阻害により多飲多尿を生じ、GFRの増大が起こる唯一の動物種である[1,37,38,41]。長期間持続した場合、これらと高血圧の作用と相まって、糸球体硬化症

や腎不全が生じることがある[1,37,38,41]。HAC を伴うイヌでは、腎臓血管抵抗の増大および血流の減少が生じる場合もあり、ともに腎不全につながる可能性がある[38]。

麻酔科医は、症例の皮膚の状態に対しても注意を払う必要がある。とくにネコでは、ケラチンおよび皮下組織の減少により皮膚の裂開が生じやすくなる[37]。カテーテルの固定や採血においても、皮膚損傷を最小限にとどめるように留意する必要がある。皮膚の脆弱化が疑われる症例では、保定に先立ち鎮静薬の投与を考慮すべきである[1,37]。

▷麻酔前の対策

全身麻酔に先立ち、内分泌検査、CBC、血液生化学検査、血液ガス検査および尿検査を実施すべきである。脱水の評価を必ず行い、麻酔導入前には脱水を補正すべきである。コルチゾールは血管収縮を引き起こすため、血液量が減少している場合があり、麻酔中は静脈還流量の減少および顕著な低血圧が生じる恐れがある。輸液によって、血液希釈が起こり粘稠度が低下するこ

とから、血栓塞栓症の危険度が低下し、毛細血管床の血液灌流が改善する。採血やカテーテル設置のための保定前に、Brown らの報告（2007）に基づいて血圧を測定し、高血圧の有無を確認すべきである。高血圧がある場合には、腎臓の灌流圧の自動調節能に右方変位が生じている可能性がある（図 8.1）。この場合、腎灌流減少を避けるため、高い平均動脈血圧に維持する必要がある[45]。

胸部X線検査が、頻呼吸や発咳を伴う症例では不可欠であり、腫瘍、肺や気管支の石灰化、うっ血性心不全、または PTE による透過性亢進像が認められることがある[1]。一方、異常が認められない場合もある。この場合、PTE を除外できるわけではなく、血液ガス分析所見を含めて解釈をする必要がある[40]。

HAC の症例は低換気のリスクがあるため、短時間作用で拮抗できる薬物を用い、過度の鎮静は避けるべきである。多くの場合、オピオイドやベンゾジアゼピンは使用可能である。心血管系異常が認められない HAC 症例では、低用量の α_2-作動薬（デクスメデトミジン 1 μg/kg IV も

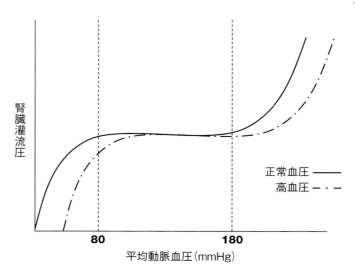

図 8.1 腎臓血流の自動調節能
脳血流と同様に、広い範囲の動脈血圧において灌流圧は一定の値で保たれる。慢性高血圧症例の場合、自動調節能の曲線は右方変位する[7,45]。
出典：参考文献 7

しくは 3 μg/kg IM） も使用可能である。多くの麻酔薬は筋弛緩作用をもち呼吸抑制が明瞭化するため、麻酔前投薬後には症例を看視して前酸素化すべきある。また、腹腔内臓器の重量増加により FRC が減少しているため、ヘモグロビンは短時間で脱酸素化される[7]。

▷手術中の対策

　速やかに麻酔導入して気道を確保することにより、麻酔科医は補助換気を行うことが可能となる。麻酔導入に用いられるエトミデートは、コルチゾール合成に必要な酵素の 11β-hydroxylase を阻害し、投与後 24 〜 36 時間にわたって副腎皮質機能を抑制する[46]。ヒトではコルチゾール値を低下する目的で麻酔前にエトミデートを持続投与することがあるが、獣医療における単回の麻酔導入薬としての有用性は不明である[9]。コルチゾールはノルエピネフリンの作用を増強し、ケタミンを麻酔導入薬に用いると、高血圧や頻脈が助長されることから、心機能低下や酸素要求量が増大している症例ではケタミンの使用が推奨されない[25]。

　吸入麻酔薬は、オピオイドと同様に CO_2 レベル上昇に対する感受性と反応性を低下することから呼吸抑制作用をもち、間欠的陽圧換気が適用となる[13]。HAC の症例の一部は、慢性的な CO_2 上昇のため、低酸素換気応答が主体となっている[7]。これらの症例では、100％酸素を用いると換気応答が消失することがあり、間欠的陽圧換気が必要となる。

　バランス麻酔法は、副作用を最小限とし、単一薬剤による過度の鎮静作用を避けるために用いるべきである。オピオイドに局所麻酔法を組み合わせたマルチモーダル鎮痛を用いることで、術後に全身投与が必要となる鎮痛薬や鎮静薬の投与量を減量し、PTE 発生の危険因子である麻酔後の延長した横臥時間を短縮できる[1]。

　多くの場合、高血圧の治療は周麻酔期に必要とならない。甲状腺機能亢進症や褐色細胞腫で認められる血圧の急激かつ間欠的な乱高下は認められないが、脈圧の増大は認められることがある。a_1-アドレナリン受容体拮抗薬など降圧薬を用いた高血圧の治療に関してはさまざまな意見があるが、筆者らの経験として、高血圧を麻酔前に治療することで、高血圧の持続に伴い減少していた循環血液量が正常化し、結果として麻酔中の血行動態が安定するという利点があると考えられる。

モニタリング

　カプノメータ、パルスオキシメータ、心電図検査、体温および血圧測定（観血もしくは非観血）を標準的な麻酔モニタリングとして実施すべきである。筋弛緩薬を用いる場合は、筋虚弱が助長される恐れがあるため、四連刺激法による筋弛緩モニタリングが必要である。多くの症例が肥満しており、高体温のリスクがあるため、麻酔科医は常に体温の変化に注意を払うべきである。定期的に血液ガス分析を実施するために動脈カテーテルを設置することで、麻酔中および麻酔回復期に酸素化や換気をモニタリング可能になる。とくに、PTE を疑うような症例において、有用である。

　重症の PTE は、$ETCO_2$ やヘモグロビン酸素飽和度の急激な低下、心血管系の虚脱によって診断し、血液ガス分析によって確認すべきである[7,40]。PTE 治療では、酸素を十分に供与しながら抗血栓療法を実施する[1,7]。

▷麻酔回復

　麻酔覚醒直後には、低換気に最も注意が必要である。室内の空気を呼吸している症例で、パルスオキシメータの測定値が 93％以上を維持できない場合は、マスクや鼻カテーテルを用いて酸素供与する必要がある[13]。横臥の延長をできるだけ避けるために、過剰な鎮静は避けるべきである[1]。麻酔終了後には症例を連続的にモニタリングすることが強く推奨される。とくに、PTE を疑う症例において重要となる。

褐色細胞腫

病態生理

　褐色細胞腫は、副腎髄質のクロム親和性細胞に由来する腫瘍であり、実際に遭遇することは少ない[1]。クロム親和性細胞は、アドレナリン受容体に作用するエピネフリンやノルエピネフリンを合成分泌する。副腎髄質は、交感神経の節後線維として働き、自律神経系の恒常性を保つ神経支配のもと、闘争・逃走 "fight or flight" 反応の際にカテコールアミンを放出する。褐色細胞腫は、アドレナリン受容体への制御不能な刺激によって、神経支配に関係なくカテコールアミンの放出を行うため、高血圧や頻脈性不整脈を生じることがある[1,2]。

　褐色細胞腫は、イヌでは非常に発生の少ない腫瘍であり、ネコではわずか5例の症例報告しかない[1,47,48]。その他の動物種として、ヒト、ウマ、ウシ、ゾウ、サイ、ラット、カワウソに褐色細胞腫の発生報告がある[28,49-51]。中高齢での発生が多く、性差や好発品種はない[49]。罹患犬の平均年齢は10.6歳程度で、ネコは7歳〜22歳での発生報告がある[1,48]。

　イヌでは副腎外褐色細胞腫が1例報告されているが[1]、主に副腎に生じる腫瘍である。ヒトやイヌでは、褐色細胞腫は右副腎に認められる場合が多い[52]。一方、筆者らの診療施設では、過去4年間で左副腎の褐色細胞腫を多く認めている（75％：n = 15、未発表データ）。右副腎腫瘤の場合、より侵襲性が高く切除も難しいことから、三次診療施設へ紹介される症例が多く、結果として症例が偏っている可能性がある[52]。両側性の発生も10％程度で認められている[1]。

　褐色細胞腫は、しばしば副腎皮質機能亢進症や糖尿病といった他の内分泌疾患を併発している[42,52]。1997年のBarthezらの報告では、副腎腫瘍を認めたイヌ61頭のうち13頭（21％）で機能性ATと褐色細胞腫を併発していた[49]。また、ネコで報告されている5例中1例でもコルチゾール分泌腫瘍を併発していた。つまり、副腎皮質機能亢進症の診断が褐色細胞腫の除外理由には

ならないことに注意する必要がある。

　褐色細胞腫の25〜50％は悪性であり、近傍の脈管内へ浸潤している[42,49]。症例の13〜28％に遠隔転移を認め、その主な部位は、脾臓、肝臓、肺、リンパ節および骨などである[49]。転移が認められない場合、外科切除は根治的であり、長期生存につながる[42,49]。

　通常、クロム親和性細胞によるカテコールアミン産生のうち60〜80％はエピネフリンであり、残りがノルエピネフリンである[1]。しかし、ヒトでは、腫瘍化したクロム親和性細胞のカテコールアミン産生が変化し、その大部分をノルエピネフリンが占め、エピネフリンの割合は大きく減少し、まれにドパミンの産生が認められる[1,53,54]。イヌやネコにおける褐色細胞腫のカテコールアミン産生の様式ははっきりと解明されていないが、ノルエピネフリンの代謝産物であるノルメタネフリン濃度が、エピネフリンの代謝産物であるメタネフリン濃度よりも高いことから、獣医療の褐色細胞腫においても、ヒトと同様にノルエピネフリン産生が主体となっている可能性がある[47,54]。

臨床兆候

　褐色細胞腫はさまざまな臨床兆候を示すが、特異的な症状はない。30〜50％の症例でのみ交感神経の活性化や血管塞栓に関連する臨床兆候が認められる（表8.3）[1,49]。

　身体検査では、カテコールアミンの急激な分泌に関連して高血圧、頻脈性不整脈、可視粘膜蒼白、大腿動脈圧低下、脱力、発作、失明、虚脱もしくは急死などを認めることがある（表8.4）[1,52,54]。腫瘍が近傍の血管に浸潤し部分的な閉塞を起こしている場合、後肢の浮腫、腹水もしくは腹痛などを生じることがある[1]。褐色細胞腫は、他の腫瘍などの併発疾患を伴うことも多く、これらを反映した臨床兆候が生じている場合もある。

表 8.3 イヌとネコにおける
        褐色細胞腫の臨床兆候 [1,7,25,43,49,51,54,55]

兆候なし	発作
不安	急性の失明
徘徊	鼻出血
パンティング	後肢浮腫
呼吸困難	腹囲膨満
虚弱	虚脱
食欲不振	突然死
下痢	
嘔吐	
多尿多飲	

出典：Felman EC, Nelson RW. 2004. Phenochromocytoma and multiple endocrine neoplasia. In: Feldman EC, Nelson RW, editors. *Canine and Feline Endocrinology and Reproduction*. 3rd ed. pp. 444-5. St. Louis: Saunders.

表 8.4 イヌとネコにおける褐色細胞腫の
        身体検査所見 [1,25,43,49,51,54,55]

特異所見なし	眼底出血
高血圧	中枢神経症状
頻脈	後肢浮腫
不整脈	腹痛
大腿動脈圧低下	腹水／波動感
粘膜蒼白もしくは充血	

出典：Felman EC, Nelson RW. 2004. Phenochromocytoma and multiple endocrine neoplasia. In: Feldman EC, Nelson RW, editors. *Canine and Feline Endocrinology and Reproduction*. 3rd ed. pp. 444-5. St. Louis: Saunders.

臨床病理所見

　臨床兆候と同様に、褐色細胞腫の血液検査上の変化も軽度かつ非特異的な傾向があり、併発疾患を反映している場合もある。血液検査の異常所見として、軽度の貧血、白血球増多症、リンパ球減少症が認められる[1]。血液生化学検査所見として、高窒素血症、高脂血症および肝酵素の ALT と ALKP の上昇が認められることがある[1,49]。

診断

　臨床兆候が不明確で非特異的であり、診断は困難である。腹部超音波検査、CT 検査および MRI 検査により大きな腫瘍を確認することは可能であるが、副腎皮質由来の腫瘍と褐色細胞腫の鑑別診断をつけることは困難である（図 8.2）[1]。このため、尿や血漿中に含まれるカテコールアミンもしくはその代謝産物の定量が診断検査として重要となってくる。ただし病院内でイヌやネコはすでにストレス下の状況にあるため、副腎疾患に罹患していなくてもカテコールアミンおよびメタネフリン濃度が上昇している場合があり、偽陽性を判定する危険がある[47]。この検査の特異度を改善するため、検査手技の検討や参照値の確立に関する研究報告がなされている[47,56]。高速液体クロマトグラフィーを用いた血漿遊離ノルメタネフリンや血漿ノルメタネフリン-クレアチニン比の測定は、最も正確な手技であり、イヌで報告されている参照値の上限を 4 倍以上超えている場合は診断的と考えられる[47,54,56,57]。

　その他の診断法には、I-131 もしくは I-123 を用いた放射標識メタヨードベンジルグアニジン（MIBG）シンチグラフィーや、p-[18F] フルオロベンジルグアニジンを用いた陽電子放射断層撮影（PET）などの検査法もあり、いずれも腫瘍化したクロム親和性細胞を可視化できる[58,59]。しかし、両検査ともに費用が高額であり、また特殊な機材が必要となるため、現段階では獣医療における日常検査としては制限されている。

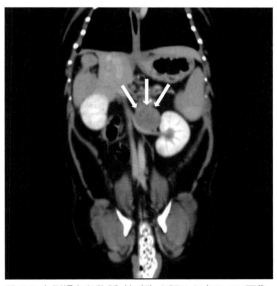

図 8.2 左側褐色細胞腫（矢印）を認めた犬の CT 画像。腫瘍と腎臓血管および後大静脈との近接した位置関係に注目。
出　典：Dr. C. Gendreau, The Imaging Center for Animals, Buffalo Grove, IL.

治療

　周術期を乗り越えた症例の多くは長期生存が期待できるため、腹腔鏡や開腹術による副腎摘出術が治療の第一選択である[49]。切除困難な腫瘍の場合や転移が認められる症例は、α-およびβ-アドレナリン受容体拮抗薬を用いた内科的管理（後述）を実施する[1]。化学療法は反応性に乏しいが、チロシンキナーゼ阻害薬などの分子標的薬の有効性は期待される[60]。

麻酔管理

　褐色細胞腫切除術の麻酔管理では、4つの目標を設定する。①症例の適切な術前準備、②周術期におけるストレスの軽減、③腫瘍への血液供給路が結紮されるまでの間に生じる術中の血行動態変化の制御、④腫瘍切除後における降圧治療の残存作用への対応。

▷症例の安定化

　褐色細胞腫の予定手術では、術前に症例の安定化を十分に取り進めることができる。ノルエピネフリンによる突発性α_1-アドレナリン受容体の活性化により血管収縮、高血圧、および血管内容量の減少が生じている[1,52]。カテコールアミンは腫瘍から散発的に分泌されるため、血圧測定時の高血圧は褐色細胞腫罹患犬の50%未満しか認められない[49,55]。このため、副腎腫瘍の症例で、正常な血圧を示しただけでは褐色細胞腫を除外することはできず、α-アドレナリン受容体拮抗薬による麻酔前治療を回避する理由にはならない。麻酔前にα-アドレナリン受容体拮抗薬を1～4週間投与することで、緩やかに血管拡張が生じ、血管内容量が正常化する[53]。非競合性かつ非選択性のα-アドレナリン受容体拮抗薬であるフェノキシベンザミンは1950年代初めにすでに使用されており、ヒトにおける周術期の死亡率が40～60%から6%未満に減少したと報告されている[52,53]。同様にイヌにおいても、フェノキシベンザミンを麻酔前から使用することで、周術期の死亡率が48%から13%へ低下したと報告されている[52]。

　α-アドレナリン受容体拮抗薬の投与を開始する前には、不整脈の確認のための心電図検査、眼科検査、および米国獣医内科学会が示した高血圧に対するコンセンサスに基づく連続的な血圧測定を実施する必要がある[43]。また、尿検査に加え、CBCや血液生化学的検査、電解質検査を実施し、併発疾患の有無を確認する。胸部X線検査では、転移の有無や心臓もしくは肺の異常所見がないかを確認する。

　フェノキシベンザミンの投与は0.5 mg/kg 1日2回で開始し、血圧測定と心電図検査を3～5日ごとに実施する[55]。治療期間中は、収縮期血圧を160 mmHg未満、拡張期血圧を100 mmHg未満に維持する[43]。手術日まで、もしくは症例に脱力、運動失調、失神などの低血圧の兆候が認められるまでは、フェノキシベンザミンを投与量を2 mg/kg PO 1日2回を最大量として、血圧測定ごとに2倍ずつ増やしてもよい（未発表データ）。多くの場合、10～14日以内には十分に安定化できるが、4週間近い治療が必要となることがある。

　α-アドレナリン受容体拮抗薬投与後も、継続して頻脈やその他の不整脈が認められる場合、アテノロールなどのβ-アドレナリン受容体拮抗薬の投与も検討する[53,61]。ヒトでは、非選択性のフェノキシベンザミンからα_1-受容体選択的なドキサゾシンを用いることで、β-アドレナリン受容体拮抗薬の使用頻度は減少している。節前におけるα_2-アドレナリン受容体は神経節におけるノルエピネフリン放出に対する負のフィードバック作用に関与しており、フェノキシベンザミンによるα_2-受容体の拮抗によってノルアドレナリンの放出が抑制されず、結果として不整脈が誘発されやすい状態に陥る[53,62]。

　外科手術前には、体液不足と灌流の改善を目的として晶質液を輸液すべきである。血圧測定と心電図検査は再度行い、PCVや総蛋白、電解質および酸-塩基平衡の評価も行うべきである。

　症例のハンドリングや保定は、ストレスがカテコールアミンの急激な分泌や褐色細胞腫ク

表 8.5 褐色細胞腫クリーゼを引き起こす原因 [53]

- ストレス
- 麻酔導入
- 腹腔内圧の上昇
  - 膀胱圧迫
  - 腹腔内ガス貯留
- ヒスタミン遊離
  - モルヒネ
  - メペリジン
  - アトラクリウム
- 炭酸ガス分圧の上昇
- 腫瘍に対する手術操作
- 薬剤による交感神経刺激
  - ケタミン
  - ハロタン
  - エフェドリン
  - 笑気
  - メトクロプラミド
  - グルカゴン
  - サクシニルコリン

リーゼを引き起こす恐れがあるため、最小限のストレスで実施するように注意する（表8.5）。とくに麻酔導入と腫瘍に対する手術操作は、これらの反応を引き起こすことが多い[1,63]。

▷ 麻酔前の対策

症例のハンドリングや、観血的動脈血圧測定および静脈確保を目的としたカテーテルの設置を容易にするために、麻酔前投薬を実施する必要がある。ヒドロモルフォンもしくはオキシモルフォンなどのμ-オピオイド作動薬とベンゾジアゼピンの組み合わせは、短時間作用かつ調節性に優れており、ヒスタミン遊離作用がない（vs モルヒネ）ことから推奨される。アセプロマジンはa_1-アドレナリン受容体拮抗薬であり、高血圧性クリーゼの予防に有用であるが、腫瘍切除後の低血圧を助長する恐れがあるため、その使用に注意が必要である。覚醒した動物に対する動脈カテーテルの留置は痛みを伴う処置である。カテーテルを設置する30分前に、リドカイン-プリロカイン合剤クリームを足背動脈の皮膚に塗布することで、カテーテル設置時の不快感を軽減できる。

鎮静後、症例がストレスを感じない範疇でフェースマスクを用いた前酸素化を行うのがよい。麻酔導入はカテコールアミンの急激な分泌刺激となりうるため、麻酔導入時には観血的動脈血圧や心電図をモニタリングすることが重要である[53]。加えて、降圧薬や抗不整脈薬が常に使用できるように準備しておくべきである。

褐色細胞腫の切除に対して、最適な麻酔導入法は確立されていない。プロポフォールやエトミデートはフェンタニルなどの薬剤と組み合わせて麻酔導入に安全に用いられている[42]。ケタミンは、間接的な交感神経刺激作用をもち、クリーゼの引き金となることがあるため、使用を避けるべきである[53]。マスクやチャンバーを用いた導入は、モニタリングしづらく症例にストレスを生じることから推奨されない。喉頭に対する最小限の刺激で円滑に気管挿管が可能となる十分な量の麻酔導入薬を投与すべきでああある。

麻酔維持は、セボフルランもしくはイソフルランなどの吸入麻酔薬、もしくはTIVAで実施可能である。TIVAでは、フェンタニルもしくはレミフェンタニルとともにプロポフォールを持続静脈内投与することが一般的である[53,64]。これらの薬物はさまざまな作用経路を介して交感神経系出力を抑制し、麻酔中のカテコールアミン放出を抑制する[65]。腫瘍切除まで重度の高血圧を避けるために血管拡張が望ましいが、切除完了後は逆に重度の低血圧を生じることがある[53,61,64,66]。オピオイドなどの薬物を併用することで、吸入麻酔薬の使用濃度を最小限に抑えることができる。心室性不整脈が生じた場合、心筋細胞の安定化を図るためにリドカインの持続静脈内投与を実施してもよい[53]。

バランス麻酔の一環として、全身麻酔と局所麻酔を組み合わせることも有用である。オピオイドと局所麻酔薬の硬膜外投与は、皮膚切開時の交感神経系刺激とカテコールアミン放出を抑制するが、腫瘍の手術操作に伴うカテコールアミン放出を抑制することはできない[53]。

▷手術中の対策

モニタリング

　急激な血圧の上下動が起こることがあるため、観血的動脈血圧測定が必要不可欠である。また、中心静脈圧測定のためのカテーテルを設置することで、術中および術後の血管内容量や輸液要求量の評価に用いることができる[53]。高炭酸ガス血症はカテコールアミンの放出を誘発することから、低換気を避けるためにしばしばIPPVが必要となる[7,13]。心電図検査により不整脈を検出評価することによって、適切な抗不整脈薬による治療が可能となる。

不整脈／高血圧の管理

　腫瘍の手術操作に伴って、急激なカテコールアミン放出が生じ、α-アドレナリン受容体拮抗薬が投与されていても劇的な高血圧や頻脈が生じる[63]。突発的な高血圧や頻脈は、多量のカテコールアミン放出を完全に遮断できなかった場合や神経ペプチドYなどのその他の血管収縮性メディエーターの放出によって生じる[67]。

　高血圧クリーゼに対しては、即座に治療介入する必要がある。収縮期血圧が急速に上昇して250 mmHgを超えると、脳障害、脳出血、網膜剥離、多臓器不全、および心停止を生じうる[43]。各臓器に対し直接的な障害を引き起こす可能性があるため、収縮期血圧が180 mmHgを超えた段階で治療を開始する必要がある[25,43]。

　高血圧に対する従来の治療法としては、低用量のアセプロマジン投与や吸入麻酔の濃度を上昇させる方法が行われてきた。しかし、即効性があり短時間作用の降圧薬の投与が、循環動態の安定化を維持する方法として望ましいと考えられている。ニトロプルシドナトリウムは、動脈および静脈血管に強力な拡張作用を示し、持続静脈内投与で高血圧の治療に利用できる。ニトロプルシドナトリウムの効果持続時間は5分未満であるが、重大な静脈灌流量減少を生じるため、顕著な低血圧を急激に引き起こすことがある[7,53]。ヒトの褐色細胞腫クリーゼでは、直接的なカテコールアミン受容体の拮抗作用、副腎髄質および神経終末からの

カテコールアミン放出抑制作用、および直接的な動脈の拡張作用をもつ硫酸マグネシウムの投与が実施されている[52,64,68]。硫酸マグネシウムは治療用量の幅が広く、ニトロプルシドナトリウムのような顕著な低血圧を引き起こすことはない[68]。ヒトの術中高血圧の治療には、超短時間作用の静脈内投与カルシウムチャネル拮抗薬であるクレビジピンが用いられることもある。クレビジピンは、血管選択性動脈血管拡張薬であり、持続静脈内投与で用いる。クレビジピンは静脈血管の拡張や静脈還流量減少をほとんど引き起こさないことから、ニトロプルシドナトリウムよりも血行動態が良好に安定化される[63,68,69]。クレビジピンは高価であるため、獣医療での臨床応用はなされていないが、将来的には褐色細胞腫の術中循環管理における選択肢の1つとなる可能性がある（表8.6）。

　突発的なカテコールアミン放出に伴っても生じる上室性頻脈は、選択的β_1-アドレナリン受容体拮抗薬であるエスモロールによって治療されることが多い。エスモロールは作用発現が早く、短時間作用であるため、心拍数、心収縮性、および房室結節刺激伝導速度を抑制するためボーラス投与もしくは持続静脈内投与で用いられる[7]。

　ヒトの褐色細胞腫クリーゼでは、α_2-アドレナリン受容体作動薬のデクスメデトミジンが用いられている[65]。デクスメデトミジンは、節前線維のα_2-アドレナリン受容体に作用することで、神経終末からのノルエピネフリン放出を抑制し、交感神経出力を減少する[65]。獣医療で対象とする動物とは異なり、ヒトではデクスメデトミジン投与直後の一過性の高血圧は高用量でのみ生じることから、一般的にデクスメデトミジンは降圧薬として用いられる。イヌでもデクスメデトミジン投与により血中のノルエピネフリン濃度が80%程度まで抑制されるが、獣医療では褐色細胞腫切除時における有用性は確定していない[55]。

第 8 章 内分泌疾患 **177**

表 8.6 褐色細胞腫の麻酔管理において有用と考えられる降圧薬および抗不整脈薬 [7,19,63,68,69]

薬剤名	作用機序	注意点	投与量
アセプロマジン	αアドレナリン受容体拮抗 血管拡張	長時間作用 術後低血圧増悪の可能性	0.003 ～ 0.005 mg/kg
ニトロプルシドナトリウム	一酸化窒素放出による動静脈 拡張	短時間作用 前負荷および後負荷減少、重 　度低血圧の可能性、代謝 　によるシアン化物産生	1 ～ 10 μg/kg/ 分 0.5 mg/kg/ 時間を超えない 　こと
エスモロール	β_1- アドレナリン受容体選択 　的作動薬 心拍数および心収縮力低下、 房室接合部伝導遅延	短時間作用 エステラーゼによる分解、 　CRI で投与可能	単回投与：100 ～ 500 μg/kg CRI：10 ～ 200 μg/kg/ 分
硫酸マグネシウム	カテコールアミン受容体の直 　接的拮抗と神経節における 　カテコールアミン放出抑制 血管拡張	広い治療安全域	単回投与：30 ～ 50 mg/kg 15 　　　　　　分以上 CRI：15 ～ 25 mg/kg/ 時間
クレビジピン	L 型カルシウムチャネル拮抗 動脈血管拡張	短時間作用、素早い作用発現、 　エステラーゼによる分解、 　高価、CRI のみ	N/A
デクスメデトミジン[a]	シナプス前の α_2- アドレナリ 　ン受容体作動 神経節における NE 放出抑制	ヒトでは降圧薬として使用 獣医療では褐色細胞腫 　での適応は不明確	N/A

CRI：持続静脈内投与、NE：ノルエピネフリン
[a] 獣医療で褐色細胞腫に対する有用性を検討した報告はない

▷緊急副腎摘出術

　多くの場合、副腎摘出術は予定手術であり、適当な準備期間があるが、副腎破裂などの理由から緊急外科手術が必要となることもある。このような症例では、典型的に循環血液量が不足しており、輸液もしくは血液製剤を用いて血行動態を安定化させる必要がある。α-アドレナリン受容体遮断が達成されていない症例では慢性的な血管収縮に伴って絶対的な血液量が減少しており、組織灌流も低下していることから、その死亡率は、遮断が達成されていた症例と比べて高い[52]。前述した短時間作用の降圧薬もしくは抗不整脈薬の使用により、術中の血行動態安定化を図ることが可能である。しかし、血管収縮を助長する恐れがあるため、α-アドレナリン受容体を遮断する前にβ-アドレナリン受容体の遮断を開始すべきではない[7,53]。

▷術後の対策

　腫瘍への血液供給路を結紮した後は、交感神経刺激が急激に低下し、アドレナリン受容体のダウンレギュレーション、ならびにα-およびβ-アドレナリン受容体拮抗薬の作用持続などが重なり、急激に低血圧が生じることがある[53,61,64,66,68]。心拍出量を増大させるためには、強心薬や血管収縮薬とともに晶質液や膠質液の大量投与による蘇生輸液が必要となる。アドレナリン受容体のダウンレギュレーションやアドレナリン受容体拮抗薬の作用の残存のため、ノルエピネフリンやフェニレフリンなどのアドレナリン受容体作動薬は、通常通りの効果を示さない可能性がある。しかし、バソプレシン（負荷用量 0.1 ～ 0.4 U/kg 投与後に 0.005 ～ 0.02 U/kg/分 持続静脈内投与）は、血管 V_1 受容体の活性化を介し、アドレナリン受容体によらない血管収縮作用を引き起こす[68]。加

えて、褐色細胞腫の術後において生じうる低灌流や代謝性アシドーシスがあっても、バソプレシンの作用は維持される[70]。

術後においても、心電図、中心静脈圧、および観血的動脈血圧などの集中モニタリングは必要である。術後には低血圧が認められる可能性が最も高いが、数日の間は高血圧が持続することもあり、その場合は血圧が正常化するまでフェノキシベンザミンを継続使用する必要がある[53,61]。また、重度の不整脈が認められる場合は酸素供与が推奨される。

糖尿病

糖尿病は、血漿インスリン量の不足や末梢組織におけるインスリンの感受性低下いわゆる"インスリン抵抗性"によって引き起こされる。イヌやネコにおいてよく認められる膵内分泌系疾患であり、イヌでは100頭に1頭、ネコでは500頭に1頭程度発生する[1]。糖尿病は、膵臓β細胞の破壊に伴いインスリン分泌が絶対的に不足するⅠ型糖尿病と、インスリン分泌の減少と組織におけるインスリン感受性低下に伴って高血糖が生じるⅡ型糖尿病に分類される[1]。

イヌの糖尿病

イヌでは、Ⅰ型糖尿病が一般的であり、通常免疫介在性の膵島β細胞破壊が原因となる。罹患犬の年齢は4〜14歳であるが、7〜10歳で糖尿病と診断をされるイヌが多い。好発犬種はキースホンドであり、性別では雌イヌに発生が多い[1]。

ネコの糖尿病

ネコの糖尿病のうち80〜95%はⅡ型糖尿病であり、このうち70%程度がインスリン投与による治療が必要となる[1,71]。中年齢での発生が多く、とくに10〜13歳で発病することが多い。雌ネコよりも雄ネコでの発病が多く、バーミーズが好発品種の可能性がある[1,71]。

臨床兆候

イヌやネコにおいて従来から知られている糖尿病の代表的な4つの臨床兆候に、多尿、多飲、多食、体重減少がある[1,71]。これらの臨床兆候は、高血糖による血漿浸透圧上昇や組織での糖利用能低下による異化亢進と直接関連している。その他、慢性的な高血糖によって白内障による失明や糖尿病性神経障害によるネコの蹠行性歩行が生じることもある[1,71,72]。

臨床病理所見

CBCの変化はごく軽度であるが、脱水（赤血球増多症）や感染（リンパ球増多症）に関連した異常を認める場合がある[1]。制御されてない糖尿病症例において必ず認められる血液生化学的検査の異常に高血糖の持続がある。また、脂質代謝の亢進により高コレステロール血症、高トリグリセミド血症、および高レベルの血中脂肪酸濃度が認められる。その他、糖尿病による続発疾患を反映して、高窒素血症、アミラーゼおよびリパーゼ上昇、ALTおよびALKPの軽度上昇、低ナトリウム血症、および低カリウム血症が生じる場合もある[1]。

血中グルコース濃度が腎臓の尿細管における再吸収閾値を超えると、尿糖が認められる。高血糖による浸透圧性利尿で尿の希釈が生じ、尿比重は1.025〜1.035程度になる[1]。持続性の高血圧や腎臓糸球体の障害、あるいは尿路感染の結果、しばしば蛋白尿が発現する[1,24]。糖尿病の治療が不十分な場合、ケトン尿が生じる場合もある[1,71]。

診断

空腹時の高血糖持続と尿糖が認められた場合、糖尿病と診断される。ネコでは、ストレスによる一過性の高血糖が生じることがあり、診断を確定するために血糖値の連続的な評価やフルクトサミン濃度測定がしばしば必要となる[1,71]。

第8章 内分泌疾患 **179**

表 8.7 糖尿病の合併症 [8,21,73-82]

合併症	麻酔上の問題点
粥状性動脈硬化	組織の血液灌流量減少 虚血
高血圧	網膜出血 高血圧性脳障害 腎臓、脳および冠状血管の自動調節能障害 腎不全
網膜障害	脳血管障害を示唆
腎障害	続発性高血圧 腎不全
末梢神経障害	局所麻酔の作用延長 神経筋遮断薬の作用延長もしくは短縮 神経傷害悪化の可能性
自律神経障害	胃腸運動低下 低血圧 血管緊張度の低下 呼吸抑制 体温調節能の障害 心不全もしくは心停止

治療

多くの場合、糖尿病のイヌやネコに対する治療はさまざまな種類のインスリン製剤を用いて行われるが、詳細に関しては本書の範疇を超える。しかし、制限食や運動、併発疾患の治療、糖質コルチコイドなどのインスリン抵抗性を引き起こす薬剤の使用中止は、糖尿病の管理の助けとなる[1,71]。

麻酔管理

ヒトやイヌでは、糖尿病症例における麻酔および外科処置は、合併症発生率や死亡率の増加および入院期間延長に関連している[28,71,73]。周麻酔期におけるこれらの問題は、心血管系、中枢および末梢神経系、自律神経系、腎臓や眼における糖利用の恒常性が障害されることで生じる[1,71,72,74,75]。多くの有害事象が全身の血管内皮細胞の傷害によって引き起こされる[1,72,74]（表8.7）。

高血圧は糖尿病罹患犬の約46%に認められ、ネコの発生はより少ない[24]。この高血圧は、脂質代謝亢進による粥状性動脈硬化、血管拡張障害、電解質異常、血糖値上昇に伴う副産物やソルビトールおよび終末糖化産物（AGEs）による血管内皮の肥厚が関係している。高血圧によって心臓の仕事量が増大し、二次的な心筋機能不全やリモデリングが生じる[83]。また、内分泌性高血圧によって失明や腎不全、脳炎、脳出血や心停止が生じる可能性があり、治療が不十分な糖尿病患者では、麻酔中の循環動態が安定しないリスクが高い[24]。

糖尿病は中枢および末梢神経系に対して影響を与え、高血糖や血管傷害によって、高炭酸ガス血症に対する脳血管拡張作用を阻害することがある[73]。この変化は、脳血管の粥状性動脈硬化と相まって、脳灌流低下や虚血を引き起こす恐れがある。麻酔下の症例では、脳血流の自動調節能の障害によって、脳へ酸素を供給するためにより高い平均動脈血圧が必要となるため、大きな問題となりうる[7,76]。

末梢神経障害はヒトの糖尿病患者の約50%や糖尿病罹患ネコの約10%で認められるが、イヌでは発生が少ない[72,73,77]。末梢神経障害の臨床兆

候として、後肢の虚弱、運動失調、プロプリオセプション低下、腱反射の減弱、筋萎縮や筋緊張の低下が認められる[72,77]。とくにネコでは、蹻行性歩行や後肢の触診時に疼痛反応を示すことがあり、これらは血管機能異常や虚血、軸索の変性、脱ミエリンによる知覚運動障害として生じる[1,72]。

糖尿病による重要な臨床兆候として、交感神経緊張の異常に伴う自律神経系機能障害があり、頻脈、胃内容排出時間の遅延、起立時低血圧、低酸素に対する呼吸反応の異常、体温調節異常、心不全などを生じることがある[73,74,76,78]。獣医療では一般的ではないが、糖尿病罹患犬で心臓自律神経機能の障害も報告されている[78]。

糖尿病のヒトでは、高血糖による血管系異常で糖尿病性腎症が一般的に生じる[74]。傷害を受けた糸球体から尿中へ蛋白が漏出し、加えて糸球体硬化により GFR が低下することで最終的に腎不全につながる[74]。獣医療では、このような腎臓の病理学的変化や蛋白尿は高血圧に伴って生じる場合が多く、周麻酔期には腎臓の血液灌流量を十分に維持する必要がある[24]。

糖尿病性ケトアシドーシス（DKA）

糖尿病性ケトアシドーシス（DKA）は重度の高血糖、脱水、代謝性アシドーシス、鈍麻、循環虚脱を引き起こし、糖尿病の治療が不十分な場合や、重度の疾患や感染、全身麻酔および外科処置などで高度ストレスを受けた後に発症することがある[1]。適切な静脈内輸液やカリウムの補充、インスリン投与によって症例の状態を安定化する必要があり、時に重炭酸ナトリウム投与による治療も行われる[1]。

麻酔前の対策

糖尿病症例の麻酔管理において、最も重要な点は高血糖を最小限に抑えつつ、低血糖を避けることである。麻酔薬や全身麻酔もしくは外科処置によるストレスは血糖値に影響を及ぼす[75]。糖尿病が麻酔前検査で新たに認められた症例や、

その治療が不十分な症例において、予定手術を行う際には、全身麻酔を実施する前に糖尿病の治療を十分に行うことが強く推奨される。ヒトでは新たに糖尿病患者に対して全身麻酔を行うと、治療が十分な糖尿病や非糖尿病患者と比較して合併症発生率や死亡率が高くなる[73]。

麻酔前には、全身の臓器や脱水状態を評価するために徹底した体検査を実施する必要がある。神経学的検査で末梢神経障害を認める場合があり、眼底検査で高血圧を示唆する網膜血管異常を認める場合がある[77,79]。網膜血管の異常を認めた場合、脳血管にも異常が生じていることが多い[77]。糖尿病症例に絶食を行うと、インスリンの必要量が変化する。飼い主に対して、血糖値を確認してインスリンが必要かどうか確認するまでは、手術直前にインスリン投与を行わないように事前に指示をする必要がある[1]。血糖値が 100 mg/dl 未満の場合、インスリンの投与は行わず、2.5 ～ 5% 糖液の輸液を開始する[1]。血糖値が 300 mg/dl を超えている場合、常用量の半分のインスリンを皮下投与するか、糖液と塩化カリウムを含む輸液を開始すると同時にレギュラーインスリンの持続投与（0.025 ～ 0.05 U/kg/ 時間）を実施する[1,19,76]。低血糖を避けるため、血糖値を 30 ～ 60 分ごとに確認し、投薬内容を検討すべきである[1,75,76]。

電解質や酸 – 塩基平衡、PCV、総蛋白、BUN、クレアチニンおよび乳酸値を評価する必要がある[75]。また、尿検査により糖、ケトンおよび蛋白の有無も確認すべきである。ストレスによって突発性の高血糖が生じ、DKA が引き起こされることがあるため、酸血症を伴わない場合でもケトン尿が認められた際には注意が必要であり、予定手術はケトン尿が検出されなくなるまで延期すべきである[75]。酸血症や高乳酸血症は、組織の血液灌流と循環血液量が不足していることを示しており、麻酔前に補正する必要がある[7]。

浸透圧利尿により脱水が生じ、同時にナトリウムおよびカリウムの喪失、循環血液量の減少を招く[2]。麻酔導入後に循環動態が不安定になることを防ぐため、術前に静脈内輸液を実施すべ

きである[73]。糖尿病症例では胃内容排出時間の延長によって逆流や誤嚥のリスクが高くなっていることがあり、パントプラゾールのようなプロトンポンプ阻害薬[19]やメトクロプラミドの投与が推奨される[7,73]。

優れた鎮痛治療によって外科処置に伴うストレスを抑えることは、糖利用能の変動を最小限にするために不可欠である。オピオイドは、交感神経系の活性化を阻害し、コルチゾール分泌を抑制するため、糖利用の恒常性に影響しない[73,84]。糖尿病症例に対するa_2-アドレナリン受容体作動薬の使用は賛否両論ある。a_2-アドレナリン受容体作動薬は、膵島β細胞におけるa_{2A}-受容体の活性化を介してインスリン分泌を抑制することで、高血糖を助長する恐れがある[85]。しかし、健常なイヌにデクスメデトミジンを投与しても高血糖は認められず、節前のa_2-アドレナリン受容体活性化により交感神経活動が抑制されることで平衡が保たれるものと考えられている[85]。このため、糖尿病症例にデクスメデトミジンは有用である可能性があるが、さらなる調査が必要である[85]。

プロポフォールやエトミデートといった麻酔導入薬は、糖利用の恒常性に影響を与えることはなく、糖尿病症例にも使用できる[73,84]。一方、ケタミンは間接的に交感神経を刺激するため、高血糖を増悪することがある[7,13]。吸入麻酔薬は、高血糖に対するインスリン分泌を抑制することから、糖利用の恒常性に強い影響を及ぼすが、獣医療の糖尿病症例の予後における影響は明確ではない[73,84]。

手術中の対策

円滑かつ迅速に麻酔導入すべきであり、胃内容物の逆流や誤嚥から気道を保護するため、伏臥位のままで気管挿管して気管チューブのパイロットカフを膨らませる必要がある。手術中に最も重要な点は、血糖値を30〜60分ごとに評価することである[1]。獣医療において血糖値をどの程度厳密に管理するかの基準はないが、血糖値を150〜250 mg/dlに維持するのが妥当と考えられる。ヒトでは、厳密な血糖管理が麻酔関連死亡の危険

を下げるとされ、以前は血糖値を80〜120 mg/dlで管理することが推奨されていた[76]。しかし、この管理法では、麻酔関連の合併症は減少するものの、術後の低血糖が集中管理室（ICU）でより多く認められ、死亡率が上昇した[76]。

▷局所麻酔・鎮痛

局所麻酔はストレス反応を減弱し、対抗制御的ホルモン（エピネフリン、グルカゴン、コルチゾール）の放出を減少することから、糖尿病症例に有用である[75]。しかし、局所麻酔により神経血流が低下して虚血が生じ、麻酔後に神経障害が増悪する恐れがあることから、末梢神経障害のある症例への使用については賛否がある[21]。糖尿病性末梢神経障害を呈するげっ歯類では、局所麻酔薬のくも膜下投与によって作用時間が延長したが、脊髄神経に組織学的傷害は認められないことが報告されている[80]。

▷神経筋遮断薬

ヒトの糖尿病患者では、非糖尿病患者と比較して、ベクロニウムの作用時間が延長すると報告されており、神経筋接合部の変化や運動神経の刺激伝導性の変化が指摘されている[81]。しかし、糖尿病罹患犬では逆の反応が認められており、非糖尿病犬と比べてベクロニウムの作用時間は短縮すると報告されている[81]。したがって、神経筋遮断薬による筋弛緩作用は一貫しないことがあるため、四連刺激による筋弛緩モニタリングを実施することが推奨される。

合併症

糖尿病症例では、麻酔下で血行動態が安定しないリスクが高く、麻酔薬に対する反応性も変化していることがある[73]。糖尿病罹患犬では、非糖尿病犬と比較して麻酔中に重度の低血圧を生ずることが多く、頻繁に膠質液の輸液や強心薬の投与が必要となる[82]。ヒトの糖尿病患者では、麻酔中の心拍数と血圧の低下が顕著であり、アトロピン投与にも反応を示さないことがある。

これは、自律神経機能不全や脱水に対する麻酔前の水和が不十分で循環血液量不足が生じていることによる可能性がある。

モニタリング

モニタリングは処置の侵襲度合と症例の術前の全身状態の ASA 分類に基づいて決定する。制御できていない、あるいは安定していない糖尿病症例では、観血的動脈血圧測定や中心静脈圧測定を行い、循環血液量や心機能の評価を行うべきである。体温、カプノメータ、心電図、パルスオキシメータを常に用いる。糖尿病症例は体温調節能が変化しており、低体温が生じるリスクが高く、温水ブランケット、対流性温熱装置や人工鼻を用いた積極的な低体温予防や低体温治療が必要である[73]。

麻酔回復

麻酔回復後に症例が自力採食するまでは、血糖値を 30 〜 90 分ごとに測定する必要がある。術後の過剰鎮静を避けることでこの期間を短縮することができる。外科処置に伴うストレスや炎症性メディエーターの分泌により、麻酔後のインスリン要求量が増加する可能性があることを認識することが重要である[76]。ブドウ糖やインスリンの投与は、症例の必要量に応じて投与し、マルチモーダル鎮痛の概念に沿った十分な鎮痛を行うことで最小限のストレスで糖代謝の恒常性を維持できる[1]。

要約

内分泌疾患は、生体の恒常性維持に悪影響を与え、麻酔にも強く影響を及ぼす。予定手術を実施する症例では、麻酔前に治療を行って病態の安定化を図るべきである。内分泌疾患による大きな合併症はまれであるが、合併症が生じた場合には重大になりうる。麻酔前に安定化を図ることが困難な症例では、麻酔科医が疾患の病態生理を十分に理解し、起こりうる合併症を予測して、対策を準備する必要がある。

参考文献

1 Feldman EC, Nelson RW. 2004. In: Feldman EC, Nelson RW,editors. *Canine and Feline Endocrinology and Reproduction*. 3rd ed. St. Louis: Saunders.

2 Wall RT. 2008. Endocrine disease. In: Hines RL, Marschall K, editors. *Stoelting's Anesthesia and Co-Existing Disease,* 5th ed.pp. 365–406. Philadelphia: Churchill Livingstone

3 Scott-Moncrieff JC. 2007. Clinical signs and concurrent diseasesof hypothyroidism in dogs and cats. *Vet Clin North Am Small Anim Pract* 37:709–22.

4 Mooney CT. 2011. Canine hypothyroidism: a review of aetiology and diagnosis. *N Z Vet J* 59(3):105–14.

5 Williams TL, Elliott J, Syme HM. 2010. Association of iatrogenic hypothyroidism with azotemia and reduced survival time in cats treated for hyperthyroidism. *J Vet Intern Med* 24:1086–92.

6 Rossmeisl, Jr., JH. 2010. Resistance of the peripheral nervous system to the effects of chronic canine hypothyroidism. *J Vet Intern Med* 24:875–81

7 Morgan GE, Mikhail MS, Murray MJ. 2006. In: Morgan GE,Mikhail MS, Murray MH, editors. *Clinical Anesthesiology.* 4th ed. New York: McGraw-Hill.

8 Hess RS, Kass PH, VanWinkle TJ. 2003. Association between diabetes mellitus, hypothyroidism or hyperadrenocorticism, and atherosclerosis in dogs. *J Vet Intern Med* 17:489–94.

9 Hofer-Inteeworn N, Panciera DL, Monroe WE, et al. 2012.Effect of hypothyroidism on insulin sensitivity and glucose tolerance in dogs. *Am J Vet Res* 73:529–38.

10 Lobetti RG. 2011. Hypercalcemia in a dog with primary hypothyroidism. *J S Afr Vet Assoc* 82(4):242–3.

11 Panciera DL, Lefebvre HP. 2009. Effect of experimental hypothyroidism on glomerular filtration rate and plasma creatinine concentration in dogs. *J Vet Intern Med* 23:1045–50.

12 Scott-Moncrieff JC. 2012. Thyroid disorders in the geriatric veterinary patient. *Vet Clin North Am Small Anim Pract* 42:707–25.

13 Tranquilli WJ, Thurmon JC, Grimm KA. 2007. In: Tranquilli WJ, Thurmon JC, Grimm KA, editors. *Lumb and Jones' Veterinary Anesthesia and Analgesia.* 4th ed. Ames: Blackwell Publishing.

14 Flood JA, Hoover JP. 2009. Improvement inmyocardial dysfunction in a hypothyroid dog. *Can Vet J* 50:828–34.

15 McMurphy RM, Hodgson DS, Bruyette DS, et al. 1996. Cardiovascular effects of 1.0, 1.5, and 2.0 minimum alveolar concentrations of isoflurane in experimentally induced hypothyroidism in dogs. *Vet Surg* 25:171–8.

16 Pancotto T, Rossmeisl, Jr., JH, Panciera DL, et al. 2010. Blood-brain-barrier disruption in chronic canine hypothyroidism. *Vet Clin Pathol* 39(4):485–93.

17 Blois SL, Poma R, Stalker MJ, et al. 2008. A case of primary hypothyroidism causing central nervous system atherosclerosis in a dog. *Can Vet J* 49:789–92.

18 Babad AR, Eger EI. 1968. The effects of hyperthyroidism and hypothyroidism on halothane and oxygen requirements in dogs. *Anesthesiology* 29(6):1087–93.

19 Plumb DC. 2005. *Plumb's Veterinary Drug Handbook*, 5th ed. Ames: Blackwell Publishing.

20 Read MR, Hutchinson A, Berard B, et al. 2012. Preinduction warming prevents hypothermia in anesthetized dogs. *Proceedings of the 11th World Congress of Veterinary Anaesthesiology*, Sept 23–27, Cape Town: South Africa.

21 Candido KD. 2009. Regional anesthesia and the patient with preexisting neuropathy. *Anesthesiol News* 35:1–8.

22 Henik RA, Stepien RL, Wenholz LJ, et al. 2008. Efficacy of atenolol as a single antihypertensive agent in hyperthyroid cats. *J Feline Med Surg* 10:577–82.

23 Hoffman G, Marks SL, Taboada J, et al. 2003. Transdermal methimazole treatment in cats with hyperthyroidism. *J Feline Med Surg* 5:77–82.

24 Ward CR. 2007. Feline thyroid storm. *Vet Clin North AmSmall Anim Pract* 37:745–54.

25 Reusch CE, Schellenberg S, Wenger M. 2010. Endocrine hypertension in small animals. *Vet Clin North Am Small Anim Pract* 40:335–52.

26 Klubo-Gwiezdzinska J, Wartofsky L. 2012. Thyroid emergencies. *Med Clin North Am* 96:385–403.

27 Epstein FH. 2001. Thyroid hormone and the cardiovascular system. *N Engl J Med* 344(7):501–9.

28 Kohl BA, Schwartz S. 2009. Surgery in the patient with endocrine dysfunction. *Anesthesiol Clin* 27:687–703.

29 Langley RW, Burch HB. 2003. Perioperative management of the thyrotoxic patient. *Endocrinol Metab Clin North Am* 32:519–34.

30 Rutland BE, Nachreiner RF, Kruger JM. 2009. Optimal testing for thyroid hormone concentration after treatment with methimazole in healthy and hyperthyroid cats. J *Vet Intern Med* 23:1025–30.

31 Hirvonen EA, Niskanen LK, Niskanen MM. 2004. Thyroid storm prior to induction of anaesthesia. *Anaesthesia* 59:1020–2.

32 Simpson AC, McCown JL. 2009. Systemic hypertension in a dog with a functional thyroid gland adenocarcinoma. *J Am Vet Med Assoc* 235:1474–9.

33 Tsubokawa T, Yamamoto K, and Kobayashi T. 1998. Propofol clearance and distribution volume increase in patients with hyperthyroidism. *Anesth Analg* 87:195–9.

34 Walker JS, Klockowski PM, Levy G. 1989. Kinetics of drug action in disease states. XXXI. Effect of experimental hyperthyroidism on the hypnotic activity of a benzodiazepine (oxazepam) in rats. *Pharm Res* 6(5):404–7.

35 Lord MS, Augoustides JGT. 2012. Perioperative management of pheochromocytoma: focus on magnesium, clevidipine, and vasopressin. J *Cardiothorac Vasc Anesth* 26(3):526–31.

36 deBruin C, Meij BP, Kooistra HS, et al. 2009. Cushing's disease in dogs and humans. *Horm Res* 71(1):140–3.

37 Cross E, Moreland R, Wallack S. 2012. Feline pituitary-dependent hyperadrenocorticism and insulin resistance due to a plurihormonal adenoma. *Top Companion Anim Med* 27:8–20.

38 Novellas R, de Gopegui R, Espada Y. 2008. Determination of renal vascular resistance in dogs with diabetes mellitus and hyperadrenocorticism. *Vet Rec* 163:592–6.

39 Smith RR, Mayhew PD, Berent AC. 2012. Laparoscopic adrenalectomy for management of a functional adrenal tumor in a cat. *J Am Vet Med Assoc* 241:368–72.

40 West JB. 2003. In: West JB, editor. *Pulmonary Pathophysiology:The Essentials*. 6th ed. Philadelphia: Lippincott Williams & Wilkins.

41 Smets PMY, Lefebvre HP, Meij BP, et al. 2012. Long-term follow-up of renal function in dogs after treatment for ACTH-dependent hyperadrenocorticism. *J Vet Intern Med* 26:565–73.

42 Lang JM, Schertel E, Kennedy S, et al. 2011. Elective and emergency surgical management of adrenal gland tumors: 60 cases (1999–2006). *J Am Anim Hosp Assoc* 47:428–35.

43 Brown AL, Beatty JA, Lindsay SA, et al. 2012. Severe systemic hypertension in a cat with pituitary-dependent hyperadrenocorticism.*J Small Anim Pract* 53:132–5.

44 Cabrera Blatter MF, del Prado B, Miceli DD, et al. 2012. Interleukin-6 and insulin incrase and nitric oxide and adiponectin decrease in blind dogs with pituitary-dependent hyperadrenocorticism. *Res Vet Sci* 93(3):1195–202.

45 Kessler CS, Joudeh Y. 2010. Evaluation and treatment of severe asymptomatic hypertension. *Am Fam Physician* 81(4):470–6.

46 Dabbagh A, Sa'adat N, Heidari Z. 2009. Etomidate infusion in the critical care setting for suppressing the acute phase of cushing's syndrome. *Anesth Analg* 108:238–9.

47 Wimpole JA, Adagra CFM, Billson MF, et al. 2010. Plasma free metanephrines in healthy cats, cats with non-adrenal disease and a cat with suspected phaeochromocytoma. *J Feline Med Surg* 12:435–40.

48 Calsyn JDR, Green RA, Davis GJ, et al. 2010. Adrenal pheochromocytoma with contralateral adrenocortical adenoma in a cat. *J Am Anim Hosp Assoc* 46:36–42.

49 Barthez PY, Marks SL, Woo J et al. 1997. Pheochromocytoma in dogs: 61 cases (1984–1995). *J Vet Intern Med* 11(5):272–8.

50 Bertelsen, MF, Steele SL, Grondahl C, et al. 2011. Pheochromocytoma in a white rhinoceros (ceratotherium simum). *J Zoo Wildl Med* 42(3):521–3.

51 Schlanser JR, Patterson JS, Kiupel M, et al. 2012. Disseminated pheochromocytoma in a North American river otter (*Lontra canadensis*). *J Zoo Wildl Med* 43(2):407–11.

52 Herrera MA, Mehl ML, Kass PH, et al. 2008. Predictive factors and the effect of phenoxybenzamine on outcome

in dogs undergoing adrenalectomy for pheochromocytoma. *J Vet Intern Med* 22:1333–9.

53 Kinney MAO, Narr BJ, and Warner MA. 2002. Perioperative management of pheochromocytoma. *J Cardiothorac Vasc Anesth* 16(3):359–69.

54 Quante S, Boretti FS, Kook PH, et al. 2010. Urinary catecholamine and metanephrine to creatinine ratios in dogs with hyperadrenocorticism or pheochromocytoma, or in healthy dogs. *J Vet Intern Med* 24(5):1093–7.

55 Williger HM, Prinzen FW, Roekaerts P. 2006. The effects of esmolol and dexmedetomidine on myocardial oxygen consumption during sympathetic stimulation in dogs. *J Cardiothorac Vasc Anesth* 20(3):364–70.

56 Gostelow R, Bridger N, Syme HM. 2013. Plasma-free metanephrine and free normetanephrine measurement for the diagnosis of pheochromocytoma in dogs. *J Vet Intern Med* 27(1):83–90.

57 Kook PH, Grest P, Quante S, et al. 2010. Urinary catecholamine and metadrenaline to creatinine rations in dogs with a phaeochromocytoma. *Vet Rec* 166:169–74.

58 Bommarito DA, Lattimer JC, Selting KA, et al. 2011. Treatment of a malignant pheochromocytoma in a dog using 131-I metaiodobenzylguanidine. *J Am Anim Hosp Assoc* 47:188–94.

59 Berry CR, DeGrado TR, Nutter F, et al. 2002. Imaging of pheochromocytoma in 2 dogs using p-[18F] fluorobenzylguanidine. *Vet Radiol Ultrasound* 43(2):183–6.

60 Ye L, Santarpia L, Gagel RF. 2010. The evolving field of tyrosine kinase inhibitors in the treatment of endocrine tumors. *Endocr Rev* 31(4):578–99.

61 Bajwa SS, Bajwa SK. 2011. Implications and considerations during pheochromocytoma resection: a challenge to the anesthesiologist. *Indian J Endocrinol Metab* 15:337–44.

62 Zhu Y, Hong-chao H, Su T, et al. 2010. Selective a1-adrenoceptor antagonist (controlled release tablets) in preoperative management of pheochromocytoma. *Endocrinology* 38:254–9.

63 Kline JP. 2010. Use of clevidipine for intraoperative hypertension caused by an undiagnosed pheochromocytoma: a case report. *AANA J* 78(4):288–90.

64 Domi R and Laho H. 2012. Management of pheochromocytoma:old ideas and new drugs. *Niger J Clin Pract*15(3):253–7.

65 Neukirchen M, Kienbaum P. 2008. Sympathetic nervous system: evaluation and importance for clinical general anesthesia. *Anesthesiology* 109:1113–31.

66 Shao Y, Chen R, Shen Z, et al. 2011. Preoperative alpha blockade for normotensive pheochromocytoma: is it necessary? *J Hypertens* 29:2429–32.

67 Senanayake P, Denker J, Bravo EL, et al. 1995. Production, characterization, and expression of neuropeptide Y by human pheochromocytoma. *J Clin Invest* 96:2503–9.

68 Prlesi L, Cheng-Lai A. 2009. Clevidipine: a novel ultrashort-acting calcium antagonist. *Cardiol Rev* 17:147–52.

69 Bryskin R, Weldon BC. 2010. Dexmedetomidine and magnesium sulfate in the perioperative management of a child undergoing laparoscopic resection of bilateral pheochromocytomas. *J Clin Anesth* 22(2):126–9.

70 Udeh CI, Diaz-Gomez JL, Satyapriya A, et al. 2012. Recent advances in perioperative anesthetic management update on the role of vasopressin and its effects on outcomes. *Curr Pharm Des* 18(38):6308–13.

71 Rand JS, Marshall RD. 2005. Diabetes mellitus in cats. *Vet Clin North Am Small Anim Pract* 35:211–24.

72 Estrella JS, Nelson RN, Sturges BK, et al. 2008. Endoneurial microvascular pathology in feline diabetic neuropathy. *Microvasc Res* 75(3):403–10.

73 Kadoi Y. 2010. Anesthetic considerations in diabetic patients. Part I: preoperative considerations of patients with diabetes mellitus. *J Anesth* 24:739–47.

74 Fowler MJ. 2008. Microvascular and macrovascular complications of diabetes. *Clin Diabetes* 26(2):77–82.

75 Robertshaw HJ, Hall GM. 2006. Diabetes mellitus: anaesthetic management. *Anaesthesia* 61:1187–90.

76 Kadoi Y. 2010. Anesthetic considerations in diabetic patients. Part II. Intraoperative and postoperative management of patient with diabetes mellitus. *J Anesth* 24: 748–56.

77 Morgan MJ, Vite CH, Radhakrishnan A, et al. 2008. Clinical peripheral neuropathy associated with diabetes mellitus in 3 dogs. *Can Vet J* 49:583–6.

78 Kenefick S, Parker N, Slater L, et al. 2007. Evidence of cardiac autonomic neuropathy in dogs with diabetes mellitus. *Vet Rec* 161:83–8.

79 Landry MP, Herring IP, Panciera DL. 2004. Funduscopic findings following cataract extraction by means of phacoemulsification in diabetic dogs: 52 cases (1993–2003). *J Am Vet Med Assoc* 225:709–16.

80 Kroin JS, Buvanendran A, Tuman KJ, et al. 2012. Safety of local anesthetics administered intrathecally in diabetic rats. *Pain Med* 13:802–7.

81 Clark L, Leece EA, Brearley JC. 2012. Diabetes mellitus affects the duration of action of vecuronium in dogs. *Vet Anesth Analg* 39:474–9.

82 Oliver JAC, Clark L, Corletto F, et al. 2010. A comparison of anesthetic complications between diabetic and nondiabetic dogs undergoing phacoemulsification cataract surgery: a retrospective study. *Vet Ophthal* 13(4):244–50.

83 Benedicto HG, Bombonato PP, Macchiarelli G, et al. 2011. Structural arrangement of the cardiac collagen fibers of healthy and diabetic dogs. *Microsc Res Tech* 74: 1018–23.

84 Tanaka K, Kawana T, Tsutsumi YM, et al. 2011. Differential effects of propofol and isoflurane on glucose utilization and insulin secretion. *Life Sci* 88:96–103.

85 Restitutti F, Raekallio M, Vainionpaa M, et al. 2012. Plasma glucose, insulin, free fatty acids, lactate and cortisol concentrations in dexmedetomidine-sedated dogs with or without MK-467: a peripheral a -2 adrenoceptor antagonist. Vet J 193(2):481–5.

9 栄養疾患

Lindsey B. C. Snyder

University of Wisconsin, Madison School of Veterinary Medicine, Department of Surgical Sciences, Madison, WI, 53706, USA

世界保健機構は、肥満を脂肪組織における健康を損ねるほど異常あるいは過度な脂質の蓄積と定義している[1-3]。過剰な脂肪組織は、摂取カロリーが消費カロリーを超過した際に生じる[4]。ヒトにおける肥満の蔓延に伴い、世界保健機構は、肥満を単純な肥満（ボディマス指数［BMI］30～34.9 kg/m²）、重度の肥満（35～39.9 kg/m²）、病的肥満（40～49.9 kg/m²）、および超病的肥満（≧40 kg/m²）に分類している。

病態生理

肥満は伴侶動物における最も一般的な病的状態であり、数多くの併存疾患に関連する[2]。米国では、イヌの約55％およびネコの53％が太りすぎあるいは肥満であると考えられている[6]。世界的には、犬の22～40％が肥満であると考えられている[2]。ヒトでは肥満に伴い、糖尿病や筋骨格系の異常といった疾病の有病率が増加している[6]。獣医療で対象となる動物種やそのさまざまな品種における理想体重が確立されていないため、動物における肥満の基準はヒトの基準ほど明確ではない。しかし、症例の体重がその品種の正常体重を15％超過すると"太りすぎ"であり、30％超過した場合には"肥満"と断定されている[2]。

獣医療では、症例が肥満となる危険因子のいくつかが明らかにされている。特定の品種では、肥満になりやすい遺伝的素因が関連している。ケアーンテリア、ウェストハイランドホワイトテリア、スコティッシュテリア、シェットランドシープドッグ、バセットハウンド、キャバリアキングチャールズスパニエル、ダックスフンド、ビーグ

ル、コッカースパニエル、およびラブラドールレトリーバーは、遺伝的に肥満になりやすい。同様に、サイトハウンド種のように肥満になりにくい品種もある[2]。加齢は、肥満になる可能性を増加させる。加齢によって除脂肪体重が減少し、結果としてその動物の1日の総エネルギー要求量も減少する。一般的に1日総エネルギー要求量の減少とともに、運動量も減少し、骨関節炎のような加齢性の併存疾患がその原因となる可能性もある。1日総エネルギー要求量の減少と運動量の低下が同時に生じると、摂取カロリーが十分に減少しなければ、体重は増加することになる[2]。

過剰な体重は、動物の健康全般に大きな影響を与える。ヒトでは、病的肥満（BMI ≧ 40 ～ 44.9 kg/m²）が糖尿病[7]、呼吸不全、高血圧、左心室肥大、粥状硬化症、心筋虚血、およびいくつかの種類の癌の発生率が肥満でない症例に比べ高いことに関連している[4]。ヒトの肥満患者の60％で軽度から中等度の高血圧が認められ、さらに5～10％では重度の高血圧を示す。時間経過とともに、高血圧は左心室拡張を引き起こし、左心室壁への負荷が増大し、左心室の代償性肥大や拡張不全を引き起こす可能性がある[4]。体脂肪組織の増加は、循環呼吸生理学に影響を及ぼし、心拍出量（CO）、酸素消費量、およびクロージングキャパシティ（末梢気道の閉塞が始まる肺容積）を増加させ、機能的残気量（FRC）を減少させる。ヒトにおけるこのような変化は、高血圧、冠動脈疾患[1]、および閉塞性睡眠時無呼吸[7]に関連する病態を引き起こす恐れがある。病的肥満のヒトでは、過剰な体組織によりFRC、呼気予備量、および総肺気量が減少する。ヒトでは、BMIの増加に伴ってFRCが急激に低下する。FRCがクロージングキャパ

表 9.1　肥満に関連する生理学的変化

高血圧
左心室肥大
拘束性肺疾患 *
腹腔内圧の上昇
胸壁コンプライアンスの低下
肺容量の減少
運動不耐性
無気肺の増加
換気 − 灌流不均衡の増加
分布容積の増加
筋骨格系の異常
血液量の増加
心係数の低下

* 肺の容積減少に伴う肺活量の減少を主徴候とする疾患

シティの範囲まで減少すると、小気道の閉塞、換気 − 灌流不均衡、右 − 左短絡、および動脈低酸素血症が引き起こされる[3]。最後に体重増加に伴い、体表面積の増加に比例して血液容量が増加する。この血液容量の増加は、前負荷の増加と安静時心拍出量の増加の一助となる。最終的には、左心拡張期充満容積の増加と左心室肥大を引き起こす（表 9.1）[1]。

　脂肪組織は炎症性メディエーターの主要な供給源である。したがって、肥満と慢性的な軽度炎症に関連する[8]。ヒトの肥満に見られる慢性炎症は、肥満と心血管疾患との間の関連性を示す重要な1例と考えられている[8]。その他、肥満に関連する生理学的変化として、尿細管における再吸収の増加があり、これは細胞外液量の増大を引き起こす。ヒトでは、総細胞外液量が増加するものの、体重当たり循環血液量はむしろ減少する[4]。最後に、肥満したヒトの内臓血流は、痩せたヒトに比べて最大で20％増加する。肥満していても脳や腎臓への血流量は、ほぼ正常である[4]。

肥満症例の麻酔管理

麻酔導入

　麻酔導入は症例の BMI にかかわらず、注意を要する処置である。肥満症例の麻酔導入はその病的な状態によっていっそう神経質な処置になる。麻酔導入と気管挿管に際して、肥満したヒトでは肥満の程度に比例して、痩せたヒトよりも心係数（CI）が低下する。肥満していない症例における麻酔導入時の CI 低下が 4 ～ 11％であるのに対し、肥満症例では 17 ～ 33％も CI が低下する。肥満していない症例では、低下した CI は術後に基準値まで回復するが、肥満症例では CI 低下が術後も持続する[1,9]。

　肥満によって引き起こされる CI 低下などの生理学的変化は、麻酔薬の分布、結合、および排泄に大きく影響する。実際の体重のみに基づいて投与量を決定すると、肥満による薬物動態の変化によって重篤な有害反応の生じる可能性がある[4]。しかし、経口投与薬の全身吸収については、太りすぎのヒトでは胃空虚化時間が延長するとした研究報告があるものの、肥満によって大きな影響は受けないようである[4]。

　プロポフォールの薬物動態の変化を評価した研究では、睫毛反射の消失までに必要なプロポフォールの投与量が、肥満した子供で痩せた子供に比べて明らかに少なかった。つまり肥満した子供では実際の体重を基準にプロポフォールの投与量を決定すると、肥満していない子供より少ない投与量で効果を得られる[10]。プロポフォールのクリアランスは、総体重よりもむしろ除脂肪体重に直線的に比例する[5]。プロポフォールの麻酔導入量や維持量を決定する際には、肥満した動物と同等の体重をもつ痩せた個体の実体重に基づくべきである[4]。肥満のヒトでは、プロポフォールの分布容積やクリアランスは総体水分量と有意に相関する。したがって、分布容積はクリアランスと同時に増加している場合には、排泄半減期は肥満していても痩せていても同様である。肥満のヒトでは、実際の体重に基づいた投与量でプロポフォールを投与しても、プロポフォールの蓄積や作用時間の延長などの兆候は認められない[4]。肥満の症例であっても、総体重に基づいた投与量でプロポフォールを投与すべきである（表 9.2）。

表 9.2　肥満症例における麻酔薬の投与量

プロポフォール	実際の体重に基づく
チオペンタール	除脂肪体重に基づく
ミダゾラム	実際の体重に基づく
ジアゼパム	実際の体重に基づく
オピオイド	薬剤の脂溶性に基づく
高脂溶性	除脂肪体重に基づく
低脂溶性	実際の体重に基づく

しかし、チオペンタールを肥満個体に実際の体重に基づいて投与すると、分布容積が増加していることから排泄半減期が有意に延長する。肥満患者におけるチオペンタールの麻酔導入量は、作用時間の延長を避けるため、除脂肪体重に基づいて決定すべきである[4]。

鎮静あるいは麻酔導入処置の一部としてベンゾジアゼピンを太りすぎの症例に投与する場合には、投与量を調節すべきである。ベンゾジアゼピンは脂溶性の高い薬物であり、過剰な脂肪組織の影響を強く受ける。肥満に伴ってベンゾジアゼピンの分布容積は増加し、排泄半減期は延長する。肥満症例では、ベンゾジアゼピンを使用するかどうかにかかわらず、分布容積の増加や余剰脂肪への分布をふまえ、その投与量は総体重に比例して増加させるべきである[4]。

肥満症例の増加にもかかわらず、臨床研究では未だに肥満した個体に適切に使用できる画一的な薬物動態学に関する項目を適切に定義できていない[11]。このような理由から、臨床的エンドポイントに至るまで投与する投与法や bispectral index（BIS）を使用することが賢明である。通常、麻酔導入薬は臨床的効果を得られるまで投与することから、ヒトや動物に対する新しい推奨投与量は不要であるという主張もなされている[5]。

麻酔維持

肥満の症例を全身麻酔する際に考慮する点は、過剰な脂肪組織に関連する薬物動態学変化ではなく、生理学的変化に集中している。肥満は拘束性肺疾患と関連している。拘束性肺疾患は腹腔内圧および胸壁重量の増加に伴う胸壁コンプライアンスの低下によって引き起こされ[4,12]、静的および動的肺容量、予備呼気量、および全肺気量の減少を生じる[13]。加えて、腹腔内の脂肪組織塊による圧迫が呼吸コンプライアンスの低下の一助となる[1]。これらの変化は全身麻酔や外科処置によってさらに影響を受ける[4]。FRC、予備呼気量、および総肺気量の減少といった換気の変化は、臨床的に肥満した症例に頻繁に観察される[14]。FRC は、総体重の増加に伴って急激に減少する[1]。全身麻酔下では、FRC は痩せたヒトであれば 20％までしか減少しないが、肥満のヒトでは 50％も低下する[1]。FRC と呼吸予備量の低下は、無呼吸時の酸素飽和度の低下（麻酔導入時によく見られる）や低換気、そして肺機能の低下に伴う"空気とらえこみ（air trapping）"が生じやすくなる[13]。FRC の減少によって肺の一部に早期気道閉塞や無気肺が引き起こされ、結果的に換気‐灌流不均衡が生じる[11]。

全身麻酔は肥満症例における呼吸の病態生理をさらに複雑なものにする。麻酔中や麻酔後には、肺気量の低下や換気‐灌流不均衡の増加によって低酸素症が発生する可能性が大きくなる[4]。吸入麻酔中の病的肥満症例では、痩せた症例に比べて無気肺を生じることが多くなる。さらに、肥満でない症例では麻酔終了後に無気肺が比較的速やかに完全消失するのに対して[12]、肥満の症例では無気肺が麻酔終了後 24 時間まで続くことがある[11]。肥満のヒトでは、10 cmH$_2$O の呼気終末陽圧（PEEP）を適用することによって酸素の取り込みが増加し、酸素化の改善や低酸素症に至るまでの無呼吸時間の延長がもたらされる[1]。この作用は肺胞の増強（リクルートメント）に関係している[11]。しかし、PEEP を加えることによる動脈血酸素化の改善は、CO と酸素運搬を犠牲にすることになる[4]。

肥満症例において、人工呼吸中に気圧性外傷が発生することは決して珍しくない[13,15]。臨床獣医師は肥満症例の肺の大きさを、除脂肪体重よりもむしろ実体重に基づいて過大に見積もっていると仮定される[15]。肥満症例では、換気モードが非常に重要である。従圧式換気と従量式換気と比較

すると、肥満症例（BMI > 35）に内視鏡下胃緊縛術を実施する際には、従圧式換気の方がpH、PaO_2、および酸素飽和度が高値を示し、一方$PaCO_2$はより低値を示した。従圧式換気では従量式よりも高い吸気量がもたらされることから、肺胞のリクルートメントが進み、換気 - 灌流不均衡が減少する可能性がある[13]。

硬膜外麻酔は、全身麻酔の維持に吸入麻酔と組み合わせて行われる一般的な手技である。肥満症例では、いくつかの理由により硬膜外麻酔の難易度が高い。肥満症例ではランドマークとなる部位を特定し難く、明らかに硬膜外麻酔は技術的により困難になる[4]。肥満症例では、腹腔内圧の上昇によって血液量増加に加え、硬膜外腔への脂肪の蓄積によって硬膜外腔容積が減少し、これらにより硬膜外投与が困難になり、薬物の拡散程度を予測することが困難となる[4]。このような欠点もあるが、硬膜外麻酔は呼吸抑制の軽減や他の麻酔薬の全身投与による呼吸抑制に続発する合併症を減少させるために極めて有用である[4]。

脂溶性の高いスフェンタニルは、肥満したヒトにおいて排泄半減期が著しく延長することが確認されている。この延長には、薬物の分布容積と過剰な脂肪組織への蓄積が関連している[4]。肥満症例では、脂溶性の高い薬物の投与量を変更すべきである。反対に、水溶性薬物のアトラクリウムでは、回復時間について肥満した個体と肥満していない個体との間に差はなかった。脂溶性の低いデスフルランやセボフルランは、肥満症例に選択しやすい揮発性麻酔薬である[4]。

術後管理

術後には、鎮痛薬や麻酔薬による呼吸器系への抑制作用によって、症例の安全が脅かされる恐れがある。肥満症例では、呼吸の際に動かさなければならない体質量が大きいため、術後の呼吸仕事量は非常に大きく[4]、術後に低酸素症を発症するリスクが高い[4]。さらに、術後早期には酸素要求量が最大で50％増加するため、COと組織への酸素運搬の両方を著しく増加させる必要がある。FRCが減少している状況でも、酸素要求量の増加に見合ったCOの増加が必要となる。もしCOが増加せず、酸素要求を満たせなければ、術後合併症がより生じやすくなる[1]。肥満した症例と痩せた症例では、2～4時間の全身麻酔後の回復時間には差がない。脂溶性薬物の脂肪への蓄積により、麻酔回復の遅延が見られるというものの、脂肪への血流減少によって脂肪組織による薬物取り込みも減少している[4]。したがって、病的肥満症例では、麻酔ガスの脂溶性よりも血液への溶解性の方が麻酔回復時間に大きな影響を与える[7]。

肥満症例では、肥満が免疫系に与える影響のために術後感染や創傷治癒遅延の発生率が高い。肥満は、細胞介在性免疫応答を障害し、リンパ球の免疫機能やナチュラルキラー細胞活性を低下させる[3]。

その他の栄養学的問題

肥満に加え、悪液質もまた麻酔に影響する重要な栄養学的問題である。悪液質を伴う症例に対する麻酔については、第15章を参照されたい。

参考文献

1 Donohoe CL, Feeney C, CareyMF. 2011. Perioperative evaluation of the obese patient. *J Clin Anesth* 23:575–86.

2 Byers CG, Wilson CC, Stephens MB, et al. 2011. Exploring the causes and consequences of canine obesity. *Vet Med* 1:1–7.

3 Cheah MH, Kam PCA. 2005. Obesity: basic science andmedical aspects relevant to anesthetists. *Anaesthesia* 60:1009–21.

4 Casati A, Putzu M. 2005. Anesthesia in the obese patient: pharmacokinetic considerations. *J Clin Anesth* 17:134–5.

5 Green B, McLeay S. 2011. Anesthetizing the obese. *Anesth Analg* 113(1):1–3.

6 de Godoy MR, Swanson KS. 2013. Nutrigenomics: using gene expression and molecular biology data to understand pet obesity. *J Anim Sci* 91(6):2949–64.

7 Arain SR, Barth CD, Shankar H, et al. 2005. Choice of volatile anesthetic for the morbidly obese patient: sevoflurane or desflurane. *J Clin Anesth* 17:413–9.

8 Chung MY, Hong SJ, Lee JY. 2011. The influence of obesity on postoperative inflammatory cytokine levels. *J Int Med Res* 39:2370–8.

9 Agarwal N, Shibutani K, SanFilippo JA, et al. 1982. Hemodynamic and respiratory changes in surgery of the morbidly obese. *Surgery* 92:226–34.

10 Olutoye OA, Yu X, Govindan K, et al. 2012. The effect of obesity on the ED50 of propofol for loss of consciousness in children and adolescents. *Anesth Analg* 115(1):147–53.

11 Corrie KR, Chillstone S, Hardman JG. 2011. The effect of obesity and anesthetic maintenance regimen on postoperative pulmonary complications. *Anesth Analg* 113(1):4–6.

12 Eichenberger AS, Proietti S, Wicky S, et al. 2002. Morbid obesity and postoperative pulmonary atelectasis: an underestimated problem. *Anesth Analg* 95:1788–92.

13 Pedoto A. 2012. Lung physiology and obesity: anesthetic implications for thoracic procedures. *Anesthesiol Res Pract* 2012:154208.

14 Cortinez LI, Gambus P, Troconiz IF, et al. 2011. Obesity does not influence the onset and offset of sevoflurane effect as measured by the hysteresis between sevoflurane concentration and bispectral index. *Anesth Analg* 113(1):70–6.

15 Jaber S. Coisel Y, Chanques G, et al. 2012. A multicentre observational study of intra-operative ventilator management during general anaesthesia: tidal volumes and relation to body weight. *Anaesthesia* 67:999–1008.

10 眼科疾患

Phillip Lerche

The Ohio State University, College of Veterinary Medicine, Department of Veterinary Clinical Sciences, Columbus, OH, 43210, USA

眼科手術のために来院する動物たちは、麻酔科医にいくつもの難題をつきつけてくる。これら難題には、眼圧（IOP）や涙液産生に対する麻酔薬の影響、動物の体位、手術中の眼の操作によって生じる反射、全身性あるいは局所性に投与した眼科薬の影響、および高齢動物における併発疾患などが含まれる。さらに、適切な術野へのアプローチを得るために、眼球を眼窩中央に位置させることが求められる外科手術（例：水晶体除去術）では、神経筋遮断薬（neuromuscular blocking drugs：NMBDs）の投与と人工呼吸が必要となる。

眼圧（IOP）

IOP は、眼房水の産生と排出の関係によって決まり、イヌおよびネコにおける眼房水の排出は主に前房隅角の線維性帯を経由して行われる[1]。この関係性は以下の式で示される。

$$IOP =（眼房水産生速度÷眼房水排出速度）+ 強膜静脈圧$$

網膜や視神経への血液供給は眼球の灌流圧によって決定され、この灌流圧は平均動脈血圧とIOP の差と定義されている[2]。したがって、IOP 上昇は視神経機能の低下を招く恐れがあり、見逃され治療されなければ視覚を喪失する可能性がある。緑内障に罹患している症例に全身麻酔を実施する際には、眼科手術および非眼科手術のいずれにおいても不要な IOP 上昇を避けるこ

表 10.1　眼圧上昇を引き起こす要因

物理的	生理学的	薬理学的
・眼瞼の圧迫 　（例：フェイスマスク） ・気管挿管 ・過度な拘束や抵抗 ・外頸静脈の圧迫 ・頭部の下垂 ・白内障手術	・嘔吐 ・緑内障にすでに 　罹患している ・発咳 ・しぶり ・低酸素血症 ・高炭酸ガス血症	・サクシニルコリン ・ケタミン ・エトミデート 　（筋痙攣が生じた場合）

とが目標となる。眼球構造に部分的損傷のある、あるいは損傷の生じそうな症例（例：デスメ膜瘤、外傷、深層性膜潰瘍）の場合にも、完全な破裂を回避するために、突発的な IOP 上昇を避けることが必須となる。IOP を上昇させる物理学的、生理学的、および薬理学的な要因を表10.1に示す。

抵抗する動物を物理的に拘束すると、IOP を上昇させてしまう恐れがある。これは、気づかないうちに外頸静脈を圧迫することにより、中心静脈圧を上昇させてしまうためである。指による眼球の圧迫やフェイスマスクの装着などで眼瞼越しに眼球を圧迫すると、必ず IOP は直接的に上昇する。頭部を体より高く配置するとIOP は低下する傾向にある。気管挿管に伴う喉頭や咽頭への刺激は、IOP を一過性に上昇させる。白内障手術の術後には IOP 上昇の発生率が高く、静脈内投与ルートを確保しておくことが賢明である。これによって、利尿薬の投与や高眼圧を解除するために前房穿刺が必要となった際の鎮静薬の投与をすぐに実施できる。

嘔吐、緊張、および発咳は IOP を一時的に上昇させる。すでに緑内障を発症している状態で、高炭酸ガス血症や低酸素血症が生じると、IOP

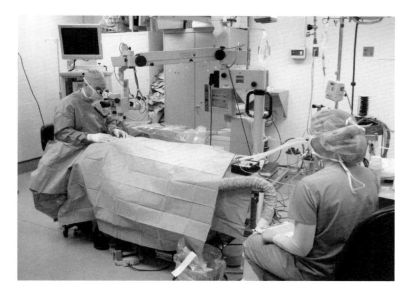

図 10.1　眼科手術における一般的な配置。動物の頭部は麻酔器や麻酔科医から離れた場所に位置している。

上昇を招く[2,3]。

ほとんどの麻酔薬は、IOP を直接的に低下させるか変化させない。しかし、嘔吐（例：オピオイドと $α_2$-作動薬）、高炭酸ガス血症（例：プロポフォール、オピオイド、$α_2$-作動薬、揮発性麻酔薬）、または筋痙攣（例：エトミデート）といった副作用によって、IOP が上昇することがある。ケタミンとサクシニルコリンは IOP を上昇させることが知られている[4]。

涙液産生

麻酔薬がイヌの涙液産生に及ぼす影響について、いくつかの研究がなされている。アトロピンの使用は涙液産生の減少に関連している[5]。全身麻酔薬は一般に涙液産生を減少させる。Herring ら（2000）は、全身麻酔中および麻酔後 24 時間まで涙液産生量が減少することを報告しており、さらに麻酔時間が 2 時間以上となった場合には、短時間の場合よりも術後の涙液産生量により大きな影響を与えたと報告している[6]。一方、Shepard ら（2011）は、イソフルランあるいはデスフルランを麻酔薬として単独で用いた場合、麻酔時間が短時間（1 時間）でも長時間（4 時間）でも涙液産生はただちに正常に回復したと報告している[7]。前者の研究では、アトロピンを含む複数の薬物の組み合わせ（麻酔前投薬、注射麻酔薬）が使用されており、後者の研究と異なった所見になったと考えられる。セボフルランによる全身麻酔では、モルヒネあるいはアセプロマジン投与後および麻酔前投薬を実施しない場合において同様に麻酔中の涙液産生量が減少する[8]。ネコでは、アセプロマジンとキシラジンによる鎮静後に涙液産生量が減少した[9]。片側眼が対象となる手術症例では、無処置眼に人工涙液や眼軟膏を点眼して保護すべきである。

症例の体位

眼科手術では、一般的に症例の頭部が麻酔科医から遠く離れて配置されることから（図 10.1）、麻酔科医にはいくつかの難題が突きつけられる。第 1 に、眼瞼反射、眼窩内の眼球の位置、または顎の緊張度などによる麻酔深度の評価ができない。麻酔科医は、麻酔深度の指標として、循環や呼吸のモニタリング項目に頼らざるを得ない。第 2 に、気管チューブやその接続部、呼吸回路の動物側末端を視認できず、近づいて作業することが困難になる。これにより、不意の抜管、リークの発生、または回路の外れといった

異常を検出することが難しくなる。第3に、舌（パルスオキシメータ）、食道内（体温計のプローブ、聴診器）、あるいは呼吸回路（カプノメータ）にモニタリング装置を装着し近づいて作業する。術中には、舌に取り付けたパルスオキシメータのプローブが簡単に外れやすく、誤った測定値を示すこともある。最後に、麻酔科医によって術中に動物が動かされてしまうと、眼科医にとって大きな問題を生じる。とくに、手術顕微鏡を使用している場合には、ほんの小さな動きでも術者の視野では大きな動きに拡大されてしまう。

眼心臓反射

術中の眼球の圧迫や牽引は三叉神経と迷走神経を介した眼心臓反射（OCR）を引き起こし、不整脈を生じることがある[2]。OCR による最も一般的な不整脈は徐脈であるが、心室性期外収縮や心停止が生じる場合もある。高炭酸ガス血症があると、OCR が発生しやすくなる[10]。最初にすべき処置は、OCR の発生を術者に伝えることであり、術者はただちに眼球の操作を中断すべきである。OCR が継続するようであれば、抗コリン作動薬による治療が必要となるか、心停止の場合には、心肺蘇生を開始する。

点眼薬

眼科手術を受ける多くの症例は術前に点眼薬の投与を受けている。したがって、これら点眼薬が術前あるいは術後にどのような生理学的影響を及ぼす可能性があるかを理解しておくことが非常に重要である。全身投与された薬物は副作用を生じやすいが、局所的に投与された薬物であっても全身性に吸収されることがある。どのような投与経路であっても投与された点眼薬の副作用が生じる可能性を認識しておくことが重要であり、これによって副作用が生じた際に適切な対処法がとれる。

緑内障の治療に用いられる薬物

コリン作動薬（例：ピロカルピン）は眼房水の排出を促進する。コリン作動薬が全身性に吸収されると、徐脈性不整脈や気管支収縮といった不要な副交感神経性作用を認めることがある[1]。アドレナリン受容体作動薬（例：エピネフリン、フェニレフリン）を点眼した場合には、全身性高血圧や頻脈を引き起こすかもしれない[11]。アドレナリン受容体拮抗薬（例：チモロール）が全身性に吸収されれば、徐脈のようにアドレナリン作動薬とは反対の作用を示す。

アセタゾラミドの全身投与による炭酸脱水素酵素（carbonic anhydrase：CA）の阻害は、眼房水の産生抑制をもたらす[12]。CA は腎臓にも発現しており、その抑制は腎臓における電解質の交換機能を障害し、重炭酸の再吸収が抑制される。この変化によって、高クロール血症、低カリウム血症、および代謝性アシドーシスが引き起こされる。一般的には、より副作用が小さいという理由から、CA 阻害薬の点眼がアセタゾラミドの全身投与に取って代わっている。

利尿薬（例：マンニトール）の投与により、投与初期には血管内容積が増大し、中等度から重度の循環器疾患をもつ症例では、肺循環への過負荷および肺水腫やうっ血性心不全を引き起こす可能性がある[13]。最終的には、脱水やそれに伴う電解質異常、および酸−塩基平衡異常を生じる恐れがある。

コルチコステロイドの点眼

長期間にわたるコルチコステロイドの点眼は、副腎皮質機能を抑制し、副腎皮質機能低下症を引き起こす恐れがある。これは全身麻酔や外科手術のストレスに適切に反応するための生体機能が損なわれることを意味する[14]。麻酔前には、コルチコステロイドの補充投与（例：プレドニゾロン 1 〜 2 mg/kg の静脈内投与）が必要となるかもしれない（第 8 章を参照）。

瞳孔を拡大させるために用いられる薬物

点眼されたアトロピンが全身循環へ吸収されると、頻脈性不整脈や気管支拡張を引き起こす可能性がある[15]。

併発疾患

眼科手術を受ける症例の年齢には幅があり、高齢動物では、しばしば眼疾患以外に併発疾患がある。高齢動物では、腎疾患、循環器疾患、および内分泌疾患が一般的であり、これらの疾患は適切に治療されるべきである（第6、1、および8章を参照）。糖尿病のイヌは白内障の発生率が高く、しばしば全身麻酔が必要となる。このような症例では、絶食や周術期の避けがたいストレス（絶食、動物病院といった慣れない環境に置かれること）によって予期せぬ高血糖や低血糖が引き起こされる恐れがあり、この高血糖と低血糖は、同じ麻酔プロトコルでも生じる可能性もあることから、血糖値を頻繁にモニタリングすることが重要となる。麻酔科医は、低血糖の治療に備えて、静脈輸液剤にブドウ糖を添加する準備をしておくべきである（通常、低血糖の治療には 2.5 ～ 5% のブドウ糖溶液で十分である）。重度の高血糖（血糖値 > 450 mg/dl）は、レギュラーインスリンで治療できる[16]。連続的に血糖値を測定することで、治療に対する反応性とともに血糖値の増減傾向を確認することができる。一般的に、低血糖の方が高血糖よりも管理が容易であり、ウサギでは吸入麻酔が抗インスリン作用を示すことが知られている[17]。これがイヌやネコにも生じるのかは明らかにはなっていないが、血糖値が 450mg/dl 以上または血糖値が上昇している症例では、緊急手術でない限り、眼科手術を延期するのが慎重な対応であろう。

神経筋遮断薬と人工呼吸

全身麻酔下では、眼球が回転し正位から偏位する（図 10.2A）。この眼球偏位は、眼内手術や一部の角結膜手術において理想的ではない。非脱分極性 NMBD を用いて外眼筋を弛緩させることで眼球を正位に維持でき、眼科手術を実施しやすくなる（図 10.2B）。非脱分極性 NMBD は、アセチルコリン（Ach）を節後性 Ach 受容体において競合的に拮抗することで神経筋接合部に作用する。臨床的には、効果発現までが 1 ～ 5 分で効果持続時間が 30 分までのさまざまな短時間作用型 NMBD が利用されている。これらの NMBD について、その薬理学的特徴と副作用の対比を表 10.2 に示す。各 NMBD の神経筋遮断作用は、抗生物質、低体温、電解質や酸 - 塩基平衡の異常、および吸入麻酔薬の併用によって延長する可能性がある。

神経筋遮断の程度は神経刺激装置を使ってモニタリングできる（図 10.3）。眼科手術では、橈骨神経よりも大腿遠位の外側面を走行する総腓骨神経の方が利用しやすい。神経筋遮断の程度の判定法として最もよく知られている手技は四

(A)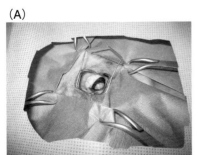

(B)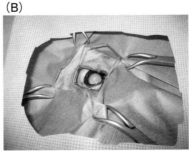

図 10.2 A：白内障手術の際の神経筋遮断薬（NMBD）投与前の眼。眼球は強膜が大きく露出するほど腹側方向へ回転しており、角膜の一部は下眼瞼に隠れている。B：同じ眼の NMBD 投与後の様子。眼球は正位近くに位置し、執刀医が角膜を視認しやすくなっている。

表10.2 一般的に用いられる神経筋遮断薬

薬物	代謝	副作用
アトラクリウム	50％までがホフマン分解とエステル加水分解（肝臓での代謝には依存しない）。	アシドーシスや低体温によって神経筋遮断作用の延長がありうる。ヒスタミン遊離を引き起こす可能性がある。
シサトラクリウム	50％以上がホフマン分解。エステル加水分解は起こらない。	アシドーシスや低体温によって神経筋遮断作用の延長がありうる。ヒスタミン遊離は生じない。
ベクロニウム	肝臓での代謝（50％）と腎排泄	心血管系は安定。腎不全による作用延長
ロクロニウム	肝臓で代謝	心血管系は安定

連刺激法である。この方法では、電気的に2Hzの最大上刺激を4回加える。麻酔科医は、最初の電気刺激（T1）によって生じた肢の収縮による動きと最後の電気刺激（T4）によって生じた動きを麻酔科医が視覚的あるいは触って比較することによりT4/T1比を判定する。NMBD投与前には、この比が1.0になるはずである。NMBDが受容体の70％以上を占拠した場合には、肢の動きは弱くなり、"消えていく"。その際にはT4の刺激に対する収縮反応が最初に消え、T3そしてT2と消えていく。T4/T1比0.7を超える程度までT4の反応が戻れば、臨床的には神経筋遮断状態から回復しているといえる。別法として、50Hzの刺激を2回加えるダブルバースト刺激法と呼ばれる方法も利用できる。T4/T1比と同様に2回の電気刺激で生じた筋肉の動きの比をとる。

長時間の外科手術では、眼球を正位に維持するために、NMBDsの追加投与が必要となることがある。神経筋遮断作用を維持するのに必要となる典型的な投与量は、最初の投与量の1/3～1/2程度である。

NMBDを投与後には、用手的あるいは人工呼吸器による調節呼吸が必要になる。人工呼吸器を用いれば、麻酔科医の手があくので他の仕事をすることも可能になり、安定した1回換気量と呼吸回数に維持できることから、NMBDを投与する際には人工呼吸器の使用が望ましい。麻酔科医は使用する人工呼吸器の操作に精通している必要があり、人工呼吸器を使用する前に正常に作動することを確認すべきである（図10.4A、B）。

手術終了時には、神経筋遮断作用が残っているかどうかを確認することが必要不可欠である。神経刺激装置を用いたモニタリングと症例の呼吸様式の評価に基づいて、神経筋遮断の拮抗が必要かどうかを判断する（前項を参照のこと）。ネオスチグミンによる神経筋遮断の拮抗では、徐脈、気管支収縮、および下痢の発生を防ぐために抗コリン作動薬を先行して投与する。拮抗後であっても、再び症例が筋弛緩状態となることがあり（麻痺は全身的あるいは部分的に再発する）、術後数時間継続しての観察することが賢明である。

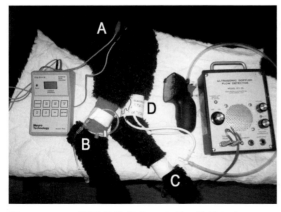

図10.3　A：総腓骨神経上の皮膚に装着したワニ口クリップ、B：静脈内カテーテル、C：ドプラ探子、およびD：非観血的血圧測定用のカフを装着したイヌの後肢。

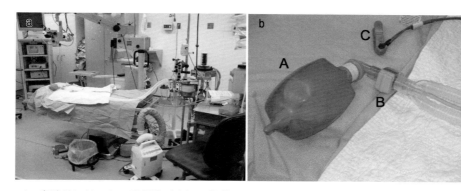

図 10.4　a、b：麻酔前には、人工呼吸器が適切に作動することを確認するべきである。これは、再呼吸バッグ（A）を"肺"の代わりに呼吸回路の症例側に接続して人工呼吸器を作動することで確認できる。メインストリーム方式の終末呼気二酸化炭素濃度分析装置（B）が呼吸回路に取り付けられていることと、パルスオキシメータのプローブ（C）が症例に装着するために準備されていることに注目。

疼痛管理

眼は非常に発達した感覚神経線維網を有しており、角膜には眼外の傷害（角膜潰瘍、裂傷、または異物）を知覚する豊富な侵害受容器が存在する。また、眼内で生じた痛み（ぶどう膜炎、急性の緑内障）は毛様体や虹彩にある侵害受容器の刺激によって伝達されている可能性が高い[18]。眼瞼やその他の眼球周囲組織に対する外科手術も痛みを引き起こす。その他、どのような外科手術の場合にも、眼科手術のための鎮痛は、疼痛管理の基本的な考え方に従って行うべきである。先取り鎮痛（手術開始よりも先に鎮痛薬を投与する）およびマルチモーダル鎮痛（異なる受容体機構を介して作用する複数の薬物を使用する）を適切に取り入れ、動物が可能な限り快適に過ごせるようにすべきである。

局所麻酔

局所麻酔の点眼によって、角結膜の痛みを取り除くことができる。この種の薬物は治癒を遅延させてしまうことから、長期的な局所疼痛管理には不向きである。したがって、これらの薬物の使用は主に診断の際に用いられる。局所麻酔薬の点眼は即効性を示すが、点眼投与時に痛みを伴うことがある。イヌでは眼内局所麻酔が検討されており、防腐剤無添加のリドカインの前房内投与は IOP や角膜厚に悪影響を及ぼさないとされている[19]。リドカインの持続静脈内投与は、眼内手術を受けるイヌに対して、モルヒネの持続静脈内投与に匹敵する鎮痛効果を副作用なしにもたらすと報告されている[20]。球後部へ局所麻酔を投与することにより眼球の不動化と、眼球および眼瞼の感覚消失を得られる[21]。しかし、深刻な副作用（球後部の出血、視神経の損傷、房膜下への注入）の可能性や他の薬物投与法によって鎮痛が得られることを理由に、この方法が実施されることはまれである。上眼瞼やその周辺構造の外科手術を行いやすくするために、耳介眼瞼神経ブロックが施されることもある[22]。頬骨弓の尾側 1/3 の背側に局所麻酔薬を注入する。

オピオイド

モルヒネ 1％溶液の点眼は、イヌの角膜潰瘍に伴う痛みを取り除くことができ、治癒に影響を与えることもない[23]。モルヒネの全身投与は IOP を低下させるが、嘔吐を引き起こす可能性があり、これによって IOP が上昇する。メサドンなどの他のオピオイドは嘔吐を引き起こす可能性が低く、IOP が上昇している症例にはより適しているかもしれない。麻酔導入を終えた後

にオピオイドを投与することもできる。術中には、オピオイドを静脈内へボーラス投与（例：ヒドロモルホン）したり、持続静脈内投与（例：フェンタニル）したりすることで痛みを治療できる。イヌやネコでは術後嘔吐はまれであるが、術後疼痛管理にオピオイドが必要となる場合には、嘔吐や悪心を呈さないか観察すべきである。嘔吐や悪心が生じた場合には、オピオイドの投与量を減量すべきである

非ステロイド性抗炎症薬

非ステロイド性抗炎症薬（NSAID）は、アラキドン酸カスケードにおけるシクロオキシゲナーゼを阻害することによりプロスタグランジンを抑制し、炎症を抑える。NSAID の局所あるいは全身投与は、眼の痛みの治療に効果的であり、緑内障のような眼性炎症に続く後遺症を軽減できる。腎疾患、凝固異常、血液量減少、低血圧および消化管疾患を伴う症例に NSAID を投与する際には、十分な注意を払う必要がある。コルチコステロイドとの併用は避けるべきである。

麻酔管理

全身麻酔に必要な薬物と機器を事前に準備し、確認すべきである。事前に準備が必要なものには、麻酔導入薬、NMBD とその拮抗薬、モニタリング装置（末梢神経刺激装置を含む）および人工呼吸器などが含まれる。

眼球破裂のリスクがなく正常 IOP の症例の場合には、術前の全身状態に基づくリスク評価と行動上の注意点に従って、薬物を選択する。緑内障、眼内異物、深い角膜潰瘍、あるいは硝子体の部分脱出を伴う症例では、さらなる IOP 上昇によって視覚消失や眼球破裂を招く恐れがあるため、IOP 上昇を必ず避けなければならない。これらの症例では、嘔吐や悪心を生じる恐れのある薬物（オピオイド、α_2-作動薬）は避けるべきである。オピオイドは、麻酔導入後に投与

することもできる。

前投薬を実施する際やカテーテルを設置して麻酔導入する際には、動物を丁寧に保定すべきである。動物が暴れたり、頸部周辺を過度に押さえつけなければならない（頸静脈への圧迫が生じる）場合には、IOP は上昇してしまう。このような症例では、鎮静の追加投与が好ましい。

静脈内カテーテルを後肢に設置しておくと、麻酔科医は術中の薬物投与を行いやすくなる（図10.3）。カテーテルを前肢に設置した場合には、輸液用の延長チューブを使うこともできるが、投与した薬物が体内循環へ入るまでにより長い時間がかかる。これは緊急薬投与の際に問題となる可能性がある。動物を円滑かつ速やかに気管挿管するために、静脈内投与による麻酔導入を実施すべきである。麻酔深度が浅い状態で気管挿管を実施すべきではない。このような状態では、喉頭反射によるバッキングが生じ、IOPを上昇させることになる。気管挿管に伴う IOP 上昇は短時間である。

術中には、麻酔科医は、呼吸回数や呼吸様式（症例が人工呼吸器で呼吸管理をされていない場合）とともに、心拍数や血圧の変化についても麻酔深度の指標として注意深く観察しなければならない。症例の頭部は麻酔科医から離れた所にありドレープによって覆われているため、症例と呼吸回路がしっかりと接続されているかどうかを確認することも非常に重要となる。再呼吸バッグが膨らまず潰れていたり、人工呼吸器が十分な吸気圧を発生していなかったり、あるいは術者によって吸入麻酔薬の臭いがしたりすることを指摘された場合には呼吸回路に漏れがあることを表しており、しかるべき対処が必要である。

麻酔回復

症例が喉頭反射の回復によって気管チューブを吐き出そうと繰り返しバッキングするのを見過ごすべきではなく、最初の反応が生じた直後に抜管

すべきである。麻酔回復期には、両眼の保護が必要不可欠である。両眼ともに外科手術を受けた場合には、伏臥位で麻酔回復させるべきである。必要に応じて発揚や興奮に対しては鎮静薬を投与する。術後には、多くの症例が自身の眼を掻こうとすることから、術創や眼周囲を保護するためにエリザベスカラーの装着がしばしば必要となる。保定をする場合には、IOP が上昇しないように配慮しなければならない。術後の眼科症例については、物理的に保定するよりも、鎮静する方が好ましいこともある。

　NMBD を投与した症例の場合には、換気と酸素化が十分であるかしっかりと観察しなければならない。症例が呼吸停止しているあるいはチアノーゼを呈している場合には、原因が明らかとなって治療が実施されるまでの間、補助的に酸素吸入を行うべきである。症例がすでに抜管されている場合には、フェイスマスクを用いた酸素供給が有用であるが、眼を必要以上に圧迫するような状況で動物の顔面にフェイスマスクを当てがうべきではない。問題の原因を特定できない場合には、酸素化を維持するために再び麻酔を導入し、再挿管する必要がある。

術後管理

　併発疾患のことは別にしても、白内障手術の術後症例、緑内障の症例、糖尿病の症例、およびNMBD を使用した症例の場合には、静脈内カテーテルを術後数時間は維持しておくべきである。なぜなら、緑内障の症例や白内障の術後症例については、IOP を低下させるためにマンニトール投与などの処置が必要となるかもしれないからである。糖尿病の症例では通常の状態を取り戻すまでの間に、ブドウ糖の補給やインスリン投与が必要となることがある。また、NMBD を使用した後には、拮抗薬の追加投与が必要となることもある。

参考文献

1　Collins BK, Gross ME, Moore CP et al. 1995. Physiologic, pharmacologic, and practical considerations for anesthesia of domestic animals with eye disease. *J Am Vet Med Assoc* 207:220–30.

2　Feldman AF, Patel A. 2009. Anesthesia for eye, ear, nose and throat surgery. In: Miller RD, editor. *Miller's Anesthesia.* 7th ed. pp. 2378–85. Philadelphia: Churchill Livingstone Elsevier.

3　Karadag R, Sen A, Golemez H, et al. 2008. The effect of short-term hypobaric hypoxic exposure on intraocular pressure. *Curr Eye Res* 33:864–7.

4　Gross ME, Giuliano EA. 2007. Ocular patients. In: Tranquilli WJ, Thurmon JC, Grimm KA, editors. *Lumb & Jones' Veterinary Anesthesia.* 4th ed. pp. 943–54. Ames: Blackwell.

5　Ludders JW, Heavner JE. 1979. Effect of atropine on tear formation in anesthetized dogs. *J Am Vet Med Assoc* 175:585–6.

6　Herring IP, Pickett JP, Champagne ES, Marini M. 2000. Evaluation of aqueous tear production in dogs following general anesthesia. *J Am Anim Hosp Assoc* 36(5):427–30.

7　Shepard MK, Accola PJ, Lopez LA, et al. 2011. Effect of duration and type of anesthetic on tear production in dogs. Am J Vet Res 72(5):608–12.

8　Mouney MC, Accola PJ, Cremer J, et al. 2011. Effects of acepromazine maleate or morphine on tear production before, during, and after sevoflurane anesthesia in dogs. *Am J Vet Res* 72(11):1427–30.

9　Ghaffari MS, Malmasi A, Bokaie S. 2010. Effect of acepromazine or xylazine on tear production as measured by Schirmer tear test in normal cats. *Vet Ophthalmol* 13(1):1–3.

10　Blanc VF, Hardy JF, Milot J, et al. 1983. The oculocardiac reflex, a graphic and statistical analysis in infants and children. *Can Anaesth Soc J* 30:360–9.

11　Pascoe PJ, Ilkiw JE, Stiles J, et al. 1994. Arterial hypertension associated with topical ocular use of phenylephrine in dogs. *J Am Vet Med Assoc* 205:1562–4.

12　Rose RJ, Carter J. 1979. Some physiological and biochemical effects of acetazolamide in the dog. *J Vet Pharmacol Ther* 2:215–21.

13　Gilroy BA. 1986. Intraocular and cardiopulmonary effects of low-dose mannitol in the dog. *Vet Surg* 15:342–4.

14　Glaze MB, Crawford MA, Nachreiner TF, et al. 1988. Ophthalmic corticosteroid therapy: systemic effects in the dog. *J Am Vet Med Assoc* 192:73–5.

15　Chua WH, Balakrishnan V, Chan YH, et al. 2006. Atropine for the treatment of childhood myopia. *Ophthalmology* 113:2285–91.

16　Stoelting RK, Dierdorf SF. 2002. Endocrine diseases. In: Hines RL, Marschall K, editors. *Anesthesia and Co-Existing Disease.* 4th ed. pp. 395–411. Philadelphia: Churchill Livingstone.

17　Tanaka K, Kawano T, Tomino T, et al. 2009. Mechanisms

of impaired glucose tolerance and insulin secretion during isoflurane anesthesia. *Anesthesiology* 111:1044–51.

18 Belmonte C, Tervo, TT. 2006. Pain in and around the eye. In: McMahon SB, editor. *Wall and Melzack's Textbook of Pain.* 5thed. pp. 887–901. Philadelphia: Elsevier Churchill Livingstone.

19 Gerding PA, Turner TL, Hamor RE, et al. 2004. Effectsof intracameral injection of preservative-free lidocaine on the anterior segment of the eyes in dogs. *Am J Vet Res* 65:1325–30.

20 Smith LJ, Bentley E, Shih A, et al. 2004. Systemic lidocaine infusion as an analgesic for intraocular surgery in dogs: a pilot study. *Vet Anaesth Analg* 31:53–63.

21 Ahmad S, Ahmad A, Benson HT. 1989. Clinical experience with the peribulbar block for ophthalmic surgery. *Reg Anesth* 18:184–8.

22 Park SA, Lee I, Lee L, et al. 2009. Combination auriculopalpebral nerve block and local anesthesia for placement of a nictitating membrane-to-superotemporal bulbar conjunctival flap in dogs. *J Am Anim Hosp Assoc* 45:164–7.

23 Stiles J, Honda CN, Krohne SG, et al. 2003. Effect of topical administration of 1%morphine sulfate solution on signs of pain and corneal wound healing in dogs. *Am J Vet Res* 64:813–8.

11 口腔内および上顎顔面の疾患

Christopher J. Snyder and Jason W. Soukup
University of Wisconsin, Madison School of Veterinary Medicine, Department of Surgical Sciences, Madison, WI 53706, USA

　3歳以上のイヌとネコの30～80%は歯周病を発症していると報告されている[1-4]。さらに、口腔内疾患は小動物の一般診療で最も多く下される診断名の1つであるとの報告もある[2]。歯周病を適切に管理して最小限にすることで、全身性疾患の危険因子である歯周病関連性菌血症[5,6]および全身性炎症因子（例：C-反応性蛋白）[7]を減少させうる。歯周病は、腎臓、肝臓、および心筋の組織学的変化との関連性が示唆されている[8]。全身麻酔薬の代謝と効果に直接関係する可能性がある臓器機能への影響のリスクは別として、慢性痛と炎症は動物のQOLと治癒力に悪影響を与える可能性がある。

　基本的に、歯周病自体は、全身麻酔に用いられる麻酔前投薬や麻酔導入薬の代謝に影響を及ぼさない。歯周病や口腔内に関連した慢性痛や炎症は、痛みの中枢感作（ワインドアップ）を引き起こす可能性がある。このような動物では、中枢感作あるいは末梢感作に関連した症状を示し、感作の影響により麻酔前投薬の必要量が増加する可能性がある。口腔内疾患の重症度や慢性度は局所麻酔薬の効果にも影響する。

口腔内および上顎顔面疾患の症例における疼痛管理：局所麻酔と区域麻酔

薬剤選択

　口腔内処置の局所麻酔や区域麻酔にはさまざまな薬剤が用いられる。正確に口腔内区域麻酔ブロックが行われた場合、吸入麻酔薬の使用量を23%まで減少できることが報告されている[9]。局所あるいは区域麻酔に使用されるナトリウムチャネル遮断薬は、リドカインなどのアミド型分類される薬剤が最も一般的である。局所麻酔薬の投与量を決める際には、常に中毒量あるいは最大投与量を念頭におくべきである。

　ヒトでは、局所ブロックや区域ブロックの麻酔鎮痛効果を増強または延長させるため、多様な薬剤を使用して異なる作用機序を麻酔や疼痛管理に活用することが流行となっている。局所麻酔薬によるによる局所ブロックあるいは区域ブロックにオピオイドやα_2-作動薬を追加することで、痛みを最大限に緩和できているようである。慢性的な侵害刺激によって末梢神経系のμ-オピオイド受容体の上向き調節（アップレギュレーション）が引き起こされることが示されている。ヒトの臨床研究では、オピオイドを局所麻酔薬と混注すると外科手術後の鎮痛効果が延長することが示されている[10,11]。獣医療において同様の相乗効果を得られることを証明するのは困難であり、口腔内手術症例にオピオイドの局所投与を追加することの有益性は証明されていない。ちなみに、筆者は臨床においてどの部位の区域ブロックにも微少量のブプレノルフィン（15μg）を局所麻酔薬に常に混ぜて注入しており、オピオイドの局所的使用は有用と考えている。α-アドレナリン作動薬を局所麻酔薬と混合投与することや局所麻酔薬として投与することも有効である可能性が示唆されている[12]。ヒトにおけるα_2-作動薬を局所麻酔薬として使用することに関する文献レビューにおいて、α_2-作動薬の局所投与によって全身性吸収による血行動態への副作用なく疼痛管理できることが証明されている[13]。さらに疼痛が慢性化すると、末梢のμ-受容体がますます増強されると想定され[14]、局所投与したオピオイドと局所麻酔薬の相乗効果が得

られる。エピネフリン添加の局所麻酔薬が市販されており、①血管収縮によって局所麻酔薬の組織クリアランスを遅延させること、および②エピネフリンに抗侵害受容作用があることによって局所麻酔の作用時間を延長できるとされている[12]。

作用時間が長い局所麻酔薬の使用によって、多くの場合に円滑な麻酔回復と術野の麻酔作用を延長できるが、口腔内の縫合の存在や上顎手術での感覚消失は治癒遅延の要因になりうる。上顎切除術や口鼻腔瘻整復術などでは、舌による過度な圧迫は不都合であり、長時間作用の局所麻酔の使用は望まれない。上顎切除術や口鼻腔瘻整復術を実施する際には、短時間作用型の局所麻酔薬が望ましく、術後は積極的に鎮痛薬を全身投与するとよい。長時間作用型の局所麻酔薬を使用すると、口腔内に縫合があるような感覚を与えることになり、動物は舌で術野を舐めたり擦ったりして閉創部を離開させるリスクがある。とくに、慢性的な不快感を示す口腔内の大手術症例では、短時間作用型局所麻酔薬にブプレノルフィンを添加することで局所麻酔作用を延長せずに鎮痛作用を増強できる。

局所麻酔の薬用量と投与部位

ヒトの歯科疾患では、区域麻酔また局所麻酔が有益であると広く受け入れられている。ヒトの歯科疾患症例では、知覚異常や麻痺の延長などの副作用の発生率は 0.00013 〜 0.01％であると報告されている[15]。ヒトでは、区域麻酔や局所麻酔が抜歯や根管療法を行う外来患者に実施されている。区域麻酔による不注意な舌の麻酔が獣医師を不安にさせている。この心配は、麻酔回復期の動物が麻酔された舌にどのように反応するかが基本となっている。末梢神経の知覚障害とそれに続発する舌などの自傷は動物でもヒトでもほとんど報告はない。

局所麻酔薬を投与する際には、薬剤の pH が酸性のために症例が反応する可能性がある。症例に心拍数や呼吸数の上昇あるいは体動が認められた場合には、厳密にではないが局所麻酔薬が正しい場所に投与されたと解釈できる。ただし、何の反応がなくても局所麻酔薬が誤った場所に注入されたことに関連するわけではなく、症例の麻酔深度が深ければ無反応になる。

局所麻酔薬で神経ブロックをする際の針の刺入に関しては、針のベベルを特定の方向で進めていくことを推奨する教科書もある。少量を正確に注入すれば、針のベベルの向きは大して重要ではない。神経が出現する孔に隣接した骨膜上の領域への局所麻酔薬の注入では、針を抜き指で押さえることで局所麻酔薬を拡散できる。ヒトでは用途によってさまざまな種類の針が使われている。歯科や口腔外科の区域ブロックでは獣医療で用いられている標準的なベベルの短い針で十分である。針が粘膜を突き抜けたら、神経や血管を貫通するリスクを最小にするためにゆっくりと進めるべきである。血管や神経を明確にできなければ神経血管構造を貫通しないようにベベルで移動させるべきである[16]。非常に細い針の使用を推奨する教科書もある。物理的な組織損傷は細い針の方が小さいが、ヒトの研究において、局所麻酔薬の投与時に麻酔科医は自分が思っているより強い圧でシリンジの内筒を押していることが示されており、細い針ほど注入速度が速くなり大きな組織損傷が引き起こされる[16]。イヌやネコの口腔外科における局所ブロックには、1 〜 1.5 インチ長の 25 〜 29G 針が一般的に用いられている。

局所または区域麻酔を実施する際には、血管内への投薬を防ぐために陰圧で引く（吸引する）ことが重要である。針先にはベベル角度があることから、シリンジの外筒を長軸に沿って 90°回し再吸引すべきである。これによって針先が血管内に入っている場合には、血管壁に密着しているベベルが血管壁から離れ、シリンジに血液が入ってくる。シリンジ内に血液が逆流してきたら、針をわずかに進めるか戻すかして再吸引する。何回か試しても血液が返ってくる場合には、針を抜き再度刺入し直す。オトガイ神経ブロックおよび下顎神経尾側ブロックでは、針が骨膜上

にある状態で薬物を投与すべきである。ベベル
が直接神経上に位置していなくても、骨膜上に
注入すれば局所麻酔薬は表層により広がり、神
経に接触する機会が増加する。局所麻酔薬を投
与したら、針を引き抜き、血腫ができないように
1分間程度圧迫する。穿刺時に血管を穿刺してい
た場合は誤って静脈内投与してしまう可能性が
あるので、針を引き抜くときには薬物の注入を
続けるべきではない。

　一般的に神経ブロックに使用される局所麻酔
薬には、リドカイン、ブピバカイン、リドカイン
とブピバカインの組み合わせ、およびメピバカイ
ンがあり、エピネフリンを併用することもある。
歯科および口腔外科では、ブピバカインとリド
カインが最もよく使用されているようである。こ
れらの薬剤の作用発現時間と持続時間の報告に
はある程度の差があるが、一般的に予想される
作用発現時間と持続時間を表11.1に示した。ブ
ピバカインとリドカインでは最大投与量が異な
るので、これらの薬剤を混注するときは注意し
て計算しなくてはならない。

　ブピバカインはリドカインより作用時間が長
いため、口腔外科の局所麻酔や区域麻酔に一般
的に使用される。ブピバカインの作用が消失す
るまでには経口投与された鎮痛薬の効果が得ら
れる。ブピバカインの作用発現時間は6〜10分
と中等度に遅い。作用持続時間は軟部組織に注
入した場合に4〜6時間、神経孔に注入した場
合は6〜8時間である[17]。ブピバカインは0.25%、
0.5%、および0.75%の製剤が利用できることか
ら、薬剤瓶に記載されている濃度に十分注意す
る必要がある。

　オトガイ神経ブロックあるいは大口蓋神経ブ

ロックの際には、針を神経孔内に挿入してはな
らない。この2つの孔に針を刺入すると神経を
突き刺したり引き裂いたりするリスクがある。
KrugとLoseyの研究によると、オトガイ孔に局
所麻酔薬投与をしたときに実際に神経を穿孔す
るかどうかは臨床効果とともに懐疑的である[18]。
KrugとLoseyの研究は、歯、口腔内の軟部およ
び硬部組織、顔の軟部組織は多数の頭部神経の
分枝から複雑な神経支配を受けていることを支
持している[18]。獣医療で対象とする動物では処置
領域の感覚が完全消失することはほとんどない
ので、区域麻酔ブロックは単独ではなく、マル
チモーダルな麻酔疼痛管理の1つの要素として
用いるべきである。

　第1あるいは第2切歯の抜歯や口蓋正中付近
の生検のように外科処置が正中付近で実施され
る場合には、神経支配が交差している可能性を
考慮すべきである[19,20]。抜歯だけではなく、閉創
も外科処置であることを考慮すべきである。さ
らに、犬歯や前臼歯の抜歯時に口蓋組織を分離
する際、眼窩下ブロックでは十分に麻酔されな
いことがある。多くの場合、尾側上顎神経ブロッ
クや下歯槽神経ブロックの方が完璧な区域麻酔
を得られる（表11.2）。

　骨内および靭帯内麻酔の手技が獣医学領域の
文献に記載されている[21,22]。獣医療で対象となる
動物では、複数の口腔処置の実施が必要となる
ことがよくある。十分な区域麻酔を得るために
は、複数の靭帯内あるいは骨内麻酔ブロックを
行うより1つの区域麻酔法で口腔内全体の1/4
を麻酔できることがある。局所麻酔薬の靭帯内
投与や骨内投与によって口腔内の限局した領域
を正確に麻酔できるかもしれないが、特別な針

表11.1　局所麻酔薬

薬剤	リドカイン	ブピバカイン	メピバカイン
発現時間	1〜2分	6〜10分	1〜2分
作用時間	1.5〜2時間	4〜10時間	2〜3時間
最大投与量	イヌ：5mg/kg、ネコ：1mg/kg	イヌ・ネコ：2mg/kg	

表 11.2　局所麻酔薬を適切に投与した際に期待できる区域麻酔の得られる領域

麻酔のブロック部位	解剖学的効果部位
歯	
骨内	特定の歯：歯周靭帯、歯髄骨、歯肉、粘膜、線維組織
靭帯内	特定の歯：歯周靭帯、歯肉、線維組織
下顎	
尾側下顎神経（下歯槽神経）	I1-M3：尾側オトガイ孔より前方の下唇
オトガイ神経	I1-PM2：オトガイ孔より前方の下唇
上顎	
尾側上顎神経	I1-M2：口蓋粘膜、眼窩下管より前方からの上唇
眼窩下神経	I1-PM3：眼窩下管より前方からの上唇
大口蓋神経	同側の口蓋粘膜

と注入ポートが必要となる[21]。これらのブロックは、処置する歯の周囲で数箇所の靭帯内に針を入れて行う。この手技は、歯髄の知覚線維を標的とする。骨内と靭帯内のどちらの局所麻酔においても使用する局所麻酔薬はごく少量である。

区域ブロックの方法
靭帯内および骨内局所ブロック

　靭帯内および骨内局所ブロックは最も限局的な局所麻酔法である。これらの手技は特別なシリンジ、針、および投薬カートリッジを必要とするため、獣医療では一般的ではない。ヒトで行われているこれらのブロックが獣医学文献には一般的に記載されていない理由はいくつかある。歯科疾患の動物は口腔内に複数の疾患部位があるのが一般的であり、またこれらの疾患部位が1箇所の区域ブロックで麻酔できる同じ 1/4 の領域内に存在していることが多い。動物では歯周ポケット治療や抜歯がより一般的に行われる一方で、特定の歯の領域に投与した局所ブロックの有効性を評価するのが難しく、歯髄の神経支

配を処置したほうが的確である。抜歯のために軟部組織フラップを実施したり骨切除する際には、局所麻酔はあまり効果的ではない。歯周靭帯領域と歯根の解剖学的観点からも、ヒトより動物の方が歯髄骨の密度が高いので局所ブロックはより難しくなる[22]。

　靭帯内注射では、歯根あたり 0.2ml の局所麻酔薬を歯根周囲の数箇所に表面から歯周靭帯のスペースに注入する。特別な投与シリンジが必要であり、歯周病が重度の場合には炎症による pH 低下で麻酔薬の脂溶性と効果が低下する。骨内注射では歯間の骨に刺入し麻酔薬を注入する専用の針が必要である。特有の注入ポートは麻酔薬を追加投与するために残しておく[22]。

眼窩下神経ブロック

　眼窩下神経ブロックでは、眼窩下管内に局所麻酔薬を投与する。シグナル伝達を眼窩下神経レベルでブロックする。眼窩下管内で分枝した神経は歯髄骨を通り抜け、同側の上顎切歯、犬歯、第1、第2、および第3前臼歯、頬粘膜組織、同側口唇の一部、および吻側頬部の軟部組織を神経支配する（図11.1）。神経支配が交差しているので、この部位への局所麻酔薬投与では口蓋粘膜および第4前臼歯にはあまり効果がなく、中央部の切歯の麻酔も不完全である。必要な投与量は小型犬およびネコでの 0.1ml から大型犬での 0.5ml までとさまざまである。

　上唇を背側にめくり、神経血管束を指で触知する。眼窩下管と神経血管束は、上顎第3前臼歯の遠位歯根レベルで触知される。これらの構造を触知後、針を粘膜に刺入して神経血管束に沿って眼窩下管へ進める（図11.2、11.3）。誤って眼球に刺入するリスクを回避するため常にシリンジを硬口蓋と平行にするように注意すべきである（図11.2、11.3）。

　いったん針を軟部組織から眼窩下管の入口へ刺入したら、シリンジを吸引し、さらに長軸に沿って回転させて 90° ごとに再吸引し、360° 回転させる。針を抜いてから麻酔薬の漏出と血腫形

第 11 章 口腔内および上顎顔面の疾患　**203**

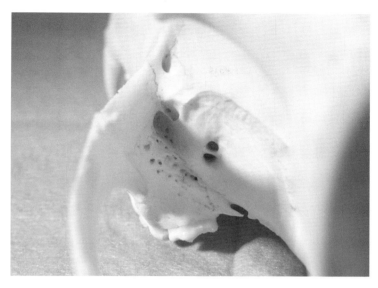

図 11.1　眼窩下管内での分岐は上顎歯の先端まで神経血管を供給する。眼窩下神経の局所麻酔ブロックはこのレベルで神経のナトリウムチャネルをブロックする。

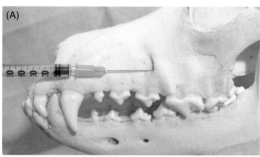
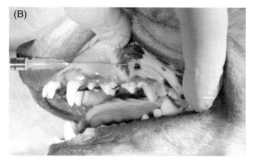

図 11.2　A、B：イヌでは、眼窩下動脈／静脈／神経は、第 4 前臼歯の近心歯根および第 3 前臼歯の遠位歯根のすぐ背側で触知できる。血管は指で触って確認でき、大型犬では指で引き離せる。眼窩下孔開口部／神経血管系の数 mm 吻側で針のベベルを粘膜に刺入し、孔の開口部に向かって針を進める。針は眼窩下管内に確実に位置するまで進めるべきである。針とシリンジは、硬口蓋に平行に配置するよう注意する。

成の可能性を減らすために 1 分間指で圧迫する。

尾側上顎神経ブロック

　正しく尾側上顎神経ブロックを行うと、同側 1/4 の上顎歯、口唇、硬口蓋／軟口蓋粘膜組織、および頬部軟部組織の区域麻酔ができる。針を眼窩下管内に通して眼窩下の軟部組織に刺入することによって、針先端を翼口蓋神経のレベルで顔面神経の上顎枝に近づける（図 11.4）。針先を最後臼歯のすぐ尾側まで進めて、局所麻酔薬を投与すべきである（図 11.5）。大型犬でこのブロックの投与を成功させるためには 3 インチの脊髄針が必要である（図 11.6）。この手技には他

にもさまざまなやり方がある[22]。眼窩下管を利用して針を通すことによって、解剖学的構造を利用して正しい部位に局所麻酔薬を注入できる。

　眼窩下管を通して針を進めることを除いては、針の入れ方と進め方は眼窩下神経ブロックと同じである。誤って眼球を穿刺するリスクを軽減するため、針を硬口蓋と平行に保つよう留意しなければならない。この区域神経ブロックは、牛眼症や重度眼球突出の症例には推奨されず、短頭種のイヌやネコではとくに注意を払って実施しなければならない（図 11.7）。

204

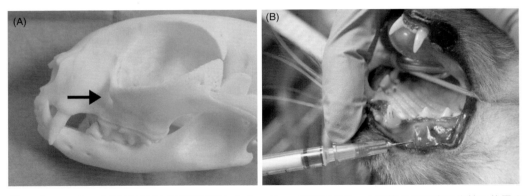

図11.3 A：ネコの眼窩下管は内側眼窩縁から4〜6mm腹側にあり、上顎第3前臼歯の先端に位置する。　B：針を第3前臼歯のすぐ吻側に刺し、眼窩下管へ刺入できるように針の角度を調節する。針とシリンジが硬口蓋に平行になるよう気をつけなければならない。

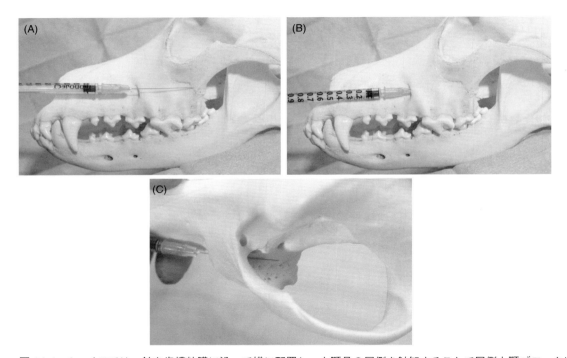

図11.4 A：イヌでは、針を歯槽粘膜に沿って横に配置し、上顎骨の尾側を触知することで尾側上顎ブロックに必要とされる針の長さを評価できる。　B：針を眼窩下管に通して口蓋と平行に進めると、針のベベルは三叉神経の上顎枝の方へ向かっていく。　C：この部位でブロックすると口蓋を神経支配する大口蓋神経のブロックもできる。

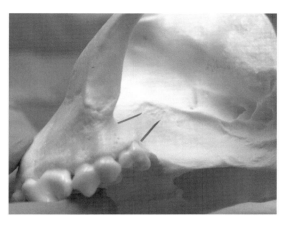

図11.5　この図は、眼窩下管と大口蓋孔に針を通すことで、この2つの孔が収束していることを示している。針を眼窩下管を通して尾側に進めて局所麻酔薬を注入することによって、上顎神経の眼窩下神経枝と大口蓋神経枝の両方を一度に麻酔できる。孔の大きさが小さいため、針を大口蓋孔に進めてはいけない。

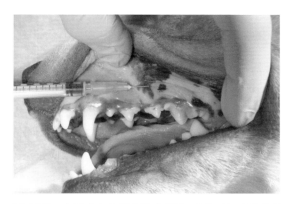

図11.6　中型犬および大型犬では、1.5インチの針でもほぼハブまで刺入できる。尾側上顎神経ブロックでは、針を眼窩下管に通して硬口蓋に平行に進める。

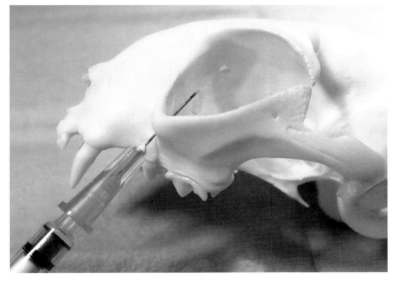

図11.7　短頭種のイヌやネコでは眼窩下管が短く、針を眼球に刺入しやすい。針とシリンジをこの方向に進めると、眼球を医原性に傷つけるリスクがある。

大口蓋神経ブロック

　大口蓋神経は口蓋粘膜の感覚を支配している（図11.8）。この区域麻酔は、同側の切歯から第3前臼歯の抜歯の際の麻酔を得るために、眼窩下神経ブロックとともに用いられる。大口蓋神経ブロック単独では、口蓋粘膜の生検が可能になる程度しか区域麻酔を得られない。ほとんどの臨床例において、尾側上顎神経ブロックが実施され、同側の歯と軟部組織とともに口蓋粘膜も麻酔されることから、大口蓋神経ブロックは必要ない。

　大口蓋神経孔は解剖学的に多様性があり、口蓋正中線と歯列内側（口蓋側）の中間に開口する。吻－鼻側方向においてこの孔は第1前臼歯の近心側と第4前臼歯の近心側の間のどこかに開口する

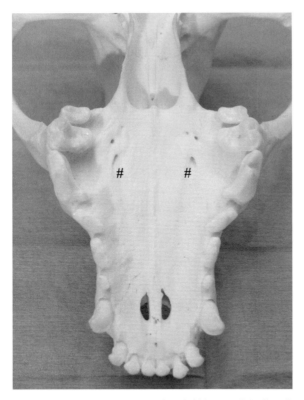

図 11.8　#：大口蓋神経孔。大口蓋神経は口蓋粘膜の感覚を神経支配する。

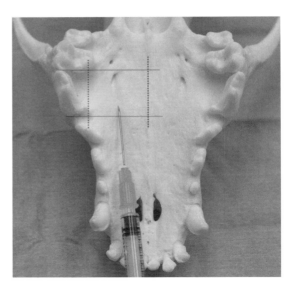

図 11.9　破線は口蓋正中と第 4 前臼歯と第 1 前臼歯の口蓋端を示している。実線は大口蓋孔が存在する吻側および遠位端のランドマークを示す。局所麻酔薬をこの領域の吻側端に向けて引き抜きながら注入することで、大口蓋神経の走行に局所麻酔薬を拡散させることができる。

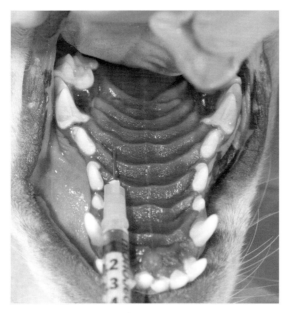

図 11.10　大口蓋神経ブロックにおける針の位置：針を口蓋粘膜に刺入し、針の先端を大口蓋神経孔がある領域のランドマークの吻側端まで進める。

（図 11.9）。確実な効果を得るために、このランドマークの吻側領域に近づけて局所麻酔薬を注入する。これは局所麻酔薬を神経の吻側に注入することで達成できる。神経損傷を避けるため大口蓋神経孔を確認してこの孔に針を通す努力は避けるべきである。さらに、目的とする局所麻酔薬投与位置から吻側に口蓋粘膜の皺 1 〜 2 個分手前から針を口蓋に対して 45°の角度で貫通させることで、針を抜いた直後に麻酔薬が漏れ出るのを避けることができる（図 11.10）。骨膜に対して局所麻酔薬を注入することで局所麻酔薬が組織面に沿って分散し、局所麻酔薬を効果的に投与することができる。

オトガイ神経ブロック

第 2 前臼歯の近心根腹側に中央オトガイ孔がある（図 11.11）。オトガイ孔は腹側皮質と歯頂の中央に位置する。中央オトガイ孔から下歯槽神経の分枝が出て、同側の吻側口唇、下顎切歯、そして第 1 および第 2 前臼歯を神経支配する。

針は唇小帯の吻側から刺入し、第 2 前臼歯の近

第 11 章　口腔内および上顎顔面の疾患　**207**

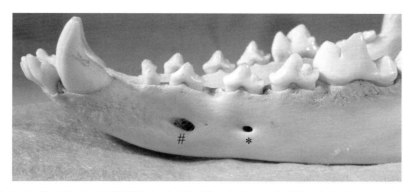

図 11.11　中央オトガイ孔（#）および尾側オトガイ孔（*）。中央オトガイ孔は大きくわかりやすく、第 2 前臼歯の近心根の腹側に位置する。中央オトガイ孔のレベルに局所麻酔薬を注入すると、同側の下唇、第 1 ～ 3 切歯、犬歯、および第 1 と第 2 前臼歯を区域麻酔できる。

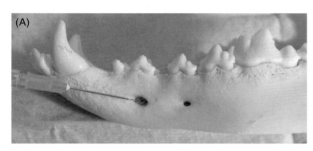 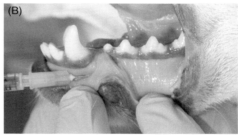

図 11.12　A、B：中央オトガイ孔は、針を唇小帯のすぐ吻側の粘膜から刺入し、骨膜に沿って進めることによってブロックできる。唇小帯を通して針を進めることで、針をオトガイ孔へ向かって進めることができ、同時に針抜去後の局所麻酔薬の漏出を防いで骨膜に沿って浸潤できる。

心根へ向かって骨膜に沿って進める（図 11.12）。針を唇小帯を通して進めていくと、針先は骨膜に沿って進み、局所麻酔薬が針抜去後も漏れることなく保持される。大型犬では、オトガイ孔を容易に触知できる。オトガイ孔は狭く神経を傷つける可能性があるので、針をオトガイ孔内に刺入してはいけない。中央切歯の神経支配は交差しているので、局所麻酔を片側のオトガイ孔のみに注入しても中央切歯に十分な麻酔効果は得られない。中央切歯を適切に麻酔するためには、この手技を両側のオトガイ孔に行う必要がある。区域麻酔に必要な麻酔薬の投与量は 0.1ml（ネコおよび小型犬）から 0.3ml（大型犬）である。

尾側下顎神経ブロック

尾側下顎神経ブロックには 2 つのアプローチ法がある。三叉神経の下顎神経枝は、下顎尾側の舌側にある下顎孔に入り、下顎管内を下歯槽神経として分布する。下歯槽神経は下顎の後臼歯、前臼歯、犬歯、および切歯を神経支配する。下歯槽神経は分枝して尾側、中央、および吻側オトガイに入り、歯槽粘膜、歯肉、および吻側口唇の知覚を司る。下顎孔はいくつかの主要なランドマークによって識別できる。イヌやネコでは、下顎孔は下顎の舌側にあり第 3 後臼歯と下顎角のほぼ中間に位置する。下顎角突起のすぐ吻側に触知される尾側下顎の凹みは、腹側下顎切痕と呼ばれる。下顎の舌側面の腹側下顎切痕を超えた中央に下顎孔がある。ネコでは、腹側下顎切痕は小さく、触知は難しい。適切な位置であれば局所麻酔薬は少量（0.1 ～ 0.3ml）で十分である。

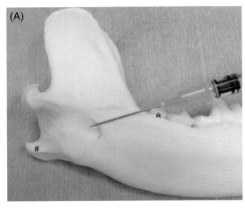
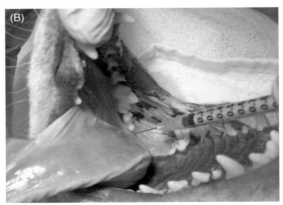

図11.13 A：下顎孔への口腔内アプローチでは、下顎角（#）と下顎第3後臼歯（*）をランドマークとする。下顎角を指で触知して、その指をガイドにして位置決めする。　B：最後後臼歯のすぐ尾側の舌面の骨膜に針を刺入する。最後後臼歯と下顎角のほぼ中間に下顎孔がある。骨膜に沿って局所麻酔薬を注入し、その後指で圧迫することによって、局所麻酔薬が広い領域に拡散し、三叉神経の下顎枝を確実に麻酔できる。

▷口腔内アプローチ

このアプローチでは、下顎角と最後後臼歯がランドマークとなる。片手で口唇を持ち上げ、人差し指を下顎角に置く。口を開けたり閉じたりさせると下顎角がわずかに動く。人差し指を誤って鼓室胞に配置すると下顎骨を動かしても指は動かない。人差し指を下顎角に当てたままにすることで針の刺入に役立つ。最後後臼歯のすぐ尾側の舌側の歯肉に針先を配置する。針を骨膜に沿って下顎角まで進める。局所麻酔薬を針の刺入部位と下顎角先端の中間に注入する（図11.13）。針を骨膜に沿って維持することによって局所麻酔薬が骨に沿って拡散し、下顎神経を麻酔できる。針を骨に極力近づけることで、舌神経を誤って麻酔することによる舌の自傷を防ぐこともできる。

▷口腔外アプローチ

口腔外アプローチでは、腹側下顎切痕の位置と触知が重要である。このアプローチは針の刺入部に皮膚炎や他の感染症がある場合には避けるべきである。腹側下顎切痕を触知後、針とシリンジを下顎の腹側皮質骨に垂直に刺入する。針で皮膚を穿孔し、下顎の腹側皮質骨に接触させる。針を骨の内側縁に当たらないように微調整する。骨膜に沿って針を進めることで、局所麻酔薬を骨表面に拡散させ、舌神経への影響を減らすことができる。針先をネコで0.25cm、大型犬で1cmまで進める（図11.14）。口腔外から針を進める際に、口腔内で下顎神経を指で触知することを推奨する文献もある。この手技を行う際には、針で指を刺さないように注意する。

合併症および禁忌

公開された情報ではないが、局所麻酔薬の投与によって薬剤関連性神経変性を引き起こすことが示唆されている（J Anthonyからの個人的な連絡。2010年6月11日）。この組織学的所見は考慮するが、臨床的意義を判断するのは難しい。ヒトでは局所麻酔薬投与によって長年恩恵を得られており、どんな細胞変性も一時的であり、臨床的重要性はないと考えられる。

眼窩下管に針を通す際には、眼球への接触や穿刺を防ぐように注意しなくてはならない。シリンジと針を硬口蓋に平行に進めることで眼球を避けられる。針穿刺時に眼球を後方へ圧迫したり、牛眼症などの状態は穿孔のリスクを高める。これらの症例に尾側ブロックを行う際には、リスクを考慮し注意しなければならない。針を硬口蓋に平行に維持できていれば、短頭種やネコでも眼球穿刺のリスクはない。

第 11 章　口腔内および上顎顔面の疾患　**209**

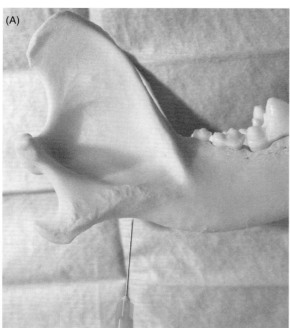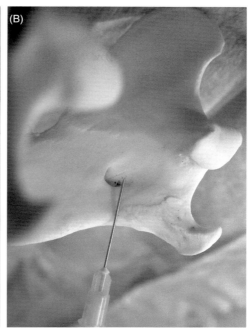

図 11.14　A：尾側下顎神経ブロックの口腔外アプローチでは、腹側下顎切痕を触知する。　B：腹側下顎切痕を触知し、針を下顎腹側皮質骨上に刺入する。針を骨の舌側へ少しずらし、動物の大きさによって 0.5 ～ 1cm 進める。穿刺後、口腔内から指で圧迫することによって、局所麻酔薬を拡散させ、血腫形成を防ぐことができる。

　舌を誤って麻酔することによる自傷は、時々、逸話的に獣医学文献に紹介されている。細心の注意と下顎舌面の骨膜に沿ってゆっくりと慎重に局所麻酔薬を注入することで、この合併症を回避すべきである。少量の（最大 0.3 ～ 0.5ml）局所麻酔薬を正確に投与することによっても、舌麻痺の発生率を減少することができる。伏臥位で覚醒させることも舌麻痺の発生防止に有効とする報告もある[23]。

　組織学的診断の組織採取のために区域麻酔を計画実施する際には注意が必要である。腫瘍性病変の近くに針を刺入する場合には、軟部組織腫瘍や骨腫瘍を播種するリスクがある。さらに、腫瘍によって局所解剖に変化が生じ、局所ブロックされる部位の予測も難しくなる。針を刺入する際にも、腫瘍細胞を播種しないようにとくに注意すべきである。腫瘍細胞の播種するリスクがある場合は、常に他のマルチモーダルな疼痛管理を考慮すべきである。

炎症による局所麻酔薬の効果への影響

　イヌおよびネコの口腔内において、外科的介入が必要となる最も一般的な疾患は、歯周組織の慢性炎症（歯周炎）および歯内の慢性炎症状態（歯髄炎）である。

　歯周組織および歯内疾患などに見られる慢性口腔内炎症は、重度の感染や炎症に進行する。結果として、局所組織の pH は低下し、局所麻酔薬の効果が低下する。局所環境が酸性になると神経鞘を通過できる非イオン塩基の減少によって局所麻酔薬の脂溶性が低下し、最終的に局所麻酔薬の効果が低下する[24]。さらに、炎症性滲出液は神経伝導を促進し、投与した麻酔薬の効果は限定される[24]。

　局所麻酔薬の効果への炎症の影響を防止するために、臨床獣医師は効果を改善するための手技を用いることができる。第 1 に、局所麻酔薬を炎症部位から遠ざけて注入する。これは局所麻酔薬の効果を改善するだけではなく、感染を非

感染部位へ波及する可能性を最小限にする。第2に、局所麻酔薬を安全な投与量の範囲で最大量を投与する。そうすることによって、神経鞘を拡散する神経伝導に効果を発揮する非イオン塩基を効果的に増加させることができる[24]。

慢性化の鎮痛要求量への影響

　口腔治療は、さまざまな段階の慢性状態の症例に実施される。急性（破折直後の歯）の管理では、処置の直前に局所麻酔を行うか、あるいは非ステロイド性抗炎症薬（NSAID）を術後数日間投与するだけでよい。しかし、口腔内の慢性疾患（口内炎／歯周口内炎、慢性歯髄炎／歯内感染、口腔内腫瘍、齲歯（虫歯）、および歯根吸収）を呈する多くの症例では慢性痛を伴う。動物には、痛みを隠す習性があるため、これらの歯の慢性状態は適切に対処されるまで何年も放置される。これらの慢性状態に随伴する痛みを飼い主と獣医師の双方に認識されず、十分な処置を受けていないと困惑した問題となることがある[25]。口腔を衛生的に保つことで治療できる場合もある（口内炎、歯周口内炎）。このような治療効果は症例に全く痛みがない状態でなければ得られない。薬物治療や補完的治療（針治療）を含む全体論的な疼痛管理アプローチが重要となる[25]。慢性痛は中枢神経系に変化を引き起こし、痛みの信号も変化する（中枢感作）[25]。したがって、マルチモーダルな薬物療法を用いるべきであり（NSAID、オピオイド、NMDA拮抗薬［ケタミン、アマンタジン］、複合鎮痛薬［トラマドール］、抗痙攣薬［ガバペンチン］、三環系抗うつ薬、ステロイド薬）、疼痛管理を継続すべきである[25]。痛みが弱まると適切な口腔衛生管理を実行でき、各薬剤を段階的に休薬できる。

特殊な口腔と顎顔面の状態が麻酔管理に及ぼす影響

口腔と顎顔面の外傷

　顎顔面骨の骨折において緊急処置となった場合、時間的猶予はほとんどない。手に負えないほどの出血（口腔あるいは鼻）があれば、止血や頸動脈などの大血管を結紮するために直ちに全身麻酔が必要となる。顎顔面外傷の症例では、頭部外傷の兆候を精査し選別すべきである。瞳孔の対光反射の異常、眼振、および異常な脳神経反射反応は頭部外傷の疑いを高める。頭部外傷が疑われる症例について考慮すべき点に関しては第19章に記載されている。

　激痛のほか、顎顔面外傷の症例において特異的な麻酔リスクや注意点は気道管理以外にない。下顎骨折では気道管理が明らかに困難となり、下顎骨の骨折整復術のために経口的気管挿管以外の方法で気道確保する必要がある。麻酔管理は他の外傷症例と同様に行うべきである（第19章）。

口腔と顎顔面の外科手術

　"口腔と顎顔の外科手術"には、単根歯の非外科的抜歯、口鼻腔瘻の整復、および上顎腫瘍の拡大切除術などさまざまな種類の外科的処置が含まれる。術中および術後の疼痛の程度は、処置の侵襲度や操作する組織の種類などさまざまな要因に左右される。非外科的な切歯の抜歯では、術中にブピバカインなどの局所麻酔を用い術後にNSAIDを投与することで容易に管理できる軽度の不快感しか引き起こさない。しかし、下顎骨切除のようなより侵襲的な処置では、さらなる鎮痛管理が必要である。口腔の大手術における術中および術後疼痛の疼痛管理では、マルチモーダル鎮痛の概念に基づき、以下に示す方法をとる。

ブピバカインなどの長時間作用型局所麻酔の使用

　ブピバカインは投与後8時間もの長い作用時間をもつ[26]。ブピバカインは、作用発現までの時

間が長いので、麻酔開始後すぐに投与するように適切に計画することで、手術準備中に効果の発現を得られる。

局所麻酔薬にブプレノルフィンを添加する

イヌやネコでは検討されていないが、ヒトでは局所麻酔薬のブピバカインにブプレノルフィンを添加する効果についてさまざまな研究がなされている。これらの報告によると、鎮痛効果は28時間持続し、管理不能な疼痛のために追加投与したオピオイドの用量が顕著に少なくなったとされている[11]。ヒトの患者の75%で、ブプレノルフィンをブピバカインに添加することで、30時間の完全な鎮痛効果が得られ、その作用時間はブピバカイン単独より長かったとされている[11]。筆者自身は、この方法は獣医療の口腔外科で有用であると考えている。

処置後における局所麻酔薬の再投与

リドカインのような短時間作用型の局所麻酔薬を使用した場合には、術後疼痛管理のために処置終了時に追加投与することを考慮する。この方法を行う際には、最大薬用量を超えないように注意しなければならない。

術中術後の持続静脈内投与

フェンタニルやモルヒネのようなオピオイドの持続静脈内投与（CRI）は、単独もしくはリドカインやケタミンを併用することで術中術後の疼痛管理に有用である。口腔の大手術の場合（下顎切除術、上顎切除術、顎骨折整復術など）、筆者はフェンタニルのCRIあるいはモルヒネかフェンタニルにリドカインとケタミンを加えたCRI（MLK/FLK）を使用する。

口腔と顎顔面疾患における気道管理

口腔と顎顔面疾患では、経口的気管挿管が実行不可能な状況が多々ある。いくつか別の方法が実施されている。対象となる症例の特異的な状態によって手技を選択する。しかし、最も一般的な手技は、咽頭切開による気管挿管である（図11.15）。標準的な咽頭切開による気管挿管の手技は外科の教科書に記載されている[27]。術後の症例の食欲と摂食能力を考慮する場合には、咽頭切開による気管チューブを左側に設置することで、咽頭切開フィーディングチューブを抜管前に同じ穴から設置することができる。咽頭切開フィーディングチューブは食道切開フィーディングチューブより合併症が多いことから、臨床

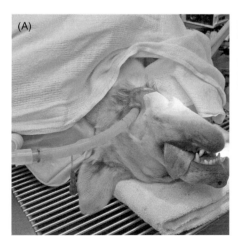
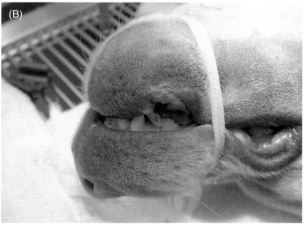

図11.15　A：これは下顎尾側骨折の症例であり、咽頭切開による気管挿管によって吸入麻酔を維持した。　B：この方法による気管挿管によって、口を包帯で結んで正常に閉鎖した状態で固定でき、骨折部位に口腔外から外科的にアプローチできる。

的観点と外科医の好みによって術後の給餌方法を決める。

口腔と顎顔面の外傷

口腔と顎顔面の外傷管理では、早急な機能回復と口腔の閉鎖維持が特有の基本原則である。経口的に挿管された気管チューブは整復時の口腔閉鎖の判断に邪魔になる。この問題を解決する方法には2つある。

気管挿管後に、同じ気管チューブを用いて挿管した長さを評価し、理想的な長さを決める。チューブのコネクターを外し、軟らかいプラスチック部分を切り取り再度コネクターをつなげる。チューブ長の変更は、パイロットカフを切断するほど過激な長さにすべきではない。麻酔導入と安定化に使った気管チューブをこの短くしたチューブと交換する。目的はコネクターを口腔内に入れるようにすることである。このコネクターの位置によって、呼吸回路と気管チューブを断続的に外すことが可能になり、口を閉塞して骨折の修復状況や不正咬合を確認できる。気管チューブの長さを短くすることは、気管チューブを気道深くに挿入することによる気管裂傷や片肺挿管のリスクを少なくできるので安全である。

より実践的には、顎顔面骨折の症例の全身麻酔が安定し、正しい閉口状態に戻すための治療計画が決定したら、咽頭切開による気管挿管を実施し、骨折整復および口腔閉鎖の術中評価をより効率的に行う。咽頭切開による気管挿管では、気管チューブが口腔内を通ることを完全に回避でき、口腔の閉鎖状態もよく観察できる。多くの状況で口腔内に何もなく気管チューブも邪魔にならないことから、症例の口を傷害前と同様に閉鎖でき、ガーゼなどで口を同じ位置に維持することができる。正しい位置に閉口できるようになったら、骨折断片を正常に閉口維持できる位置に戻すべきである。

選択された骨折固定法に上下顎骨固定術（MMF：maxillomandibular fixation）が含まれている場合には、麻酔において注意すべき点が生じる。これらの整復術において、下顎のアーチから上顎のアーチまで歯を連結させるために複合材料あるいはアクリル素材を使用する場合には、MMFを外すときにどのように気管挿管するかを考えておく必要がある。麻酔導入後には、気管挿管できるように喉頭を見やすくするために、頸部を伸ばし、長い光源付き喉頭鏡ブレードまたは硬性鏡あるいは軟性内視鏡を使用する必要がある。MMFを実施した後に再挿管が必要となった場合には、麻酔導入薬を投与した直後に連結材料を切断して直ちに気管挿管する。

口腔と顎顔面の外科手術

上顎骨切除術、下顎骨切除術、口蓋裂整復術、および舌切除術などの口腔の大手術では、口腔内への自由なアクセスが成功の鍵となる。気管チューブが口腔内の貴重な空間を占めることがなければ、手術はよりやりやすく、術中の合併症も少ない良い結果を確実に得る助けとなる。この場合、咽頭切開による気管挿管がより実用的である。

さらに、口腔内尾側の腫瘍性病変は、顕著に症例の気道を重度に侵害したり、経口的気管挿管ができなくなるほど大きいことがある。このような状況では、気道が回復するまで一時的に気管切開を行う必要がある。

開口障害

厳密な意味では、開口障害は咀嚼筋群の痙攣運動によって口が開けられないことと定義される[28]。しかし、一般的には、理由に関係なく口が開けられない状態に使われ、咀嚼筋筋炎、頭蓋骨下顎骨骨症、破傷風、咽後膿瘍、球後膿瘍、歯性感染、顎関節異形成、顎関節の外傷、顎関節の腫瘍、唾液腺疾患、および放射線治療後の線維化などによる開口困難に用いられる。

これらの状態には、疾患の精密検査において診断や治療のために全身麻酔が必要となるという共通の特徴がある。開口障害の程度によっては、経口的気管挿管が著しく難しくなる。既知の開口障害や開口障害を引き起こす可能性のあ

る症例に直面した場合には、麻酔科医は、気管切開による気管挿管の準備をしなくてはならない。咽頭切開による気管挿管は、口腔外咽頭切開を実施する際に、まず初めに経口的な気管挿管が必要になるので、この場合には適切ではない。嘔吐を起こしやすい麻酔前投薬および麻酔導入薬は避けるべきである。

参考文献

1 Gad T. 1968. Periodontal disease in dogs. *J Periodont Res* 3:268–72.

2 Lund EM, Armstrong PJ, Kirk CA, et al. 1999. Health status and population characteristics of dogs and cats examined at private veterinary practices in the United States. *J Am Vet Med Assoc* 214:1336–41.

3 Golden AL, Stoller N, Harvey CE. 1982. A survey of oral and dental diseases in dogs anesthetized at a veterinary hospital. *J Am Anim Hosp Assoc* 18:891–9.

4 Harvey CE, Shofer FS, Laster L. 1994. Association of age and body weight with periodontal disease in North American dogs. *J Vet Dent* 11:94–105.

5 Harvey CE, Hammond BF. 1993. Bacterial isolates from blood cultures of dogs undergoing dentistry. *Vet Surg* 22(5):327–9.

6 NievesMA, Hartwig P, Kinyon JM, et al. 1997. Bacterial isolates from plaque and from blood during and after routine dental procedures in dogs. *Vet Surg* 26(1):26–32.

7 Rawlinson JE, Goldstein RE, Reiter AM, et al. 2011. Association of periodontal disease with systemic health indices in dogs and the systemic response to treatment of periodontal disease. *J Am Vet Med Assoc* 238(5):601–9.

8 DeBowes LJ, Mosier D, Logan E, et al. 1996. Association of periodontal disease and histologic lesions in multiple organs from 45 dogs. *J Vet Dent* 13(2):57–60.

9 Snyder CJ, Snyder LBC. 2013. Effect of regional mepivacaine anesthesia via an infraorbital nerve block on minimum alveolar concentration of isoflurane in clinically normal anesthetized dogs undergoing a modified form of dental dolorimetry. *J Am Vet Med Assoc* 242(2):199–204.

10 Candido KD, Winnie AP, Ghaleb AH, et al. 2002. Buprenorphine added to the local anesthetic for axillary brachial plexus block prolongs postoperative analgesia. *Reg Anesth Pain Med* 27(2):162–7.

11 Modi M, Rastogi S, Kumar A. 2009. Buprenorphine with bupivacaine for intraoral nerve blocks to provide postoperative analgesia in outpatients after minor oral surgery. *J Oral Maxillofac Surg* 67(12):2571–6.

12 Förster JG, Rosenberg PH. 2003. Clinically useful adjuvants in regional anesthesia. *Curr Opin Anaesthesiol* 16:477–86.

13 Eisenach JC, De Kock M, Klimscha W. 1996. Alpha(2)-adrenergic agonists for regional anesthesia. A clinical review of clonidine (1984–1995). *Anesthesiology* 85:655–74.

14 Lamont LA. 2008. Multimodal pain management in veterinary medicine: the physiologic basis of pharacologic therapies. *Vet Clin North Am Small Anim Pract* 38(6):1173–86.

15 Hillerup S, Jensen R. 2006. Nerve injury caused by mandibular block analgesia. *Int J Oral Maxillofac Surg* 35:437–43.

16 Greensmith JE, Bosseau Murray W. 2006. Complications of regional anesthesia. *Curr Opin Anaesthesiol* 19:531–7.

17 Lantz GC. 2003. Regional anesthesia for dentistry and oral surgery. *J Vet Dent* 20(3):181–6.

18 Krug W, Losey J. 2011. Area of desensitization following mental nerve block in dogs. J Vet Dent 28(3):146–50.

19 Rood JP. 1977. Some anatomical and physiological causes of failure to achieve mandibular analgesia. *Br J Oral Surg* 15:75–82.

20 Rood JP. 1978. The organization of the inferior alveolar nerve and its relation to local analgesia. *J Dent* 6(4):305–10.

21 Rochette J. 2005. Regional anesthesia and analgesia for oral and dental procedures. *Vet Clin North Am Small Anim Pract* 35(4):1041–58.

22 Pascoe PJ. 2012. Anesthesia and pain management. In: Verstraete FJ, Lommer M, editors. *Veterinary Dentistry and Oral Surgery*. pp. 23–42. St. Louis: Elsevier.

23 Beckman BW. 2006. Pathophysiology and management of surgical and chronic pain in dogs and cats. *J Vet Dent* 23(1):50–60.

24 Malamed SF. 2004. Local anesthetic considerations in dental specialties. In:Malamed SF, editor. *Handbook of Local Anesthesia*. 5th ed. pp. 269–81. St. Louis: Elsevier.

25 Lascelles DX, Gaynor JS. 2011. Chronic pain management. In: Grimm KA, Tranquilli WJ, Lamont LA, editors. *Essentials of Small Animal Anesthesia and Analgesia*. 2nd ed. pp. 147–57. Ames: John Wiley & Sons.

26 Muir WW, Hubbell JA, Skarda RT, et al. 2000. Local anesthetic drugs and techniques. In: Muir WW, Hubbell JA, Skarda RT, Bednarski RM, editors. *Handbook of Veterinary Anesthesia*. 3rd ed. pp. 41–56. St. Louis: Mosby.

27 Harvey CE. 1993. Oral cavity: the tongue, lips, cheeks, pharynx, and salivary glands. In: Slatter D, editor. *Textbook of Small Animal Surgery*. 2nd ed. pp. 510–30. Philadelphia:W.B. Saunders.

28 Blood DC, Studdert VP. 1999. *Saunders Comprehensive Veterinary Dictionary*. 2nd ed. p. 1165. London: W.B. Saunders.

12 血液学的異常

Molly Shepard and Benjamin Brainard

University of Georgia, College of Veterinary Medicine, Athens, GA 30602, USA

組織への酸素運搬を維持することは、どの麻酔症例の循環管理においても重要な目標である。酸素運搬は、動脈血酸素含有量（CaO_2）と心拍出量（Q）で規定される。CaO_2 は血液中に溶解した酸素およびヘモグロビン（Hb）と結合した酸素量の合計であり、その算出には動脈血酸素分圧（PaO_2：mmHg）、Hb 濃度（g/dl）、および動脈血中の Hb の酸素飽和度（SaO_2：%）が考慮される。CaO_2 には Hb と SaO_2 が PaO_2 よりもはるかに大きく寄与している。この関係は、以下の式で表される（式 12.1）[1]。

式 12.1

$$CaO_2 = \left[\frac{1.34 \text{ ml } O_2}{g} \text{ Hb} \times [\text{Hb}] \times SaO_2\right]$$
$$+ [0.003 \text{ ml } O_2/dl \text{ 血液 }/mmHg \times PaO_2]$$

哺乳類の血液では、動脈血中の酸素の約 97% が Hb と結合している[2]。その結果、貧血や異常ヘモグロビン血症などの酸素運搬能が障害される疾患は、酸素溶解量が低下する疾患よりも組織への酸素運搬に大きな影響を与える。ただし、酸素溶解量の低下は Hb の酸素飽和度に悪影響を及ぼ

す（表 12.1）。

表 12.1 に貧血、低酸素血症、および異常ヘモグロビン血症（例：メトヘモグロビン血症）が動脈血酸素含有量や酸素運搬に与える影響を示した。一般的に、哺乳類の動脈血酸素含有量は通常の環境下（動脈血 CO_2 分圧 40 mmHg、体温 37℃、pH7.4、Hb 濃度 15 g/dl）では 19.9 ml/dl である[1]。重度の低酸素血症（PaO_2 の低下）では、動脈血酸素含有量の低下は比較的軽度であるが（17.2 ml/dl）、酸素運搬能が重度に低下すると（貧血やメトヘモグロビン血症）より顕著に CaO_2 低下が生じる。心拍出量の変化（心拍数の増加、1 回拍出量の増加、あるいはその両方）により CaO_2 低下はある程度代償されるが、臨界点を超えると組織への酸素運搬量（DO_2）が低下する。

麻酔下の動物における酸素含有量のモニタリング

動脈血酸素含有量は、血液ガス分析あるいは酸素飽和度の測定ならびに赤血球容積（PCV）、ヘ

表 12.1 貧血、低酸素血症、メトヘモグロビン血症が動脈血酸素含有量に与える影響

動物の状態	Hb (g/dl)	SaO_2 (%)	PaO_2 (mmHg)	CaO_2 (ml O_2/dl)	DO_2 （ml/ 分）(心拍出量 2L/ 分の場合)
正常	15	97.5	100	19.9	398
低酸素血症	15	85	50	17.2	344
貧血	7.5	97.5	100	10.1	202
メトヘモグロビン血症 (33%が MeHb の場合)	10	97.5 （機能的な飽和度）	100	13.3	266

ヘモグロビン濃度が 50%減少すると（重度の貧血など）、酸素溶解量が 50%減少する場合（重度の低酸素血症など）よりも酸素運搬量が大幅に低下する。メトヘモグロビン血症では、酸素運搬に利用できる正常なヘモグロビン量が低下し、組織への酸素運搬量が低下する。この表で示した酸素運搬量は、心拍出量 2L/ 分として計算した。

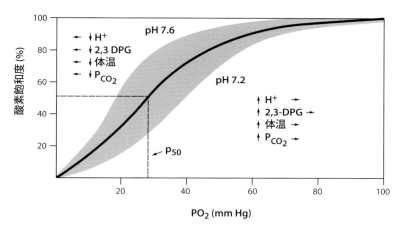

図12.1 酸素－ヘモグロビン解離曲線および解離曲線に影響する要因。曲線を左方移動させ酸素とヘモグロビンの結合を高める生理学的要因には、アルカリ血症（血中の水素イオンの減少）、体温低下、血中 CO_2 分圧（PCO_2）低下、および 2,3 ジホスホグリセレート（2,3-DPG）の低下がある。曲線を右方移動させ酸素が組織に放出されやすくなる要因には、酸血症、2,3-DPG の増加、体温上昇、および PCO_2 の上昇がある。

マトクリット（Hct）、および Hb 濃度を含む血液学的検査により評価される。血液ガス分析では、動脈血や静脈血中に溶解している酸素分圧（PaO_2、PvO_2）、Hb の酸素飽和度（SaO_2、SvO_2）が測定できる。肺疾患のない動物が室内の空気（約 21％酸素）を呼吸している場合には、PaO_2 は 80 〜 100 mmHg、PvO_2 は 42 ± 5 mmHg、SaO_2 は 98 〜 100％、および SvO_2 は 75％となる[3]。パルスオキシメータではより非侵襲的に Hb 酸素飽和度を測定することが可能であり、"SpO_2" と表記される。

PaO_2 と SaO_2（または SpO_2）の関係は、酸素-ヘモグロビン解離曲線で示される（図 12.1）。一般的に、PaO_2 が増加すると Hb が結合できる酸素が増加し、飽和度は最大で 100％となる。SpO_2 が 100％を示すときの PaO_2 は 100 mmHg を超えるが、SpO_2 が 95％のときの PaO_2 は約 80 mmHg である。SpO_2 が 94％のときは、PaO_2 は約 70 mmHg であり、治療対象となる低酸素血症であることを示す。

さまざまな生理学的変化が酸素に対する Hb の親和性に影響を与え、酸素－ヘモグロビン解離曲線を右方移動（親和性が低下し、酸素を組織に放出しやすくなる）あるいは左方移動（親和性が上昇し、Hb と酸素が結合しやすくなる）させる。ヒトでは、Hb と酸素の親和性が低下する要因には、CO_2 分圧の上昇、体温上昇、赤血球内の 2,3 ジホスホグリセレート（2,3-DPG）濃度の増加、および血液 pH の低下がある。Hb と酸素の親和性が上昇する要因には、CO_2 分圧の低下、体温低下、2,3-DPG の減少、および血液 pH の上昇がある（図 12.1）。

ヘモグロビンの構造も酸素に対する親和性に影響する[4]。正常な Hb では、酸素と結合するためにヘム鉄は 2 価（Fe^{2+}）の状態に還元されなければならない。異常ヘモグロビン血症には、メトヘモグロビン（MetHb）血症、カルボキシヘモグロビン血症がある。MetHb は酸素と可逆性の結合体を形成する Hb の酸化物であるが、組織へ酸素を放出する能力を欠いている。メトヘモグロビン血症の原因には、先天性原因と、アセトアミノフェン、硝酸、ベンゾカイン、ベンジルアルコール、およびプリロカイン中毒などの後天性の原因がある。ネコの Hb は、イヌの Hb よりも MeHb を形成しやすい[5]。カルボキシヘモグロビン（COHb）は、Hb が一酸化炭素に曝露されると形成される。一酸化炭素とヘモグロビンの親和性は、酸素とヘモグロビンの親和性の 200 倍以上であり、競合的に Hb と結合し、燃焼物を吸引した動物で最も多

表 12.2　貧血の病態生理

出血		赤血球破壊の亢進		異常な赤血球産生	
急性	慢性	血管内溶血	血管外溶血	赤血球産生の減少	赤血球産生不良
消化管潰瘍	播種性血管内凝固	細菌性	赤血球寄生生物	慢性疾患による貧血	成熟異常
止血異常	(DIC)	・*C. hemolyticum*	・*Anaplasma* spp.	・慢性炎症	ヘム合成障害
腫瘍	中毒	・*C. novyl*	・*Cytauxoon* spp.	・腫瘍	核酸合成障害
血小板減少症	・殺鼠剤	・*C. perfringens*	・*Hemobartonella*	細胞毒性による骨髄抑制	
外傷	・わらび	・*E. coil*	（*Mycoplasma* spp.）	・エストロジェン	
手術	・スイートクローバー	赤血球寄生生物	免疫介在性	・フェニルブタゾン	
	血友病 A および B	・*Babesia* spp.	・溶血性貧血	・細胞毒性性抗がん剤	
		化学薬品や植物	・*Ehrlichia* spp.	・放射線	
		・アセトアミノフェン	・ネコ白血病ウイルス	・わらび	
		・アブラナ属の植物	・血管肉腫	赤血球産生の減少	
		・銅	・赤血球寄生生物	・慢性腎疾患	
		・タマネギ	・*Sarcocystis* spp.	・副腎皮質機能低下症	
		・アメリカハナノキ	本態性赤血球欠乏	・甲状腺機能低下症	
		免疫介在性	破砕	・アンドロジェン機能低下症	
		・溶血性貧血	・DIC	免疫介在性	
		（IMHA）	・犬糸状虫症	・赤芽球癆	
		低浸透圧性	・血管肉腫	感染	
		破砕	・血管炎	・*Ehrlichia* spp.	
		低リン血症	血球貪食症候群	・ネコ白血病ウイルス	
		G-6-PD 欠乏	脾機能亢進	・ネコ汎白血球減少ウイルス	
		GSH 欠乏（ヒツジ）	悪性組織球腫	・パルボウイルス	
		肝不全（ウマ）		骨髄癆	
		ホスホフルクトキ		・リンパ球性白血病	
		ナーゼ欠乏（イヌ）		・転移性腫瘍	
				・骨髄線維症	
				・骨髄増殖障害	

出典：Brockus と Anderson より改変[7]

く遭遇する（例：火事）[6]。

酸素運搬能は、Hct、PCV、赤血球（RBC）数、および Hb 濃度の測定を含む検査により定量する。Hct は血液成分に占める RBC の割合である。遠心法により得られる PCV で正確に Hct を評価できる。Hct は自動血球計算装置で測定することもできる。しかし、血液分析機器の多くはヒトの血液を対象に設計されており、多くの哺乳類の飼育動物（イヌを除く）の赤血球はヒトよりも小さいため、この Hct 測定法では PCV よりも不正確となる可能性がある。Hb 濃度の測定は最も特異的な酸素運搬能の指標であるが、溶血、脂肪血、ハインツ小体、または人工 Hb の存在によって誤って高い値を示すことがある。赤血球の大きさが正常であり、血管内溶血が生じていなければ、Hb

濃度は Hct の約 1/3 の数値となる。例えば、ヘモグロビン濃度が 10g/dl である動物では、ヘマトクリットは約 30％と推定される。

一般的に、伴侶動物における貧血の原因は以下の 3 つに分類される：①不十分な赤血球産生（すなわち、赤血球産生の異常）、② RBC の消費あるいは破壊の亢進（例：溶血）、③ RBC の喪失（例：出血；表 12.2 参照）。赤血球産生が低下する原因には、慢性腎不全や骨髄癆を伴う腫瘍などの全身性疾患があり、中毒（例：エストロジェン）が原因となることもある。溶血は、免疫介在性の機序や中毒および腫瘍や RBC 寄生生物の感染（例：*Babesia* sp.）に二次的に生じることがある。獣医療において、出血は必ずしも明らかでないこともあるが、メレナや血中尿素窒素（BUN）の上昇は消

化管出血を示唆するため、麻酔前検査において評価すべきである。出血は抗凝固性の殺鼠剤中毒により生じる場合もあり、侵襲的な処置を行う前には必ずビタミン K_1 の補充療法を行うべきである（次の項を参照）。上記いずれかの原因により貧血を示す動物に全身麻酔や手術を行う場合には、少なくとも血小板数と凝固機能を検査して動物の止血機能を明らかにすべきである。また、術中に輸血が必要になった場合に速やかに対応するため、麻酔前に血液型を調べておくとよい。

貧血の慢性度は、術中出血に対する管理法に影響を与える。慢性貧血では、貧血に起因する酸素運搬障害を代償するために 2,3-DPG が増加しており、Hb の相対的な酸素運搬能は徐々に増加する[8]。この生理学的適応の結果、慢性貧血の動物は麻酔中の小さな Hct 低下に RBC の輸血なしで耐えることができる。慢性の低酸素血症を示す成長した動物も時間をかけて 2,3-DPG を増加させ、酸素 - ヘモグロビン解離曲線を右方へ移動させることで酸素を組織に放出しやすい状態となっている[9]。静脈内輸液療法は希釈性の PCV 低下を引き起こすが、組織への酸素運搬が減少するとは限らない（RBC の総量は不変であるため）。しかし、組織への酸素運搬障害を示す高乳酸血症や頻脈などの所見に注意して動物をモニタリングすべきである。

Hct 値を評価する際、動物の水和状態を考慮すべきである。脱水あるいは循環血液量が減少した動物では、水分の欠乏量を補充してから貧血が初めて明らかとなることがある。健康なイヌでは高窒素血症や Hct の上昇よりも血清蛋白濃度や体重減少が脱水の指標として有用であるが[10]、脱水した動物では、総蛋白、アルブミン、BUN、およびクレアチニンの血清濃度が上昇することがある。同様に、健康なウマにおける水分喪失では、PCV の明らかな変化を伴わずに、体重減少や血中蛋白濃度の上昇が起きる[11]。ストレス時に脾臓収縮を起こすことが知られている動物（例：ウマやイヌ）では、PCV の解釈はさらに複雑となる。高窒素血症は常に尿比重と照らしあわせて解釈し、その原因を腎性、腎後性、および腎前性（脱水または循環血液量減少）に鑑別する。その他の鑑別として、消化管出血は BUN 上昇を示すことがある。個々の動物の麻酔管理の準備に際して、Hct は常に病歴、身体検査、および血液生化学検査の所見と照らし合わせて解釈すべきである。

急性出血の最中の PCV の解釈には注意が必要である。急性出血では、脾臓が収縮するため PCV は変化しないか上昇し、多くの場合、総蛋白濃度が低下するのみである。PCV の変化は、出血が重度になるか、十分な輸液蘇生が行われ血液喪失量が補正されるまで認められないことがある。出血量が全血液量の 20% 未満の場合、出血量の 3 倍の等張性晶質液を 15 分以上かけて投与する。例えば、体重 35kg のイヌ（推定される全血液量は約 3,000 ml）が全血液量の 10% に相当する 300 ml の出血をした場合、血行動態の安定性を維持するためにこの急性出血に対して等張性晶質液を 15 分以上かけて 900 ml 投与するか、特定の最終目標を設定して投与を終了する（つまり、予定量よりも少量で血行動態の安定性が得られた場合には、予定量すべてを投与する必要はない）。このボーラス投与の後に、麻酔科医は PCV や他の項目を検査し、動物の酸素運搬状態を評価して輸血の必要性を検討する。別法として、少量（5 ml/kg）の膠質液（例：ヘタスターチ）を使用して血管内容量を維持することで、晶質液の過剰投与による低蛋白血症が引き起こす副作用を緩和できる。より一般的な術中出血の治療方法には、等張晶質液 20 〜 30 ml/kg のボーラス投与、膠質液 2.5 〜 5 ml/kg のボーラス IV 投与、あるいはこれらの併用がある。

赤血球輸血

RBC 輸血の目標は酸素運搬能を改善することであり、つまり貧血の動物では組織への酸素供給を改善することである。RBC は新鮮全血あるいは保存全血、あるいは濃厚赤血球調整液（pRBC）として輸血される。イヌやネコから調整した pRBC

は保存期間が長くなると保存性障害が生じるが、適切な抗凝固剤を使用することで冷凍して35日保存できる。保存性障害には、RBC変形能の低下（アデノシン三リン酸の喪失が原因）、2,3-DPGの減少、およびパック内の進行性アシドーシスがある。ヒトでは、長期間保存された赤血球製剤を輸血に使用すると、組織への酸素運搬の改善が制限され、輸血関連性急性肺傷害（TRALI）の発症に関係するとされる[12]。獣医療では、pRBC製剤に含まれる白血球の減少が輸血関連性炎症を減少させることが報告されているが[13]、TRALIの報告はない（注：原著発刊時）。イヌ、ネコ、ウマのpRBCでは、保存に使用する抗凝固剤の違いの影響が報告されている[14-16]。

　一般的に、赤血球輸血は全身麻酔下あるいは麻酔前の動物ではHb≦5～7g/dl（PCV15～20%に相当）が適応基準であり、とくにHbやPCVの低下が急な場合に適応となる。Hb濃度がこの閾値を下回ると組織への酸素運搬が大きく低下するが、この状態で出血が生じると急激に酸素運搬が低下する。全血液量の20%を超える出血があり、循環血液量減少に対する交感神経反応を示唆する臨床所見（例：頻脈や低血圧）が伴う場合にもRBC輸血は適応となり、さらに晶質液や膠質液を使用して循環血液量を安定化させる。表12.3に獣医療で対象となる動物種における血液量の概算を示した。

　貧血の動物で輸血の適応を示すもう1つの基準に高乳酸血症（血中乳酸値＞2.0mmol/L）があり、組織に対する酸素運搬が不十分であることを示す。乳酸は嫌気的解糖により産生され、組織の酸素要求量が酸素運搬量を超えている状況を示唆する[17]。血中乳酸濃度は、全身における乳酸産生と肝臓における乳酸代謝のバランスを反映するが、肝臓における乳酸代謝が律速段階となることはまれである（重度の肝血流低下時を除く）。血中乳酸値は動物ごとに評価すべきであり、採血する血管の選択（中心か末梢か）、末梢静脈からの採血中に動物が暴れた場合、低酸素血症、または静脈採血時の長時間の血流遮断を含むさまざまな要因に

表12.3　獣医療の対象となる動物の血液量の概算（ml/kg）

動物種	血液量の概算 (ml/kg)
イヌ	86
ネコ	55
ウマ	76
ウシ	55
マウス	79

影響される。それでも高乳酸血症は、血液学的な検査所見ならびに循環血液量減少や出血に対する交感神経反応（例：頻脈、低血圧、および可視粘膜蒼白）が起きていることを示す臨床兆候に加えて、貧血の動物に輸血を実施する判断材料となる。

　全血あるいはpRBCを輸血する前に、イヌとネコの血液型判定を行うべきである。時間があれば、ウマやウシでも供血動物（ドナー）との適合性を判定するために交差適合試験を行うべきである（理想的には出血が予測される手術が始まる前に実施する）。一般的に、輸血経験のない小動物に同じ血液型の血液を輸血する場合には、交差適合試験を行う必要はない。緊急例では、イヌのDEA1.1（-）型の血液であれば血液型検査を行わないでも使用できるが、ネコでは同種抗体が存在する可能性があるため輸血前に血液型検査を行う必要がある。以前に輸血経験がある場合や前回の輸血から3日以上経過している場合は、輸血に対する免疫反応が生じる可能性を減らすために交差適合試験を行うことが推奨される。採血や交差適合試験の方法については、他書を参考されたい[18]。

　輸血量は、受血動物（レシピエント）のPCVを目標値まで上昇させるために必要なRBCの量に基づいて決定する。以下の計算式を用いて、投与量の見積もりを行う（式12.2）。

式12.2

必要な供血動物の血液量（ml）
＝受血動物の血液量（ml）
× $\dfrac{（目標の PCV － 受血動物の PCV）}{供血動物の血液の PCV}$

pRBC の PCV は通常 60 〜 80％であり、全血の PCV は供血動物によってさまざまである。簡略化すると受血動物の PCV を 1％上昇させるためには、pRBC 1 ml/kg あるいは全血 3 ml/kg が必要である。pRBC の必要量の計算式として、1.5（ml）×目標とする PCV の上昇値（％）× kg（BW）が正確であることも示されている[19]。血液は通常 500ml、250ml、125ml の単位で供給され、pRBC は通常 250ml あるいは 125ml の単位で使用できる。滅菌した連結管を使用すれば、小型の個体に投与するためにこれらの血液を少量ずつ分割できる。理想的には、開封した血液製剤は最長でも 4 時間以内に投与すべきである。

イヌでは急性の溶血反応はまれであるが[20]、適合試験を行っていても受血動物に輸血副反応が生じる可能性はある。全身麻酔下の動物では、輸血副反応を同定することは困難である。蕁麻疹はドレープで隠され、心拍数、血圧、あるいは体温の変化は手術刺激、体腔からの熱喪失、麻酔薬の効果と混同される。輸血は低流量から開始すべきであり、例えば最初の 15 分は 1 〜 2 mg/kg/ 時間で投与し、明らかな輸血副反応が生じなければ流量を増加する。輸血は開始から 4 時間以内に終えるべきであるが、輸血に要する時間は出血の急性度と重症度に左右される。輸血副反応が生じるリスクが高い動物には、ジフェンヒドラミン 2 mg/kg を筋肉内投与する。全身麻酔下の動物にジフェンヒドラミンを静脈内投与すると低血圧を生じることがあり、ウマでは使用自体が推奨されない。輸血手技は、イヌの RBC の寿命に大きく影響する。自然滴下と比較して、輸液ポンプやシリンジポンプを使用するとずり応力が生じて溶血や RCB の寿命短縮を生じる[21]。

緊急時には加圧バッグを使用するか、輸血ラインに三方活栓と 60 ml 注射筒をつけて輸血バッグから血液を吸引し、動物に急速投与する。このような状況では重度の出血が生じているため、新鮮凍結血漿（FFP）を使用して凝固因子を補充することが頻繁に必要となり、血管内容量を維持するために血漿を晶質液や膠質液とともに使用するこ

ともある。新鮮あるいは保存全血には RBC と血漿の両方が含まれている。麻酔下の動物における大量出血では、輸液蘇生により生じる希釈性凝固障害や凝固因子の欠乏に加えて、薬剤（吸入麻酔薬を含む）の必要量の大幅な減少、心血管系の不安定化、代謝性アシドーシスの進行が生じる。大量の血液製剤を投与された動物では、血液製剤に含まれる抗凝固剤のクエン酸により低カルシウム血症（イオン化カルシウム濃度＜ 1.2 /mmol）が生じる[22]。低カルシウム血症は、心不整脈、低血圧、および凝固障害の悪化を引き起こす可能性がある。カルシウムは以下の手順で静脈内投与して補充する：心電図で心拍数や不整脈を確認しながらカルシウム 5 〜 15 mg/kg あるいは 10％グルコン酸カルシウム 50 〜 150 mg/kg を 10 〜 20 分以上かけて投与する。徐脈、ST 波の突然の上昇、QT 間隔の短縮など心毒性の兆候が見られた場合、カルシウムの投与速度を減速あるいは投与を中止する。血液製剤には抗凝固剤のクエン酸が含まれているため、カルシウムは別の輸液ラインあるいは十分にフラッシュした輸液ラインから投与し、輸血終了後には輸液ライン内の血液成分をカルシウムを含まない輸液剤を使用してフラッシュする。

貧血の動物に対する麻酔の注意点

貧血の動物に対する麻酔管理では、前酸素化、注意深い出血量の定量、最小限の血液希釈、および血中の RBC の利用率への影響が最小限となる薬剤の組み合わせに配慮すべきである。酸素運搬能の低下している動物に前酸素化を実施しても酸素と結合するヘモグロビンの割合には大きな影響はないが、麻酔導入中に酸素飽和度が低下するまでの時間を延長し、組織における酸素移動勾配を増加させる（酸素溶解量が上昇するため）。アセプロマジンとモルヒネを麻酔前投薬した後にプロポフォールで麻酔導入した正常なイヌでは、麻酔導入前に 3 分間の前酸素化（100 ml/kg/ 分の 100％酸素吸入）することによって、室内の空気

を吸入させたままで麻酔導入した場合と比較して、Hbの酸素飽和度低下を有意に延長させることができた[23]。

貧血における酸素運搬の維持は、血行動態および代謝性の代償機構に依存する。貧血に起因するCaO_2減少は、交感神経反応を刺激し、心拍出量の増加（1回拍出量あるいは心拍数の増加）および組織における酸素抽出率の増加を引き起こす。これらの代償反応は、エネルギー基質と好気性代謝に必要な酸素量を満たし続けるために生じる。通常、酸素抽出率は約25〜30％であるが、酸素運搬量により酸素消費量（VO_2）が制限されるまでは60〜70％まで増加することが可能である（図12.2）。ヒトでは、Hb濃度が5 g/dl（等容量性の血液希釈が原因の場合）まで低下しても、心拍出量や酸素抽出率が代償性に増加するため、酸素運搬は正常である[24]。組織酸素抽出率の最大点よりも酸素運搬量が低下すると（DO_2臨界点）、組織は低酸素となり、組織は細胞のエネルギー源を確保するために嫌気性代謝を開始する（図12.2）。嫌気性代謝は、全身性の乳酸性アシドーシスを引き起こす。貧血の動物では、これら内因性代償機構を最大限に温存するために、心拍出量や血管抵抗への影響が最小限の麻酔薬を選択すべきである。

全身麻酔は貧血に対する代償反応を減弱させる。ヒトでは、笑気-酸素-イソフルランにフェンタニルを組み合わせて全身麻酔した場合、等容量性の血液希釈に対する代償反応としての1回拍出量（したがって心係数も）の増加が、覚醒下の場合に比較して少なくなる。これらの麻酔下のヒトでは、DO_2減少を代償するために酸素抽出率が増加する[25]。麻酔モニタリングの観点からすると、不適切な血液希釈に対する循環動態の反応は治療開始の指標としてあてにできない。例えば、循環血液量が減少していない場合には、DO_2臨界点に近づいても頻脈は生じないこともある。麻酔下にある貧血の動物では、組織への酸素運搬が低下するリスクが大きく、覚醒した動物で見られる代償性の交感神経賦活化能が低下している可能性がある。麻酔科医は十分なDO_2を確保するために、

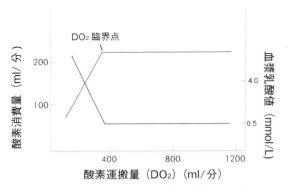

図12.2　酸素運搬量（DO_2）と酸素消費量（VO_2）の関係。心拍出量（Q）あるいはDO_2が減少すると酸素抽出率が増加し、VO_2は維持される。組織酸素抽出率が最大となるレベル（DO_2臨界点）よりもDO_2が下回ると、VO_2も減少して組織に低酸素が生じる。

出典：Murphy et al. 2009より改変

麻酔モニタリングにおいて、バイタルサイン、血液喪失量、血中乳酸値などDO_2の指標となる項目に絶えず気を配らなくてはならない。

注射麻酔薬や吸入麻酔薬は、RBCを脾臓に貯蔵させ、循環血液中の赤血球量を減少させる。脾臓はRBCの重要な貯蔵場所であり、常時RBCの40％まで蓄えることができる[26]。健康なフェレットでは、イソフルランによるRBCの脾臓貯蔵により、Hctが30％以上も低下する[27]。さまざまな注射薬の投与によっても、Hctが大幅に低下する。以下の薬剤を単独あるいは組み合わせて投与すると、イヌのPCVが5〜20％低下することが示されている：アセプロマジン、チオペンタール、プロポフォール、ケタミン/ジアゼパム。チオペンタールとアセプロマジンを組み合わせると、ケタミン/ジアゼパムよりもPCVが大きく低下する[28]。この理由から、アセプロマジンとチオペンタールは貧血の動物に相対的禁忌となっており、血管拡張や脾臓うっ血を引き起こす薬剤（例：プロポフォール）は慎重に使用すべきである。

貧血の動物では、溶血を生じる注射薬の使用を避けるべきである。プロピレングリコールを基材に含むエトミデートやジアゼパムは浸透圧が高く、血管内溶血を引き起こす可能性がある[29]。こ

れらの薬物は心血管系に対する負担が比較的少ないため、障害のある動物に対して使用が勧められることがある。麻酔導入直前にエトミデートを0.9％生理食塩液を用いて希釈して浸透圧を低下させることで、溶血反応を防止できることがある。麻酔科医はジアゼパムが引き起こす溶血反応を考慮し、代わりに水溶性のミダゾラムを選択してもよい。マルチモーダルな組み合わせにより、薬剤の投与量を減らして各薬剤の副作用を最小限に抑えることができる。

赤血球の異常と血液の粘性

Hctの異常（高値あるいは低値）は、血液粘性と組織血流を変化させて酸素運搬を低下させる。相対的な酸素運搬が最大となるHb濃度と血液粘性は、それぞれ15g/dlおよび約2cPである。血液粘性は、毛細血管を通る赤血球の移動効率を変化させてDO_2に影響する。血液粘性が増加するとDO_2は減少する。血液粘性が減少しても、貧血自体の影響以上にDO_2は減少する（図12.3）。血液粘性を左右する最も主要な因子はHctである。したがって、赤血球増多症あるいは貧血の動物ではとくにDO_2が減少しやすい。赤血球増多症は毛細血管でのRBCの動きを低下させ、"血泥"効果により毛細血管通過時間を延長させる。重度の貧血動物で見られる低い血液粘性によって乱流が生じる可能性が増加する。貧血の動物では、この乱流が生理的な心雑音として認識される。

赤血球増多症や赤血球増加症は、RBC数の増加が特徴である。いくつかの犬種（例：サイトハウンド）では、他の犬種よりも赤血球数が多く、Hctの検査値を解釈するときに注意が必要である[30]。赤血球増多症には、絶対的なRBC総容積の増加とRBC容積は正常でも血漿容積の減少によりHctが増加する相対的な赤血球増多（すなわち血液濃縮）の2つがある。絶対的赤血球増多症は、原発性（真性の赤血球増多症）あるいは続発性の赤血球増多症に分類され、続発性赤血球増多症は慢性

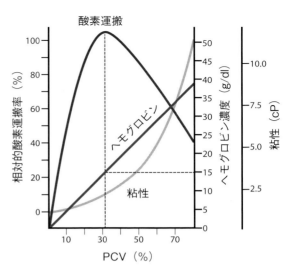

図12.3 ヘモグロビン濃度と血液粘性が相対的酸素運搬に与える影響。相対的酸素運搬は、ヘモグロビン濃度が15 g/dl、血液粘性が約9cPのときに最大となる。この点からヘモグロビン濃度や血液粘性が減少あるいは増加すると、相対的酸素運搬が大きく減少する。

出典：Muir 2007より改変

の低酸素血症から生じる。慢性低酸素血症ではエリスロポイエチンの放出が増加し、高地環境、心内右‐左短絡、あるいは頻度は少ないものの重度の肺疾患に対する生理的反応として続発性にRBC系細胞の増殖が生じる。相対的赤血球増多症は、体液喪失と続発する血液濃縮の結果最も一般的に生じる。赤血球増多症の臨床兆候は、高い血液粘性と微小循環血流量の減少に起因する。疾患の重症度に依存して、動物に組織低酸素症と塞栓症が生じるリスクが大きくなる。高い血液粘性は、一般的に脳の微小循環障害に起因する神経症状（発作や虚脱）を生じさせる。

赤血球増多症の治療方針は、疾患の病因に基づいて決める。相対的赤血球増多症は、麻酔前に基礎疾患に対する治療に加えて血管内容量を補充する輸液療法を実施すべきである。個々の症例に応じて血清蛋白濃度に基づいて等張性輸液を用いた輸液療法の効果を評価すべきである。例えば、低アルブミン血症を伴う赤血球増多症の動物では、膠質浸透圧の低下を防ぐために合成膠質液と等張

性晶質液を組み合わせて使用する場合がある。循環血液量減少のために相対的赤血球増多症が生じている症例では、生理学的最終目標を達成するために静脈内輸液を行うべきであり、可能であれば動物が安定するまで全身麻酔を延期すべきである。

原発性赤血球増多症の動物では、イヌでHct＜55％、およびネコでHct＜50％を目標として、瀉血による治療的脱血が適応となる[31]。瀉血は意識下あるいは鎮静下で行う。イヌではブトルファノールとミダゾラム、ネコではケタミンとミダゾラムなどの神経遮断薬を組み合わせた鎮静法を用いる。RBCの脾臓貯蔵を生じさせる薬剤（例：アセプロマジン）は使用すべきでない。瀉血した血液量に相当する量を晶質液と膠質液を組み合わせて補充する。別法として、瀉血した血液を適切な抗凝固剤を含む無菌的な容器に入れた場合には、血液を遠心してRBCを除去して血漿成分を動物に戻すことも可能である。

止血異常

麻酔科医が遭遇する止血異常は、一般的に出血傾向（凝固能の低下）あるいは血栓形成傾向（凝固能の亢進）に特徴づけられる。また、凝固能亢進と凝固能低下の両方を含む病態（例：播種性血管内凝固症候群）もあり、さまざまな症状が生じる。

凝固能を低下させる疾患

一次止血

一次止血は血小板と血管内皮あるいは内皮下層との相互作用であり、血小板の活性化を引き起こす。活性化した血小板は、損傷部位にさらに血小板を集めて活性化させる多くの物質を放出し、血小板膜リン脂質の分布に変化を生じる[32]。血小板の表面にホスファチジルセリンが露出すると、組織因子（TF）と第Ⅶa因子の複合体が集積する足場となり、二次止血が始まりフィブリン形成が促進される。一次止血の異常は先天性あるいは後天性であり、通常、血小板の数や機能の問題である。

一次止血の評価

血小板機能を評価するための多くの検査方法がある。血小板減少症の動物では、身体検査で小さな出血（点状出血）が歯肉、耳介、鼠径やその他の部位に頻繁に見られる。正常な血小板数をもつ血小板機能障害の動物では、必ずしも点状出血は見られない[33]。一次止血に異常がある動物に見られる臨床兆候は、血尿、鼻出血、口腔粘膜出血、またはメレナとして現れる消化管出血まで多岐にわたる[32]。

一次止血の機能障害を評価する重要な検査の1つは、正確な血小板数の計測である。血小板の凝集により偽性の血小板減少症が生じる可能性があるため、機械による測定結果を血液塗抹の評価と照らし合わせるべきである。血管内皮の損傷部位に対する血小板の接着機能を評価する最も簡単な検査は、頬粘膜出血時間（BMBT）の測定である[34]。BMBTを行うために口唇をめくって頬粘膜を露出し、ガーゼ包帯で軽く保持する。SimPlate®装置を使用し、規定の切開（長さ5 mm深さ1 mm）を頬粘膜に加える。切開を加えた後、切開部位の止血を観察する（止血にかかる時間も計測する）。切開創に形成された脆弱な血小板塊を傷害しないように細心の注意を払いながら、必要に応じて30秒ごとに血液を濾紙に吸い取る。出血時間は出血が止まるまでの時間であり、正常な動物では通常は3〜5分である。ネコでは、頬粘膜の露出が難しいため、SimPlate®を上顎犬歯上方にあてる変法（口腔粘膜出血時間）が用いられる。通常、ネコにこの検査を行うためには、鎮静や全身麻酔が必要となる。血小板減少症や血小板機能障害のある動物では、BMBTが大きく延長する[34,35]。

PFA-100（Dade-Behring）は卓上の血小板機能分析装置であり、血管の損傷部位を通過する血流内の血小板にかかるずり応力を模擬的に再現する。陰圧吸引により、コラーゲンとアデノシン二

リン酸（ADP）あるいはコラーゲンとエピネフリンで覆われた毛細管を血液が通過する。これらの物質は血小板を活性化し、毛細管内に血栓を形成させる。毛細管が完全に閉塞するまでの時間が閉塞時間として秒単位で最大300秒まで測定される。PFA-100はイヌの止血異常の評価に使用されており、フォン・ヴィレブランド病や非ステロイド性抗炎症薬（NSAID）の投与による血小板機能障害を迅速に同定できる[36,37]。

血小板凝集測定法は全血あるいは多血小板血漿を使用して行われ、ADPやコラーゲンなどの個別の刺激に対する血小板の凝集機能を検査する。この検査は特殊な装置を用いて行われ、低いずり応力が生じる状況下で特定の作動薬に対する血小板の反応や血小板反応に対する薬剤の作用を調べる[38]。本来、血小板凝集測定法は研究目的の手法であり、臨床獣医師の多くが容易に利用できるわけではないが、薬剤の効果や血小板機能の異常を評価した多くの研究で血小板凝集測定法の結果を報告している。近年、獣医療においても血小板機能や表現型を検査するためにフローサイトメトリーが使用されるようになった。イヌやネコに対する抗体が利用可能となったため、獣医療においてこの手法を用いた研究が増えていることから数年のうちに文献情報も大幅に増えることが予想される[39]。

一次止血異常

血小板減少症は、血中の血小板数の絶対的な減少である。イヌとネコにおける正常な血小板数は、$250 \sim 500 \times 10^3/\mu l$である。一般的に、血小板数$< 150 \times 10^3/\mu l$で血小板減少症と判断され、血小板数は$5 \sim 10 \times 10^3/\mu l$まで減少することもある。炎症や侵襲的な採血により血小板は凝集する傾向があるため、血液塗抹を評価して血小板数が低いことを手作業で確認すべきである。100倍の視野において血小板が1つあれば血小板数は$15 \times 10^3/\mu l$に相当するため、1つの視野に$10 \sim 15$の血小板があれば正常と考えられる。基本的に血小板数$> 20 \times 10^3/\mu l$であれば自然出血は生じない

が、手術を受ける動物ではより慎重に約$50 \times 10^3/\mu l$をカットオフ値とすべきである。いくつかの犬種、とくにキャバリアキングチャールズスパニエルでは遺伝性の巨大血小板減少症があり、血小板は正常より数が少なく大型であるが、血小板機能や止血機能には明らかな異常は認められない[40]。

イヌにおける血小板減少症の最も多い原因の1つは、免疫介在性血小板減少症（immune-mediated thrombocytopenia：IMT）である。IMTの特徴は極度に少ない血小板数（$< 20 \times 10^3/\mu l$）であり、粘膜表面から自然出血を生じる動物もいる。通常、IMTは特発性とされているが、薬剤（例：トリメトプリム–サルファ剤）が関連する例も報告されている[41,42]。軽度から中等度の血小板減少症（$40 \sim 100 \times 10^3/\mu l$）は、炎症を引き起こす疾患や播種性血管内凝固症候群（DIC）で頻繁に認められる[43]。これらの疾患には、腫瘍、敗血症、膵炎、犬糸状虫症、または圧挫損傷を伴う外傷などが含まれ、原発疾患に対する緊急の全身麻酔や手術が必要となることがある。ダニ媒介性疾患（例：*Erlichia* sp.、*Borrelia* sp.）も軽度から中等度の血小板減少症を引き起こすことがある。さらに、出血が持続している動物や血液喪失のあった動物ではわずかな血小板数の減少が見られることがある。

麻酔前の治療

ヒトでは、侵襲的な外科手術を受ける予定の患者で血小板数が$50 \times 10^3/\mu l$を下回る場合に、血小板製剤（濃厚血小板血漿、多血小板血漿）の輸血が推奨されている。獣医療では、ほとんどの臨床獣医師が血小板のみを含んだ血液製剤を容易に利用することはできない。術前に血小板を輸血する最も簡便で実践的な方法は新鮮全血輸血であるが、輸血される血小板数は供血動物の血小板濃度に依存し、血小板数は大きく増加しないことが多い。輸血量はRBCの必要量に基づいて計算するか、あるいは貧血がない場合には経験的に$10 \sim 20$ ml/kgを投与する。血小板数は増加しないものの、新鮮全血により進行中の出血を止めるのに十分量の血小板が得られ、術中にある程度の止

血機能の補助も得られる。外科的止血に対して適切な注意を払い、適応であれば輸血を実施することにより、中等度から重度の血小板減少症の動物でも安全に外科手術を行うことが可能である。

イヌでは、凍結 DMSO 安定化濃縮血小板を利用することができる。ただし、これらの製剤の血小板機能は新鮮全血と比較すると大幅に低下している[44]。手術を受ける血小板減少症の動物に対する効果は評価されていないが[38]、将来的に利用できる可能性のある方法として凍結乾燥血小板がある。獣医療における血小板輸血の選択肢についてレビューした文献もある[45]。血小板増加には４日ほどかかるが、緊急手術を必要としない動物ではビンクリスチン（0.02 mg/kg 単回 IV）を投与して血中の血小板数を増加させることもできる[46]。

血小板減少症の動物の麻酔でとくに注意する点は、重度の出血のリスクがある動物すべてに当てはまる。動物を丁寧に扱い、麻酔導入中および導入後の移動では医原性の外傷や出血を起こさないように入念に計画を立てて実施すべきである。血小板減少症の動物では、筋肉内注射の部位に血腫が形成されることがあり、筋肉内注射は最低限にとどめるか避けるべきである。末梢の静脈カテーテルあるいは動脈カテーテルを留置した部位に血腫を形成することもある。必要に応じて、この留置部位には圧迫包帯を巻いて止血を促進する。出血に対する効果的な圧迫止血が困難であるため頸静脈穿刺は禁忌であり、同じ理由により、大腿動脈穿刺も推奨されない。血小板減少症の動物では、中足背側動脈が動脈カテーテルを留置する部位として好まれる。さらに、損傷した粘膜から出血が生じやすいため、カテーテル類（例：鼻腔内や尿道内）は必要に応じて慎重に設置し、直腸温や食道温の測定も慎重に行うべきである。乱暴な気管チューブの挿管操作により披裂軟骨あるいは気管粘膜から出血が生じることがあり、術後に上気道閉塞を引き起こす可能性もある。硬膜外脊椎麻酔あるいは末梢神経ブロックは血管の誤穿刺により致命的な出血が生じる可能性があるため、血小板減少症の動物では禁忌である。

これらの実践的な動物の管理に加えて、血小板機能を阻害する薬剤の使用を避けるべきであり、NSAID は禁忌である。麻酔中には浸透圧を維持するために合成膠質液（例：ヘタスターチ）の使用が必要となることがある。しかし、これらの薬剤は血小板の機能を阻害するため（次節を参照）、慎重に使用すべきである。また、アセプロマジン投与後には一時的な血小板機能の低下が報告されている[47]。健康なイヌにおける臨床的な重要性は少ないものの、血小板減少症の動物では影響が大きくなる可能性がある。

血小板機能異常症

血小板機能異常症あるいは血小板機能不全は、全身性疾患で生じることもあるが、遺伝的な特性あるいは血小板に対する薬剤の影響として認められることが多い。血小板機能異常症の特徴的な臨床兆候は、粘膜表面からの出血である。軽症例では、避妊手術や去勢手術の術後に出血が持続する場合に初めて診断される。皮膚にあざが見られることもあるが、血小板数の絶対的な減少で認められる点状出血はほとんど見られない。通常、動物の血小板数は十分であり（出血していると血小板数は減少することもあるが）、凝固機能検査の結果は正常である。

血小板機能不全は、重症の腎不全の動物で報告されており、血小板膜あるいは刺激に対する血小板の反応性が変化することにより生じる[35,48]。甲状腺機能低下症の動物では軽度の血小板機能不全が生じているが、その原因は不明であり、臨床的な意義も疑問視される[49-51]。全身麻酔が必要な重度の尿毒症の動物では、前述した血小板減少症の動物に対する全身麻酔と同じ対策を行うことが妥当である。尿毒症の動物の全身麻酔におけるその他の注意点は、第６章に述べられている。

イヌで最も一般的な遺伝性血小板機能障害症は、フォン・ヴィレブランド病（vWD）である。vWD は、活性化した血小板を血管内皮の損傷部位に接着させるために必要な因子であるフォン・ヴィレブランド因子（vWF）の先天的な異常

や欠失が関連する疾患の総称である。I型vWD
は、すべての大きさのvWFが存在するものの機
能的なvWFの総数が減少することが特徴的であ
り、イヌに最も多いvWDの型である。とくにドー
ベルマンピンシャーに多い。I型vWDの臨床兆
候の程度は、vWFの活性量に左右される[33]。II型
vWDは、血中のvWFの大きさの分布が変化する
ことが特徴的であり(例:大分子量のvWFの減少)、
機能に差があるvWFの集団を生じる[33]。III型
vWDは、vWFの完全欠損が特徴的であり、vWD
のなかでも最も重症の臨床兆候を示す。vWDは、
機能性試験（例：BMBTまたはPFA）[52]、または
機能性のvWF量の測定によって診断する。後者
では活性割合が示され、正常範囲は65〜150%で
ある。臨床的に重大なvWDに罹患している動物
では、活性が40%未満であることが多い[33]。

　vWDの動物において出血を予防するための治
療法では、クリオプレシピテート（新鮮血漿から
生じる寒冷非可溶性沈殿物）を使用する。本剤は
出血が続いている場合にも適応される。クリオプ
レシピテートはFFPから生成され、濃縮された
vWFと第VIII凝固因子（fVIII）を含んでいる。ク
リオプレシピテートには凍結された剤形と凍結乾
燥の剤形があり、通常は3〜5 ml/kgを投与す
る[53]。酢酸デスモプレシン（DDAVP）はイヌと
ヒトのvWDで使用されており、ヒトのI型vWD
では血管内皮細胞からのvWFとfVIIIの放出を2
〜4倍に増加することが報告されている[54]。I型
vWDのイヌでは、DDAVP治療により臨床兆候
が改善し（粘膜出血時間の減少とPFA閉塞時間
の短縮）、治療後には血中vWFの増加が認めら
れる[52]。DDAVPの推奨用量は1μg/kgであり、
皮下投与あるいは結膜下投与する。vWFの力価
が不明なドーベルマンピンシャーに緊急手術を行
う場合、筆者らは常にDDAVPを投与しており、
術中および術後にはいつでも輸血製剤を投与でき
るように用意している。

　その他に獣医療で報告されている遺伝性血小板
機能不全には、グランツマン血小板無力症があり、
グレートピレネーズ、オッターハウンドやウマで
報告があり、血小板のフィブリノゲン受容体の機
能不全が特徴である[55]。いくつかの犬種やジンメ
ンタール種のウシでは、血小板の細胞内シグナル
伝達欠陥によってフィブリノゲン結合部位の活性
化が阻害される遺伝性血小板機能異常症がある。
ジャーマンシェパードでは、血小板の凝固促進活
性が欠落するスコット症候群が報告されており、
血小板の二次止血を支援する能力が阻害されて出
血が生じることが特徴である[56]。多くの場合、こ
れらの異常は自然出血あるいは避妊、去勢、断耳、
断尾、除爪の手術後の過度の出血により明らかと
なる。これらの血小板機能異常があり、麻酔や手
術を必要とする動物では、術中および術後に大き
な出血が生じるリスクが高い。術前には、イヌの
血液型判定を行い、適切な血漿とRBCを使用で
きるように準備すべきである。これらのイヌでは、
待機手術前にPRPや濃厚血小板を投与すること
も考慮する。緊急の手術で血小板製剤が用意でき
ない場合、新鮮全血の術中輸血は依然としてよい
選択肢であり、術後も引き続いて輸血が必要とな
る場合もある。

　日常的に使用されている多くの薬剤に血小板の
機能を変化させる可能性があり、血小板の凝集や
接着を阻害することがある。NSAIDは、シクロ
オキシゲナーゼ（COX）酵素による血小板トロン
ボキサンA_2（TXA_2）の産生を阻害し、血小板凝
集に影響を及ぼす。TXA_2は凝集促進物質であり、
血管損傷部位における血小板活性化に寄与してい
る。また、TXA_2は血管損傷部位で血管収縮を生
じ、血液喪失を軽減する。アスピリン（ASA）は
典型的なNSAIDであり、TXA_2の感受性が高い
症例ではコラーゲンに凝集する血小板を大きく減
少させる[57]。イヌはTXA_2の感受性が低いと考え
られており、NSAIDの血小板に対する作用には
感受性が低いことが明らかとなっている[58]。ネコ
の血小板もTXA_2の放出阻害に対して比較的抵抗
性であることが凝集測定法で評価されている[59]。
ASAが不可逆的なCOX阻害を生じる一方で、そ
の他使用機会の多い動物用NSAID（例：カルプ
ロフェンやメロキシカム）は可逆的に結合し、仮

に血小板機能の低下が生じても一時的である[57]。血中の血小板に発現するCOXの大部分はCOX-1であると考えられているため、COX-2に選択性の高い薬剤（例：デラコキシブやフィロコキシブ）は、感受性の高いイヌでも血小板機能を変化させないと考えられている[57]。ケトプロフェンは血小板凝集能の低下に関連があるとされている[60]。一般的に、NSAIDを投薬されている動物に対して局所麻酔や硬膜外・脊椎麻酔は禁忌とならない。

合成膠質液は、重症症例の周術期に血管内容量確保を目的として広く使用されている。通常、これらの膠質液（ヘタスターチ、テトラスターチ、デキストラン）は、等張晶質液中に6%の濃度で調整されている。小さい分子量の膠質液（例：テトラスターチ）は速やかに排出されるため、1日あたりの上限用量が多い。膠質液が凝固指数に及ぼす影響はよく立証されており、血小板機能と血栓強度の両方に影響するため出血傾向のある動物では問題となる場合がある。ヘタスターチは血中のvWF/f Ⅷ複合体に結合し、クリアランスの増加と血管損傷部位への接着阻害を引き起こす[61]。ヘタスターチは血栓構造に組み込まれるため、線維素溶解を増加させ、血栓強度を低下させる。凝固系に対するHES製剤の作用は、製剤の分子量構成と担体となる輸液剤の種類に左右される。高分子量かつモル置換比が高い製剤は、血中に長く滞留して分解速度も遅いため、より凝固を阻害しやすい傾向があり[62,63]、平衡電解質溶液を担体とする製剤は生理食塩液を担体とする製剤よりも凝固に及ぼす影響が少ない[64]。通常、ヘタスターチ（670/0.75）は24 ml/kg/日まで、テトラスターチ（130/0.45）は50 ml/kg/日までは血小板機能障害や凝固障害は最小限とされており、これを上回る量を投与した場合は副作用が生じないか看視すべきである。一次止血に異常のある動物では、これらの影響がより大きくなることがある。

クロピドグレルはADP 2Y$_{12}$受容体を拮抗して不可逆的に血小板活性を阻害する。獣医療ではその使用が増えており、ネコ、イヌ、およびウマにおける薬物動態と薬力学が報告されている[38,65,66]。

動物では副作用はほとんど報告されていない。ただし、クロピドグレルは血小板凝集を阻害するため、抗凝固薬（例：ヘパリン）や鎮痛薬（例：NSAID）の併用は基礎疾患に配慮しながら慎重に行うべきである。クロピドグレルは肝酵素のCYP3A4/3A5により代謝されて活性のある代謝産物となり、同様の代謝経路を有する麻酔に使用される薬剤の代謝に影響を与える可能性がある（あるいはクロピドグレルの代謝が影響を受ける）[38]。とくにプロトンポンプ阻害薬（例：オンダンセトロン）には注意が必要であり、クロピドグレルから活性代謝産物を生じる代謝に影響して抗血小板作用を低下させる。麻酔科医は、抗血小板薬を初期に使用する価値のあった疾患を考慮し、現在の薬物治療よりクロピドグレルの投与歴を優先して麻酔薬を選択すべきである。ヒトでは塞栓症が発症する可能性の高い患者（例：冠動脈疾患の患者）の麻酔前や手術前には抗血小板薬を中止しないことを推奨する文献があるが、これらの薬剤は術中の出血量を増加することがある[67]。出血が危機的な予後を招く外科手術（眼科、神経外科、泌尿器、大血管手術）では、術前に5日間クロピドグレル投与を中止することを推奨する文献もある[68]。別のヒトの文献では、術前に7～10日間クロピドグレルを休薬することを推奨している[69]。抗血小板薬を投与されたヒトにおいて硬膜外・脊椎麻酔により生じる副作用が報告されている[70]。どの症例も個別に評価すべきであり、血小板機能の検査が可能であれば、血小板のADP感受性の回復を評価でき、外科手術を行う時期や硬膜外・脊椎麻酔の使用を決める判断材料となる。

前述したように、アセプロマジンは一時的な血小板機能低下に関係することがある。しかし、研究されていないものの、仮に臨床的な作用が存在しても、より作用が強い抗血小板薬が併用されていない場合には、その作用は明らかにはならないであろう。血小板にはα_2-受容体が発現しているが、デクスメデトミジンと同系統の薬剤が血小板機能に及ぼす影響について、少なくともイヌの血小板では弱い作動性の作用（エピネフリンと同様）

が予想されるものの、今のところ報告はない。ケタミン[71]、ミダゾラム[72]、プロポフォール[73]、ハロタンやセボフルラン[74]が血小板機能に及ぼす影響が個々に報告されているが、臨床的意義は定かではない。オピオイド、バルビツレート、およびエトミデートはヒトの血小板の凝集に対する影響がほとんどない[74]。

疾患、遺伝性、あるいは薬剤が原因となって血小板機能が低下している動物では、麻酔科医は硬膜外・脊椎麻酔がもたらす利点と出血のリスクについて慎重に評価しなければならない。全身性疾患により一時的な血小板機能不全あるいは血小板数低下がある場合、血小板数が回復するか適切な輸血製剤の準備ができるまで、可能であれば手術を延期すべきである。

二次止血

二次止血は凝固系カスケードからなる凝固過程であり、一群のセリンプロテアーゼ（凝固因子）が連続して活性化されて最終的にフィブリン単量体が形成され、その後XIIIa因子の作用により架橋される。プロトロンビン時間（PT）や活性化部分トロンボプラスチン時間（aPTT）の測定は凝固系カスケードにおけるさまざまな因子の凝固作用を理解する骨組みとなるが、in vivo における大部分の凝固反応は少量のトロンビンが生成される（カスケードの始まり）TF 経路（外因系）によって引き起こされる[75]。外因系によって生成された少量のトロンビンは内因系の強力な作動薬として働き、凝固反応で生成されるトロンビンの大部分はこの経路により産生される（増幅と伝播）。凝固の開始には、TF と第VIIa因子複合体が集積するために適切な細胞表面の環境が必要であり、とくに活性化された血小板の表面が最適である[75]。

二次止血の評価

二次止血の評価は、活性化物質に暴露された後の血中あるいは血漿中のフィブリン形成を検査することにより行う。これが活性化凝固時間（ACT）、PT、aPTT およびトロンビン時間（TT）の基本

であり、TT はフィブリノゲン濃度と相関する。ACT は珪藻土（強力な接触性活性剤）を全血に加えて測定するが、他の検査ではクエン酸処理した血漿を適切な活性剤に加えて検査を行う。凝固検査に使用する血液は無菌的に直接静脈穿刺で採取し、クエン酸塩（通常 3.2%）を含むプラスチック製あるいはシリコンガラス製のチューブの中にクエン酸と血液の比が 1：9（v：v）となるように直ちに入れる。移動式の新しい凝固分析装置では、クエン酸処理した全血あるいは未処理の全血を用いて PT と aPTT を測定することができる。イヌとネコにおける正常値は、機器の種類と手技によって差がある。一般的に、凝固時間が延長するためには、凝固因子の活性が正常の 30% 未満に低下する必要がある。

トロンボエラストグラム（TEG）やソノクロットなどの新しい凝固系の粘弾性検査では、線維素溶解に加えて一次および二次止血を評価することができる。これらの検査では、血液が液体から凝固塊に変化するまでの粘性の変化をグラフ化し、凝固抑制あるいは凝固亢進のどちらの状態も測定できる[76]。獣医学領域ではイヌ、ネコ、およびウマにおいて、これらの手法の評価が数多く報告されているが、現段階では手法のばらつきが大きいため検査を実施する施設間の違いを考慮せずに比較することは困難である[77,78]。

二次止血の異常

二次止血が十分機能しない動物では、出血による循環血液量減少性ショックが生じることがある。身体検査では粘膜蒼白、頻脈、および弱い脈圧などの所見を認めることがある。出血がない動物では、基礎疾患にもよるが、身体検査所見は基本的に正常である。出血が生じやすい部位には、腹腔、胸腔、後腹膜、心膜、および関節（関節血腫）がある。重大な二次止血異常のある動物に外科手術を行うと、危機的な出血が生じることがある。FFP にはすべての凝固因子が含まれており、凝固因子の補充に効果的であり、凝固因子の欠乏による出血を緩和あるいは止血できる。保存血漿

には第Vおよび第Ⅷ因子が含まれておらず、重度の出血に対する有効性は低いかもしれないが、ビタミンK依存性の凝固因子をすべて含むため、特定の欠乏症（例：抗凝固性殺鼠剤の誤食）の動物における凝固障害の補正には役に立つ場合がある。新鮮全血にもすべての凝固因子が含まれている。一方、保存全血ではいくつかの凝固因子に劣化が生じている。これらの製剤は出血による貧血に適応される。出血性ショックの動物では血管内容量を急速に補充することが必要であり、輸血にはRBCを含む製剤（pRBCや新鮮全血）が適応となる。

　凝固因子の欠乏は、先天的あるいは後天的に生じる。後天的な凝固因子の欠乏は、中毒や全身性疾患により生じる。血中の凝固因子は肝臓で産生されるため、肝機能不全は凝固障害を引き起こす。肝疾患のある動物では、とくに侵襲的な外科手術を受ける場合、凝固機能検査を実施して異常があれば凝固障害を治療しなければならない。とくに肝リピドーシスのネコでは凝固障害が一般的に認められるが、肝生検や針吸引あるいは栄養チューブを設置するために全身麻酔を必要とする機会が多い。肝リピドーシスに関連する凝固障害の少なくとも一部はビタミンKの吸収不良によって生じるため、侵襲的な外科手術の前には非経口的補充療法が適用となる[79]。どの動物種でも胆汁うっ滞によりビタミンKの吸収は低下するが、多くのネコで腸疾患が吸収不良を引き起こす。ビタミンKの補充療法で凝固機能が改善しない場合には、麻酔あるいは手術前に追加治療（例：FFP）を行う。イヌでは、毒物（例：キシリトールやマッシュルーム）の誤食により原発性肝疾患が生じることがあり、凝固障害を伴う劇症型肝不全が起きることもある。原発性肝疾患に加えて、全身性疾患により凝固因子が欠乏して凝固時間が延長することもある。敗血症、膵炎、腫瘍や犬糸状虫症は全身性炎症反応症候群（systemic inflammatory response syndrome：SIRS）やDICの発症に関連している。DICによる消費性凝固障害が重度である場合、凝固因子の消費亢進が凝固障害の原因である（DIC

の初期にはaPTTの軽度な延長のみが認められる）[43]。これらの動物に使用する麻酔法は、凝固機能の状態よりも基礎疾患に基づいて選択される。しかしながら、侵襲的な処置が必要となる場合、凝固機能を正常化させるためにFFP（少なくとも10 ml/kg）の投与が適用となる[80]。一次止血異常がある動物と同様に、局所麻酔や硬膜外・脊椎麻酔による利益と制御できない出血が生じるリスクを慎重に考慮すべきである。肝疾患の動物に対する麻酔については、第4章に記載している。

　毒物や薬剤は凝固系に直接的に影響する可能性がある。この作用をもつ最も一般的な毒物は、抗凝固性殺鼠剤である。抗凝固性殺鼠剤には多くの世代があり、新しい世代の薬剤は古い世代の薬剤よりも長く作用が持続する。第一世代の殺鼠剤の代表例はワルファリンであり、ブロジファカムやブロマヂオロンは第二世代である。ワルファリンは、まれではあるが臨床例に使用されることもある。急性殺鼠剤中毒の動物に対して麻酔が必要となることはほとんどない。しかし、時には血胸に対する胸腔ドレーンの設置や腹腔内の出血臓器を摘出するために麻酔が必要となることがある。飼い主が凝固機能低下に気づいていないために、殺鼠剤中毒の動物に麻酔や手術が行われるような場合（比較的まれではあるが）、術中や術後に大量出血が生じることがある。救急症例においてビタミンK阻害による出血が起きている場合、FFPや保存血漿の投与が治療の選択肢となるが、ビタミンK₁（フィトナジオン）の経口あるいは皮下投与（静脈内投与はアナフィラキシーを引き起こすことがある）も継続する（出血がない場合は第一選択）。凝固因子欠乏の程度にもよるが、出血のない動物ではビタミンKの投与により速やかに凝固異常が改善する。麻酔や手術前に少なくとも2〜3日間のビタミンK₁投与（2.5〜5 mg/kg PO 12〜24時間毎）を行うことで凝固時間が正常化するが、待機手術の前に凝固機能検査を再度実施すべきである。

　未分画ヘパリン（UFH：標準ヘパリン）は、二次止血に後天的機能不全を生じさせる薬剤であ

る。UFH はアンチトロンビン（AT）による第 II 因子と第 V 因子の不活化を促進させる。UFH は血栓症や血栓塞栓症を生じるリスクがある重症の動物や抗凝固療法が不可欠な動物（例：血液透析を受けている動物）に対して頻繁に使用される。UFH の薬力学は用量依存性ではなく、やや予測が難しい[81,82]。UFH の単回皮下投与（250 U/kg）の作用は（凝固検査の結果で評価すると）、投与から 9 ～ 12 時間後に低下するが、長期間の投与により作用が持続するようになる。UFH の単回皮下投与による抗凝固作用は、投与から約 4 時間後に最大となる。UFH の効果は、血漿中の抗 Xa 因子活性の測定あるいはヘパリン療法により延長する aPTT の測定により評価する[81]。麻酔科医は麻酔前に動物の凝固機能を評価すべきである。ヘパリン療法を受けている動物では、凝固時間が中等度に延長する程度であれば（正常の約 2 倍）、凝固時間が大幅に延長した動物ほど制御不可能な出血が生じるリスクは大きくない。低分子ヘパリン（LMWH）は低分子量分画のヘパリンであり、UFH と同様に血栓予防に有効であるが、ヒトでは UFH よりも出血の発生率が低い。LMWH はどの凝固検査の結果も延長させることがないため、その血漿レベルは抗 Xa 因子活性を測定して評価しなければならない。

ヒトでは、ヘパリン療法を受けている患者に対する術中あるいは術後の硬膜外・脊椎麻酔に関する指針がある[83,84]。その指針は以下の内容を含んでいる。凝固障害のある患者では硬膜外・脊椎麻酔を行わないこと、硬膜外穿刺による外傷が生じた場合は手術（およびヘパリン投与）を遅らせること、硬膜外穿刺からヘパリンの全身投与まで最低でも 60 分間は間隔をとること、必要に応じてヘパリンの拮抗薬を使用すること、最終的に正常な凝固機能が回復してから（ヘパリンの効果が大きく低下してから）硬膜外カテーテルを抜去して術後の硬膜外血腫の兆候に注意すること。待機手術では、手術が始まる 24 時間前までに硬膜外カテーテルを留置することが推奨されている。米国胸部専門医学会（American College of Chest Physicians）は抗凝固療法を受けている患者に対する周術期管理の指針を制定している[69]。長期的にビタミン K 阻害薬療法（例：ワルファリン）を受けておりその投薬を中止できない患者では、外科手術に関連した出血の危険がなくなるまで（通常は術後 12 ～ 24 時間）、周術期に UFH や LMWH による "ブリッジング療法" を行うことが推奨されている。ブリッジング療法を行う必要なくビタミン K 阻害薬療法を中止できる場合には、凝固時間を正常化させるために外科手術の 5 日前までに治療を中止することが推奨されている（手術前に凝固機能を確認する）。UFH の静脈内投与による治療を受けているヒトでは、外科手術の 4 時間前にこの治療を中止することが推奨されるが、LMWH の皮下投与による治療を受けている患者では外科手術の 24 時間前に最後の投与を行うことが推奨されている（動物では事情が異なり、薬物動態を考慮すると 1 日 1 回のみの投薬は必ずしも推奨されていない）[85]。ヘパリン療法の再開時期は、外科手術の大きさや術後出血の可能性によってさまざまである。アスピリンやクロピドグレルによる抗血小板療法を受けている動物では、可能であれば外科手術の少なくとも 7 ～ 10 日前には投薬を中止することが推奨されているが、血栓症のリスクが高い動物では術前あるいは術中も継続できる。通常、小手術（例：歯科処置や皮膚手術）では抗凝固療法を中止する必要はない。抗凝固療法あるいは抗血小板療法を受けている動物の緊急手術では、ワルファリンが投与されている動物に対してビタミン K や FF を準備する必要がある。一方、UFH は必要に応じてプロタミンで拮抗できる（次の項を参照）。抗血小板療法を受けている動物では、術前に DDAVP（1 μg/kg SC）を投与してもよく[52]、新鮮全血、PRP、または濃厚血小板が血小板機能不全による出血の予防に役立つことがある。活性化第 VII 因子の使用は抗凝固療法を受けている小動物の外科手術においてほとんど記述されていないが、外科手術による大量出血では緊急処置として用いてもよい[86]。

プロタミンは、UFH の抗凝固作用を拮抗する

ために使用される薬剤であり、遊離ヘパリンに結合して複合体を形成して抗凝固作用を生じさせることなく体外に排出される。ただし、プロタミン自身には抗凝固作用があり、ヘパリンと結合する以上の量が投与されると抗凝固作用を生じる可能性がある。この理由から、プロタミンの推奨用量は段階的になっている。初期投与量として、ヘパリン100単位につきプロタミン1 mgを投与する。このプロタミンの投与量は、ヘパリン投与から30分経過するたびに半分に減量する。プロタミンは滅菌生理食塩液に希釈し、緩徐に静脈内投与する。プロタミンは、心肺バイパスや血液透析などUFHを高用量で使用している場合にヘパリンの作用を拮抗するために頻繁に使用される。

凝固亢進状態

　近年の獣医療では、凝固亢進を引き起こして動物に血栓症や血栓塞栓症を生じさせやすくする疾患に対して関心が高まっている[87]。症例の管理に影響するため、麻酔科医にはこれらの疾患および治療法に対する基本的な知識が必要であり、抗凝固療法を受けている動物は術中の出血量が増加しやすい。一般的に、血栓形成傾向が高まる疾患には、免疫介在性溶血性貧血（IMHA）[88]、蛋白喪失性腎症[89,90]、肥大型心筋症、敗血症、イヌ糸状虫症、一部の悪性腫瘍[91]がある。さらに、プレドニゾンによる治療は凝固亢進を意味するTEG指数を増加させ[92]、外科手術や妊娠に対する生理的反応も相対的に凝固亢進を引き起こす。剖検で血栓症や血栓塞栓症が確認された動物では、副腎皮質機能亢進症（HAC）と同様に頸静脈カテーテルが血栓症発生に関連することが報告されている[93]。獣医学領域の文献では、HACの動物における凝固亢進の発生率に大な隔たりがある[94,95]。DICは、凝固機能が低下した状態として認識されることが多いが、その前の初期状態として凝固亢進が生じている。動物が凝固亢進状態にあると、微小血栓や大血栓が生じて組織の酸素運搬が障害される。

　凝固亢進を示す血液検査項目には、トロンビン－抗トロンビン（TAT）などの凝固活性のマーカーやTEGが含まれる。正常範囲より短縮したPTやaPTTは必ずしも凝固亢進と関連するわけではないが、フィブリノゲン濃度の上昇などのその他の測定値はより凝固亢進との関連性が高い。蛋白喪失性疾患（腸症あるいは腎症）の動物では、AT喪失が凝固亢進の前に生じやすい。AT活性はクエン酸処理した血漿で測定することができる。すでに血栓が形成されている動物では、血漿中のD-ダイマー上昇が線維素溶解が生じていることを示す。血栓形成が疑われる動物では、超音波検査やCT血管造影検査による血管の画像診断によって血栓の存在が確認されることもある。

　Rudolph Virchowは血栓傾向の動物において血栓症になりやすい背景因子を示している[87]。それらには、凝固亢進状態の存在、血管内皮の傷害、および血管内血流の変化が含まれる[87]。なかにはこれらのうち複数の素因をもつ動物もいる。麻酔する観点からは、手術が必要である動物にカテーテル留置（血管内皮の傷害）を制限することが最善の方法である。麻酔中には十分な血圧と組織への酸素運搬を維持することが重要であり、血行動態の変動が最小となる麻酔法を選択すべきである。血栓症や凝固亢進が疑われる症例では、抗血小板薬あるいは抗凝固薬を用いた治療を麻酔前に開始してもよく、これらの治療は前述した注意事項に従って実施すべきである。

線維素溶解の異常

　獣医療では、線維素溶解の亢進はDICと最も関連性が高いが、視覚犬（とくにグレーハウンド）における特異的反応としても知られている[96]。線維素溶解の亢進は、フィブリン（フィブリノゲン）分解産物（FDP）やD-ダイマーなどの血中フィブリン断片の増加により検出される。D-ダイマーは成熟した血栓にフィブリン架橋が生じた場合に限り形成され、血栓症に続発する線維素溶解の指

標となる。FDP は特異性が低く、血栓溶解で生じたフィブリンの分解物あるいは血栓形成に関連せずに血中で溶解したフィブリノゲン分解物である。DIC で生じた線維素溶解亢進は必ずしも特別な治療対象となることはないが、FFP 輸血により消費されたフィブリノゲンを補充できる。引退した競走用グレーハウンドでは、術後の遅延性出血（2～3日後）が報告されており、線維素溶解亢進が原因であると推測されている[97.98]。どのイヌに遅延性出血が起きるかを予測することは困難であり、視覚犬の術後は注意深い観察を行うことが賢明である。ε-アミノカプロン酸やトラネキサム酸などの薬剤が線維素溶解亢進の緩和に有効な場合がある。

参考文献

1. Lumb AB. 2000. *Nunn's Applied Respiratory Physiology.* 5th ed. Boston: Butterworth Heinemann.

2 Guyton AC, Hall JE. 2006. *Textbook of Medical Physiology.* 11th ed. Philadelphia: Elsevier Saunders.

3 Silverstein DC, Hopper K. 2009. *Small Animal Critical Care Medicine.* St. Louis: Saunders Elsevier.

4 Cambier C, Wierinckx M, Clerbaux T, et al. 2004. Haemoglobin oxygen affinity and regulating factors of the blood oxygen transport in canine and feline blood. *Res Vet Sci* 77:83–8.

5 Nash SL, Savides MC, Oehme FW, et al. 1984. The effect of acetaminophen on methemoglobin and blood glutathione parameters in the cat. *Toxicology* 31:329–34.

6 Ashbaugh EA, Mazzaferro EM, McKiernan BC, et al. 2012. The association of physical examination abnormalities and carboxyhemoglobin concentrations in 21 dogs trapped in a kennel fire. *J Vet Emerg Crit Care (San Antonio)* 22:361–7.

7 Brockus CW, Andreasen CB. 2003. Erythrocytes. In: Latimer KS, Mahaffey EA, Prasse KW, editors. *Duncan and Prasse's Veterinary Laboratory Medicine Clinical Pathology.* pp. 29–37. Ames: Iowa State Press.

8 Torrance J, Jacobs P, Restrepo A, et al. 1970. Intraerythrocytic adaptation to anemia. *N Engl J Med* 283:165–9.

9 Oski FA, Gottlieb AJ, Miller WW, et al. 1970. The effects of deoxygenation of adult and fetal hemoglobin on the synthesis of red cell 2,3-diphosphoglycerate and its in vivo consequences. *J Clin Invest* 49:400–7.

10 Hardy RM, Osborne CA. 1979.Water deprivation test in the dog:maximal normal values. *J AmVet Med Assoc* 174:479–83.

11 Carlson GP, Rumbaugh GE, Harrold D. 1979. Physiologic alterations in the horse produced by food and water deprivation during periods of high environmental temperatures. *Am J Vet Res* 40:982–5.

12 Sachs UJ. 2011. Recent insights into the mechanism of transfusion-related acute lung injury. *Curr Opin Hematol* 18:436–42.

13 McMichael MA, Smith SA, Galligan A, et al. 2010. Effect of leukoreduction on transfusion-induced inflammation in dogs. *J Vet Intern Med* 24:1131–7.

14 Wardrop KJ. 1995. Selection of anticoagulant-preservatives for canine and feline blood storage. *Vet Clin North Am Small Anim Pract* 25:1263–76.

15 Wardrop KJ, Owen TJ, Meyers KM. 1994. Evaluation of an additive solution for preservation of canine red blood cells. *J Vet Intern Med* 8:253–7.

16 Mudge MC, Macdonald MH, Owens SD, et al. 2004. Comparison of 4 blood storage methods in a protocol for equine pre-operative autologous donation. *Vet Surg* 33:475–86.

17 Pang DS, Boysen S. 2007. Lactate in veterinary critical care: pathophysiology and management. *J Am Anim Hosp Assoc* 43:270–9.

18 Hohenhaus AE. 2006. Blood transfusion and blood substitutes. In: DiBartola SP, editor. *Fluid, Electrolyte and Acid-base Disorders in Small Animal Practice.* 3rd ed. pp. 567–83. St. Louis: Saunders Elsevier.

19 Short JL, Diehl S, Seshadri R, et al. 2012. Accuracy of formulas used to predict post-transfusion packed cell volume rise in anemic dogs. *J Vet Emerg Crit Care (San Antonio)* 22:428–34.

20 Prittie JE. 2003. Triggers for use, optimal dosing, and problems associated with red cell transfusions. *Vet Clin North Am Small Anim Pract* 33:1261–75.

21 McDevitt RI, Ruaux CG, Baltzer WI. 2011. Influence of transfusion technique on survival of autologous red blood cells in the dog. *J Vet Emerg Crit Care (San Antonio)* 21:209–16.

22 Jutkowitz LA, Rozanski EA, Moreau JA, et al. 2002. Massive transfusion in dogs: 15 cases (1997–2001). *J AmVetMed Assoc* 220:1664–9.

23 McNally EM, Robertson SA, Pablo LS. 2009. Comparison of time to desaturation between preoxygenated and nonpreoxygenated dogs following sedation with acepromazine maleate and morphine and induction of anesthesia with propofol. *Am J Vet Res* 70:1333–8.

24 Weiskopf RB, VieleMK, Feiner J, et al. 1998. Human cardiovascular and metabolic response to acute, severe isovolemic anemia. *JAMA* 279:217–21.

25 Ickx BE, Rigolet M, Van Der Linden PJ. 2000. Cardiovascular and metabolic response to acute normovolemic anemia. Effects of anesthesia. *Anesthesiology* 93:1011–6.

26 Merin RG, Hoffman WL, Kraus AL. 1977. The role of the canine spleen in cardiovascular homeostasis during halothane anesthesia. *Circ Shock* 4:241–6.

27 Marini RP, Callahan RJ, Jackson LR, et al. 1997. Distribution of technetium 99m-labeled red blood cells during isoflurane anesthesia in ferrets. *Am J Vet Res* 58:781–5.

28 Wilson DV, Evans AT, Carpenter RA, et al. 2004. The effect of four anesthetic protocols on splenic size in dogs. *Vet Anaesth Analg* 31:102–8.

29 Doenicke A, Roizen MF, Hoernecke R, et al. 1997. Haemolysis after etomidate: comparison of propylene glycol and lipid formulations. *Br J Anaesth* 79:386–8.

30 Campora C, Freeman KP, Lewis FI, et al. 2011. Determination of haematological reference intervals in healthy adult greyhounds. *J Small Anim Pract* 52:301–9.

31 Hasler A. Polycythemia. 2005. In: Ettinger SJ, Feldman EC, editors. *Textbook of Veterinary Internal Medicine.* 6th ed. pp. 215–8. St. Louis: Elsevier.

32 Boudreaux MK, Catalfamo JL. 2010. Platelet biochemistry, signal transduction, and function. In:Weiss DJ,Wardrop KJ, editors. *Schalm's Veterinary Hematology.* pp. 569–75. Ames: Wiley-Blackwell.

33 Brooks MB, Catalfamo JL. 2010. VonWillebrand disease. In: Weiss DJ, Wardrop KJ, editors. *Schalm's Veterinary Hematology.* pp. 612–8. Ames: Wiley-Blackwell.

34 Brooks M, Catalfamo J. 1993. Buccal mucosa bleeding time is prolonged in canine models of primary hemostatic disorders. *Thromb Haemost* 70:777–80.

35 Jergens AE, Turrentine MA, Kraus KH, et al. 1987. Buccal mucosa bleeding times of healthy dogs and of dogs in various pathologic states, including thrombocytopenia, uremia, and von Willebrand's disease. *Am J Vet Res* 48:1337–42.

36 Callan MB, Giger U. 2001. Assessment of a point-of-care instrument for identification of primary hemostatic disorders in dogs. *Am J Vet Res* 62:652–8.

37 Mischke R, Keidel A. 2003. Influence of platelet count, acetylsalicylic acid, von Willebrand's disease, coagulopathies, and haematocrit on results obtained using a platelet function analyser in dogs. *Vet J* 165:43–52.

38 Brainard BM, Kleine SA, PapichMG, et al. 2010. Pharmacodynamic and pharmacokinetic evaluation of clopidogrel and the carboxylic acid metabolite SR 26334 in healthy dogs. *Am J Vet Res* 71:822–30.

39 Sharpe KS, Center SA, Randolph JF, et al. 2010. Influence of treatment with ultralow-dose aspirin on platelet aggregation as measured by whole blood impedance aggregometry and platelet P-selectin expression in clinically normal dogs. *Am J Vet Res* 71:1294–304.

40 Davis B, Toivio-Kinnucan M, Schuller S, et al. 2008. Mutation in beta1-tubulin correlates with macrothrombocytopenia in cavalier king charles spaniels. *J Vet Intern Med* 22:540–5.

41 Lewis DC, Meyers KM, Callan MB, et al. 1995. Detection of platelet-bound and serum platelet-bindable antibodies for diagnosis of idiopathic thrombocytopenic purpura in dogs. *J Am Vet Med Assoc* 206:47–52.

42 Lavergne SN, Trepanier LA. 2007. Anti-platelet antibodies in a natural animal model of sulphonamide-associated thrombocytopaenia. *Platelets* 18:595–604.

43 Brainard BM, Brown AJ. 2011. Defects in coagulation encountered in small animal critical care. *Vet Clin North Am Small Anim Pract* 41:783–803.

44 Guillaumin J, Jandrey KE, Norris JW, et al. 2010. Analysis of a commercial dimethyl-sulfoxide-stabilized frozen canine platelet concentrate by turbidimetric aggregometry. *J Vet Emerg Crit Care (San Antonio)* 20:571–7.

45 Callan MB, Appleman EH, Sachais BS. 2009. Canine platelet transfusions. *J Vet Emerg Crit Care (San Antonio)* 19:401–15.

46 Rozanski EA, Callan MB, Hughes D, et al. 2002. Comparison of platelet count recovery with use of vincristine and prednisone or prednisone alone for treatment for severe immune-mediated thrombocytopenia in dogs. *J Am VetMed Assoc* 220:477–81.

47 Barr SC, Ludders JW, Looney AL, et al. 1992. Platelet aggregation in dogs after sedation with acepromazine and atropine and during subsequent general anesthesia and surgery. *Am J Vet Res* 53:2067–70.

48 Mischke R, Schulze U. 2004. Studies on platelet aggregation using the Born method in normal and uraemic dogs. *Vet J* 168:270–5.

49 Avgeris S, Lothrop CD, Jr., McDonald TP. 1990. Plasma

von Willebrand factor concentration and thyroid function in dogs. *J Am Vet Med Assoc* 196:921–4.

50 Panciera DL, Johnson GS. 1994. Plasma von Willebrand factor antigen concentration in dogs with hypothyroidism.*J Am Vet Med Assoc* 205:1550–3.

51 Sullivan P, Gompf R, Schmeitzel L, et al. 1993. Altered platelet indices in dogs with hypothyroidism and cats with hyperthyroidism. *Am J Vet Res* 54:2004–9.

52 Callan MB, Giger U, Catalfamo JL. 2005. Effect of desmopressin on von Willebrand factor multimers in Doberman Pinschers with type 1 von Willebrand disease. *Am J Vet Res* 66:861–7.

53 Stokol T, Parry B. 1998. Efficacy of fresh-frozen plasma and cryoprecipitate in dogs with von Willebrand's disease or hemophilia A. *J Vet Intern Med* 12:84–92.

54 Michiels JJ, van Vliet HH, Berneman Z, et al. 2009. Managing patientswith vonWillebrand disease type 1, 2 and 3 with desmopressin and vonWillebrand factor-factor VIII concentrate in surgical settings. *Acta Haematol* 121:167–76.

55 Boudreaux MK. Inherited platelet disorders. 2012. *J Vet Emerg Crit Care (San Antonio)* 22(1):30–41.

56 Brooks MB, Catalfamo JL, Brown HA, et al. 2002. A hereditary bleeding disorder of dogs caused by a lack of platelet procoagulant activity. *Blood* 99:2434–41.

57 Brainard BM, Meredith CP, Callan MB, et al. 2007. Changes in platelet function, hemostasis, and prostaglandin expression after treatment with nonsteroidal anti-inflammatory drugs with various cyclooxygenase selectivities in dogs. *Am J Vet Res* 68:251–7.

58 Johnson GJ, Leis LA, King RA. 1991. Thromboxane responsiveness of dog platelets is inherited as an autosomal recessive trait. *Thromb Haemost* 65:578–80.

59 Cathcart CJ, Brainard BM, Reynolds LR, et al. 2011. Lack of inhibitory effect of acetylsalicylic acid and meloxicam on whole blood platelet aggregation in cats. *J Vet Emerg Crit Care (San Antonio)* 22(1):99–106.

60 Lemke KA, Runyon CL, Horney BS. 2002. Effects of preoperative administration of ketoprofen on anesthetic requirements and signs of postoperative pain in dogs undergoing elective ovariohysterectomy. *J Am Vet Med Assoc* 221:1268–75.

61 Van der Linden P, Ickx BE. 2006. The effects of colloid solutions on hemostasis. *Can J Anaesth* 53:S30–9.

62 Westphal M, James MF, Kozek-Langenecker S, et al. 2009. Hydroxyethyl starches: different products – different effects. *Anesthesiology* 111:187–202.

63 Franz A, Braunlich P, Gamsjager T, et al. 2001. The effects of hydroxyethyl starches of varying molecular weights on platelet function. *Anesth Analg* 92:1402–7.

64 Wierenga JR, Jandrey KE, Haskins SC, et al. 2007. In vitro comparison of the effects of two forms of hydroxyethyl starch solutions on platelet function in dogs. *Am J Vet Res* 68:605–9.

65 Hogan DF, Andrews DA, Green HW, et al. 2004. Antiplatelet effects and pharmacodynamics of clopidogrel in cats. *J Am Vet Med Assoc* 225:1406–11.

66 Brainard BM, Epstein KL, LoBato D, et al. 2011. Effects of clopidogrel and aspirin on platelet aggregation, thromboxane production, and serotonin secretion in horses. *J Vet Intern Med* 25:116–22.

67 Newsome LT, Weller RS, Gerancher JC, et al. 2008. Coronary artery stents: II. Perioperative considerations and management. *Anesth Analg* 107:570–90.

68 Hall R, Mazer CD. 2011. Antiplatelet drugs: a review of their pharmacology and management in the perioperative period. *Anesth Analg* 112:292–318.

69 Douketis JD, Berger PB, Dunn AS, et al. 2008. The perioperative management of antithrombotic therapy: American College of Chest Physicians Evidence-Based Clinical Practice Guidelines (8th Edition). *Chest* 133:299S–339.

70 Tam NL, Pac-Soo C, Pretorius PM. 2006. Epidural haematoma after a combined spinal-epidural anaesthetic in a patient treated with clopidogrel and dalteparin. *Br J Anaesth* 96:262–5.

71 Chang Y, Chen TL, Wu GJ, et al. 2004. Mechanisms involved in the antiplatelet activity of ketamine in human platelets. *J Biomed Sci* 11:764–72.

72 Sheu JR, Hsiao G, Luk HN, et al. 2002. Mechanisms involved in the antiplatelet activity of midazolam in human platelets. *Anesthesiology* 96:651–8.

73 De La Cruz JP, Paez MV, Carmona JA, et al. 1999. Antiplatelet effect of the anaesthetic drug propofol: influence of red blood cells and leucocytes. *Br J Pharmacol* 128:1538–44.

74 Kozek-Langenecker SA. 2002. The effects of drugs used in anaesthesia on platelet membrane receptors and on platelet function. *Curr Drug Targets* 3:247–58.

75 Monroe DM, Hoffman M. 2006. What does it take to make the perfect clot? *Arterioscler Thromb Vasc Biol* 26:41–8.

76 Ganter MT, Hofer CK. 2008. Coagulation monitoring: current techniques and clinical use of viscoelastic point-of-care coagulation devices. *Anesth Analg* 106:1366–75.

77 Wiinberg B, Kristensen AT. 2010. Thromboelastography in veterinary medicine. *Semin Thromb Hemost* 36:747–56.

78 Epstein KL, Brainard BM, Lopes MA, et al. 2009. Thrombelastography in 26 healthy horses with and without activation by recombinant human tissue factor. *J Vet Emerg Crit Care (San Antonio)* 19:96–101.

79 Center SA, Warner K, Corbett J, et al. 2000. Proteins invoked by vitamin K absence and clotting times in clinically ill cats. *J Vet Intern Med* 14:292–7.

80 Snow SJ, Ari Jutkowitz L, Brown AJ. 2010. Trends in plasma transfusion at a veterinary teaching hospital: 308 patients (1996–1998 and 2006–2008). *J Vet Emerg Crit Care (San Antonio)* 20:441–5.

81 Babski DM, Brainard BM, Ralph AG, et al. 2012. Sonoclot® evaluation of single- and multiple-dose subcutaneous unfractionated heparin therapy in healthy adult dogs. *J Vet Intern Med* 26:631–8.

82 Pittman JR, Koenig A, Brainard BM. 2010. The effect of unfractionated heparin on thrombelastographic analysis in healthy dogs. *J Vet Emerg Crit Care (San Antonio)* 20:216–23.

83 Chaney MA. 1997. Intrathecal and epidural anesthesia and

analgesia for cardiac surgery. *Anesth Analg* 84:1211–21.

84 Horlocker TT, Wedel DJ, Rowlingson JC, et al. 2010. Regional anesthesia in the patient receiving antithrombotic or thrombolytic therapy: American Society of Regional Anesthesia and Pain Medicine Evidence-Based Guidelines (3rd Edition). *Reg Anesth Pain Med* 35:64–101.

85 Alwood AJ, Downend AB, Brooks MB, et al. 2007. Anticoagulant effects of low-molecular-weight heparins in healthy cats. *J Vet Intern Med* 21:378–87.

86 Knudsen T, Kristensen AT, Nichols TC, et al. 2011. Pharmacokinetics, pharmacodynamics and safety of recombinant canine FVIIa in a study dosing one haemophilia A and one haemostatically normal dog. *Haemophilia* 17:962–70.

87 Hackner SG, Dallap-Schaer BL. 2010. Thrombotic disorders. In: Weiss DJ, Wardrop KJ, editors. *Schalm's Veterinary Hematology.* 6th ed. pp. 668–78. Ames: Wiley-Blackwell.

88 Sinnott VB, Otto CM. 2009. Use of thromboelastography in dogs with immune-mediated hemolytic anemia: 39 cases (2000–2008). *J Vet Emerg Crit Care (San Antonio)* 19: 484–8.

89 Goodwin LV, Goggs R, Chan DL, et al. 2011. Hypercoagulability in dogs with protein-losing enteropathy. *J Vet Intern Med* 25:273–7.

90 Donahue SM, Brooks M, Otto CM. 2011. Examination of hemostatic parameters to detect hypercoagulability in dogs with severe protein-losing nephropathy. *J Vet Emerg Crit Care (San Antonio)* 21:346–55.

91 Andreasen EB, Tranholm M, Wiinberg B, et al. 2012. Haemostatic alterations in a group of canine cancer patients are associated with cancer type and disease progression. *Acta Vet Scand* 54:3.

92 Rose LJ, Dunn ME, Allegret V, et al. 2011. Effect of prednisone administration on coagulation variables in healthy Beagle dogs. *Vet Clin Pathol* 40:426–34.

93 Palmer KG, King LG, Van Winkle TJ. 1998. Clinical manifestations and associated disease syndromes in dogs with cranial vena cava thrombosis: 17 cases (1989–1996). *J Am Vet Med Assoc* 213:220–4.

94 Klose TC, Creevy KE, Brainard BM. 2011. Evaluation of coagulation status in dogs with naturally occurring canine hyperadrenocorticism. *J Vet Emerg Crit Care (San Antonio)* 21:625–32.

95 Jacoby RC, Owings JT, Ortega T, et al. 2001. Biochemicalbasis for the hypercoagulable state seen in Cushing syndrome; discussion 1006–7. *Arch Surg* 136:1003–6.

96 Marín LM, Iazbik MC, Zaldivar-Lopez S, et al. 2012. Retrospective evaluation of the effectiveness of epsilon aminocaproic acid for the prevention of postamputation bleeding in retired racing Greyhounds with appendicular bone tumors: 46 cases (2003–2008). *J Vet Emerg Crit Care* 22:332–40.

97 Marin LM, Iazbik MC, Zaldivar-Lopez S, et al. 2012. Epsilon aminocaproic acid for the prevention of delayed postoperative bleeding in retired racing greyhounds undergoing gonadectomy. *Vet Surg* 41(5):594–603.

98 Marin LM, Iazbik MC, Zaldivar-Lopez S, et al. 2012. Retrospective evaluation of the effectiveness of epsilon aminocaproic acid for the prevention of postamputation bleeding in retired racing Greyhounds with appendicular bone tumors: 46 cases (2003–2008). *J Vet Emerg Crit Care (San Antonio)* 22:332–40.

13 皮膚疾患と筋骨格疾患

Paulo V.M. Steagall
Department of Clinical Sciences, Faculty of Veterinary Medicine, Université de Montréal, Saint-Hyacinthe, QC J2S 2M2, Canada

　本章ではイヌとネコの皮膚疾患と筋骨格疾患に関連する病態生理、診断法、治療法を簡潔に述べる。そして、これらの疾患が麻酔管理に及ぼす影響を中心に解説する。場合によっては、主要な臨床的問題としてではなく、二次的な合併症として皮膚疾患や筋骨格疾患が認められることもある。どのような症例においても、治療を成功するためには、十分な麻酔前検査が必要不可欠である

熱傷

　皮膚の熱傷は、熱性傷害、化学的傷害、電気的傷害または放射線傷害によって引き起こされる[1,2]。熱傷の症例は、集中治療や積極的な疼痛管理が必要となる命にかかわるような重症になることもある。表面的な部分層熱傷（Ⅰ度熱傷）は表皮だけの熱傷で5日以内に治癒する。傷には発赤が見られ、水泡は形成されないが、痛みを伴う。深い部分層熱傷（Ⅱ度熱傷）は皮膚傷害がすべての表皮層と真皮の一部分に及び、乾燥、水泡または浸潤を認め、通常は長期の治癒期間を経て瘢痕組織を形成する(図13.1)。全層熱傷(Ⅲ度熱傷)は、真皮全層が破壊され、その傷害は皮下組織に及ぶこともあり、乾燥、変色、白い炭化を示す。これらの熱傷は無感覚を引き起こし、機能喪失を伴

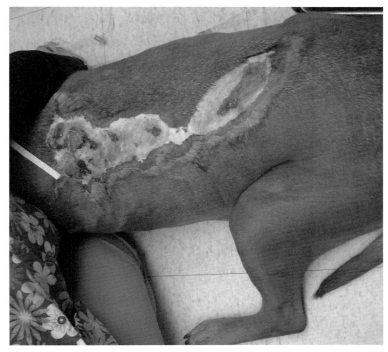

図13.1　腹側部に深い部分層熱傷を負ったイヌ

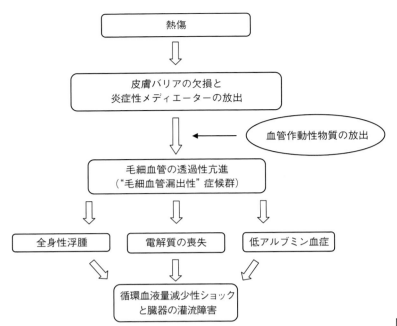

図13.2　熱傷のアルゴリズム

う。したがって、熱傷深度によって適切な治療計画を立てる必要がある。熱傷の治療基準は人医療をもとにしたものであり、他の文献を参照してほしい[3]。熱傷が体表面積（total body surface area：TBSA）の50％を超えるようであれば、安楽死が推奨されることもある。

代謝異常

症例のTBSAの20％を超えるような熱傷や深い部分層熱傷または全層熱傷の場合、受傷後数分以内に全身性炎症反応症候群（systemic inflammatory response syndrome：SIRS）が引き起こされ、循環虚脱や多臓器不全に陥る可能性がある（図13.2）[4]。熱傷症例にとって敗血症は重要な合併症であり、主な死因の1つである[5]。熱傷により体内自己バリアの統合性が失われると、細菌やエンドトキシンが結果として皮膚を通過するので、二次的に創傷関連性感染、呼吸関連性感染、カテーテル関連性感染などの合併症が引き起こされ、多臓器不全へと発展することもある。体液性または細胞性免疫機構が変化して免疫抑制が生じ、さらに敗血症になりやすくなる。敗血症では、発熱、低体温（とくにネコ）、頻脈、徐脈（一般的にネコ）、頻呼吸、意識レベルの低下、低血糖または高血糖、浮腫、白血球減少症または増加症、不安定な血行動態、血小板減少症、イレウス、凝固能低下または亢進、高乳酸血症などの症状を示す[5]。

煙の吸入傷害はとくに危険であり、死亡率を上げる重大な要因である。呼吸上皮熱傷は上部気道で腐肉や浮腫を形成し、細胞円柱形成に加えて、気道を閉塞する可能性がある[6]。トロンボキサンの放出を伴うSIRSは、肺動脈収縮、高血圧、および凝固亢進を引き起こす。吸入傷害時には一酸化炭素（carbon monoxide：CO）中毒が頻繁に生じ、組織低酸素を引き起こす。酸素より240倍もヘモグロビン親和性が高いので、COは酸素の代わりにヘモグロビンと結合してカルボキシヘモグロビンを形成し、血液の酸素輸送能を低下させる。

代謝亢進反応が典型的に認められ、傷が完治するまで持続する。この反応によって、交感神経亢進、糖新生、蛋白異化、インスリン耐性、体重減少などのさまざまな障害が生じる。

治療と麻酔管理

熱傷症例には緊急治療が必要不可欠である。呼吸管理サポートは必須であり、まずは気道が閉塞していないかを確かめ、さらに低酸素症のリスクを最小限にするためにマスクやフローバイで100％酸素を投与する。熱傷後すぐに患部を冷却圧迫することにより、痛みを軽減させ、熱傷によるさらなる組織傷害の進行をくい止める。カテーテル関連性感染に十分に注意する。静脈カテーテルの設置が難しい場合は、骨髄内カテーテルの設置を考慮する。最初の24時間の治療では、微小血管の透過性亢進のため晶質液の使用が好ましい。24時間後にはこの透過性亢進は改善するので、その後、とくに低蛋白血症を伴う場合は、血管内容積の改善のために膠質液（1～3 ml/kg/時間）を追加投与すると効果的である。スターリングの法則によると式13.1のように表せる。

式13.1

$$体液の移動 = K_f[(P_{cap} - P_{if}) - (\pi_P - \pi_{if})]$$

K_fは毛細血管壁の透過性を示し、Pは静水圧で心臓の血液駆出による静水圧をP_{cap}、または組織による静水圧をP_{if}と示している。πは膠質浸透圧であり、血漿蛋白質による膠質浸透圧をπ_P、または間質の蛋白質やムコ多糖類による膠質浸透圧をπ_{if}と示している。重度の低蛋白血症を熱傷症例に認めた場合、膠質浸透圧が減少し、毛細血管外への体液移動が増加し、全身性に浮腫が起きる。膠質液を投与する場合には、分子量（130 kDa）が低く、低いモル置換比（130/0.4）の新しいヒドロキシエタスターチ（HES）製剤を使用すべきである。臨床的には、このHES製剤は、高分子かつ高モル置換比のヘタスターチ製剤（HES 450/0.7）に比べて分解されやすく、血管内に長時間とどまらないので副作用が少ない。さらに、他の膠質液（HES 200/0.5）に比べ凝固系への影響は比較的少ない。膠質液治療は炎症性反応を抑え、血管内容積を増やすとともに体液の漏出を防ぐため有用である。製造元によると、このHES 130/0.4製剤はヒトで最大で50 ml/kg/日の投与が可能である[7]。

低血圧を伴う直接的な心筋抑制は、ドパミン（7～15μg/kg/分 IV）やドブタミン（1～5 μg/kg/分 IV）の定量持続静脈内投与（continuous rate infusion：CRI）で治療する。電気的傷害はさまざまな組織傷害を引き起こし、心室細動や非心原性肺水腫なども関連して生じる可能性がある。長期間の治療では、電解質と膠質浸透圧を頻繁にモニタリングし、検査結果に従って適切な輸液と電解質補正を行う。吸入傷害がある場合には、テルブタリンや吸入用アルブテロールなどのβ－アドレナリン受容体作動薬投与が気管支収縮の治療に使用できる。酸素吸入は、血液ガス分析所見によって判断し、必要に応じて行う。栄養補給も熱傷の場所や重症度に応じて行うことが推奨される。通常、熱傷症例は急激かつ過剰な熱消失により低体温になるので、適切に治療または予防を行う。

熱傷症例は、極度の痛みを伴い、非常に高用量のオピオイド投与を必要とする[8]。鎮痛薬の投与は必要不可欠であり、救急時にも投与すべきである。とくに、痛みは死亡率を上げ、蛋白異化を亢進させ、治癒を遅延させると考えられている。急性の神経因性疼痛が生じることもあり、マルチモーダル鎮痛法を行うべきである。鎮痛薬は長期にわたって薬の血中濃度を維持するためにCRI投与できる。例えば、中枢性感作やワインドアップによる痛みの治療には、超短時間型μ－オピオイドであるレミフェンタニル（2～8 μg/kg/時間）やフェンタニル（1～4 μg/kg/時間）とNMDA（N-methyl D-aspartate）受容体拮抗薬であるケタミン（2～10 μg/kg/分）の組み合わせが推奨される。イヌでは、リドカインCRI（まず1～2 mg/kgをボーラス投与し、続いて25～50 μg/kg/分 CRI）やリドカインパッチを追加するとさらに鎮痛効果が

高まる。リドカインパッチは 10 × 14 cm の大きさでリドカイン 700 mg（パッチ 1 g あたりにリドカイン 50 mg）を水溶性基質と不活性材料の中に含有している。このリドカイン製剤は感覚神経や運動神経に影響を与えずに鎮痛効果をもたらし[9]、ネコにも使用可能である。また、リドカインは全身投与するとフリーラジカル除去と抗炎症作用があることが示されている。非ステロイド性抗炎症薬（Non-steroidal anti-inflammatory drug：NSAID）は腎機能の改善が確かめられるまで使用すべきではない。ガバペンチンは、熱傷による神経因性疼痛を示すイヌやネコで使用されている[2]。アマンタジンは経口投与可能な NMDA 受容体拮抗薬であり、痛みが続く限り投与できる。

　熱傷後の代謝亢進性反応を軽減させるために実施する毎日の創傷管理や焼痂切開と皮膚移植による創傷治療では、全身麻酔が必要になる。吸入麻酔は煙の吸入傷害がなければ使用可能である。セボフルランは吸入麻酔薬の中で刺激性が最も少なく、上部気道反応も最小限であるので好ましい[10]。他の方法としては、プロポフォール（0.2 ～ 0.4 mg/kg/ 分）を用いた全身静脈麻酔が推奨される。換気支持には終末呼気陽圧（positive end-expiratory pressure：PEEP）を用いることができるが、気道内圧を低く保って圧傷害を避ける。二次感染を防ぐために、減菌した気管チューブ（低圧力、高用量カフ）と潤滑ゼリーを使って挿管を行う。上部気管浮腫が重度な場合には、早期にメチルプレドニゾロンを単回投与して治療する。ショック、収縮過多性循環、血中アルブミン濃度の減少、a_1 酸性糖蛋白質濃度の上昇、受容体の感受性変化などによって薬物反応が大きく変化するため、全般的には症例ごとに状態を評価すべきである。絶え間ない看護は痛みの評価や動物の福祉に役立つ。麻酔導入薬はプロポフォール、アルファキサロン、ケタミン - ジアゼパムなどの一般的な静脈麻酔薬で可能である。麻酔導入薬の投与量と種類は、症例の状態、術前評価、麻酔要求量を減らすような他の薬物によって決める。循環動態が不安定であれば、エトミデートまたはオピオイド

＋ベンゾジアゼピン（フェンタニル＋ミダゾラム）が使いやすく、とくにイヌでは重宝する。全般的には、バランス麻酔が好ましく、"to effect"（効果を得られる最小限の投与量）で投与する。

ネコの爪切除術後における慢性疼痛症候群

　爪切除術はネコの第 3 指骨（趾骨）の除去のことである[11]。外科手術は非常に侵襲的で、術後合併症が起こる確率が高い。飼い主はヒトや所有物への引っ掻き傷を防ぐためにネコの爪を除去することを希望する。爪切除術に対する倫理的な問題もあるが本章では言及しない。

　レーザー爪切除術は出血や痛みなどの術後合併症が非常に少ないので推奨される[12]。ネコの爪切除術後の合併症の発生率は 50 ％近くあり、疼痛、跛行、出血、腫脹、感染、神経因性疼痛、慢性排膿瘻管、爪の再生などがある[13,14]。ネコの爪切除術後の慢性疼痛症候群では行動変化が特徴的であり、この変化は術後すぐや数年後に起こったりする。重度の末梢性侵害受容の後に生じる中枢感作は異痛や慢性疼痛を引き起こす。"ワインドアップ"としても知られているこの現象は NMDA 受容体の活性化を介して引き起こされる。二次痛覚過敏は、術後疼痛が増幅によって生じると予想される。

臨床兆候
　臨床兆候には、慢性跛行、活動性や食欲の減少、攻撃性の増大などがある。行動変化には、足を舐めたり噛んだり、熱い石炭の上を歩くような歩き方になり、足が震えたり、足を触られるのを嫌がったり、理由も鳴き叫んだり、急にじっと座り込んだり、攻撃的になったりとさまざまである[15]。この症候群は、変性性関節疾患や外科的に整復できる他の合併症を除外した後、臨床兆候と行動変化をもとに診断する。

麻酔管理
　ネコの爪切除術後の慢性疼痛は、適切な麻酔疼

第 13 章　皮膚疾患と筋骨格疾患　**239**

表 13.1　ネコの爪切除術に対する周術期疼痛管理

- ・麻酔前投薬：デクスメデトミジン（5 〜 10 μg/kg）またはアセプロマジン（0.03 〜 0.05 mg/kg ＋ヒドロモルホン（0.05 〜 0.1 mg/kg）、IM
- ・麻酔導入：ケタミン（5 mg/kg）＋ジアゼパム（0.25 mg/kg）、プロポフォール（3 〜 8 mg/kg）またはアルファキサロン（3 〜 5 mg/kg）、IV
- ・NSAID：メロキシカム（麻酔導入後 0.2 mg/kg SC、その後 0.05 mg/kg PO、24 時間ごとを 3 日間 - 適応外使用）or ロベナコキシブ（1 〜 2 mg/kg PO を 3 日間）
- ・局所麻酔：ブピバカイン 1 〜 2 mg/kg（爪切除のブロックに使用する総量）
- ・術後：ブプレノルフィン（ヒドロモルホン投与 4 時間後に 0.02 mg/kg IV、その後 0.02 mg/kg の頬粘膜投与を 8 時間ごとに 2 〜 3 日間）、またはブプレノルフィンへ移行するまで追加のヒドロモルホン（0.025 mg/kg IV）

ネコの爪切除術後の慢性疼痛症候群の治療法
- ・アマンタジン：3 mg/kg PO を 24 時間ごとに 21 日間
- ・メロキシカム：0.05 mg/kg PO を 24 時間ごとに 4 日間、続いて 0.025 mg/kg PO を 24 時間ごとに 4 日間、その後ネコ 1 頭に対して 0.05 mg PO を 24 時間ごとに 4 日間、そして最後にネコ 1 頭に対して 0.05 mg PO を 48 時間ごとに 5 日間
- ・ブプレノルフィン：0.01 〜 0.02 mg/kg を 8 時間ごとに最大 5 日間（通常は 2 〜 3 日）
- ・ガバペンチン：10 〜 20 mg/kg PO を 12 時間ごとに臨床兆候が改善するまで。突出痛を防ぐためガバペンチンは 3 週間以上かけて少しずつ漸減していくべきである

痛管理によって防ぐことができる。マルチモーダル鎮痛法は、異なる侵害受容経路に作用し、作用発現時間と持続時間が異なる複数の鎮痛薬を同時に使用する鎮痛法である。この鎮痛法はネコの爪切除術後の疼痛管理に強く推奨される。この場合、それぞれの鎮痛薬の投与量を少なくすることができ、それぞれの副作用を最小限にできる。先制（予防的）鎮痛（例：侵害刺激が加わる前に鎮痛薬を投与する）によって術後疼痛を軽減できる。例えば、事前にオピオイドや局所麻酔を使うことで中枢感作を防ぎ、術中の鎮痛薬の必要量を減らし、吸入麻酔薬の要求量軽減によって吸入麻酔薬自体による心肺抑制を減らすことができる[16-18]。

　爪切除術が実施される症例は通常若く、健康である。したがって、必要がない限り最低限の術前評価でよい。症例の既往歴や身体検査をもとにして麻酔計画を立てる。麻酔前投薬は、鎮静、筋弛緩、鎮痛効果のある a_2-アドレナリン受容体作動薬（例：デクスメデトミジン 5 〜 μg/kg IM）と鎮痛効果のある μ-オピオイド（例：ヒドロモルホン 0.025 〜 0.05 mg/kg IV または IM）（表 13.1）の組み合わせなどを用いる。NSAID の術前投与は、爪

切除術を実施するネコの術後鎮痛を増強することが示されている[19]。臨床獣医師の好みや動物の健康状態に応じて麻酔導入薬は、ケタミンとジアゼパム（それぞれ 5 と 0.25 mg/kg）、プロポフォール（3 〜 5 mg/kg）、アルファキサロン（2 〜 4 mg/kg）、またはチオペンタール（5 〜 8 mg/kg）などを用いる。

　周術期や全身麻酔下では、長時間作用型のブピバカインで橈骨神経、尺骨神経、正中神経、総腓骨神経および脛骨神経の遠位枝を神経ブロックすることができる（図 13.3a、b）。局所麻酔薬は適切な用量と手技を用いれば比較的安全であり、中毒量はとくに子ネコの場合に計算しておく必要がある。レーザー手術を行う場合には、局所ブロックする際に不燃性の消毒薬を使用すべきである。また、反射ビームから目を保護するために防護眼鏡を必ず着用する[11]。

　ブプレノルフィン（0.02 〜 0.03 μg/kg IV）は、麻酔前投薬の効果が切れる麻酔回復時や術後早期の段階に使用できる。また、ヒドロモルホン（0.025 mg/kg IV）やメサドン（0.3 mg/kg IV）も術後疼痛に使用される。ブプレノルフィンは"家庭薬"と

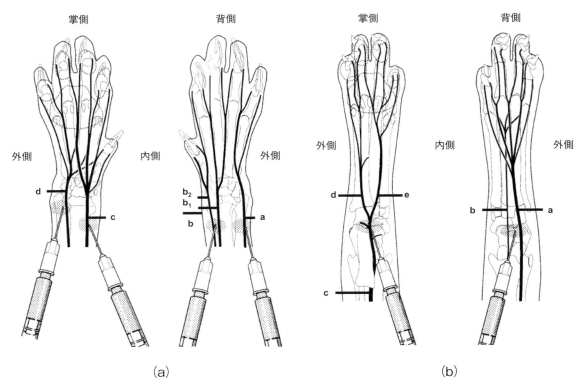

図13.3 a：前肢の遠位部；手根関節近位付近の背内側にある橈骨神経浅枝を局所麻酔でブロックする。副手根骨の近位外側で尺骨神経の掌側および背側側皮枝を局所麻酔でブロックする。正中神経は内側手根肉球の近位部でブロックする。他の方法として、ブピバカインを手根関節より遠位の皮下組織に浸潤することによる4点指ブロックまたはリングブロックを実施する[20]。b：後肢の遠位部；足根関節遠位の背内側にある総腓骨神経浅枝を局所麻酔でブロックする。足根関節遠位の腹内側で脛骨神経浅枝を局所麻酔でブロックする。これらの神経ブロックでは、局所麻酔薬をそれぞれのポイントで22G×1インチの針を使用して皮下組織に投与する。ブピバカインの中毒量を常に計算しておく[20]。
出典：参考文献20より許可を得て転載

して処方ができるという利点がある（訳者注：日本では向精神薬）。実際には、飼い主によって頬粘膜投与することができる。NSAIDは国によって使用法が異なることから説明書を注意深く確認すべきである（とくにネコで）。例えば、ヨーロッパではメロキシカムは 0.05 mg/kg/日の長期使用が認められている。ネコの爪切除術後の慢性疼痛管理では、メロキシカムやロベナコキシブなどのNSAIDの適応外使用が必要となることもある。しかし、臨床獣医師の裁量によって必要であればこれらの薬を2～3日使用することができる。

慢性疼痛症候群の治療

ネコに爪切除術後の慢性疼痛が疑われた場合には、痛みの原因をくまなく検査しなければならない。とくに患肢の炎症反応の残存や、感染の進行を評価しなければならない。画像診断により残存骨片の有無を確かめる。慢性疼痛症候群と確定した場合には、疼痛管理と中枢感作のコントロールが治療目的となる。NMDA受容体拮抗薬、オピオイド、およびNSAIDを組み合わせたマルチモーダル鎮痛法を長期間継続することが推奨されている（表13.1）[21]。通常、治療は鎮痛薬の適応外使用が行われることが多く、その科学的根拠はまだ確立されていない。

ケタミンはネコによく使われる解離性麻酔薬であり、NMDA 受容体拮抗薬としての特性をもつ。NMDA 受容体の活性化は脊髄背角における侵害受容刺激の伝達と増幅を生じ、神経因性疼痛や慢性痛に重要な役割を担っている。ケタミンは中枢感作と慢性疼痛の進行を防ぎ、通常病院内で CRI 投与（2 〜 10 μg/kg/ 分）で使用される。アマンタジン（3 〜 5 mg/kg 12 または 24 時間毎）も NMDA 受容体拮抗薬であり、ネコの爪切除術後の慢性疼痛管理の一部として使用されている。

疼痛管理には、ブプレノルフィンも使用される。ネコに長時間作用型のブプレノルフィンを用いると、鎮痛効果が 5 日まで持続すると逸話的に報告されている[22]。しかし、現在のところ、獣医療ではそのような研究データは示されていない。NSAID 用量を漸減して 12 日間まで投与する投薬スケジュールが推奨されている。NSAID の投与開始前には、血液化学検査を必ず実施する。NSAID の副作用を見逃さないように注意深く経過を観察する。副作用を認めた場合には、すぐに NSAID の投与を中止する。

ガバペンチンはカルシウムチャネル拮抗薬であり、痛覚過敏や異痛の治療に補助薬として使用できる。この薬物は、その作用機序が完全には解明されていないものの、ヒトや齧歯類の神経因性疼痛の治療に広く使用されている。ガバペンチン（10 〜 20 mg/kg PO 8 〜 12 時間毎）は、ネコの爪切除術後の疼痛症候群に対するマルチモーダル鎮痛法の一部として有効である。治療効果を認めるまでは細断された紙や紙のペレットをトイレの床敷きとして使用すべきである。

耳の疾患

耳は外皮系が特殊化した器官である。耳の検査、診断、または治療をする際には、鎮静や全身麻酔が必要なときもある。耳の感染や炎症では、顔面神経や交感神経支配が近いため神経障害を引き起こしうる。外耳炎は外耳道の炎症であり、その臨床兆候には、頭を振る、掻きむしる、耳の痛み、耳垢や滲出液の貯留、悪臭などがある。中耳炎は、外耳炎が進行して鼓膜に達したり、咽頭内容物が耳管まで吸引されたり、または血行性に広がったり、腫瘍、外傷、または炎症性ポリープなどによって引き起こされる。しかし、中耳炎は外耳炎の持続要因となることもある。通常、内耳炎は中耳炎や中耳腫瘍によって生じる。内耳炎の動物では、障害されている方向への眼振、旋回、転倒などの症状を引き起こすので、前庭症状を検査するときには注意深い神経学的検査が必要である。迷路疾患がある場合、動物は吐き気を催したり、嘔吐したりすることがある。中耳炎や内耳炎は、ホルネル症候群や脳神経障害とともに認められる場合がある[23]。

診断

耳の評価には頭部の X 線撮影、CT（computed tomography）、および MRI（magnetic resonance imaging）がよく用いられる。これらの画像診断には通常全身麻酔が必要であり、鼓室胞、中耳炎、腫瘍、ポリープ、異物、内耳炎、中枢性前庭疾患などを評価するために実施される[24]。高度な画像診断によって病変の解剖学的位置を確定できる。イヌとネコでは、CT は骨病変を診断するうえで MRI より優れ、MRI は軟部組織の異常を診断するのに適している[25]。内部寄生虫 / 外部寄生虫の感染、炎症性反応、または腫瘍病変の診断には、細胞学的検査や培養検査が行われる。耳の腫瘍はイヌよりもネコで多く、扁平上皮癌、肥満細胞腫、基底細胞腫、および線維肉腫などがある。治療と診断のために耳内洗浄を必要とするような重度の外耳炎では、耳鏡検査を行う際に全身麻酔を必要とする[23]。

鼓膜が破れていないイヌの中耳炎では、培養、感受性試験、および細胞学的検査のサンプルを採取するために鼓膜切開術を行う。簡単に記述すると、脊髄針を鼓膜緊張部の尾腹側で鼓膜に貫通させ、サンプルを吸引採取する。また通常この全身麻酔下で外耳道も洗浄する[24]。

脳幹聴覚誘発反応（brainstem auditory evoked response：BAER）は聴覚の有無や聴覚変化の進行を診断するための客観的検査である。頭部に設置した電極で聴覚刺激に対する反応を記録する。得られたそれぞれの波形は特定の脳神経や領域に対応しており、これらの波形を評価する。インパルスの伝導は脳幹を通過するので、この検査法は脳幹疾患の診断にも有用である。鎮静や麻酔はこれらの波形の潜時に変化を及ぼす可能性がある[23]。

治療

イヌやネコの耳の疾患では、内科的治療に加えて、外科的治療も行われる。頭を振ったり掻きむしったりすることによって引き起こされる耳血腫の外科的整復がそのよい例である。この場合、割れた耳介軟骨の中に血液が溜まり、耳介の内側に明瞭な腫大を認める。耳血腫の再発防止には外耳炎やその他の内在する原因の治療が必要不可欠である。外科的切開、排液、掻爬術、およびマットレス縫合による閉鎖によって、軟骨端同士を密着させる。

外耳炎の治療おける2つの一般的な外科手術は、外側耳道壁切除術と全耳道切除術（total ear canal ablation：TECA）である[26]。イヌでは外耳道の外側壁を切除し、垂直耳道を開放することで、通気の改善、湿度の減少、耳垢や滲出液の除去促進、治療薬の耳道内への拡散促進を得られる。TECA は末期の耳道炎や悪性腫瘍に対して主力となる治療法である。TECA では必ず鼓室胞骨切り術を組み合わせ、すべての粘液産生上皮と外耳や中耳に起因する滲出液を取り除く。重度の二次的変化や増殖性疾患と耳道とともに外科的に切除する。最終的に、外側鼓室胞骨切術を行うことにより、中耳の精査が可能になり、中耳の粘液産生性上皮、滲出液、または腫瘍を完全に除去できる。この外科手術の合併症には、顔面神経麻痺、出血、重度の疼痛、聴覚喪失などがある[27]。筆者は、ネコにおいて圧迫バンデージによる気道閉塞で低酸素症、虚脱、さらには死亡などの術後合併症を経験している。

麻酔管理

耳疾患を有するイヌやネコの麻酔管理では、健康状態の把握と、耳の主要疾患とそれに伴う二次的疾患の鑑別が重要である。内分泌障害は、耳疾患の一般的な原因になりうる。糖質コルチコイドの全身投与は、耳道の急性炎症、耳道の慢性細胞増殖性変化、アレルギー性耳炎の選択的治療法である。抗生物質治療は耳に薬剤毒性を引き起こす可能性があるので注意しなければならない。アミノグリコシド系抗生物質による腎毒性は非乏尿性腎不全を引き起こすことがあり、治療数日後に血漿クレアチニン濃度のゆっくりとした増加や尿比重低下といった臨床兆候を示す。アミノグリコシド系抗生物質の全身投与では、少ない投与でも糸球体で濾過された後にそのほとんどが近位尿細管に移行するために腎毒性を有する[28]。

鼓膜が破裂している症例では、耳道洗浄の際に洗浄液が耳管を通って鼻咽頭部へ流出するため、誤嚥を起こすことがある。したがって、カフ付きの気管チューブを常に使用すべきである。

慢性状態に陥ると耳を触っただけでも痛みを感じるようになり、耳鏡検査時に痛みはさらに悪化する。中耳に障害が及ぶと口を開けただけでも痛みを示すことがある。これは顎関節の近くにある鼓室胞内で炎症、腫脹、および痛みを生じる結果である。耳は非常に敏感で痛みを感じやすいので、手術や耳鏡検査時に頭を振るような反応を示す場合には、迅速に麻酔深度を調節する必要がある。実際に、TECA や鼓室胞骨切り術では周術期疼痛管理が必要不可欠である。これらの外科手術は大きな侵襲と痛みを伴う。麻酔前投薬として、オピオイド（例：モルヒネ［ネコ 0.2 ～ 0.3 mg/kg、イヌ 0.5 ～ 1.0 mg/kg］またはヒドロモルホン［ネコ 0.025 ～ 0.05 mg/kg、イヌ 0.1 ～ 0.2 mg/kg]）を使用し、術中および術後にオピオイドを CRI で投与することが強く推奨される。さらに、フェンタニルで信頼性の高い鎮痛効果を得ることで吸入麻酔の必要量が軽減され、心肺抑制が軽減される。

フェンタニルの用量を 42 μg/kg/ 時間まで上げると、イヌではエンフルランの最小肺胞内濃度

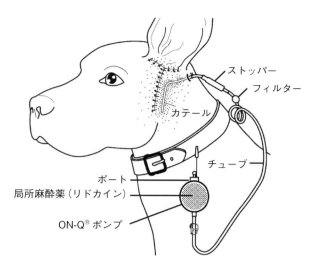

図13.4 全耳道切除術後の局所麻酔薬持続注入カテーテルシステムの適用 [32]
出典：参考文献32より許可を得て転載

を最大63％も減少できる[29]。しかし、低用量のフェンタニル（10〜15 μg/kg/時間 IV）にリドカイン（イヌのみ50 μg/kg/分 IV）やケタミン（10 μg/kg/分 IV）を併用するバランス麻酔を行うこともある。低用量のオピオイドは、麻酔回復期にオピオイド誘発性せん妄を引き起こしにくい。イヌのTECAでは、局所麻酔法を使用できる。全身麻酔下で大耳介神経をブロックするために環椎翼から垂直耳道の尾側部分までの線上にブピバカインを注入する。また耳介側頭神経をブロックするためにブピバカインを咬筋の尾背側面と耳道の鼻側の間に投与する[30]。他の疼痛管理法として、持続的に局所麻酔を有窓カテーテルで投与する方法が報告されている（図13.4）[31,32]。弾性バルブやシリンジポンプを使って一定量の局所麻酔薬を直接手術野に投与する。しかし、これらの報告はイヌのTECAにおいてこのような局所麻酔法はほとんど有用性がないと結論している。ただし、両群間に有意な差は認められないものの、これらの投与法は有益である可能性を示唆している。これらの報告で有意な差が認められなかったのは、局所麻酔薬の投薬量が不十分であった、手技に誤りが

あった、すべての神経をブロックできていなかった、全身投与した鎮痛薬で十分な鎮痛を得られていた、疼痛の評価法が不適切であった、あるいは研究デザインが適切でなかったなどの理由があげられる。局所麻酔、オピオド、および抗炎症薬を併用したマルチモーダル鎮痛法は、TECAにおける疼痛管理の要である。通常、このアプローチ方法は突発痛の発生やオピオイドによる副作用（例：せん妄、呼吸抑制、医原性痛覚過敏）を最小限にする。

喉頭麻痺

喉頭麻痺（Laryngeal paralysis：LP）はイヌの上部気道の喘鳴音と呼吸困難の原因であり、ネコではまれである[33]。LPは披裂軟骨の外転時に起こる喉頭機能不全で、吸気時に部分的または完全な上部気道閉塞を起こす。イヌとネコでは、先天性または後天性LPが認められている[34]。遺伝性LPは後天性LPよりまれであり、ブービエ、ブルテリア、ダルメシアン、ロットワイラーおよびハスキーなどの若い個体に多い。雑種犬では先天性と後天性LPの両方が確認されている。後天性のLPは中〜高齢のイヌで最も多いと報告されている。ラブラドールレトリーバーに圧倒的に多いが[35,36]、ゴールデンレトリーバー、アフガンハウンド、アイリッシュセッター、スタンダードプードル、セントバーナードなどの犬種でも認められている[37]。

片側性または両側性LPは外傷や胸腔内外の腫瘍が反回神経を圧迫または伸展させることによって起こる[33,34]。加えて、重症筋無力症（myasthenia gravis：MG）、巨大食道症、または特発性筋炎などの神経筋疾患と同様に、反回神経の神経障害（ニューロパシー）や喉頭内在筋の筋障害（ミオパシー）もLPに関連している。LPは末梢神経障害から起こる全身性筋疾患の臨床兆候である可能性もある。最近の研究では、臨床的神経障害、電気診断的異常や病理学的異常と同様に[36,38]、この麻痺は食道の機能不全や全

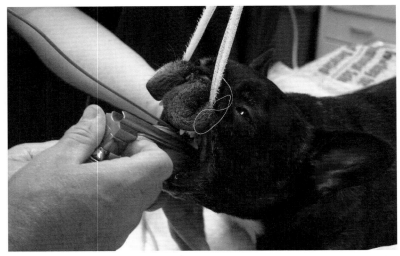

図13.5 喉頭麻痺の診断では喉頭鏡検査が一般的である。この検査では、浅い全身麻酔下で喉頭機能の評価を行う。効果を得られるまで全身麻酔薬を投与しながら酸素を常時送気すべきである。
出典：Dr. G. Giannotti の厚意による

身性虚弱[35]とも関連があることが示されている。ネコでは、LP は上部気道閉塞の原因としてはまれであるが、先天性と後天性の両方が認められている。後天性 LP は両側甲状腺切除術後に認められた報告があるが、品種や性別などによる好発性は確認されていない[39]。

臨床兆候

臨床兆候の重症度は LP の程度に左右され、吠え方の変化、吐き気、咳、および中等度の運動不耐性から重度の呼吸困難までさまざまである。救急症例では、呼吸困難、虚脱、チアノーゼ、高体温などを示し、全身麻酔と換気支持が必要となる場合もある[34]。通常、臨床兆候は進行性であり、来院時にはすでに重症となっている場合がある。その他の臨床兆候として、両側前脛骨筋の筋萎縮を伴う後肢の虚弱、全身性虚弱、および神経障害などがある。

診断

身体検査や血液検査所見にはあまり特徴がない。胸部の聴診時に吸気性喘鳴音や頭側肺音の増加が認められることがある。最も一般的な LP の診断方法は、喉頭鏡検査である（図 13.5）。これは浅い全身麻酔下で喉頭機能の評価を行う検査法である。片側または両側の披裂軟骨が吸気時に外転しない場合に LP と確定診断する。

治療

LP の治療には外科的アプローチがある。いくつかの手術法があるが、イヌでは、他の方法よりも合併症が低いことから、片側または両側の披裂軟骨の側性固定術が選択される[37]。臨床兆候が軽度なネコでは、内科的治療が成功したという報告もある。

麻酔管理

巨大食道症と誤嚥性肺炎の有無を確認するために、徹底した身体検査、聴診、胸部X線検査を行うことを推奨する。さらに、術前には喉頭機能不全の重症度を見極めておく必要がある。他の全身性疾患がある場合には、できればその治療も行っておく。麻酔前の評価時には、頻呼吸とそれに伴う努力性呼吸を防ぐために症例に

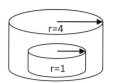

図13.6 ハーゲン-ポアズイユの式は層流時に適応される（流量は圧力に対して直線関係にある）。層流時には、抵抗は流量（Q）に直接比例する。気道内径（r）は流量に対する抵抗を決定する最も重要な因子である。この式は、気道の長さ（L）が2倍になると気道抵抗は2倍にしかならないが、チューブ内の圧力（P）が一定の場合、気道内径が半分になると流量は1/16に減少することを示している。この流量は半径の4乗に比例する。例えば、気道径が1で、流量が1ml/分であるとする。ここで半径が4倍になると、流量は256 ml/分に増加する。抵抗（つまり流量）が変化すると呼吸の仕事量も同じように変化する。η：液体の粘稠性。この図で"1"と"4"は半径が4倍になったときどうなるのかを示すための任意の数である。

ストレスや恐怖を与えないよう静かに注意して取り扱うべきである。

急性呼吸困難を呈している場合は、救急治療が必要なこともある。ストレス、興奮、痛み、恐怖、および披裂軟骨の腫脹などにより、部分的または完全気道閉塞が悪化する。部分的気道閉塞では、吸気時の努力性呼吸によって胸腔内圧は陰圧となり、肺水腫を引き起こすことがある。呼吸抵抗はハーゲン-ポアズイユの式によって決定され、部分的気道閉塞の際には大きく増加する（図13.6）。低酸素血症の防止や治療のために酸素療法が必要である。ストレス起因性高体温は、氷嚢、アルコール、または冷水浴およびアセプロマジンの投与などで治療できる。アセプロマジンはイヌにおいて$PaCO_2$、pH、PaO_2などを変化させずに呼吸数を減少させる。アセプロマジンは軽度の鎮静効果があり、作用時間は比較的長いため、症例を落ち着かせるためにしばしば使用され、LPの症例にとっては適切な鎮静薬といえる。アセプロマジン（0.01～0.03 mg/kg）とブトルファノール（0.2 mg/kg）またはブプレノルフィン（0.01～0.02 mg/kg）を静脈内投与すると強い鎮静効果を得られる。

喉頭浮腫や肺水腫などの他の二次的な変化にはステロイド（デキサメサゾン0.2～1.0 mg/kg 12時間毎）を投与する。しかし、通常、ステロイド投与は、抜管後に喉頭浮腫や腫脹、チアノーゼ、低酸素血症、および呼吸困難が認められたときに実施する。気管切開は他の緊急処置で呼吸困難を軽減できない場合に最後の処置として行う。

LPの検査時のオピオイドの使用は議論の余地がある。オピオイドは、μとκ-オピオイド受容体作動薬によって介在される咳中枢を抑制することによって鎮咳効果を発揮する[34]。鎮咳効果にかかわらず、オピオイドは用量依存性に中枢性呼吸抑制を示し、LPの症例にとっては臨床上問題となりうる。この作用は、他の呼吸抑制のある静脈麻酔薬や吸入麻酔薬の同時投与によって悪化する可能性がある。したがって、イヌやネコにオピオイドを使用する際には、鎮静時や回復期に100%酸素を吸入させながら症例をしっかりと看視すべきである。他にも　オピオイドは下部食道括約筋を弛緩させるため、麻酔中や術後早期に胃食道逆流（gastroesophageal reflux：GER）を引き起こしやすい。LPの症例では、麻酔後の食道炎、食道逆流、および誤嚥性肺炎が大きな問題となる。オピドの中には（とくにモルヒネ）、他のオピオイドに比べて麻酔下のGER発生率が高いという科学的な根拠が報告されている。メトクロプラミド（0.01～0.02 mg/kg/時間）のCRIは下部食道括約筋の緊張性を高め、術後の逆流や誤嚥を防ぐため、術後に一般的に使用されている。

多くの臨床獣医師は、披裂軟骨の側性固定術は重度の痛みを引き起こさないと考えている。したがって、部分的μ-オピオイド受容体作動薬のブプレノルフィンは、完全μ-オピオイド受容体作動薬（ヒドロモルホンやモルヒネ）に比べて呼吸抑制やせん妄を起こしにくく、臨床経験からこの手術に対して十分な鎮静と鎮痛効果があると考えられている。NSAIDを加えたマルチモーダル鎮痛法は有用である。深い鎮静と呼吸抑制を認めた場合には、オピオイドの作用をオピオイド受容体拮抗薬（ナロキソンやナルメフェン）や作動-拮

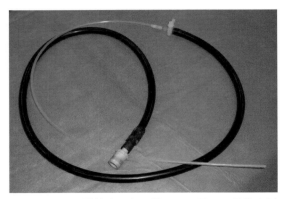

図13.7 喉頭鏡検査を行う際には、長めの柔軟な尿道カテーテルを用いて酸素を送気する。カテーテル遠位部を気管に近づける。カテーテルの反対側を麻酔回路の新鮮ガス供給路に接続する。

抗薬（ブトルファノール）で拮抗できる[41]。

抗コリン作動薬は、喉頭操作やオピオイド投与による迷走神経性徐脈を防ぐために使用でき、とくに短頭種のイヌに有用である。しかし、抗コリン作動薬は分泌液の粘稠性を高めて気道を閉塞させ、努力性呼吸を引き起こす可能性もある（図13.6）。

喉頭鏡検査法では、喉頭反射を失わせずに喉頭を検査するために浅い麻酔が必要とされる（図13.5）。麻酔が深すぎると、健康なイヌであっても披裂軟骨の動きが抑制されたり、止まったりする。このような場合には、喉頭の観察を継続し、動物が覚醒してくるまで辛抱強く待つ。麻酔前や検査中にはフェイスマスクやフローバイで酸素化を行うべきである。細いチューブ（例：ゴム製のチューブやフレキシブルカテーテル）を気管の近くまで挿入し、三方活栓を通して麻酔器にある酸素ラインと繋ぎ酸素化を行う（図13.7）。披裂軟骨の動きにあまり影響を与えない麻酔薬を選択することで、LPの誤診を避ける。しかし、小動物臨床では喉頭検査を行うための確固たる麻酔プロトコルは確立されていない。

塩酸ドキサプラムは中枢神経を刺激し、呼吸数と1回換気量を増加させる。この薬物は、喉頭の動きを活性化することがLPのイヌと正常のイヌの鑑別に有用なので、喉頭鏡検査の際にしばしば使用される[42,43]。完全気道閉塞はリスクが高く、気管挿管ではドキサプラム投与が必要となる。実際には、LPのイヌやネコの麻酔導入と麻酔回復は非常に危険を伴う。しかし、適切に痛みをコントロールして、気道が確保されている限り、麻酔維持期は一般的に問題ない。基本的な麻酔モニタリングを用いるべきであり、とくにパルスオキシメータは喉頭鏡検査時や麻酔回復期に低酸素血症を早期診断するためにかなり有用である。イヌの喉頭鏡検査時の麻酔導入薬に関しては、チオペンタール、プロポフォール、ジアゼパム‐ケタミンを比べた場合、とくに大きな差はない[44]。逆に、披裂軟骨の動きは、プロポフォール、ケタミン‐ジアゼパム、アセプロマジン‐チオペンタール、アセプロマジン‐プロポフォールと比べると、チオペンタール単独で使用したときの方がよいと報告されている[45]。また、プロポフォールは呼吸抑制が強いので低用量をゆっくりと投与することによって無呼吸を防ぐ必要がある。さらに、ケタミンは呼吸数、1回換気量、および PaO_2 を軽度に下げることが知られている。合併症を防ぐために喉頭検査は素早く行うべきであり、その後速やかで円滑な気管挿管を心がける。ネコは喉頭痙攣を生じやすく、気管挿管前や喉頭検査後にリドカインを披裂軟骨の周囲に滴下して脱感作することが推奨される。

披裂軟骨の側性固定後には、気道径を評価するために術中に抜管することがある。その間は低用量のプロポフォール（0.3～0.5 mg/kg）を投与して、評価が終わり次第、再挿管できるように新しい気管チューブを準備しておく。イヌの麻酔回復期には、食道逆流物による誤嚥性肺炎を防ぐために気管チューブのカフを部分的に膨らませておく。抜管は、咳反射や嚥下反射が回復したときに行う。ストレスなく麻酔回復させるために鎮静が必要となるかもしれない。抜管後あるいは症例が動揺や苦痛を示していたら、アセプロマジン（0.01～0.02 mg/kg IV）やデクスメデトミジン（0.5 μg/kg IV）を投与する。腫脹や喉頭浮腫が認められた場合には、再挿管する。肺水腫はまれではな

く、胸腔内の陰圧と呼吸努力が大きくなることで引き起こされる。肺水腫になった場合、フロセミド（1 mg/kg）とステロイドを投与し、症例の換気状態を注意深く看視することが重要である。術後の症例は集中治療のために入院させるのが無難であろう。術後合併症には、誤嚥性肺炎、喉頭浮腫、臨床兆候の再発、一時的なホルネル症候群などがある[36]。ある程度の死亡率や合併症はあるものの、イヌのQOLの改善のためには外科手術が推奨される。とくに命のリスクがある重篤な状態ではなおさら外科手術が推奨される[37,38,46]。ネコでは、片側披裂軟骨側性固定術は予後がよいと報告されている[39,47]。

悪性高熱

悪性高熱（malignant hyperthermia：MH）は骨格筋の硬直、急激な中心体温の上昇、高炭酸ガス血症、および代謝性アシドーシスを特徴とする薬剤起因性症候群と定義される。MHは複数の遺伝子と環境要因によって引き起こる臨床症候群と考えられている[48]。MHは、主に常染色体上の優性遺伝形質であるリアノジン受容体（RYR1）をコードする遺伝子の突然変異に起因する[49]。リアノジン受容体またはカルシウム放出チャネルは骨格筋の筋小胞体膜上に位置し、興奮収縮連関時のカルシウム動員を制御するために必要不可欠である。筋小胞体から筋線維質へカルシウムが制御されずに放出され続けると筋肉の硬直や異化の亢進が引き起こされ、陽イオン、酵素、過剰な熱や酸の放出を伴う。

通常、MHは通常ハロゲン化揮発性麻酔薬（例：ハロタン、イソフルラン、セボフルラン）と脱分極性筋弛緩薬（例：サクシニルコリン）により誘発され、ストレスや他のチャネル障害も重要な発現要因として明らかにされている[50]。グレイハウンド、ボーダーコリー、コッカースパニエル、ドーベルマンピンシャー、ポインター、セントバーナードなどさまざまな犬種でMH様症候群が報告され

ている。しかし、好発犬種はなく、グレイハウンドが遺伝的にMHになりやすいと逸話的に信じられているが、実際には確定していない[51]。ネコでは、MH疑いの症例は非常にまれである[51]。

臨床兆候

ブタのMHとは異なり、イヌのMHは乳酸性アシドーシスや早期の筋肉硬直といった典型的な臨床兆候はあまり認められない。しかし、二酸化炭素や酸素消費量の上昇は認められる。中心体温はゆっくりと上昇するが、二酸化炭素の上昇や頻呼吸といった症状に遅れて認められる。心室性期外収縮、心室性二段脈、心室細動、および頻脈がMH様症候群のイヌやネコに報告されている。

診断

MHは過去の麻酔に何も問題がなかった健康な動物にも起こりうる。MHが発現した場合、積極的な換気支持を行ったとしても、酸素消費量と二酸化炭素分圧が持続的に上昇する。高炭酸ガス血症、不整脈、代謝性アシドーシス、体温上昇、筋肉硬直などを起こす他の要因を除外診断する。頻呼吸や頻脈は"浅い"麻酔でも起こり、これは麻酔深度をしっかりとモニタリングしていれば判断できる。高体温は、熱中症やオピオイドの投与後にも認められ、医原性に引き起こされることもある。

MH様症候群の症例報告はあるが、実際の臨床でin vitro筋拘縮試験（IVCT）を行ってMHを確定診断することはまれである。したがって、獣医療では真のMHの罹患率は知られていない。MHが疑われる症例では、直ちにICVTを行うべきである。これは筋肉検体をハロタンとカフェインに曝露し、これらの誘発因子による筋肉の収縮パターンの感受性を評価するものである。しかし、試験結果が陰性であっても確実にMHを除外できるわけではない。この試験は非常に高価で、あまり実践的とはいえない。臨床では、終末呼気二酸化炭素分圧と体温のモニタリングがMHの初期診断や治療の指標として有用であるといえる。

治療と麻酔管理

MH の予防や治療では、臨床兆候を察知し、MH の誘発要因を早く取り除くことが重要である（図 13.8）。吸入麻酔や脱分極性神経筋弛緩薬の投与を中止することが MH 管理のキーポイントである。吸入麻酔が残存している可能性がある麻酔器の回路や気化器などをすべて取り替えることが推奨される。その後、10 L/ 分の酸素流量で最低 10 分間は回路内を洗い流す。終末呼気吸入麻酔ガス濃度を測定することで、呼吸回路内に残存している麻酔薬を検出できる。極少量の揮発性麻酔薬であっても、HM を引き起こしうる。二酸化炭素吸着剤が高温になり、すぐに消耗してしまうこともある。安全に使える麻酔薬には、バルビツレート、プロポフォール、オピオイド、ベンゾジアゼピン、デクスメデトミジン、ケタミン、ドロペリドール、および非脱分極性神経筋弛緩薬がある。すぐに全身麻酔を中止することができない場合は、全静脈麻酔を実施することも考えられるが、MH 様症候群の誘発は止められない[52]。

周術期中のストレスや痛みも MH を誘発する要因と考えられているので、これらを最小限にするために十分な鎮静と鎮痛が重要となる。オピオイド（モルヒネ $0.5 \sim 1$ mg/kg または メサドン 0.5 mg/kg IM）にミダゾラム（0.2 mg/kg IM）、アセプロマジン（$0.02 \sim 0.05$ mg/kg IM）、またはデクスメデトミジン（$3 \sim 5$ μg/kg IM）を組み合わせることが可能である。麻酔導入には、どの静脈麻酔薬も使用できる。MH を早期診断するためには終末呼気二酸化炭素分圧のモニタリングが必須である。観血的血圧測定と心電図のモニタリングを開始するとともに PEEP をすぐに行う。通常、二酸化炭素分圧を下げるには、高い気道内圧を用いた過換気を行う必要がある。低血圧の治療のために、等張性晶質液を用いた積極的な輸液療法がしばしば必要となる。この場合、MH の機序を考えるとカルシウムが添加されている乳酸リンゲルを使用すべきでなく、5％ブドウ糖液、0.9％生理食塩液またはその他の平衡電解質液を使用する。酢酸添加電解質液はカルシウムを含まない平衡電解質液であり、重度の低血圧の際に $60 \sim 90$ ml/kg/ 時間で投与できる。しかし、この輸液剤は血漿よりもナトリウム濃度が低いので、体液が血管内の細胞内へ移動してしまう可能性がある。酢酸は体内で素早く代謝され、体液をアルカリ化する。0.9％生理食塩液は血漿よりもクロライドの濃度が高く、強イオン差（strong ion difference：SID）を減少させ、高クロライド性アシドーシスを引き起こす。5％ブドウ糖液は電解質を含まず、体液補充に使用することはあまりない。ブドウ糖が代謝されると自由水のみが残る。急性腎不全や脳挫傷の症例には高濃度のグルコースは危険である。どのような輸液剤を使用しても、すぐに血管内から間質へ移動してしまうため血管内容積を増やす効果は短時間しか持続しない。しかし、重度の高炭酸ガス血症により交感神経が活性化され、高血圧や頻脈を認めることもある。尿細管にミオグロビンが蓄積することに関連して生じる急性腎障害を防ぐためにも　輸液療法は重要である。浸透圧利用薬やループ利尿薬そして尿のアルカリ化は、横紋筋融解症による腎障害を防ぐ。高体温の症例では、体温を下げるために冷却した輸液を使用することが好ましい。

MH 時の不整脈の治療にはプロカインアミドを用いる。リドカインを投与すると筋形質のカルシウム量が増え、MH の代謝亢進状態をさらに悪化させる[53]。

ほとんどの症例報告では、MH の治療の一部として冷却処置を行っている。冷却処置は、氷嚢や送風、冷却液による体洗浄などで実施できる。加温ブランケットやヒーターなどはスイッチを切るべきである。アセプロマジンは高体温の緩和治療として使用される。アセプロマジンは視床下部にある体温中枢への作用と a_1- アドレナリン受容体の遮断による末梢血管拡張によって体温を下げる[52]。

MH では、電解質、乳酸、CK、血液ガス分析などを含む血液血清生化学検査を実施する。これによって酸－塩基平衡異常（酸血症）を把握し、治療の効果を確認する。高カリウム血症由来の不整脈は、心停止の原因となるのですぐに治療

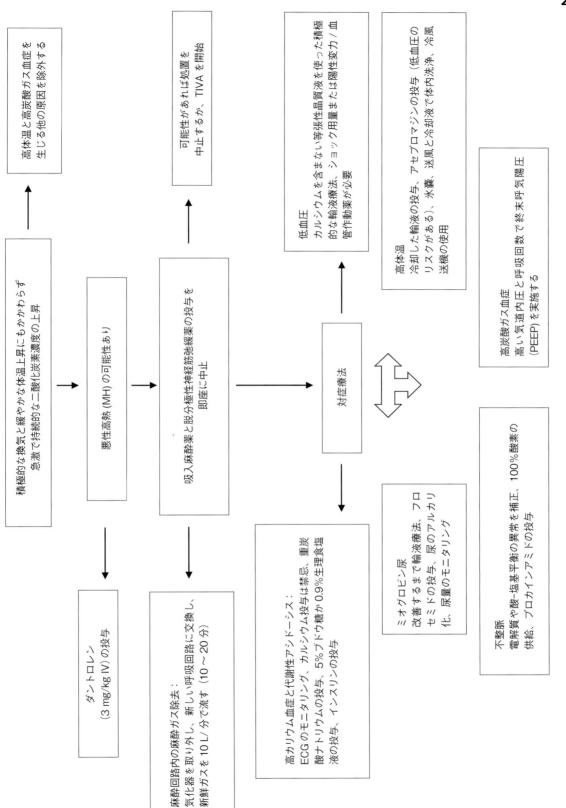

図13.8 悪性高熱の治療法

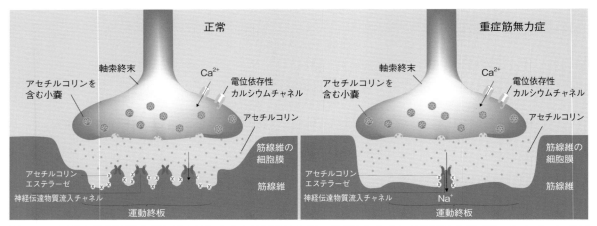

図13.9 正常な神経筋接合部と重症筋無力症の神経筋接合部。重症筋無力症の神経筋接合部では、シナプスヒダが簡素化されシナプス腔が広くなり、アセチルコリン受容体が減る。
出典：Drachman. 1994. Myasthenia gravis. N Engl J Med 330:1797-1810. から転載。J. Steagall の厚意による

すべきである。代謝性アシドーシスは高カリウム血症を悪化さるので、重炭酸ナトリウム（1～2 mEq/kg IV）を投与して治療する。カルシウムの投与は禁忌であり、予後が悪くなる[54]。インスリンとグルコースの投与は、カリウムを細胞内へ移動させ、枯渇した脳内代謝産物に代わる外因性のエネルギー源を供給する。尿検査はミオグロビン尿を検出するために有用である。

ダントロレンは MH 治療において生命を守る治療薬である。この薬物は、細胞内カルシウム拮抗薬で骨格筋弛緩作用を有する[55]。MH と認識したら速やかにダントロレン 3 mg/kg を投与する。しかし、10 mg/kg までの追加投与が必要となることもある。ダントロレン製剤は、凍結乾燥されたダントロレン（20 mg）とダントロレンの溶解度を高めるために 3 g マンニトールが添加された合剤である。ダントロレンは、水（60 ml）に溶解して、静脈への刺激を避けるために太いカテーテルで投与すべきである[48]。残念ながら、ダントロレンは非常に高価であり、獣医療では MH は麻酔関連合併症として非常にまれな疾患であることから、すべての動物病院でダントロレンが常に準備されているとは限らない。このことが麻酔中の MH による死亡率を上げているのかもしれない[54]。

非脱分極性筋弛緩薬は神経筋接合部のアセチルコリンの結合する部位を占拠して筋肉の脱分極と収縮を防ぐことから、ダントロレンの代わりに使用することが提案されている。CK の上昇は、治療指標にある程度なりうる。MH で死亡した場合、心停止後数分で硬直が起こり、通常、剖検所見では決定的な結論は得られない。

重症筋無力症

重症筋無力症（Myasthenia gravis：MG）は慢性自己免疫性疾患であり、典型的には免疫グロブリン G（immunoglobulin G：IgG）の自己抗体がアセチルコリン（acetylcholine：Ach）受容体（Ach Receptors：AchR）の1つである神経筋接合部にあるニコチン受容体を不活性または破壊することによって起こる[56]。Ach は神経筋接合部における筋収縮に必要な神経伝達物質である。AchR が機能を失いこの伝達が行われないと、部分的または全身性の筋肉虚弱が起こる（図13.9）[57]。この状態は、随意筋を繰り返し使用して消耗した状態や激しい運動をした後の部分的な回復状態や休憩時の緊張緩和状態に似ている。先天性と後天性 MG

が報告されている。先天性 MG は、骨格筋の後シナプス膜にある AchR が遺伝的に欠損しており、約 3 〜 8 週齢の子イヌや子ネコに発症する。先天性 MG は、イングリッシュスプリンガースパニエル、ジャックラッセル、フォックステリアなどに多い。一方、後天性 MG は、一般的な免疫疾患であり、シャーマンシェパード、ゴールデンレトリーバー、ラブラドールレトリーバー、チワワ、ダックスフンドなどで報告されている。しかし、秋田犬で発生率が高いという報告がある[58]。アビシニアンとソマリは最も一般的なネコの MG 好発品種であり、3 歳以上で発症リスクが高まる[59]。発症機序、MG の分類、治療法の詳細は、他の文献を参照されたい[60]。

臨床兆候

後天性 MG は、腫瘍随伴性、限局性、および下垂性筋無力症などさまざまな臨床兆候を示す。下垂性筋無力症には急性激症型と全身型 MG に分けられる[61]。限局性 MG は、顔面不全（眼瞼反射の鈍化）、咽頭不全（咽頭反射の鈍化）、または喉頭不全（声の変性、呼吸性喘鳴音、声帯の外反）などを示す。全身型 MG のイヌやネコでは、脊髄反射は正常であるが、筋衰弱と疲労、過剰な流涎、および巨大食道症による逆流が見られる。後天性 MG の巨大食道症は、ネコでは 20％ 未満の発生率であるが、イヌでは 30 〜 40％に認められる。ネコでは食道での骨格筋の分布がイヌと異なるので、巨大食道症や嚥下障害の発生率は一般的にネコで低い[59,62]。嚥下障害、硬直した歩幅の狭い歩行、筋肉の振戦、または持続的な瞳孔散大が、イヌとネコの両方に認められることがある。ネコは爪を隠すことができなくなり、症状が進行すると、不全麻痺、頸部後屈、および体重減少が起こる[63]。これらの症例では誤嚥性肺炎のリスクが高く、呼吸不全を示し、安楽死となることもある[61]。

診断

確定診断は、AchR に対する血清抗体を測定して下す。この検査は客観的定量試験であり、最も信頼性の高い後天性 MG の診断法である。血清抗体価が、ネコで> 0.3 nmol/L、イヌで> 0.6 nmol/L であれば、MG 陽性と考えられる[60]。さらに、エドロホニウム投与後の陽性反応も診断法として利用されている。コリンエステラーゼ阻害薬の投与によってシナプス間隙のアセチルコリン濃度が上昇し、アセチルコリンがニコチン受容体に結合しやすくする。ほとんどの MG 罹患動物がエドロホニウム投与後すぐに臨床兆候が改善し、この効果は約 5 分続く。しかし、この検査法の感受性と特異性はあまり高くなく[59]、限局性 MG のネコでは反応は不明瞭である。急性激症型 MG のイヌでは著しく多くの抗体が AchR を破壊するので役に立たないことがある。肋間筋の生検でも、神経筋接合部の AchR に対する抗体を検出することが可能である。巨大食道症があり、全身麻酔中に誤嚥のリスクがある症例では、筋電図検査でも確定診断できる。薬剤誘導性 MG、甲状腺機能亢進症または低下症、ボツリヌス症などの筋肉虚弱を起こす他の筋疾患と MG とを鑑別することが重要である[58]。

治療

コリンエステラーゼ阻害薬（例：ネオスチグミンとピリドスチグミン）が MG 治療の第一選択薬である。これらの薬物は、Ach をコリンと酢酸に加水分解するアセチルコリンエステラーゼ（真のコリンエステラーゼ）を抑制することにより、交感神経や副交感神経の節前神経終末および神経筋接合部において作用する神経伝達物質を増加させる[57]。イヌでは、臭化ピリドスチグミン（0.2 〜 2 mg/kg PO 8 〜 12 時間毎、または 0.01 〜 0.03 mg/kg/ 時間 IV）が使用され、ネコではシロップ（5 mg/kg PO 12 時間毎、水と 1：1 の割合で薄めて胃への刺激を軽減する）が使用される。薬用量は、臨床的反応と個体の要求量に合わせて調整する。救急治療として、顕著な嚥下障害や逆流を伴う症例にネオスチグミン（0.01 〜 0.04 mg/kg IM 6 〜 8 時間毎）を全身投与できる[60]。しかし、過度なコリンエスタラーゼ阻害薬の投与により、過剰な Ach がニコチンとムスカリン受容体に結合し、

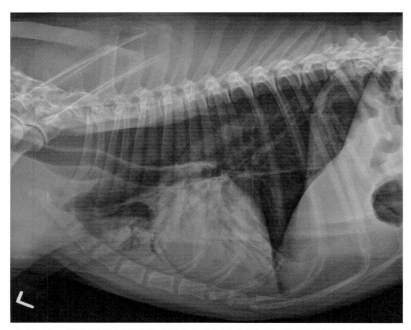

図 13.10 重症筋無力症でよく見られる巨大食道症と誤嚥性肺炎を示すイヌの胸部 X 線側方向像。全体的にガスで拡張した食道が認められ、右前葉と中葉の腹側に肺胞パターンの所見が見られる。明瞭な気管支含気像が心臓陰影に重なって見える。

出典：Department of Surgical Sciences, School of Veterinary Medicine, University of Wisconsin-Madison の Dr. R. Drees の厚意による

コリン作動性クリーゼが引き起こされる可能性がある。コリンエステラーゼ阻害薬で筋肉虚弱の改善がうまくいかない場合には、免疫抑制効果のあるステロイドが通常投与される。ステロイド治療は低用量から始め（プレドニゾン 0.5 mg/kg/ 日）、免疫抑制量（2 〜 4 mg/kg/ 日）まで増量できる。

麻酔と鎮痛管理

MG のイヌやネコに対して外科手術を目的として全身麻酔を実施しなければならないこともある。逆流や嚥下困難が改善するまでの栄養管理のために胃瘻チューブの設置が必要となることがある。誤嚥性肺炎が生じた場合には、気管洗浄や肺胞洗浄が実施される。また、胸腺腫の症例では胸骨正中切開術が適用となる。

術前には、徹底的な身体検査を行い、胸部 X 線検査で巨大食道症と誤嚥性肺炎を評価することが重要である（図 13.10）。通常、MG 症例は MG 以外に複数の疾患に罹患している場合が多いので、他の免疫介在性疾患を診断治療しておくべきである。縦郭に前胸部腫瘤を認めた場合には、胸腺腫の診断のため FNA による細胞診を行う。MG では 25% 以上のネコ、および約 5% のイヌに胸腺腫が認められる。これらの症例では、多くの動物で術後に Ach 抗体が減少し症状が劇的に改善するので、胸腺腫切除を実施しなければならい。巨大食道症の症例に対する麻酔管理では、とくに食道逆流や誤嚥性肺炎を防ぐための適切な治療が非常に重要である（第 5 章を参照）。

オピオイドや他の静脈麻酔を投与すると呼吸抑制が悪化することがある。したがって、前酸素化を行い、短時間作用薬を選択すべきである。オピオイド（メサドン 0.2 〜 0.5 mg/kg、ブトルファノール 0.2 〜 0.4 mg/kg［痛みを伴わない場合］、またはブプレノルフィン 0.01 〜 0.02 µg/kg［術中にフェンタニルを使用しない場合］を IV または IM）単独またはミダゾラム（0.1 〜 0.25 mg/kg IV または IM）との併用が推奨される。モル

ヒネまたはヒドロモルホンおよびデクスメデトミジンは嘔吐に伴うさらなる誤嚥を引き起こすリスクがあるので注意して使用する。エトミデート（1～2mg/kg IV）またはアルファキサロン（1～3 mg/kg IV）とジアゼパムまたはミダゾラム（0.1～0.25mg/kg IV）の組み合わせは心血管系の抑制を最小限にするための1つの選択肢として考えられる。フェンタニル、リドカイン、またはケタミンなどを併用したバランス麻酔は、吸入麻酔の必要量を軽減することにより麻酔中の心血管系機能を安定化するために臨床的報告されている。さらに、これらの異なる薬理学作用をもつ薬物の組み合わせは、質の良い鎮痛効果をもたらし、術中の吸入麻酔の要求量を大きく減らすことができる。

　術中には外科医や胸腺腫によって胸腔内の大血管が圧迫されることで低血圧が生じると予想されるが、晶質液、膠質液、またはドパミン（5～15 μg/kg/分）のような交換神経作用薬を使用して治療できる。胸骨正中切開術を行うイヌやネコでは、鎮痛薬の持続静脈内投与、可能であればNSAID の投与、および神経ブロック（例：肋間筋ブロックや胸膜腔ブロック）などを使った積極的な疼痛管理が必要である。開胸術を行った症例には、術後疼痛管理の補助療法としてモルヒネ（0.1mg/kg）の硬膜外麻酔が効果的である。他の補助療法として、低体温を防ぎ、開胸時には PEEP を行うなどがある。MG 症例に対する麻酔管理の詳細は文献レビューに解説されている[63]。

　MG 症例に対する麻酔管理の重要な点は、非脱分極性筋弛緩薬の感受性が高くなることである。この感受性増大の程度は活動性と非活動性 AchR の割合によるが、非脱分極性筋弛緩薬の効果は増強される[56]。したがって、初期用量は少しずつ効果を確かめながら滴定投与する。また、末梢神経刺激装置を用いて筋弛緩をモニタリングする。ヒトの MG では、アトラクリウムとベクロニウムの効果が正常のヒトに比べて2倍強くなることが報告されている。これらの薬を2頭の MG 罹患犬の胸腺腫摘出の際に投与した症例報告があり、アトラクリウムは通常用量の2/3、ベクロニウムは通常用量の1/5で使用され、筋弛緩はネオスチグミンと抗コリン作動薬で拮抗された[64,65]。ピリドスチグミンがミバクリウムの代謝を抑制するので、ミバクリウムの効果が延長する可能性がある。したがって、MG 症例にはミバクリウムを投与すべきではない。麻酔回復期には症例をしっかりとモニタリングし、適切な換気状態を確認すべきである。

ミオパシー

　ミオパシーに関連する一般的な臨床兆候は正常な固有受容感覚を伴う筋虚弱、正常から弱い伸張反射、声の変化、ぎこちない歩様、頸部後方伸張（ネコで一般的）などがある。ミオパシーは炎症性、感染性、代謝性、または遺伝性に発症する。筋肉の異常な酸化代謝によってエネルギー供給が減少し、その結果、筋萎縮を生じる。甲状腺機能低下症や亢進症、または副腎機能低下症や亢進症などの内分泌疾患も代謝性ミオパシーの病因として関連している。同様に、低カリウム血症（低カリウム性ミオパシー）と低カルシウム血症も重篤な筋虚弱や硬直を引き起こす。この2つのイオンは、骨格筋の興奮収縮連関の調節において非常に重要である。好酸球性筋炎（Masticatory muscle myositis：MMM）は、重要な炎症性筋炎であり、第11章に詳細を解説する。イヌやネコの特発性多発性筋炎、皮膚筋炎、原虫性筋炎、および遺伝性筋炎（遺伝性ラブラドール筋炎と筋緊張症）などの炎症性ミオパシーは症例の生活を脅かす非常に重要な疾患であるが、麻酔疼痛管理への影響はあまりないのでここでは解説しない。

　電気診断法で除外診断ができなかった場合やそれ自体を実施できない場合には、筋生検は有効な診断技術になりうる。生検では、筋線維型の分類、群萎縮、変性、炎症、または脂肪と結合組織の浸潤などを明らかにできる。ミオパシーでは筋線維が筋壊死、筋変性、および炎症によって無造作に障害される。各個体の健康状態に応じて、局所麻酔を使った浸潤麻酔を麻酔管理の1つとして

考慮する。動物の性格や全身状態にもよるが、小さな生検であればデクスメデトミジン（イヌ5～10μg/kg、ネコ10～20μg/kg IM）とオピオイド（ブトルファノール 0.2 mg/kg やブプレノルフィン 0.02 mg/kg IM）の組み合わせを使った深い鎮静下でも行える。深い鎮静を行う場合には、パルスオキシメータなどを使った"実践的な"麻酔モニタリングが必要となる。アチパメゾール（100～200μg/kg IM）でデクスメデトミジンの作用を拮抗できる。外科的処置を伴う侵襲的な生検を行う場合には、適切な麻酔モニタリングと輸液療法などを行いながら全身麻酔を実施すべきである。麻酔管理プロトコルは、年齢、品種、全身状態、血液血清生化学検査所見、画像診断などをもとに決定する。

非感染性炎症性関節疾患

変形性関節症（osteoarthritis：OA）は獣医療で最も一般的な関節疾患である。他の非感染性炎症性関節疾患の原因はイヌで比較的一般的であるが、ネコではまれである。これらの疾患は、免疫複合体によって介在される多発性関節炎症候群と呼ばれる。この症候群には、全身性エリテマトーデス（systemic lupus erythematosus：SLE）、リウマチ性関節炎（rheumatoid arthritis：RA）、特発性反応性多発性関節炎などがある。関節破壊のX線所見の有無によって、びらん性（RAとネコの慢性進行性多発性関節炎）か非びらん性に分類される。主な原因が特定できない非びらん性非感染性多発性関節炎（SLE、反応性、またはRA）は、特発性免疫介在性と分類される。イヌの免疫介在性多発性関節炎は、主に臨床兆候と関節液の検査を含む検査所見に加え、関節液の細菌培養検査で感染性の原因を特定できないことを基本とした除外診断である。

変形性関節症

変形性関節症は可動関節における複雑な疾患で、関節軟骨の劣化、骨棘形成と骨再形成、関節周囲組織（滑膜、軟骨下骨、筋肉、腱、靭帯）の病的変化およびさまざまな程度の断続的な炎症過程が特徴的である。その病態生理は、生体力学的ストレス、関節損傷、または神経障害、前十字靭帯断裂を含む靭帯損傷、または筋萎縮による異常な体重負荷のために生じた関節損傷に関連している。OAによる痛みは、構造変化、生体力学的変化、末梢および中枢の侵害受容過程の機序、および各個体の侵害受容の認識による複雑な相互作用によるものである[66]。

OAは、イヌの慢性疼痛の最も重要な原因であり、麻酔科医はこのような症例の痛みの管理に対して相談を受けることがある。OAは、高齢犬、肥満犬、および大型犬に起こりやすい。しかし、若いイヌでも認められる。ネコの21～90％に変形性関節疾患のX線所見が認められる。つまり、ネコのOAは過小診断されており、ネコでのOAの臨床的関連はよくわかっていない[67]。したがって、全身麻酔を必要とするイヌとネコのほとんどがOAに罹患しているといってもよい。臨床兆候には、行動変化、跛行、ぎこちない姿勢や歩様、片側への体重負荷、動くのを嫌がる、声を発しながら触診を嫌がる、および活動減少などがある。ネコは、痛みの症状をあまり出さないが、グルーミングが少なくなったり、運動機能障害の兆候、高い台に跳び上がったりトイレボックスに入れないなどの行動変化は変形性関節疾患に関連している[68]。

麻酔科医の観点からいうと、OA自体は麻酔管理にあまり影響を与えない。麻酔計画は全身状態および他の疾患や投薬を考慮してケースバイケースで作成する。OA症例が肥満している場合には、脂肪組織の比率が増加し、脂溶性薬物の分布容積が増加することから、麻酔薬が代謝活性のない脂肪組織に蓄積しやすい。この場合、投与量を減量するか、投与量を理想体重で計算すべきである。

軟骨傷害により神経分布の豊富な骨膜が持ち上げられたり伸張し、この軟骨傷害は、関節包や骨の受容体を炎症性リガンドのサイトカインや軟骨下骨、筋肉、腱、および靭帯への物理的刺激などによって直接刺激するため、炎症性の疼痛や神経因性疼痛を生じる。つまり、OA症例は、変性過程によって長く持続する侵害刺激が脊髄に曝露されるため、中枢性感作の症状を示す。したがって、症例によっては周術期に非常に大きな痛みを示すことがあり、関節の触診には注意を払い、厚いクッション等を敷いておくことが推奨される。

慢性痛の疼痛管理では、体重管理、NSAIDの投与、トラマドール、ガバペンチン、アマンタジンなどの他鎮痛薬や栄養補助剤を用いる。このために、OAのイヌやネコにイブプロフェンやアスピリンなどのヒト用NSAIDを投与すると、副作用の発生率が高い。慢性痛の治療では、薬剤の相互作用を期待して使用する。OA治療では、カルプロフェン、フィロコキシブ、メロキシカムの鎮痛効果に強い科学的根拠がある。しかし、ドキシサイクリン、電気的鍼灸療法、体外ショックウェーブ療法、金線鍼灸療法、ヒアルロン酸、ペントサンポリ硫酸、P54FP（ターメリック抽出物）、チアプロフェン酸、あるいは脛骨高平部水平化骨切り術（tibial plateau leveling osteotomy：TPLO）には鎮痛効果に対する科学的根拠はない[69]。科学的根拠がないからといって、OA治療における潜在的な利益が排除されるものではない。電気鍼灸療法、温熱療法、レーザー療法、理学療法、リハビリテーションなどの新しい非薬物療法は、鎮痛薬に併用してイヌとネコのOA治療によく使用されている。OAによる痛みが持続し、関節機能が制限される場合、関節全置換術が推奨される場合もある。

全身性エリテマトーデス

全身性エリテマトーデス（SLE）は、慢性多臓器性免疫介在性疾患であり、その病因は明らかにされていない。しかし、遺伝的要因がこの疾患の背景にあると考えられている。SLEでは、抗核抗体を形成する抗体複合体が全身を循環する。これらの複合体は臓器不全（例：糸球体腎炎）の原因となる炎症と血管障害を引き起こす[70]。SLEはスピッツ、シェットランドシープドッグ、コリー、ジャーマンシェパード、ビーグルに多く、ネコではまれである。

臨床兆候

全身性の臨床兆候は障害された臓器によってさまざまであり、原因不明の間欠的な発熱、多発性関節炎、リンパ節腫脹症、紅斑性皮疹、黄疸を伴う溶血性貧血、点状または斑状出血を伴う免疫介在性血小板減少症、筋炎、および多発性神経炎などがある。蛋白漏出性腎症と低アルブミン血症は糸球体腎炎に起因し、腹水と末梢浮腫を生じる。SLE由来の多発性関節炎は最も一般的な症状であり（70～90％）、関節穿刺で診断する。報告されている臨床兆候には、歩行を嫌がる、ぎこちない歩様、跛行、関節腫脹、および触診時の痛みなどがある。

診断

SLEと他の多発性関節炎の原因を鑑別するために、CBC、血小板数、血清生化学検査、尿検査、尿蛋白／クレアチニン比の計測などを行う[70]。びらん性多発性関節炎（RA）を除外診断するために関節のX線検査が重要である。関節穿刺後の滑液検査では、好中球などの炎症細胞が多くを占める白血球数の増加が示される。関節穿刺でLE細胞が認められることは非常にまれである。非再生性貧血、好中球減少症、または血小板減少症が認められた場合には、多発性骨髄腫を除外診断するために骨髄穿刺を行う[71]。推定診断は、LE細胞試験と抗核抗体試験（ANA）で行う。両試験が陽性で動物が2つ以上のSLEの臨床兆候を示す場合には、SLEが示唆される[72]。

治療

治療には、ステロイド、鎮痛薬、および免疫抑

制薬などを使用した臨床兆候の緩和であり、疾患の寛解を目指す。プレドニゾンはこの疾患を緩和できる。プレドニゾンの免疫抑制用量（3～4 mg/kg/日）を最初の2週間投与し、その後の2週間は減量する（1～2 mg/kg/日）。治療に対する反応を観察し、用量をさらに減らし（1～2 mg/kg 48時間毎）、必要であればさらに減らしていく。定期的に滑液の再検査を実施しなければならない。ステロイド療法に反応しないイヌにはアザチオプリンを投与する。この薬物は骨髄抑制を引き起こし、イヌでは膵炎を生じるリスクが増大する。軟骨保護剤も有用性がある。

麻酔と疼痛管理

　麻酔管理は、各種臓器の障害状態とSLEの治療に使用されている薬物の副作用を考慮する（例：長期のステロイド治療）。胸部と腹部X線検査は、低アルブミン血症による胸水、心嚢水、および腹水の鑑別に有用である。急激なステロイド治療の中止はアジソンクライシスを招くので、このような症例や手術時間が延長した症例ではステロイド追加投与を考慮する。しかし、長期のステロイド療法は、多飲多尿、高コレステロール血症を引き起こす。表13.2にSLEの周術期管理の推奨ガイドラインを示す。しかし、SLEの実質的な麻酔への影響はあまりよく知られておらず、臨床兆候がさまざまであり、科学的根拠もないため一定の麻

酔プロトコルを確立することは難しい[73]。麻酔計画は、身体検査や他の進行性疾患を考慮に入れつつケースバイケースで対応する。

　低アルブミン血症がある場合、蛋白結合率の高い薬物は慎重にto effectで投与すべきである（例：オピオイド、ベンゾジアゼピン、チオペンタールなど）。とくに長時間の麻酔では、膠質浸透圧を保つために膠質液の投与を考慮する。重度の溶血性貧血を伴う症例では、前酸素化が推奨される。疼痛管理は非常に重要であり、長期治療を視野に入れるべきである。周術期に重度の痛みを伴う症例もあり、丁寧に関節を取り扱う。通常オピオイドは麻酔前投薬として使用されるが、慢性的にステロイドを使用していることが多いのでNSAIDの使用は禁忌である。交感神経作用薬は心拍出量や血圧が低いとき、とくに腎血流用を適切に保つ必要があるときに使用する。

リウマチ性関節炎

　リウマチ性関節炎（Rheumatoid arthritis：RA）は、びらん性多発性関節炎と原因不明の進行性変形性関節疾患が特徴である。イヌのRAはリウマチ因子が免疫複合体を形成して滑膜に沈着するヒトのRAに類似している。これに対して、ネコのRAの病態生理は感染による関節のび

表13.2　全身性エリテマトーデスに罹患した動物の周術期管理のキーポイント[72]

- 既住歴の聴取と身体検査を行い、疾患の程度と臓器傷害を徹底的に評価する。
- 貧血、血小板減少症、白血球減少症を評価するためにCBCを行う。
- その他、電解質、クレアチニン、BUN、肝酵素などを評価する。
- 糸球体腎炎または薬剤誘発性肝障害もモニタリングする。
- 尿検査では尿蛋白の増加に注意し、赤血球や白血球の有無を評価する。
- 胸部X線は胸水、心嚢水を評価するために不可欠である。
- 腹水が疑われる場合には、腹部X線が推奨される。
- 全身麻酔中は低灌流や低血圧を防ぐといった腎臓保護に焦点を絞り、尿量を維持する。
- 痛みに対して非常に敏感になっているので症例の体位にも注意する。
- 疼痛管理では、鎮痛薬の全身投与による副作用や相互作用に注意しなければならない。

らんの進行が観察される慢性進行性多発性関節炎であり、イヌのRAとは異なる。RAでは、肉芽組織が軟骨のびらんと関節腫脹を生じ、側副靱帯の断裂を引き起こすこともある。臨床兆候は他の炎症性関節疾患に類似しているが、末期のRAのX線検査所見では関節周囲の骨粗鬆症、関節軟骨の欠損および限局的で歪な軟骨下骨破壊が認められる。びらんが進行すると脱臼が起こるが、この関節のびらん性破壊において他の非感染性炎症性関節疾患とRAを鑑別する。RAは、変形性関節症よりも非進行性で破壊力が強い消耗性疾患である。診断は、変性したIgGまたは免疫複合体を形成したIgGに対するリウマチ因子の検査により確定する。抗体価が1：16かそれ以上であれば陽性とする。しかし、偽陽性の場合もある。治療法はSLEと同じように、免疫抑制薬、鎮痛薬、軟骨保護剤の投与であるが、長期にわたるびらん形成の進行は止められず、治療への反応性もさまざまである。関節形成術、関節置換術、または関節固定術によって痛みと脚の機能を改善できることがある。疼痛管理は麻酔プロトコルの一部として不可欠である。長期間の疼痛管理（ガバペンチン10～20 mg/kg PO 8～12時間毎、または、アマンタジン3～5 mg/kg PO 12～24時間毎）と組み合わせて、標準的なオピオイド投与（モルヒネ0.3～0.5 mg/kg IM後にモルヒネ0.24 kg/時間CRI、またはフェンタニル2～6 μg/kg/時間CRI）、ケタミン投与（2～10 μg/kg/分CRI）、および局所麻酔法（例：後肢の関節固定ではブピバカインの腰仙椎硬膜外麻酔または坐骨神経／大腿神経ブロック）を用いてマルチモーダル鎮痛法とバランス麻酔を実施できる。NSAIDは、ステロイド療法を行っている場合には禁忌である。麻酔前投与と麻酔導入は、症例の全身状態を考慮に入れて選択し、標準的な麻酔モニタリングと適切な麻酔法を行う。

反応性多発関節炎

この型の免疫介在性多発性関節炎は、慢性全身

性感染疾患、腫瘍、薬物投与、または消化管疾患に関連している。したがって、関節炎は、細菌性心内膜炎、胸膜炎、イヌ糸状虫症、またはスルファジアジン‐トリメトプリムとセファレキシンの使用による薬剤誘導性多発性関節炎に関連して見られる免疫複合体によって引き起こされる二次的臨床兆候である。つまり、臨床兆候（周期熱、硬直、歩行を好まない）が他の疾患と類似している場合には、完全な既往歴の聴取と身体検査所見が鑑別診断に不可欠である。治療の主体は原因を除外することにあり、これはその症例の麻酔管理に大きな役割を担うことがある（例：心内膜炎またはイヌ糸状虫症は心血管抑制を生じる）。麻酔プロトコルは、徹底的な身体検査と術前の全身状態のスクリーニング検査をもとに決定する。麻酔前投薬には、心血管系への影響が最小限の短時間作用薬が推奨される。オピオイド（モルヒネ0.2～0.3 mg/kgまたはヒドロモルホン0.05 mg/kg IM）はイヌに中等度の鎮静と徐脈を引き起こすが、ほとんどの症例が臨床用量であれば心拍数の低下に耐える。モルヒネを静脈内投与すると、ヒスタミン放出を引き起こし、短時間であるが低血圧を生じる。徐脈は抗コリン作動薬（グリコピロレート0.01 mg/kg IV）で治療できる。心疾患がある症例では、エトミデート（1～2 mg/kg IV）単独またはジアゼパムやミダゾラム（0.25 mg/kg IV）との組み合わせが麻酔導入に推奨される。プロポフォール（1～5 mg/kg IV）またはアルファキサロン（1～4 mg/kg）は注意して使用する。疼痛管理を状況に応じて適切に行うべきである。

要約すると、皮膚と筋骨格疾患の病態生理、診断法、および治療法を理解することが、これらの疾患の症例の麻酔管理に重要である。なかには比較的まれな疾患もあるが、麻酔管理が困難な症例もあり、二次的な合併症や命にかかわるような状況に陥る可能性もある。熱傷やMHおよびMGの症例では、救急処置が必要になる。このようなすでに急性または慢性疼痛、痛覚過敏、中枢性感作が認められる疾患では、鎮痛は麻酔プロトコルの一部として常に必要である。個々の全身状態、

付随する他の疾患や投薬履歴を考慮に入れてケースバイケースでより良い麻酔計画を作成する。徹底的な身体検査と鎮静／鎮痛薬の薬理学を理解することによって、麻酔前投薬、麻酔導入薬、麻酔維持薬の適切な選択が可能となる。

参考文献

1 Quist EM, Tanabe M, Mansell JE, Edwards JL. 2012. A case series of thermal scald injuries in dogs exposed to hot water from garden hoses (garden hose scalding syndrome). *Vet Dermatol* 23(2):162–6.

2 Steagall PVM, Monteiro-Steagall BP. 2013. Multimodal analgesia for perioperative pain in three cats: case series. *J Feline Med Surg* 15(8):737–43.

3 Pope ER. 2003. Thermal, electrical, and chemical burns and cold injuries. In: Slatter D, editor. *Textbook of Small Animal Surgery,* Vol. I. 3rd ed. pp. 356–72. Philadelphia: Saunders Elsevier.

4 Garzotto CK. 2009. Thermal burn injury. In: Silversteinn DC, Hopper K, editors. *Small Animal Critical Care Medicine.* pp. 683–6. St Louis: Saunders Elsevier.

5 Frantz K, Byers CG. 2011. Thermal Injury. *Compend Contin Educ Vet* 33(12):E1–6.

6 Rong YH, Liu W, Wang C, et al. 2011. Temperature distribution in the upper airway after inhalation injury. *Burns* 37(7):1187–91.

7 Neff T, Doelberg M, Jungheinrich C, et al. 2003. Repetitive large-dose infusion of the novel hydroxyethyl starch 130/0.4 in patients with severe head injury. *Anesth Analg* 96(5):1453–9.

8 Capan LM, Miller SM. 2009. Anesthesia for trauma and burn patients. In: Barash PG, Cullen BF, Stoelting RK, Cahalan MK, Stock MC, editors. *Clinical Anesthesia.* 6th ed. pp. 889–926. Philadelphia: Lippincott Williams & Wilkins.

9 Weil AB, Ko J, Inoue T. 2007. The use of lidocaine patches. *Compend Contin Educ Vet* 29(4):208–16.

10 TerRiet MF, DeSouza GJ, Jacobs JS, et al. 2000. Which is most pungent: isoflurane, sevoflurane or desflurane? *Br J Anaes* 85(2):305–7.

11 Tobias KM. 2010. Onychetomy. In: Tobias K, editor. *Manual of Small Animal Soft Tissue Surgery.* 1st ed. pp. 443–54. Ames: Wiley-Blackwell.

12 Robinson DA, Romans CW, Gordon-Evans WJ, et al. 2007. Evaluation of short-term limb function following unilateral carbon dioxide laser or scalpel onychectomy in cats. *J Am Vet Med Assoc* 230(3):353–8.

13 Tobias KS. 1994. Feline onychectomy at a teaching institution: a retrospective study of 163 cases. *Vet Surg* 23(4):274–80.

14 Patronek GJ. 2001. Assessment of claims of short- and long-term complications associated with onychectomy in cats. *J Am Vet Med Assoc* 219(7):932–7.

15 Robertson S, Lascelles D. 2010. Long-term pain in cats – How much do we know about this important welfare issue. *J Feline Med Surg* 12(3):188–99.

16 Romans CW, Gordon WJ, Robinson DA, et al. 2005. Effect of postoperative analgesic protocol on limb function following onychectomy in cats. *J Am Vet Med Assoc* 227(1):89–93.

17 Curcio K, Bidwell LA, Bohart GV, et al. 2006. Evaluation

of signs of postoperative pain and complications after forelimb onychectomy in cats receiving buprenorphine alone or with bupivacaine administered as a four-point regional nerve block. *J Am Vet Med Assoc* 228(1):65–8.

18 Liehmann L, Mosing M, Auer U. 2006. A comparison of cardiorespiratory variables during isoflurane-fentanyl and propofol-fentanyl anaesthesia for surgery in injured cats. Vet Anaesth Analg 33(3):158–68.

19 Carroll GL, Howe LB, Peterson KD. 2005. Analgesic efficacy of preoperative administration of meloxicam or butorphanol in onychectomized cats. *J Am Vet Med Assoc* 226(6):913–9.

20 Skarda RT, Tranquilli WJ. 2007. Local and regional anesthetic and analgesic techniques: cats. In: Tranquilli WJ, Thurmon JC, Grimm KA, editors. *Lumb & Jones Veterinary Anesthesia and Analgesia*. 4th ed. pp. 595–604. Ames: Blackwell.

21 Gaynor JS. 2005. Chronic pain syndrome of feline onychectomy. *Clinician's Brief* 3:11–3.

22 Catbagan DL, Quimby JM, Mama KR, et al. 2011. Comparison of the efficacy and adverse effects of sustained-release buprenorphine hydrochloride following subcutaneous administration and buprenorphine hydrochloride following oral transmucosal administration in cats undergoing ovariohysterectomy. *Am J Vet Res* 72(4):461–6.

23 Radlinsky MG, Mason DE. 2004. Diseases of the ear. In: Ettinger SJ, Feldman EC, editors. *Textbook of Veterinary Internal Medicine, Vol II.* 6th ed. pp. 1168–86. St Louis: Saunders Elsevier.

24 Gotthelf LN. 2004. Diagnosis and treatment of otitis media in dogs and cats. *Vet Clin North Am Small Anim Pract* 34(2):469–87.

25 Bischoff MG, Kneller SK. 2004. Diagnostic imaging of the canine and feline ear. *Vet Clin North Am Small Anim Pract* 34(2):437–58.

26 Smeak DD, Kerpsack SJ. 1993. Total ear canal ablation and lateral bulla osteotomy for management of end-stage otitis. *Semin Vet Med Surg (Sm Anim)* 8(1):30–41.

27 Smeak DD. 2011. Management of complications associated with total ear canal ablation and bulla osteotomy in dogs and cats. *Vet Clin North Am Small Anim Pract* 41(5):981–94.

28 Albarellos G, Montoya L, Ambros L, et al. 2004. Multiple once-daily dose pharmacokinetics and renal safety of gentamicin in dogs. *J Vet Pharmacol Ther* 27(1):21–5.

29 Murphy MR, Hug CC Jr., 1982. The anesthetic potency of fentanyl in terms of its reduction of enflurane MAC. *Anesthesiology* 57(6):485–8.

30 Buback JL, Boothe HW, Carroll GL, et al. 1996. Comparison of three methods for relief of pain after ear canal ablation in dogs. *Vet Surg* 25(5):380–5.

31 Radlinsky MG, Mason DE, Roush JK, et al. 2005. Use of a continuous, local infusion of bupivacaine for postoperative analgesia in dogs undergoing total ear canal ablation. *J Am Vet Med Assoc* 227(3):414–9.

32 Wolfe TM, Bateman SW, Cole LK, et al. 2006. Evaluation

of a local anesthetic delivery system for the postoperative analgesic management of canine total ear canal ablation – a randomized, controlled, double-blinded study. *Vet Anaesth Analg* 33:328–39.

33 Burbidge HM. 1995. A review of laryngeal paralysis in dogs. *Brit Vet J* 151(1):71–82.

34 Eric Monnet. 2003. Laryngeal paralysis and devocalizaton. In: Slatter D, editor. *Textbook of Small Animal Surgery,* Vol I. 3rd ed. pp. 837–45. Philadelphia: Saunders Elsevier.

35 Stanley BJ, Hauptman JG, Fritz MC, et al. 2010. Esophageal dysfunction in dogs with idiopathic laryngeal paralysis: a controlled cohort study. *Vet Surg* 39(2):139–49.

36 Thierman KM, Krahwinkel DJ, Sims MH, et al. 2010. Histopathologic confirmation of polyneuropathy in 11 dogs with laryngeal paralysis. *J AmAnimHosp Assoc* 46(3):161–7.

37 MacPhail CM, Monnet E. 2001. Outcome of and postoperative complications in dogs undergoing surgical treatment of laryngeal paralysis: 140 cases (1985–1998). *J AmVetMed Assoc* 218(12):1949–56.

38 Jeffery ND, Talbot CE, Smith PM, et al. 2006. Acquired idiopathic laryngeal paralysis as a prominent feature of generalised neuromuscular disease in 39 dogs. *Vet Rec* 158(1):17–21.

39 Schachter S, Norris CR. 2000. Laryngeal paralysis in cats: 16 cases (1990–1999). *J Am Vet Med Assoc* 216(7):1100–3.

40 Takahama K, Shirasaki T. 2007. Central and peripheral mechanisms of narcotic antitussives: codeine-sensitive and -resistant coughs. *Cough* 3:1–8.

41 Dyson DH, Doherty T, Anderson GI, et al. 1990. Reversal of oxymorphone sedation by naloxone, nalmefene, and butorphanol. *Vet Surg* 19(5):398–403.

42 Miller CJ, McKiernan BC, Pace J, et al. 2002. The effects of doxapram hydrochloride (Dopram-V) on laryngeal function in healthy dogs. *J Vet Intern Med* 16(5):524–8.

43 Tobias KM, Jackson AM, Harvey RC. 2004. Effects of doxapram HCl on laryngeal function of normal dogs and dogs with naturally occurring laryngeal paralysis. *Vet Anaesth Analg* 31(4):258–63.

44 Gross ME, Dodam JR, Pope ER, et al. 2002. A comparison of thiopental, propofol, and diazepam-ketamine anesthesia for evaluation of laryngeal function in dogs premedicated with butorphanol-glycopyrrolate. *J Am Anim Hosp Assoc* 38(6):503–6.

45 Jackson AM, Tobias K, Long C, et al. 2004. Effects of various anesthetic agents on laryngeal motion during laryngoscopy in normal dogs. *Vet Surg* 33(2):102–6.

46 Hammel SP, Hottinger HA, Novo RE. 2006. Postoperative results of unilateral arytenoids lateralization for treatment of idiopathic laryngeal paralysis in dogs: 39 cases (1996–2002). *J Am Vet Med Assoc* 228(8):1215–20.

47 Thunberg B, Lantz GC. 2010. Evaluation of unilateral arytenoid lateralization for the treatment of laryngeal paralysis in 14 cats. *J Am Anim Hosp Assoc* 46(6):418–24.

48 Brunson DB, Hogan KJ. 2004. Malignant hyperthermia: a syndrome not a disease. *Vet Clin North Am Small Anim*

Pract 34(6):1419–33.

49 Roberts MC, Mickelson JR, Patterson EE, et al. 2001. Autosomal dominant canine malignant hyperthermia is caused by a mutation in the gene encoding the skeletal muscle calcium release channel. *Anesthesiology* 95(3):716–25.

50 Cosgrove S, Eisele P, Martucci R, et al. 1992. Evaluation of Greyhound susceptibility to malignant hyperthermia using halothane-succinylcholine anesthesia and caffeine-halothane muscle contractures. *Lab Anim Sci* 42(5):482–5.

51 Bellah JR, Robertson SA, Buergelt CD, et al. 1989. Suspected malignant hyperthermia after halothane anesthesia in a cat. *Vet Surg* 18(6):483–8.

52 Adami C, Axiak S, Raith K, et al. 2012. Unusual perianesthetic malignant hyperthermia in a dog. *J Am Vet Med Assoc* 240(4):450–3.

53 Kirmayer AH, Klide AM, Purvance JE. 1984. Malignant hyperthermia in a dog: case report and review of the syndrome. *J Am Vet Med Assoc* 185(9):978–82.

54 Chohan AS, Greene SA. 2011. Anesthesia case of the month. *J Am Vet Med Assoc* 239(7):936–40.

55 Fruen BR, Mickelson JR, Louis CF. 1997. Dantrolene inhibition of sarcoplasmic reticulum Ca2+ release by direct and specific action at skeletal muscle ryanodine receptors. *J Biol Chem* 272(43):26965–71.

56 Schwartz JJ. 2008. Skin and musculoskeletal diseases. In: Hines RL, Marschall KE, editors. *Stoelting's Anesthesia and Co-Existing Disease.* 5th ed. pp. 437–67. Philadelphia: Saunders Elsevier.

57 Stoelting RK, Hillier SC. 2006. Anticholinesterase drugs and cholinergic agonists. In:Stoelting RK, Hillier SC, editors. *Pharmacology & Physiology in Anesthetic Practice.* 4th ed. pp. 251–65. Philadelphia: Lippincott Williams & Wilkins.

58 Dewey CW, Shelton GD, Bailey CS, et al. 1995. Neuromuscular dysfunction in five dogs with acquired myasthenia gravis and presumptive hypothyroidism. *Prog Vet Neurol* 6:117–23.

59 Shelton GD, Ho M, Kass PH. 2000. Risk factors for acquired myasthenia gravis in cats: 105 cases (1986–1998). *J Am Vet Med Assoc* 216(1):55–7.

60 Khorzad R, Whelan M, Sisson A, et al. 2011. Myasthenia gravis in dogs with an emphasis on treatment and critical care management. *J Vet Emerg Crit Care (San Antonio)* 21(3):193–208.

61 Dewey CW, Bailey CS, Shelton GD, et al. 1997. Clinical forms of acquired myasthenia gravis in dogs. *J Vet Intern Med* 11(2):50–7.

62 Shelton GD, Schule A, Kass PH. 1997. Risk factors for acquired myasthenia gravis in dogs: 1,154 cases (1991–1995). *J Am Vet Med Assoc* 211(11):1428–31.

63 Shilo Y, Pypendop BH, Barter L, et al. 2011. Thymoma removal in a cat with acquired myasthenia gravis: a case report and literature review of anesthetic techniques. *Vet Anaesth Analg* 38(6):603–13.

64 Jones RS, Sharp NJ. 1985. Use of the muscle relaxant atracurium in a myasthenic dog. *Vet Rec* 117(19):500–1.

65 Jones RS, Brown A, Watkins PE. 1988. Use of the muscle relaxant vecuronium in a myasthenic dog. *Vet Rec* 122(25):611.

66 Fox SM. 2010. Pathophysiology of osteoarthritic pain. In: Fox SM, editor. *Chronic Pain in Small Animal Medicine.* pp. 75–96. London: Manson Publishing Ltd.

67 Lascelles BD, Henry JB, Brown J, et al. 2010. Cross-sectional study of the prevalence of radiographic degenerative joint disease in domesticated cats. *Vet Surg* 39(5):535–44.

68 Lascelles BD, Robertson SA. 2010. DJD-associated pain in cats: what can we do to promote patient comfort? *J Feline Med Surg* 12(3):200–2.

69 Sanderson RO, Beata C, Flipo RM, et al. 2009. Systematic review of the management of canine osteoarthritis. *Vet Rec* 164(14):418–24.

70 Johnson KC, Mackin A. 2012. Canine immune-mediated polyarthritis: part 2: diagnosis and treatment. *J Am Anim Hosp Assoc* 48(2):71–82.

71 Stull JW, Evason M, Carr AP, et al. 2008. Canine immune-mediated polyarthritis: Clinical and laboratory findings in 83 cases in western Canada (1991–2001). *Can Vet J* 49(12):1195–203.

72 Smee NM, Harkin KR, Wilkerson MJ. 2007. Measurement of serum antinuclear antibody titer in dogs with and without systemic lupus erythematosus: 120 cases (1997–2005). *J Am Vet Med Assoc* 230(8):1180–3.

73 Ben-Menachem E. 2010. Review article: systemic lupus erythematosus: a review for anesthesiologists. *Anesth Analg* 111(3):665–76.

74 Drachman DB. 1994. Myasthenia gravis. *N Engl J Med* 330(25):1797–810.

14 感染症

Jusmeen Sarkar

Anesthesia and Pain Management Service, Veterinary Specialty Center, Buffalo Grove, IL 60089, USA

感染症は麻酔にさまざまな影響を与える。患者には周術期管理に影響する活動性の感染もしくは潜伏感染があるかもしれない。また、感染自体が手術を必要とする理由の場合もあれば、手術や麻酔のリスクを高める場合もある。手術を受ける患者には、術創感染を起こす可能性がある。生体の感染防御が破られやすい部位には、呼吸器や気道、血流、泌尿器などの尿路、および消化管がある。周術期に他の患者もしくは獣医療スタッフに伝染する感染症もある。麻酔管理では、併発する感染症による合併症の予防や治療と同様に、感染症の成立や伝播を減らすことが求められる。

抗生物質耐性

抗生物質耐性は、動物とヒトの患者に影響を与える懸念がある。抗生物質耐性は、効果的に効率よく治療することのできない感染症を招き、治療の期間やコストが増大する。細菌は、他の生物より驚くほど高い割合で変異を起こす。同じような作用機序をもつ抗生物質しか選択できないため、病原細菌の間に薬剤耐性が広がっている。多くの抗生物質は 1940 〜 1950 年代に開発され、細胞壁の合成や DNA および蛋白質の合成を阻害して作用を発揮する。ペニシリンが 1928 年に発見されて以来、細菌は絶え間なく変異しているが、過去 40 年に新しい抗生物質はオキサゾリジノンとリポペプチドの 2 種類しか開発されていない[1]。

過去に根絶したとされる結核やマラリアのようなヒトの患者の感染症は再興しており、その病原体は過去に治療効果のあった多くの薬剤に耐性を獲得している。

多剤耐性微生物によって院内感染の件数増加が引き起こされている。メチシリン耐性 *Staphylococcus aureus*（MRSA）やメチシリン耐性 *Staphylococcus pseudointermedius*（MRSP）に多くの注目が集まっている一方、使用できるほとんどすべての抗生物質に耐性をもつグラム陰性菌が増加し、院内感染の深刻な原因となっている。これらには *Pseudomonas aeruginosa* や *Acinetobacter spp.*、*Enterobacteriaceae* が含まれる[2]。

2003 年に、米国感染症学会は Antimicrobial Availability Task Force を創設した。このグループには、抗生物質耐性の増加と抗生物質の研究や開発における傾向を再調査し、将来における有効な抗生物質の使用を保証するための種々の解決策を提唱することが課されている。このグループは 3 種のグラム陰性細菌（*Acinetobacter baumannii* や広域 β - ラクタマーゼ産生［ESBL］ *Enterobacteriaceae*、*P. aeruginosa*）を含むとくに問題のある 6 種の細菌を特定した。そのほかの病原体には、グラム陽性 MRSA やバンコマイシン耐性 *Enterococcus faecium*、*Filamentous fungi*、*Aspergillus* spp. がある[3]。

耐性獲得を最小限にするために、抗生物質を適正に使用する必要がある。最も特異的な抗生物質を選択し、正しい用量で適切な期間使用すべきである。厳密な無菌手技を用い、手術時間を最小限にし、組織の取り扱いを最小限とすることで術後感染症の発生を最小限にすることができる。このことは、とくに清潔手術で重要となる。したがって、すべての手術症例において、感染を予防するために抗生物質を使用すること

は必須ではない。同様に、カテーテルの留置や、侵襲的な診断的処置を受けるすべての症例においては抗生物質の予防的投与を必要としない。免疫抑制剤の投与を受けている症例、重症の症例では抗生物質の予防的な投与が適応となる[4]。

ヒトの外科手術患者における予防的抗生物質使用に関する診療指針が公表されている。抗生物質は、術創を最も汚染しうる病原体に対して活性をもつべきであり、汚染の可能性のある期間にわたって術創中に十分な濃度を維持できる適切な用量で適切な期間投与すべきである。また、これらの薬物は安全であるべきであり、副作用や耐性の発現と費用を最小限にするために有効かつ必要最小限の期間投与されるべきである[5]。

術創感染症

消毒法が利用される以前は、術後の術創感染症（surgical site infections：SSI）は50％以上に生じていた。消毒法を利用するようになった後でさえ、SSIは開腹手術以外では2～5％、開腹手術では20％に生じている[6]。入院症例では、SSIは院内感染症の14～16％を占める[7]。獣医療においては、SSIは3～5.8％発生していることが報告されている[8-10]。

SSIは、表在感染、深部感染、そして臓器感染もしくは組織内感染に分けられる。表在感染は皮膚や皮下組織に生じる。深部感染は筋膜や筋層に生じる。臓器もしくは組織内感染は臓器や術中に操作された区域に生じる。SSIに関係する微生物は、一般的に手術時に症例の鼻や皮膚から持ち込まれる常在菌である[11]。

SSI発症の危険因子

SSI発症のリスクを増加させる症例に関連する因子には、慢性疾患、内分泌疾患、非常に高齢、免疫低下、コルチコステロイドの投与、ASA（American society of Anesthesiologist）分類のクラス3以上、長期の術前入院、および病的肥満がある[8,11]。内分泌疾患を併発する動物では、SSIの発生が8.2倍高いことが報告されている[9]。

SSIのリスク増加に関連する創部関連因子には過剰な死腔、失活した組織、血腫、術創汚染、および異物がある[7,11]。

SSIに関係する処置関連因子には、手術時間、手術前日の毛刈り、および予防的抗生物質投与がある[8]。SSIのリスクは手術時間とともに増加することが数多く報告されている。開放された術創は手術時間が60分間延長するごとに2倍感染しやすくなったことや、手術時間が90分間になると感染率が2倍になったことが報告されている[10,12]。また、手術時間が90分間延長するごとにSSIのオッズ比が2.1倍高くなったという報告もある[13]。長時間麻酔はSSIの素因として報告されている。獣医療においても、麻酔時間が1時間延長するたびに清潔創におけるSSIのリスクは30％増加すると報告されている[14]。麻酔による周術期の低体温は食細胞の機能を低下させうる。加えて、長時間麻酔は低血圧や低酸素症を引き起こし、創傷組織の血液灌流と酸素化を低下させ、組織再生を障害する[7,15,16]。

診断

SSIは典型的に術後30日以内に発生し、術創の炎症（発赤、疼痛、熱感、および腫脹）を伴う癒合不全として発現する。全身性感染症の兆候として、発熱、白血球数の増加、炎症マーカーの上昇、管理困難な血糖値を認めることがある。術創から膿性排液がある場合には、SSIが疑われる。無菌的に得た材料を培養し微生物を検出することで確定診断する[11]。

獣医療の研究では、SSIを感染創もしくは感染／炎症創に分類している。膿性排液や膿瘍、または瘻孔があれば、そのSSIは感染創に分類される。感染があるかもしくは、発赤、腫脹、疼痛、熱感、漿液の排液、術創裂開のうち少なくとも3つが認められれば、SSIは感染／炎症創に分類される[8]。

術中治療

予防的抗生物質投与によって術後感染を防止できることはよく知られており、とくに結腸や膣のように大量の細菌が存在する部位を含む外科手術や、関節置換術のような人工物を体内に設置する場合には重要となる。

外科手術を受けるヒトにおいて、SSI 回避のためのガイドラインでは、すべての準清潔創の処置、SSI が患者に大きな脅威になる清潔処置、および人工関節や血管内に人工物を挿入する処置において、術前術中の抗生物質投与を推奨している[7]。その目的は、術中の細菌汚染を感染誘起に必要とされる危機的なレベル以下に減らすことである。

獣医療における研究では、手術時間が 90 分間を超えた場合には予防的抗生物質投与によって感染率を有意に減少できるが、手術時間が短い場合には感染率を減少できなかったと報告されている[17]。獣医療における他の研究では、予防的抗生物質投与によって SSI の発生率を 6 ～ 7 倍減少できたとも報告されている[8]。

ヒトにおける予防的周術期抗生物質投与の推奨は以下のとおりである。ほとんどの外科処置に、セファゾリンのような第一世代セファロスポリンが有効である。腸管の外科手術ではグラム陰性菌に効力のある抗生物質が重要であり、大腸や雌性生殖器を含む手術であれば嫌気性菌に効果のある抗生物質の投与が適切である。最初の投与は手術開始前 30 分以内に実施し、手術時間が 3 時間を超える場合には繰り返し投与すべきである。通常、抗生物質の予防的投与は術後 24 時間で中断すべきである。心臓手術の症例においては、術後 48 時間まで抗生物質投与すべきである[11]。

メチシリン耐性黄色ブドウ球菌(MRSA)

S. aureus はコアグラーゼ陽性の常在細菌で、30 ％以下の健常人の皮膚や粘膜、泌尿生殖器、または消化管にコロニーを形成している。S. pseudointermedius のような他のコアグラーゼ陽性 Staphylococcus 属菌は、飼育動物における有力な常在細菌であろう[18]。微生物が組織炎症や病的変化を伴って正常な常在部位の外に認められた場合には感染が生じている。ペニシリンを利用できるようになるまでは、S. aureus 感染の罹患率と死亡率は高かった。時間とともに、S. aureus はペニシリンや他の多くの抗生物質に対する耐性を獲得してきた。MRSA はメチシリンや他のすべての β - ラクタム系抗生物質に耐性を生じる遺伝子を獲得してしまった。ペニシリンに耐性をもつブドウ球菌を治療するためにメチシリンが使用されるようになった後、MRSA は 1961 年に初めて報告された。ヒトにおける MRSA 感染の罹患率と死亡率は高く、抗生物質治療に対する耐性の増加は治療を困難にしている。MRSA は staphylococcal cassette chromosome mec (SCC mec) を獲得している。この SCC は、β - ラクタム系抗生物質への親和性が低いペニシリン結合蛋白質へ変化させるための遺伝子コード (mecA) をもつ。その結果、β - ラクタム系抗生物質は効かなくなる。SCC は Staphylococcus 属の集団の間で拡散することができ、非 β ラクタム系抗生物質に対する耐性の原因になるさらなる抗生物質耐性マーカーの取り込みを可能にする挿入配列をもつ[19-21]。

ヒトでは無症候な MRSA の保菌が感染の発現よりも一般的である。MRSA 感染は、歴史的に院内感染として発生してきた (医療関連感染 MRSA：HA-MRSA)。しかし、病院で医療処置を受けていないヒトに MRSA 感染の事例が増えている (市中感染 MRSA：CA-MRSA)。感染は皮膚や軟部組織の障害や心内膜炎、肺炎、骨髄炎、壊死性筋膜炎、または敗血症を引き起こす[18]。皮膚の感染部位に生じた赤く腫れ上がった病変は蜘蛛による咬傷と見間違えられることがある。死亡率は敗血症 (55.6 ％) と肺炎 (32.4 ％) で高い[22]。

S. aureus はヒトからヒトへ容易に広まる。伝播は、直接的な接触や媒介物を介して生じる。

飼育動物はMRSAを保菌したり、MRSAに感染する可能性があり、ヒトの感染源となることもある。イヌやネコはS. aureusの自然な保有宿主ではなく、通常、イヌやネコへの感染はヒトに由来する[23-25]。イヌやネコには一般的にS. pseudintermedius（過去にS. intermediusとして間違えて分類された）が定着している。メチシリン耐性S. pseudintermedius（MRSPもしくはMRSI）が感染の有無に関係なくペットに認められているMRSPがペットから分離される割合は、通常5％未満であるが、17％と高い場合もある[18]。ヒトのMRSP感染は定着もしくは感染したペットに触れることで二次的に発生する可能性が高く、治療が困難であり、死亡するリスクが高い[26-29]。ペットのMRSAやMRSP感染は、通常、膿皮症や術後の術創感染に関連するが、外耳炎、尿路感染、および関節疾患も報告されている[30]。

　MRSAやMRSP感染の治療には、局所療法と全身療法がある。創部の鮮創（デブリドメン）と洗浄療法や、局所的抗生物質であるムピロシンの塗布が推奨される。全身投与する抗生物質は、細菌培養や感受性試験の結果に基づいて決められるべきであり、組織移行性や治療濃度、症例の併発疾患を考慮すべきである。本質的にMRSAやMRSPはペニシリン誘導体、セファロスポリン系薬剤、またはカルバペネム系薬剤などのβ-ラクタム系薬剤に対して耐性をもつため、これらの抗生物質を用いてはならない。フルオロキノロン系薬剤はMRSA治療によい選択ではない。多くのMRSAはin vitroではフルオロキノロン系薬剤に感受性があるようだが、in vivoでは急速に耐性が発現する。ヒトでは、ドキシサイクリンは感受性のあるMRSA感染の治療に用いることをFDAに認可されている。トリメトプリムとスルフォンアミドの合剤も感受性のあるMRSA感染に使用されているが、これはFDAに認可されていない用法である[18]。多くのHA-MRSA株はエリスロマイシンに耐性をもち、クリンダマイシンにも誘導性の耐性を生じるの

で、エリスロマイシンもクリンダマシンも決して使うべきではない[31]。ヒトにおける耐性獲得のリスクを最小限にするために、バンコマイシンは動物に使用すべきではない。

　感染の伝播予防には、適切な手指衛生および使い捨てグローブとガウンの使用が含まれる。MRSA感染が、疑われる、または確定した症例を入院させる必要がある場合には、隔離し、ペットとの接触は処置を直接行うスタッフのみに制限すべきである。排液のある創傷は被覆すべきであり、汚れたバンデージは適切に処理する。備品や床面の消毒は日常的に行うべきである。MRSAに感染しているヒトには、ペットとベッドを共有したり、傷をなめさせたりするような緊密な接触を許すべきではない。MRSAやMRSPに感染しているペットにもヒトとベッドを共有させるべきではない。

血流感染

　ヒトの患者において、血流感染（BSI）は中心静脈カテーテルの使用に関連する。カテーテル関連BSIの死亡率は約10％で、通常、死亡原因は、心内膜炎や転移性肺感染、敗血症性ショックに関連する[32,33]。中心静脈カテーテルは、輸液剤、血液製剤、非経腸栄養、および薬物の投与、そして繰り返しの採血や中心静脈圧の測定に有用である。しかしながら、細菌によって形成されるバイオフィルムや感染の入り口として、直接血流に細菌を持ち込む潜在的なリスクとなる。ヒトの中心静脈カテーテルの外表面から分離される微生物は、多剤耐性のグラム陽性菌やグラム陰性菌、そして真菌である傾向がある。BSI発生の危険因子には、ICUへの入室、免疫抑制、好中球減少症、非経腸栄養、人工呼吸、マルチルーメンカテーテル、カテーテルの設置部位、およびカテーテル挿入期間がある[34]。カテーテルの外表面のコロニー形成は、カテーテル刺入部位周囲の皮膚にある汚染物質またはカテーテル挿入

表 14.1　血流感染の発生を減少させるための戦略 [38-41]

すべてのカテーテルを扱うときや設置するときには手洗いを行い、無菌手技で実施する。
カテーテルの挿入前に皮膚を無菌的に準備する。
中心静脈カテーテルは技術のある者が無菌手技で設置すべきである。
ポートの数やカテーテル操作は最小限にする。
カテーテルは動きを少なくするように固定し、刺入部位を清潔に保ち汚染を防ぐべきである。
中心静脈カテーテルは可能な限り早く抜去すべきである。

を実施した術者の手から生じる。カテーテル管腔内のコロニー形成は、血行性のカテーテル内播種、汚染された輸液剤の点滴、またはガイドワイヤーを用いたカテーテル交換で生じうる [35]。ハブの汚染やカテーテルのコロニー形成のリスクを減らすために、厳密な無菌手技で血管内カテーテルの準備や設置を実施し、適切なカテーテル管理と維持を行うことが必須である。

　カテーテル関連 BSI は、感染の臨床兆候（発熱、低血圧、頻脈、および白血球増加症）、BSI の他の感染源がないこと、および末梢血と中心静脈カテーテルの両方からの疑われる微生物の分離に基づいて診断する。カテーテル関連 BSI が疑われる場合には、カテーテルを抜去してカテーテルの先端と皮下に当たった部分を培養する。また同時に末梢血の血液培養も行うべきである。診断は、カテーテルを取り除くことなく、中心静脈カテーテルから採取した血液と末梢血の陽性培養結果により行われることがある [36]。

　どの症例においても、カテーテル抜去前にそ

の挿入部位や下部に滲出液、腫脹、発赤、または疼痛の兆候がないか観察すべきである。原因不明の持続性発熱があり、血液培養が陰性の症例では、カテーテルを抜去し、その先端を培養すべきである。適切な抗生物質治療を以下のガイドラインを用いて経験的に開始すべきである：症例が重症である、カテーテルを 48 時間以上留置している、カテーテル部位に感染の証拠がある、発熱（＞ 39.7℃）、収縮期血圧＜ 90 mmHg、頻脈、または白血球増加症 [37]（表 14.1）。

　カテーテルに関連しない BSI の感染源には、消化管、泌尿生殖器、呼吸器、皮膚、創傷、腹部、胆管の感染がある。菌血症のネコでは、その原因として、膿胸、消化器疾患、敗血症性腹膜炎、腎盂腎炎、肺炎、子宮蓄膿症、心内膜炎、骨髄炎、および咬傷がある [42]（表 14.2）。

　菌血症の時間推移は感染した微生物に関連するはずである。しかし、必ずそうとは限らない。後述するいくつかの菌血症のステージが存在する（表 14.3）。

表 14.2　イヌとネコにおける菌血症の危険因子 [43]

感染性疾患	感染源	免疫学的合併症の原因	医原性の原因
エールリヒア症	膿瘍	糖尿病	歯科予防
FIV	熱傷	肝不全	口腔、腹腔、泌尿生殖器、肛門周囲の手術
FeLV	大腸炎	腎不全	侵襲的もしくは長引いた手術
イヌパルボウイルス性腸炎	歯肉炎 / 口内炎	腫瘍	内視鏡検査
ネコ汎白血球減少症	膿皮症	血液悪性疾患	静脈内カテーテル留置
	泌尿生殖器感染症	糖質コルチコイド	狭域もしくは低用量の抗生物質治療
	穿通創	細胞傷害性薬剤	泌尿生殖器の用手操作
	腸管傷害	食細胞障害	
	筋骨格系感染	ショック	
		脾臓摘出	
		先天性心奇形	
		加齢	

表 14.3　菌血症のステージ

	時間経過	疑われる微生物	
甚急性	数時間	グラム陽性もしくはグラム陰性細菌	衰弱もしくは免疫抑制
急性	12 ～ 24 時間	グラム陰性もしくはブドウ球菌	
亜急性	数週間	グラム陽性もしくは嫌気性菌	
慢性	数週間～数カ月	弱毒の微生物 (S. intermedius、Brucella canis)	心臓の弁や骨における細菌の隔離；肝臓や脾臓、腎臓もしくは筋肉における膿瘍；抗生物質治療に対する部分的な反応

臨床兆候

通常、菌血症のイヌは不活発、食欲不振、嘔吐、下痢、発熱、跛行、および筋肉痛のうち、いくつかの症状を示す。感染性もしくは免疫介在性の関節炎を発生するかもしれない。触診で腹部や腰部の痛みを認める場合には、腎臓や脾臓の炎症（敗血性塞栓、膿瘍、または梗塞）もしくは椎間板脊椎炎を示唆している可能性がある。細菌性敗血症の症例は、臓器不全や敗血症性ショックに進展することがある。イヌでは、最も影響を受ける臓器は影響を受ける順序に、消化器、肝臓、腎臓、そして肺である。感染性心内膜炎では心雑音や不整脈を認める。菌血症のネコは、食欲不振、発熱、および移動性の跛行といった臨床兆候を示す。心内膜炎があると心雑音が聴取される。ネコにおいて、肺はショック臓器であり、敗血症の早期に呼吸不全を生じることがある。血清アルブミン値が 2.5 mg/dl 未満、アルカリホスファターゼ（ALP）の 2 倍以上の増加、および低血糖（< 80mg/dl）などの血清化学検査の異常は、菌血症を示す。高ビリルビン血症、ビリルビン尿、および黄疸が生じることがある[42]。

敗血症

敗血症は、局所的炎症に始まって、重篤な全身性炎症反応と多臓器不全に至る連続的な臨床状態である。局所的に始まり全身性に広がる感染性の病因が存在する。敗血症では、原因となる病原体自体、それらがもつ毒素、そして生体自身の炎症反応によって生命が脅かされる。敗血症は術後の最も重要な死因である。敗血症が部分的に治療されて症例が安定するまで、麻酔や手術は延期すべきである。しかし、敗血症の原因によっては緊急手術が要求されることがある。敗血症の原因には、膿瘍、子宮内膜炎、壊死性筋膜炎、深部膿皮症、蜂窩織炎、前立腺感染、肺炎、腹膜炎、および感染した術創がある。最も一般的な原因微生物には、ブドウ球菌や連鎖球菌、大腸菌がある[44]。

細菌の構成要素がマクロファージや好中球を刺激し、腫瘍壊死因子 - αやインターロイキン（IL）-1、IL-6 のような前炎症性因子が誘導される。対抗制御的な宿主反応として IL-4 や IL-10 が前炎症性サイトカインの産生を抑制する[45]。正常では、前炎症性反応と抗炎症性反応の間にバランスが保たれている。敗血症では、全身性炎症反応症候群（systemic inflammatory response syndrome：SIRS）は無条件に発生し、補体や凝固系カスケードの活性化、広範な動脈血管拡張、および毛細血管レベルでの血管透過性の亢進を生じる。臨床的な転帰は、多臓器不全症候群（multiorgan dysfunction syndrome：MODS）から死にまで及ぶ。しばしば、代償性抗炎症反応によって、症例は原因微生物や日和見微生物の感染を受けやすくなる。敗血症は、心血管系、肺、腎臓、肝臓、および腸管の機能障害、低体温、乏尿、呼吸不全、および乳酸性アシドーシスに関連する[44]。

第 14 章 感染症 **267**

表 14.4　多臓器不全症候群

臨床所見	関連する臓器不全
四肢冷感、乏尿、乳酸性アシドーシス	組織低灌流
乏尿	腎不全
高ビリルビン血症	肝不全
呼吸窮迫症候群	肺障害
播種性血管内凝固（DIC）：延長した PT と APTT、低いフィブリノーゲン濃度、増加したフィブリノーゲン分解産物	血液凝固の機能不全

兆候と症状

　兆候は非特異的であり、主訴は感染源に依存する。SIRS は、敗血症を特徴づける構成要素であり、発熱、頻拍、頻呼吸、炎症性の白血球像が認められる。イヌとネコにおける SIRS の定義は公表されている。イヌでは、SIRS は以下の基準を 2 つ以上満たすことで診断される：体温＜ 38℃ もしくは＞ 42℃、落ち着いているイヌで心拍数＞ 120 回 / 分、過換気（$PaCO_2$ ＜ 30 mmHg）、白血球数＞ 18,000 個 /ml もしくは 5,000 個 /ml または桿状核好中球＞ 5％である[46]。ネコでは、SIRS は以下の基準を 2 つ以上満たすことで診断される：体温＜ 38℃ もしくは＞ 42℃、落ち着いているネコで心拍数＞ 140 回 / 分、呼吸数＞ 20 回 / 分もしくは $PaCO_2$ ＜ 28 mmHg、白血球数＞ 18,000 個 /ml もしくは＜ 5,000 個 /ml または桿状核好中球＞ 5％である[46]。敗血症性ショックは、SIRS と同様に低血圧、乳酸性アシドーシス、および進行性の臓器不全が生じた状態と定義される。MODS の臨床所見と関連臓器は後述する。播種性血管内凝固（DIC）や呼吸窮迫症候群は末期の状態である（表 14.4）。

　敗血症の診断は、病歴、臨床兆候、および症状、そして特異的な原因微生物の分離によってなされる。培養は血液、尿、創傷、体腔液、および微生物の増殖が疑われるすべての病巣からの検体で実施されるべきである。

　敗血症の治療は、感染巣の除去、積極的かつ適切な抗生物質投与、目標指向型輸液療法、そして心血管、呼吸器、腎臓、および血液学的な異常に対する治療からなる。麻酔前には血管内容量を最大にして腎血流量を維持するために適切な輸液療法と利尿薬を用いて腎機能の適正化を図るべきである。血清アルブミン濃度と総蛋白質濃度をモニタリングすべきであり、膠質浸透圧を維持し、浮腫形成やサードスペースへの液体移動を最小限にするために、膠質液や血漿を投与すべきである。血中血球容積（PCV）をモニタリングすべきであり、PCV25％ を最低限維持するために赤血球輸血が必要になることもある。敗血症の症例はしばしば低血糖を示すことがあるため、血糖値をモニタリングし、正常な血糖値を維持するためにブドウ糖を投与する。

　血行動態の安定化は、可能な限り麻酔前に行われるのが最善であり、組織灌流、組織への酸素運搬、および心拍出量の最適化を目標とする。輸液蘇生は平均動脈血圧＞ 65 mmHg、中心静脈圧 8 ～ 12 mmHg、代謝性アシドーシスのない正常な pH、混合静脈血酸素飽和度＞ 70％、および十分な尿量を得ることを目標に実施すべきである[47]。麻酔前には心拍数、脈拍数と脈性状、可視粘膜の色調、毛細血管再充填時間、呼吸数、肺音、精神状態、血圧、および尿産生の評価をすべきである。胸部 X 線検査は肺の状態を確認するために行い、麻酔中の呼吸機能や術後管理に影響する異常の有無を確認すべきである。呼吸器兆候のある症例や肺疾患のある症例では、麻酔前に室内気での SpO_2 を測定記録すべきである。

アセプロマジンは、拮抗できない血管拡張作用と低血圧を引き起こし、血小板機能を抑制するため、使用を避けるべきである。α_2-アドレナリン受容体作動薬は、心拍出量の低下を引き起こすため使用を避けるべきである。オピオイドは、単独またはベンゾジアゼピンと組み合わせて麻酔前投薬に使用できる。これらの薬物は、心血管系機能への影響が少なく、心拍数、心拍出量、および血圧は安定している。エトミデートは視床下部-下垂体-副腎軸を抑制するため、敗血症の症例には使用すべきではない。敗血症の症例はすでに副腎機能不全となっているかもしれない。エトミデートの1回の投与量でさえ副腎機能不全を悪化させる懸念がある[48]。適切な抗生物質を適切な投与量で手術開始30分前に投与し、術中には90分ごとに繰り返し投与すべきである。

イソフルランやセボフルランは、麻酔維持に使用することができる。フェンタニルの定量持続静脈内投与（CRI）は麻酔薬の要求量減少効果があり、敗血症の症例ではしばしば異常な血管拡張を示し、低血圧に陥っているため、麻酔要求量の減少は重要である。低血圧には、吸入麻酔薬の吸入濃度を下げ、適切な晶質液や膠質液を投与し、ドパミンのような血管収縮薬のCRIを併用することで治療すべきである。ドブタミンのような陽性変力薬のCRIの追加が、心筋抑制の治療に必要となるかもしれない。敗血症の症例において、麻酔下で大量の輸液が必要となることはまれなことではない。適切な静脈路の確保は必須で、観血的の動脈血圧や中心静脈圧のモニタリングは目標指向型輸液療法に役に立つ。脳、心臓、および腎臓の血流を維持するため、平均動脈血圧は最低60 mmHgを維持すべきである。正常な二酸化炭素分圧と適切な酸素化を維持するために、必要であれば、用手的または機械的に換気を補助すべきである。敗血症の症例では、すでに肺が障害されており、麻酔前に頻呼吸や低酸素状態になっているかもしれない。補助呼吸によって吸入麻酔薬の要求量を減少で

き、安定した麻酔深度を得られる。

硬膜外麻酔は、敗血症の症例に禁忌である。鎮痛はフェンタニルや他の短時間作用型のオピオイドのCRIで行う。追加鎮痛が必要な場合には、リドカイン単独またはリドカインとケタミンのCRIを用いることができる。敗血症の症例はしばしば血管拡張しているため、リドカインは低用量で使う。高用量のリドカインは、さらなる血管拡張と低血圧を引き起こすことがある。

術後管理では、心血管機能、呼吸機能、および腎機能を維持するための治療を継続し、十分な鎮痛処置を行う。抜管する前に、症例が自分自身で十分に換気できているか確認する（$EtCO_2$ 35～55 mmHg）。筆者は、室内の空気を呼吸していて$SpO_2 < 93\%$もしくは$PaO_2 < 80$ mmHgであるならば、補助的な酸素供給を推奨する。

壊死性筋膜炎

壊死性筋膜炎は急速に進行し、生命を脅かす可能性のある皮下および筋膜組織の細菌感染症である。重篤で広範囲な局所組織の障害は、しばしば敗血症性ショックを伴う。ヒトでは、通常、複数の細菌が原因となるが、最も一般的な起因菌はA群連鎖球菌であり、ヒトの全患者の71%から分離される[49,50]。獣医療では壊死性筋膜炎の報告は多くはないが、イヌ9例において、β溶連菌が一貫して分離されている[51]。G群連鎖球菌はヒトの壊死性筋膜炎の原因としてまれであるが、イヌでは主要な原因である[52-54]。早期の認識と外科的デブリドメンによって良好な予後を得られる。

G群連鎖球菌は、イヌの常在菌で、正常な皮膚バリアが傷害されたときに筋膜組織への感染が生じることがある。多くの症例において、臨床兆候の生じる数日前に軽度な皮膚傷害の病歴がある。イヌで報告されている壊死性筋膜炎の症例において、可能性のある原因には、軽度のイヌの咬傷、軽度の外傷、および皮膚感染症が

あった[54]。先行する外傷の病歴がない症例もいた。ヒトでは糖尿病、末梢血管障害、または他の免疫抑制状態は壊死性筋膜炎発症の高いリスクがある[50,55]。イヌにおいて、これらが同様かどうかは知られていない。

皮下組織に侵入した後、局所組織は細菌が産出する外毒素や蛋白分解酵素によって二次的に破壊されると考えられる。壊死組織は細菌増殖巣となり、さらに組織破壊される。初期の組織の傷害は皮下組織や筋膜表層を水平方向に広がる。進行すると、細菌の毒素誘導性血管収縮や血管塞栓の結果として、深部にある筋肉や表層にある皮膚が虚血性壊死を生ずる[51]。発熱、頻脈、および末梢灌流の低下を含むショックの全身兆候が一般的である。連鎖球菌毒性ショック症候群（Streptococcal toxic shock syndrome：STSS）は、重篤な連鎖球菌感染症に伴って急速に進行する低血圧性ショックと多臓器不全を示す用語である。この症候群は、壊死性筋膜炎に二次的に発生するか、他の臓器の連鎖球菌感染症の結果として生じることがある。STSS の病因は、細菌の外毒素産生、二次的な大量のサイトカイン放出、そして続いて起こるショックと臓器不全であると考えられている。壊死性筋膜炎と STSS を発症したヒトの死亡率は非常に高い[49]。

診断は、臨床兆候、外科的所見、組織病理検査の結果、および培養検査の陽性結果に基づいて行われる。しかし、この疾患はとても早く進行するので、効果的に管理するためには、培養検査や組織病理検査の結果を得る前に治療を開始する必要がある。初期の臨床兆候には、頻脈、発熱を伴う感染局所の腫脹、紅斑、および疼痛である。ヒトでは、肢に発生することが多いが、会陰部や体幹もまた一般的な発生部位である。イヌの壊死性筋膜炎の症例の 77％は肢に発生し、他に頸部や腹側胸部に発生した報告がある[54,56]。ヒトにおける特徴的な兆候として、患部の外見に一致しない極度の疼痛がある。重篤な壊死性筋膜炎は外見からでは容易に判別できないことから、初期症状で他の軟部組織感染症から壊死性筋膜炎を鑑別すること

は困難である。ある回顧的研究において、ヒトでは初診時に壊死性筋膜炎の 85％が皮下膿瘍や蜂窩織炎と誤って診断された[57]。ヒトでは、筋膜障害や組織破壊の範囲を描出するためにコンピュータ断層撮影法（CT）や磁気共鳴撮影法（MRI）が用いられている。過去のイヌの 1 例報告では、筋膜面に沿った広がりを明らかにするために瘻孔造影法が用いられた[56]。しかし、このような画像診断所見がないからといって壊死性筋膜炎を除外すべきではない。血液検査所見はしばしば非特異的で、全身性炎症、敗血症、血管炎、または臓器不全を反映している。白血球増加症、血小板減少症、凝固障害、電解質異常、高血糖、およびアシドーシスがあるかもしれない[58]。ヒトとイヌにおける特徴的な外科的所見は、筋膜を他の組織から容易に鈍性剥離できることである。もう 1 つの一般的な所見は、患部の皮下間隙における大量の滲出液の貯留である。確定診断を得るために、培養検査のための組織検体を患部の辺縁から採取すべきである。創部中央の検体は二次的に侵入した微生物をより多く含むようである[56]。針吸引や圧扁塗抹のグラム染色によって、連なったグラム陽性球菌が観察されるかもしれない。壊死性筋膜炎の治療効果は、初期に徹底的に壊死組織を外科的にデブリドメンできるかどうかに左右され、しばしば複数回の外科手術が必要となる（図 14.1）。

ヒトでは、感染を完全に取り除くまで 24 ～ 48 時間ごとに外科的探査が実施される。感染した組織を完全に取り除くために断脚が必要となることがある。生存率は初めのデブリドメンの量に左右されるため、大きく組織を取り除くことが賢明である。その他の重要な治療の構成要素には、血行動態の支持、創傷管理、適切な抗生物質、鎮痛、そして栄養支持がある。培養検査の結果を待っている間に広域スペクトルの抗生物質治療を開始することが推奨される。ヒトの壊死性筋膜炎では、ペニシリン、アミノグリコシド、およびメトロニダゾールもしくはクリンダマイシンの組み合わせが最も頻繁に用いられる組み合わせである[49,50]。ヒトにおける回顧的研

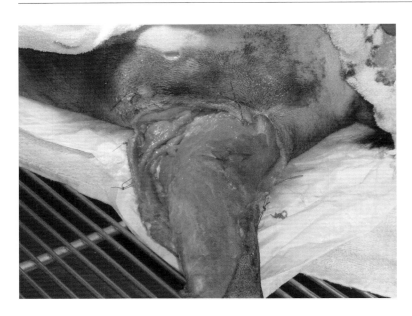

図14.1 イヌにおける壊死性筋膜炎。初めのデブリドメンから24時間後。組織の分離と化膿性排出物によってはっきりと示されているデブリドメンを必要とする皮膚の新しい辺縁に注目。

究では、治療にクリンダマイシンを用いることで生存率が増加する傾向があることが示されている[59]。イヌでは、壊死性筋膜炎の治療におけるエンロフロキサシンの有効性は疑問視されている。*Streptococcus canis* 感染症のイヌにエンロフロキサシンを投与すると壊死性筋膜炎やSTSSの発生を助長するかもしれない。フルオロキノロンはスーパー抗原遺伝子をコードしているバクテリオファージを誘導する可能性があり、細菌毒性が強まるかもしれない[60]。クリンダマイシンを含む広域スペクトルの抗生物質の投与が推奨される。

壊死性筋膜炎の症例の麻酔管理は、他の敗血症の症例の場合と同様である。壊死の範囲や感染の重症度は明らかでないこともある。症例は敗血症性ショックと同様に管理し、麻酔前に輸液による蘇生を実施すべきである。しかし、外科的デブリドメンの開始を延期すべきではない。確実な静脈路確保は不可欠である。また、出血のリスクを考慮してクロスマッチを行い、輸血用血液を準備すべきである[61]。敗血症症例の麻酔管理のためのガイドラインは前述のとおりである。

術後には、これらの症例は多臓器不全を発症するリスクがあり、集中治療室で循環動態の支持、抗生物質治療、鎮痛、酸素供給、栄養補助を継続管理すべきである。

ライム病

ライム病はスピロヘータである *Borrelia burgdorferi* によって引き起こされ、イヌにおいて臨床的疾患を引き起こす。ネコも感染するが、自然感染による臨床的疾患は報告されていない。ネコにおける実験的感染では、跛行、関節炎、もしくは髄膜炎を伴う短期間の菌血症を生じた[62]。最初の伝染様式はマダニ属のダニからである。成ダニを保有する野生動物はシカ、鳥類、および大型哺乳類である。家庭内の宿主は、ヒト、イヌ、そしてネコである。イヌにおける全身感染の臨床兆候には、発熱、移動性跛行、食欲不振、関節の腫脹、リンパ節腫大、そして嗜眠がある。通常、これらの症状は抗生物質に反応する。移動性跛行によって特徴づけられる多発性関節炎は、一般的な臨床兆候である。関節炎は一時的であるが、関節の病理学的な変化は進行性である。

ライム病腎症に罹患したイヌは腎不全を呈し、

食欲不振、嘔吐、嗜眠、脱水、多尿、多飲、および筋萎縮を示す。蛋白漏出性糸球体腎症は、自然に感染したイヌにおいて報告されている。血管炎、血栓塞栓症、高血圧、尿毒症、および低蛋白血症に起因する臨床兆候もありうる[63]。

ライム病のイヌの麻酔管理では、完全な腎機能の評価および低蛋白血症と浮腫、腹水、胸水などの関連する臨床兆候の程度を把握する検査診断を行うべきである。血圧を測定し、低血圧の有無を確認する。ライム病腎症のイヌでは、麻酔前に腎機能を可能な限り安定化し、腎不全のある症例として治療すべきである。麻酔プロトコルの計画では、腎機能を支持すべきであり、低蛋白血症が臨床的に示唆されれば、その治療を開始すべきである。低蛋白血症、とりわけ低アルブミン血症は、膠質浸透圧を減少させ、麻酔中に循環血液量低下や低血圧を生じる。低蛋白血症の管理についてのさらなる情報は他を参照のこと。

エールリヒア症

Ehrlichia 属は、ダニにより伝播されるグラム陰性細胞内寄生細菌であり、単球、マクロファージ、および顆粒球に感染する。イヌ単球性エールリヒア症（CME）は偏性細胞内寄生球菌である Ehrlichia canis によって引き起こされる。Ehrlichia chaffeenis はヒト単球性エールリヒア症を引き起こす。E. canis は、アジアやヨーロッパ、アフリカ、アメリカにおいて、イヌが罹患し、死亡する原因となることが知られている。媒介節足動物はクリイロコイタマダニである。イヌ科は宿主であり、保因宿主は飼いイヌ、キツネ、コヨーテ、およびジャッカルである[64]。

3つの感染ステージがある。急性期は7〜28日間続く。急性期のイヌの多くは適切な治療で回復するが、治療されなかったり、適切な治療を受けられなかったイヌは臨床的に回復して潜伏期に入る。この時期のイヌは血小板数が正常以下となることがあり、数カ月から数年の間臨床的に健康なまま E. canis のキャリアになることもある[64]。持続感染するイヌは自然回復することもあれば、慢性疾患に進展することもある。慢性疾患では、典型的に骨髄低形成と汎血球減少症が関連する。顕著に低下した血小板数や白血球数とヘマトクリット値の低下は高い死亡率に関連している。重度の白血球減少症と貧血、活性化部分トロンボプラスチン時間（aPTT）の延長、および低カリウム血症はそれぞれ確率100％の信頼性の高い死亡予測因子である[65]。E. canis に感染したイヌに最もよく見られる血液学的異常は血小板減少症であり、これは本疾患のすべての時期に見られる。血小板減少症の病因は多因子性である。血小板消費の増加や半減期の短縮は、免疫介在性破壊や脾臓血球貯留に二次的に生じるようである。E. canis に感染したイヌは、血液中に抗血小板抗体や血小板遊走阻止因子（PMIF）と呼ばれる血清サイトカインをもつ。PMIF は、E. canis に感染した単球に曝されたリンパ球によって産生される[64]。血小板減少症は血小板機能障害を伴い、この組み合わせは感染に伴って見られる出血の原因となる。

CME の臨床兆候は多臓器性であり、抑うつ、嗜眠、体重減少、食欲不振、および出血がある。頻繁に認められる出血の臨床兆候は、鼻出血および点状出血や斑状出血である。リンパ節腫大および脾腫は、それぞれ症例の20％および25％に発現する[66]。眼症状として、前部ぶどう膜炎や網膜の変化が現れることがある。イヌでは、異常蛋白血症、全身性高血圧、前眼房出血、網膜下出血、および網膜剥離による二次的な眼の色や外観の変化を認めることがあり、盲目を生じることもある[67]。髄膜炎や髄膜出血によって、痙攣発作、昏迷、急性の中枢性もしくは末梢性前庭障害、小脳機能障害、瞳孔左右不同症、運動失調、企図振戦、または知覚過敏が引き起こされることがある。エールリヒア症のイヌでは、他のダニ媒介性疾患の同時感染や、細菌、真菌、原虫の二次的感染が起こりうる。

診断は、旅行歴、流行地域での居住、ダニの

寄生、臨床兆候、血液学的異常、および血清型やポリメラーゼ連鎖反応（PCR）のような診断的検査に基づいて実施する。典型的な血液学的異常は、中等度から重度の血小板減少、軽度の貧血、および白血球減少である。

　E. canis の治療は、抗生物質の投与と支持療法からなる。治療はできるだけ早期に開始すべきであり、慢性感染のイヌでは、多臓器感染と骨髄抑制のため一般的に治療に反応しない[64]。有効な抗生物質はテトラサイクリンとクロラムフェニコールである。2002 年の Ehrlichial Disease of Small Animals from the Infectious Disease Study Group of the ACVIM ではドキシサイクリン（10 mg/kg PO SID 28 日間）を推奨している。急性感染もしくは軽度の慢性感染のイヌでは、治療開始後 24 時間以内に臨床的な改善が見られる。血小板数は、治療開始後 10 ～ 14 日で参照範囲内に回復する。イヌでは、効果的な治療の後にも、再感染することがある。

　静脈内輸液や輸血による支持療法が指示される。可能であれば、血小板数や機能が改善するまで麻酔を延期すべきである。緊急症例では、多血小板血漿が必要になるかもしれない。血小板機能障害を治療するために酢酸デスモプレッシン（DDAVP）を投与してもよい。術前 20 ～ 30 分に DDAVP 1 μg/kg を皮下投与する。待機麻酔症例では、処置前に正常な血小板数と機能、そして正常なヘマトクリット値に回復維持するように努めるべきである。アセプロマジンは血小板機能を抑制するため、その使用を避けるべきである。アスピリンは血小板機能を不可逆的に抑制するため、周術期に投与すべきではない。重度な血小板減少症の初期には、免疫抑制量の糖質コルチコイドを低用量（プレドニゾロン 1 ～ 2 mg/kg PO）で 2 ～ 7 日間治療は効果を得られることがある[64]。エールリヒア感染は数カ月から数年続くことがあるので、その治療反応性をモニタリングすることが重要である。治療中止後には、血小板数を少なくとも 1 ～ 3 カ月間再検査すべきである。血小板減少症の症例に対

する麻酔に関するさらなる情報は第 12 章を参照のこと。

レプトスピラ症

　レプトスピラ症は、世界中に分布する人獣共通感染症であり、スピロヘータであるレプトスピラ属菌によって引き起こされる。イヌにおける原因菌は主に *Leptospira interrogans* および *Leptospira kirschneri* である。ネコはレプトスピラ菌に曝された後に血清転換を示すが、臨床的な疾患の報告はまれである。感染は、直接的もしくは間接的な伝播を介して生じる。直接的伝播は感染した尿や胎盤への接触、交尾感染、咬傷、または感染組織の摂取により生じる。間接的伝播は、より一般的であり、無傷の粘膜や傷ついた皮膚が尿に汚染された水、土壌、敷料、および食料に曝露されることで生じる。レプトスピラ菌は宿主の体外で増殖しないが、尿の滲み込んだ土壌で数カ月生存できる。多くの野生動物や飼育動物がレプトスピラ菌の宿主になり、げっ歯類、アライグマ、キツネ、スカンク、ブタ、ウマ、ヒツジ、ヤギ、イヌ、ネコ、ウシ、シカなどが含まれるが、これらの動物種に限定されるものではない[68]。レプトスピラ菌は、口、鼻、または眼の無傷の粘膜や傷ついた皮膚から体内に侵入し、血流に入った後に急速に増殖する。その後、菌は、腎臓、脾臓、肝臓、中枢神経系、生殖器、眼に広がり増殖する。宿主の免疫反応が活性化され、1 度血清抗体価が上昇すると、宿主はほとんどの臓器からレプトスピラ菌を排除できる。菌は腎臓に残ることがあり、数週間から数カ月間にわたって尿中に排菌されることがある。腎臓、肝臓、肺、血管、心臓、および血液凝固系が障害されることがある。間質性腎炎や尿細管機能障害は、腎臓の腫脹、腎血流量の減少、および糸球体濾過量の減少の結果生じると考えられている。急性尿細管壊死を生じることがある。また、血管炎も腎臓実質障害の一因かもしれない。肝機能障害が明らかな組織学的な変化なし

に生じることがあり、通常、黄疸の程度は肝臓壊死の範囲に相関する。慢性活動性肝炎がレプトスピラ症のイヌで報告されている。肝細胞傷害と肝臓内のレプトスピラ菌は血流の変化、線維化、慢性的な炎症反応を持続させる免疫刺激を生じる結果となる[68]。急性肺傷害は菌体由来の毒素によて二次的に生じる。血管炎が肺内への体液滲出を引き起こす。まれに、重度で急性の肺出血が生じることがある。臨床兆候として、発熱、食欲不振、嘔吐、筋の圧痛、動くことを嫌がる、脱水、心血管虚脱、点状出血、斑状出血、メレナ、鼻出血、乏尿もしくは無尿、黄疸、吐血、血便、結膜炎、またはぶどう膜炎が現れることがある[68]。血液学的異常には、白血球数の増加、血小板数の減少、血液凝固時間の延長、および軽度の貧血がある。血清生化学的異常には、高窒素血症、低アルブミン血症、高ビリルビン血症、高リン血症、高血糖、低ナトリウム血症、低クロール血症、低カリウム血症もしくは高カリウム血症、および ALP、ALT、AST、アミラーゼ、およびリパーゼの上昇がある。尿検査における異常には、尿比重≦ 1.029、等張尿もしくは低張尿、蛋白尿、糖尿、ビリルビン尿、血尿、顆粒円柱の増加、白血球、もしくは尿蛋白／クレアチニン比の増加がある[68]。胸部 X線検査では、びまん性間質性パターンから結節性間質性パターンもしくは肺胞陰影が明らかになるかもしれない。腹部エコー検査では、腎臓腫大、腎皮質のエコー輝度の上昇、腎周囲液体貯留、および腎盂拡張が認められることがある[69]。

治療は、静脈内輸液、悪心や嘔吐の治療のための中枢作動性制吐薬、血漿膠質浸透圧を維持するための膠質液の投与、および抗生物質投与などの支持療法からなる。尿量をモニタリングすべきであり、乏尿（＜ 2 ml/kg/ 時間）に対する治療では利尿のためにマンニトール、フロセミド、およびドパミンの投与が必要となるかもしれない。急性腎障害は可逆的であるので、乏尿が持続する場合には、腹膜透析、血液透析、もしくは持続的腎代替療法が考慮される[70]。早期の治療開始はレプトスピラによる組織障害を回復させる見込みを高

めることから、臨床兆候の原因としてレプトスピラ症が疑われたらできるだけ早く抗生物質を投与すべきである。嘔吐しているイヌにはペニシリンまたはアンピシリンを投与する。経口投与が可能になったら、ドキシサイクリン 5 mg/kg を 12 時間ごとに 14 日間経口投与すべきである。フルオロキノロン製剤の同時投与は抗生物質耐性の一因になり、その有効性も実証されていないことから推奨されない[71]。治療が有効であれば、10 〜 14日以内に徐々に高窒素血症が改善され、傷害された腎臓組織は治療後 4 週間再生し続ける。通常、血小板数は治療開始後 1 週間以内に改善する。治療が遅れたイヌでは、腎障害は恒久的になることがある。

レプトスピラ症は人獣共通感染症であり、他の動物や症例を看護する人々への曝露を避ける用心をしなくてはならない。症例を扱うときには、グローブや使い捨てのガウンを装着して血液や尿との接触を避ける。尿カテーテルや尿収集システムを扱う際や、清掃を行う際に、尿がエアロゾル化する可能性がある場合には、保護メガネやフェイスマスクを着用する[72]。尿による環境汚染を減らすため、尿カテーテルと尿収集システムを設置すべきである。レプトスピラ菌は、日常的に用いられている消毒薬で不活化される。

麻酔管理では、腎機能の適正化と血行動態の安定化に留意する。可能であれば、腎機能にいくらかの改善が実証されるまで麻酔を延期すべきである。臓器機能障害の程度に注意し、血液量減少、脱水、電解質異常、および酸 - 塩基平衡異常を麻酔前に治療すべきである。アセプロマジンは血管拡張と低血圧に関連するため使用を避けるべきである。麻酔導入薬の必要量や MACを減少させ、鎮痛を得るために、オピオイドを用いるべきである。肝機能障害がある場合には、拮抗可能な薬物または短時間作用型の薬物を使用すべきである。心血管機能と腎血流量を維持するために、静脈内輸液を十分に行うべきである。低アルブミン血症の症例では膠質液の投与が必要となるかもしれない。肝機能障害と腎機

能障害の症例における麻酔管理のガイドラインは、第4章および第6章を参照のこと。

ネコ免疫不全ウイルス

ネコ免疫不全ウイルス（FIV）はレンチウイルスであり、ヒト免疫不全ウイルス（HIV）などの他のレンチウイルスと共通した多くの特性をもつ。FIVは世界中で認められており、咬傷や喧嘩による外傷を通して唾液や血液中のウイルスが接種されることによって感染する。感染は、無症候性であったり、症候性であったりする。感染は、免疫調節異常を生じ、好中球、リンパ球、サイトカイン産生、免疫グロブリン産生、および他の免疫機能に影響を与える。感染の臨床ステージには、急性期、臨床的無症候期、および終末期（ネコAIDS）がある。HIVに感染したヒトとは異なり、ネコAIDS期のネコは回復し、再び無症候性になることがある。臨床兆候は非特異的であり、自然感染したネコではしばしば気づかれない。無症候期は数週間から数年間続くことがある。症候期には、二次感染、骨髄抑制、腫瘍、および神経疾患に関連した臨床兆候を示す。FIVに感染したネコでは、細菌、真菌、原虫、もしくは寄生虫の感染によって二次的に発生した呼吸器疾患を示すことがある。口内炎は、FIVに感染したネコに共通した症状であり、免疫調節異常もしくは慢性的な抗原刺激に対する免疫応答によるものと考えられている。非感染ネコに比べて、実験的にFIVに感染したネコでは、破歯細胞性吸収病巣の有病率が高い[73]。FIVに感染したネコの神経学的な兆候には、行動の変化、痙攣、虚弱、および運動異常がある。FIVに感染したネコには眼疾患を認めることがある。FIVに感染したネコでは、感染してないネコよりもリンパ腫や白血病を発症しやすい[74]。FIVに感染したネコの血液学的異常には、非再生性貧血、白血球減少症、好中球減少症、血小板減少症、および高グロブリン血症がある。FIV陽性のネコは、年に1回の身体検査、一般血液検査、血清生化学検査、および尿検査を行うべきである。病的な症状を示したFIV感染ネコでは、迅速に二次的な疾患を診断できることから、集中的な診断を早期に行うべきである。これによりタイミングよく治療を開始でき、良い治療結果を得られる[74]。

ヒトでは、全身麻酔は免疫抑制を引き起こし、麻酔導入後15分以内に生じて3～11日間続く[75]。健康な症例においては、この免疫抑制は臨床的影響を生じないかもしれないが、HIVに感染している症例では術後感染症を発症しやすい。同様に、FIV陽性のネコは全身麻酔の免疫抑制による合併症にかかりやすいかもしれない。麻酔時間を可能な限り短くし、ストレスが最小限となる麻酔管理と手技を用い、適切な鎮痛を行う。局所麻酔は、先制鎮痛を提供し、吸入麻酔薬の必要量を最小限にするために、実施可能であれば必ず用いるべきである。特別な麻酔計画は障害された器官に依存する。これらの器官異常の特別な麻酔管理は他の章を参照のこと。

器具の消毒

麻酔器具は日常的に洗浄と消毒を行うべきである。麻酔器具によって交差感染した症例が報告されている。麻酔器具による院内感染の把握は、長い潜伏期間や不十分な経過観察のために遅れることがある。麻酔や外科手術を受けている症例は、そうでない症例よりも呼吸器感染症を発症するリスクが大きい。全身麻酔は、線毛運動や粘液産生を弱め、外科手術は症例が深呼吸や咳をする能力を弱めることがあり、正常な保護的呼吸機能にさらなる悪影響を与える。麻酔を受ける症例の一部はすでに合併症により二次的に免疫が弱まった状態にあり、環境微生物やわずかな菌の接種から自分自身を守ることができないこともある[76]。

洗浄とは、目に見える付着物を器具から取り

除くことである。消毒とは、器具に付着したすべてではないが、多くの微生物を死滅させることである。滅菌とは、生存するすべての微生物を死滅させることである。

米国疾病予防管理センター（CDC）は消毒を3つの水準に分類している。

1. 高水準の消毒は、Creutzfeldt-jakob virus のようなウイルスや細菌の芽胞を除くすべての微生物を死滅させる処置である。これらの消毒薬は滅菌薬 / 消毒薬、殺芽胞性の病院用消毒薬もしくは滅菌薬として環境保護庁（EPA）に登録されている。ほとんどの高水準消毒薬は十分な接触時間によって滅菌を得られる。

2. 中等度の水準の消毒は、芽胞を除く細菌（*Mycobacterium tuberculosis* を含む）、ある種の真菌、そしてほとんどのウイルスを死滅させる処置である。これらの消毒薬は EPA に承認された結核菌殺菌性の病院消毒薬である。

3. 低水準の消毒は、芽胞を除くほとんどの細菌（抗酸菌は含まない）、ある種の真菌やウイルスを死滅させる処置である。

CDC は、その使用に関係した感染のリスクに基づいて器具を分類している（表 14.5）。

表14.5　麻酔業務に関連する物品の消毒に関するガイドライン[76]

重要な器具	皮膚や粘膜を貫通する、もしくは体の無菌部位に接触する	注射針、カテーテル、局所麻酔針やカテーテル	使用時は滅菌されていなければならない
中等度に重要な器具	無傷の粘膜に接触するが、体表面を貫通しない	内視鏡、喉頭鏡のブレード、再利用可能な直腸や鼻咽頭や食道体温プローブ、フェイスマスク、蘇生バッグ、呼吸回路とコネクター、酸素マスク、食道聴診器、気管チューブやダブルルーメンチューブ	滅菌が理想的であるが、高水準の消毒も容認される
重要でない器具	症例に接触しないか無傷の皮膚に接触する	聴診器、血圧計のカフとチューブ、パルスオキシメータセンサーとケーブル、心電図のケーブル、体温計のケーブル、麻酔器の外面、人工呼吸器、加湿器、余剰ガス排気、蘇生バッグ、モニター、備品カート	低水準から中等度の水準の消毒

参考文献

1 Michael S. Avidan. 2008. In: Hines RL, Marschall KE, editors. *Stoelting's Anesthesia and Co-Existing Disease.* 5th ed.pp. 470–1. Philadelphia: Churchill Livingstone.

2 Slama TG. 2008. Gram-negative antibiotic resistance: thereis a price to pay. *Crit Care* 12(Suppl 4):S4.

3 Talbot GH, Bradley J, Edwards JE Jr., et al. 2006. Bad bugsneed drugs: an update on the development pipeline fromthe Antimicrobial Availability Task Force of the Infectious Diseases Society of America. *Clin Infect Dis* 42:657–68.

4 Morley PS, Apley MD, Besser TE, et al. 2005. ACVIM Consensus Statement on: antimicrobial drug use in veterinary medicine. *J Vet Intern Med* 19:617–29.

5 American Society of Health-System Pharmacists. 1999. ASHP therapeutic guidelines on antimicrobial prophylaxis in surgery. *Am J Health Syst Pharm* 56:1839–88.

6 Avidan MS. 2008. In: Hines RL, Marschall KE, editors. *Stoelting's Anesthesia and Co-Existing Disease.* 5th ed. p. 471. Philadelphia: Churchill Livingstone.

7 Mangram AJ, Horan TC, Pearson ML, et al. 1999. Guideline for prevention of surgical site infection 1999. Centers for Disease Control and Prevention (CDC) Hospital Infection Control Practices Advisory Committee. *Am J Infect Control* 27:97–132.

8 Eugster S, Schawalder P, Gaschen F, et al. 2004. A prospective study of post-operative surgical site infections in dogs and cats. *Vet Surg* 33:542–50.

9 Nicholson M, Beal M, Shofer F, et al. 2002. Epidemiologic evaluation of postoperative wound infection in clean-contaminated wounds: a retrospective study of 239 dogs and cats. *Vet Surg* 31:577–81.

10 Brown DC, Conzemius G, Shofer F, et al. 1997. Epidemiologic evaluation of postoperative wound infections in dogs and cats. *J Am Vet Med Assoc* 210:1302–6.

11 Avidan MS. 2008. In: Hines RL,Marschall KE, editors. *Stoelting's Anesthesia and Co-Existing Disease.* 5th ed. pp. 472–4. Philadelphia: Churchill Livingstone.

12 Cruse PJE, Foord R. 1980. The epidemiology of wound infection: a 10 year prospective study of 62,939 wounds. *Surg Clin North Am* 60:27.

13 Mayhew PD, Freeman L, Kwan T, et al. 2012. Comparison of surgical site infection rates in clean and clean-contaminated wounds in dogs and cats after minimally invasive versus open surgery: 179 cases (2007–2008). *J Am Vet Med Assoc* 240:193–8.

14 Beal MW, Brown DC, Shofer FS. 2000. The effects of perioperative hypothermia and the duration of anesthesia on postoperative wound infection rate in clean wounds: a retrospective study. *Vet Surg* 29:123–7.

15 Greif R, Akca O, Horn EP, et al. 2000. Supplemental perioperative oxygen to reduce the incidence of surgical wound infection. *N Engl J Med* 342:161–6.

16 Van den Bogaard AEJM, Weidema WF. 1985. Antimicrobial prophylaxis in veterinary surgery. *J Am Vet Med Assoc* 186:990–2.

17 Vasseur PB, Levy J, Dowd E, et al. 1988. Surgical wound infection rates in dogs and cats. *Vet Surg* 17:60–4.

18 John LA and Middleton JR. 2010. A veterinary perspective on methicillin-resistant staphylococci. *J Vet Emerg Crit Care (San Antonio)* 20(1):31–45.

19 Barton M, Hawkes M, Moore D, et al. 2006. Guidelines for the prevention and management of community-associated methicillin resistant Staphylococcus aureus: a perspective for Canadian health care practitioners. *Can J Infect Dis MedMicrobiol* 17(Suppl C):4C–24C.

20 Descloux S, Rossano A, Perreten V. 2008. Characterization of new staphylococcal cassette chromosome mec (SCCmec) and topoisomerase genes in fluoroquinoloneand methicillin-resistant *Staphylococcus pseudintermedius. J Clin Microbiol* 46(5):1818–23.

21 Holden MT, Feil EJ, Lindsay JA, et al. 2004. Complete genomes of two clinical Staphylococcus aureus strains: evidence for the rapid evolution of virulence and drug resistance. *Proc Natl Acad Sci U S A* 101(26):9786–91.

22 Klevens RM, Morrison MA, Nadle J, et al. 2007. Invasive methicillin resistant Staphylococcus aureus infections in the United States. *JAMA* 298(15):1763–71.

23 Biberstein EL, Jang SS, Hirsh DC. 1984. Species distribution of coagulase-positive staphylococci in animals. *J Clin Microbiol* 19(5):610–5.

24 Boost MV, O'Donoghue MM, James A. 2008. Prevalence of Staphylococcus aureus carriage among dogs and their owners. *Epidemiol Infect* 136(7):953–64.

25 Van Duijkeren E, Wolfhagen MJ, Box AT, et al. 2004. Human-to-dog transmission of methicillin-resistant *Staphylococcus aureus. Emerg Infect Dis* 10(12):2235–7.

26 Van Duijkeren E, Houwers DJ, Schoormans A, et al. 2008. Transmission of methicillin-resistant *Staphylococcus intermedius* between humans and animals. *Vet Microbiol* 128(1–2):213–5.

27 Van Hoovels L, Vankeerberghen A, Boel A, et al. 2006. First case of *Staphylococcus pseudintermedius* infection in a human. *J Clin Microbiol* 44(12):4609–12.

28 Tanner MA, Everett CL, Youvan DC. 2000. Molecular phylogenetic evidence for noninvasive zoonotic transmission of *Staphylococcus intermedius* from a canine pet to a human. *J Clin Microbiol* 38(4):1628–31.

29 Campanile F, Bongiorno D, Borbone S, et al. 2007. Characterization of a variant of the SCCmec element in a bloodstream isolate of *Staphylococcus intermedius. Microb Drug Resist* 13(1):7–10.

30 Ruscher C, Lubke-Becker A, Wleklinski CG, et al. 2009. Prevalence of methicillin-resistant *Staphylococcus pseudintermedius* isolated from clinical samples of companion animals and equidaes. *Vet Microbiol* 136(1–2):197–201.

31 Rich M, Deighton L, Roberts L. 2005. Clindamycinresistance in methicillin-resistant *Staphylococcus aureus* isolated from animals. *Vet Microbiol* 111(3–4):237–40.

32 Wenzel RP, Edmond MB. 2001. The impact of hospital-

acquired bloodstream infections. *Emerg Infect Dis* 7(2):174–7.

33 Sitges-Serra A, Girvent M. 1999. Catheter-related bloodstream infections. *World J Surg* 23:589–95.

34 Ogeer-Gyles JS, Mathews KA, Boerlin P. 2006. Nosocomialinfections and antimicrobial resistance in critical care medicine. *J Vet Emerg Crit Care* (San Antonio) 16(1):1–18.

35 Elliott T. 2002. Intravascular catheter-related sepsis: novel methods of prevention. *Intensive Care Med* 26:S45–50.

36 Raad I, Hanna H. 1999. Nosocomial infections related to use of intravascular devices inserted for long-term vascular access. In: Mayhall CG, editor. *Hospital Epidemiology and Infection Control.* 2nd ed. pp. 165–72. Philadephia: Lippincott Williams and Wilkins.

37 O'Grady NP, Alexander M, Dellinger P, et al. 2002. Guidelines for the prevention of intravascular catheter-related infections. *Pediatrics* 110:51–75.

38 Lane RK, Mattay MA. 2002. Central line infections. *Curr Opin Crit Care* 8:441–8.

39 Sitges-Serra A, Girvent M. 1999. Catheter-related bloodstream infections. *World J Surg* 23:589–95.

40 Mathews KA, Brooks MJ, Valliant AE. 1996. A prospective study of intravenous catheter contamination. *J Vet Emerg Crit Care (San Antonio)* 6(1):33–43.

41 Johnston JA. 2002. Nosocomial infections. *Vet Clin North Am Small Anim Pract* 32(5):1101–26.

42 Calvert CA andWall M. 2006. Cardiovascular infections. In: Greene CE, editor. *Infectious Diseases of the Dog and Cat.* 3rd ed. p. 846. Philadelphia: WB Saunders Elsevier.

43 Calvert CA, Wall M. 2006. Cardiovascular infections. In:Greene CE, editor. *Infectious Diseases of the Dog and Cat.* 3rd ed. p. 845. Philadelphia: WB Saunders Elsevier.

44 Calvert CA, Wall M. 2006. Cardiovascular infections. In: Greene CE, editor. *Infectious Diseases of the Dog and Cat.* 3rd ed. p. 853. Philadelphia: WB Saunders Elsevier.

45 Avidan MS. 2008. In: Hines RL, Marschall KE, editors. *Stoelting's Anesthesia and Co-Existing Disease.* 5th ed. p. 477. Philadelphia: Churchill Livingstone.

46 Hardie EM. 1995. Life-threatening bacterial infection. *Compend Contin Educ* 17:763–77.

47 Rivers E, Nguyen B, Havstad S, et al. 2001. Early goal-directed therapy in the treatment of severe sepsis and septic shock. *N Engl J Med* 345:1368–77.

48 Jackson WL Jr., 2005. Should we use etomidate as an induction agent for endotracheal intubation in patients with septic shock? A critical appraisal. *Chest* 127:1031–8.

49 Cunningham JD, Silver L, Rudikoff D. 2001. Necrotizing fasciitis: a plea for early diagnosis and treatment. *Mt Sinai J Med* 68:253–61.

50 Childers BJ, Potyondy LD, Nachreiner R, et al. 2002. Necrotizing fasciitis: a fourteen-year retrospective study of 163 consecutive patients. *Am Surg* 68:109–16.

51 Naidoo SL, Campbell DL, Miller LM, et al. 2005. Necrotizing fasciitis: a review. *J Am Anim Hosp Assoc* 41:104–9.

52 Miller CW, Prescott JF, Mathews KA, et al. 1996.

Streptococcal toxic shock syndrome in dogs. *J Am Vet Med Assoc* 209:1421–6.

53 Prescott JF, Miller CW, Mathews KA, et al. 1997. Update on canine streptococcal toxic shock syndrome and necrotizing fasciitis. *Can Vet J* 38:241–2.

54 Prescott JF, DeWinter L. 1997. Canine streptococcal toxic shock syndrome and necrotising fasciitis. *Vet Rec* 140(10):263.

55 Elliott DV, Kufera JA, Myers R. 1996. Necrotizing soft tissue infections. Risk factors for mortality and strategies for management. *Ann Surg* 224:672–83.

56 Jenkins CM, Winkler K, Rudloff E, et al. 2001. Necrotizing fasciitis in a doberman pinscher. *J Vet Emerg Crit Care (San Antonio)* 11:299–305.

57 Wong CH, Chang HC, Pasupathy S, et al. 2003. Necrotizing fasciitis: clinical presentation, microbiology, and determinants of mortality. *J Bone Joint Surg Am* 85-A:1454–60.

58 Avidan MS. 2008. In: Hines RL, Marschall KE, editors. *Stoelting's Anesthesia and Co-Existing Disease.* 5th ed. p. 481. Philadelphia: Churchill Livingstone.

59 Kaul R, McGreer A, Low DE, et al. 1997. Population-based surveillance for group A streptococcal necrotizing fasciitis: clinical features, prognostic indicators, and microbiologic analysis of seventy-seven cases. Ontario group A streptococcal study. *Am J Med* 103:18–24.

60 Ingrey KT, Ren J, Prescott JF. 2003. A fluoroquinolone induces a novel mitogen-encoding bacteriophage in *Streptococcus canis. Infect Immun* 71:3028–33.

61 Avidan MS. 2008. In: Hines RL, Marschall KE, editors. *Stoelting's Anesthesia and Co-Existing Disease.* 5th ed. p. 482. Philadelphia: Churchill Livingstone.

62 Gibson MD, Omran MT, Young CR. 1995. Experimental feline Lyme borreliosis as a model for testing *Borrelia burgdorferi* vaccines. *Adv Exp Med Biol* 38:373–82.

63 Littman MP, Goldstein RE, Labato MA et al. 2006. ACVIM small animal consensus statement on Lyme disease in dogs: diagnosis, treatment, and prevention. *J Vet Intern Med* 20:422–34.

64 Harrus S, Waner T, and Neer TM. 2012. Ehrlichia and anaplasma infections. In: Greene CE, editor. *Infectious Diseases of the Dog and Cat.* 4th ed. pp. 227–38. Philadelphia: WB Saunders Elsevier.

65 Shipov A, Klement E, Reuveni-Tager L, et al. 2008. Prognostic indicators for canine monocytic ehrlichiosis. *Vet Parasitol* 153:131–8.

66 Woody BJ, Hoskins JD. 1991. Ehrlichial diseases of dogs. *Vet Clin North Am Small Anim Pract* 21:75–98.

67 Harrus S, Ofri R, Aizenberg I, et al. 1998. Acute blindness associated with monoclonal gammopathy induced by *Ehrlichia canis infection. Vet Parasitol* 78:155–60.

68 Greene CE, Sykes JE, Moore GE, et al. 2012. Leptospirosis. In: Greene CE, editor. *Infectious Diseases of the Dog and Cat.* 4th ed. pp. 431–46. Philadelphia: WB Saunders Elsevier.

69 Forrest LJ, O'Brien RT, Tremelling MS, et al. 1998. Sonographic renal findings in 20 dogswith leptospirosis. *Vet Radiol Ultrasound* 39:337–40.

70 Adin CA and Cowgill LD. 2000. Treatment and outcome of dogs with leptospirosis: 36 cases (1990–1998). *J Am VetMed Assoc* 216:371–5.

71 Sykes JE, Hartmann K, Lunn KF, et al. 2011. 2010 ACVIM small animal consensus statement on leptospirosis: diagnosis, epidemiology, treatment and prevention. *J Vet Intern Med* 25:1–13.

72 Available at: http://www.cdc.gov/nczved/divisions/dfbmd/diseases/leptospirosis/pet.html. Accessed October 10, 2012.

73 Hoffmann-Lehmann R, Berger M, Sigrist B, et al. 1998. Feline immunodeficiency virus (FIV) infection leads to increased incidence of feline odontoclastic resorptive lesions (FORL). *Vet Immunol Immunopathol* 65:299–308.

74 Sellon RK and Hartmann K. 2012. Feline immunodeficiency virus infection. In: Greene CE, editor. *Infectious Diseases of the Dog and Cat.* 4th ed. pp. 136–49. Philadelphia: WB Saunders Elsevier.

75 Avidan MS. 2008. In: Hines RL, Marschall KE, editors. *Stoelting's Anesthesia and Co-Existing Disease.* 5th ed. p. 491. Philadelphia: Churchill Livingstone.

76 Dorsch JA, Dorsch SE. 1999. Cleaning and sterilization. In: Zinner S, editor. *Understanding Anesthesia Equipment.* 4th ed. pp. 969–74. Philadelphia: Lippincott Williams and Wilkins.

15 腫瘍

Veronica Salazar

Anesthesiology Service, Alfonso X El Sabio University, Madrid, Spain

腫瘍はすべての年齢の動物で主要な疾患であり、高齢動物の死因の1つである[1]。しかし、動物ではヒトの集団とは異なる制限があることから、腫瘍の正確な疾病率や死亡率を把握することは難しい。人医療では腫瘍に関する広範な登録データベースが利用されているが、獣医療では極めて限られたデータベースしかない[1-7]。動物での腫瘍発生率は、イヌで0.4～2%、ネコで0.1～0.4%[2-5]と報告されているが、腫瘍の有病率はすべての症例の4%とされている[7]。また、腫瘍による死亡率は年齢や品種によって異なり、20～56%とされている[1,6]。動物の腫瘍に関する正確な疫学的情報は不足しているものの、伴侶動物の高齢化に伴い腫瘍の有病率は上昇し続けている。この20年間における動物の寿命の延長は、食餌内容の改善やワクチン接種の普及を含む予防医学や治療技術の進歩の結果であり、また、ヒトと動物の絆がより強固なものになった結果ともいえる[1,8]。したがって、最近では、腫瘍症例の看護は社会や腫瘍専門医たちから要望されている。腫瘍の診断から治療、または緩和的治療などのさまざまな腫瘍の治療ステージにおいて、麻酔や鎮痛は腫瘍症例の獣医学的看護の基礎となる。

病態生理

残念ながら、腫瘍症例はさまざまな病態生理学的な異常を示し、その原因は腫瘍や転移巣自体だけではなく、腫瘍随伴症候群（paraneoplastic syndrome：PNS）や治療の副作用（例：化学療法、放射線治療、および積極的かつ侵襲的な外科的治療に続発する作用）として引き起こされる。腫瘍症例に安全で適切な麻酔・疼痛管理を行うためには、基礎をなす病態生理学的な問題を理解する必要がある。

腫瘍随伴症候群

腫瘍随伴症候群は、腫瘍とは離れた部位に生じる変化も含まれるが、多くは腫瘍疾患に直接的に関係する[9]。腫瘍は、サイトカイン、ホルモン、および成長因子などさまざまな生理活性物質を産生放出しており、これらによる生体への影響が原発腫瘍そのものよりも高い死亡率をもたらすとなる場合もある。PNSは標的となる組織別に分類されている（表15.1）。

一般的な症状

▷腫瘍性食欲不振・悪液質症候群

腫瘍性食欲不振・悪液質症候群（cancer anorexia-cachexia syndrome：CACS）はヒトや動物に最も一般的に見られる腫瘍随伴障害である。動物での発生率はいまだ不明であるが、2004年のMichelらの報告ではわずか4%と見積もられているものの[9]、実際はもっと多いからもしれない。腫瘍症例はしばしば体重減少や代謝異常を示し、適切に採食している場合（がん性悪液質）もあれば、あるいは採食できていない場合（がん性食欲不振）もある。このPNSは、炭水化物、脂質、および蛋白質の代謝異常を生じ、もし対処されなければ症例の生活の質（QOL）を低下させ、予後の悪化やより適切な治療を受ける機会を喪失させる事態を招くことになる[11]。臨床的には、CACSは吐き気、食欲不振、および体重減少などの症状が特徴的であり、最終

表 15.1　動物の腫瘍症例に一般的に認められる腫瘍随伴症候群の分類

臓器系	症状	
全身症状	腫瘍による食欲不振・悪液質症候群 (CACS)	発熱
血液学的異常	貧血 白血球増多症 血小板過凝集 汎血球減少症	赤血球増多症 血小板減少症 血液凝固異常 高蛋白血症
内分泌症状	高カルシウム血症 抗利尿ホルモン不適合分泌症候群 (SIADH)	低血糖
消化器症状	胃十二指腸潰瘍	
皮膚症状	脱毛 結節性皮膚線維腫	皮膚紅斑
神経筋症状	筋無力症	末梢神経障害
腎症状	糸球体腎炎	
多様な症状	肥大性骨症	

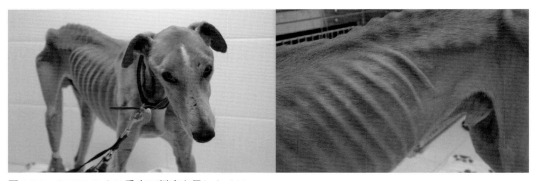

図 15.1　CACS により重度の削痩を示したイヌ。　　写真提供：Dr. Ana Cloquell の厚意による

的には自身の体脂肪減少や筋肉喪失などが顕著になり、重度の削痩を示す（図15.1）[12]。

　動物の食餌への認識（すなわち、嗅覚や味覚）の変化から、食餌への嗜好性が低下することもある[12]。CACSによる代謝異常は、体重減少の前、あるいは腫瘍に対する治療が成功した後に生じることもある。CACSの根本的な病態生理学のメカニズムは、セロトニンやサイトカインの産生と放出であり、これらによって生理的な蛋白質、脂質、および炭水化物の代謝と同様に安静時のエネルギー消費量が変化する[12]。表15.2にCACSの主な臨床兆候とその病態生理学的メカニズムを要約した。

　CACSを示す腫瘍症例では、CACSの有害作用を可能な限り減少させ、免疫機能を増強するためには、動物がそれを許容するなら他の治療介入（すなわち、ω3脂肪酸の豊富な食餌）による効果や積極的な栄養支持が必要である[13]。食欲不振が持続する症例では、経鼻食道チューブ、食道造瘻チューブ、あるいは胃造瘻チューブの設置が推奨される。

　前述したPNSによる変化の結果、これらの症例では体脂肪率の減少と筋肉量の低下が一般的であり、麻酔薬の遊離分画あるいは有効成分の

表 15.2　腫瘍性食欲不振・悪液質症候群（CACS）における主な臨床兆候と病態生理学的メカニズム

影響を受けるシステム	病態生理学的メカニズム	病態生理学的メカニズム
蛋白質代謝	蛋白同化作用の減少 蛋白異化作用の増加	筋肉萎縮 ボディコンデションスコア（BCS）の低下
炭水化物代謝	インスリン受容体の変化 嫌気性糖代謝	高乳酸血症
脂質代謝	脂質分解の増加 脂質動員の増加 脂肪酸生合成の減少	体脂肪の喪失 BCS の低下
安静時エネルギー消費量（REE）	異常な糖代謝	REE の増加

血中濃度が上昇することがある（例：バルビツレート）。麻酔薬の過剰投与や覚醒遅延または質の悪い麻酔回復を防ぐために、慎重に麻酔薬やその投与量を選択する必要がある。さらに、これらの症例では体脂肪率が低いことから、麻酔中に低体温になりやすい。体温喪失を防止するための積極的な対応（例：冷たいものからの隔離、慎重に覆う、熱水分交換フィルターや温水ブランケットの使用）を実施する必要がある。

▷発熱

　PNS としての発熱はさまざまな腫瘍に関連しており、ヒトの患者では極めて一般的に見られるが、動物での発生率は不明である[14]。腫瘍随伴性の発熱の病因は、その多くが宿主の免疫応答、あるいは腫瘍そのものから発熱性サイトカインが産生放出されるためである[15]。麻酔計画を立てる前に、感染症を除外するために徹底的な麻酔前評価を行う必要がある。重度の体温上昇は、代謝亢進および酸素供給量を超える場合もある酸素消費量の増大に関連している。このような状況は多臓器不全（すなわち、急性腎不全、心不整脈、および播種性血管内凝固症候群［DIC］）を実際に引き起こすこともある。もし感染症が除外でき、発熱が重度あるいは致死的であれば、正常な体温調整を可能にするために非ステロイド性抗炎症薬（NSAID）を投与して熱産生に関連するケミカルメディエーターの反応を阻止すべきである[16]。NSAID は比較的安全であるが、

腎疾患、胃腸潰瘍、または出血傾向のある動物には使用すべきでない。ジピロン（dipyrone）は注射可能な NSAID であり、COX-3 阻害を介した解熱効果を示し[17,18]、通常の NSAID の禁忌とは関連しない。ジピロンはヒトに悪液質を引き起こすことがあるが、動物では示されていない[19]。また、高体温は最小肺胞濃度（MAC）の増加に関与するため[20]、麻酔維持に要する吸入麻酔薬の終末呼気濃度は高くなる。

血液学的異常

▷貧血

　腫瘍やその転移巣は骨髄へ浸潤すると造血系細胞に影響を与える。貧血は最も一般的な PNS の 1 つであり、その発生率は 30 ～ 69% に及ぶ[21]。最も一般的な貧血の原因には、慢性疾患性貧血（anemia of chronic disease：ACD）、造血組織の腫瘍による免疫介在性貧血（IMHA）、腫瘍随伴症候群の胃十二指腸潰瘍による失血性貧血、および微小血管腫瘍や DIC 発生の原因となる、すべての腫瘍による微小血管性溶血性貧血（MAHA）がある。

　急性あるいは重度の貧血では、全身麻酔を実施する前に状態の安定化が求められる。ACD、失血性貧血、および MAHA では、腫瘍摘出のみに状態の改善が見込まれるが、IMHA では全身麻酔を実施する前にコルチコステロイドの単独投与やコルチコステロイドとアザチオプリン、またはシクロホスファミドといった免疫抑制剤を組み

合わせた治療によって状態を改善できる[22-26]。加えて、低灌流や低酸素血症が考慮される場合には、全血、あるいは濃厚赤血球製剤の輸血などの支持療法が必要となる。可能であれば、ヘモグロビン酸素運搬物質（HBOC）の投与を考慮する。さらに、麻酔導入前に前酸素化を実施する、麻酔中のFiO_2を1.0に維持する、適切な循環を常に維持するなど、麻酔中には動物を適切に酸素化を行う方策をとるべきである。

▷赤血球増加症

多血症や赤血球増加症は動物の腫瘍症例では一般的ではなく、主にエリスロポエチン増加を伴う腎臓腫瘍で報告されている[27,28]。症例は、血液の粘稠性増加の結果生じる組織低酸素、多尿症、出血、または血栓症などの臨床兆候を末梢血管の低灌流とともに示す。一時的な対症療法として瀉血が有効であり、臨床兆候が改善するまで、あるいは目標とするヘマトクリット値（通常、ネコで＜50％、イヌで＜55％）に達するまで10～20 ml/kgずつ瀉血する。しかし瀉血を繰り返すと、積極的な輸液療法や血漿輸血と同様に血栓症や鉄欠乏の原因となる[29]。結果として瀉血が6～8週間ごとに必要となる場合には、骨髄抑制療法が推奨され、治療薬としてヒドロキシウレアが選択される[30]。赤血球増加症に対する根本治療は、エリスロポエチン産生性腫瘍の摘出である。

▷血小板減少症

動物の腫瘍症例での血小板減少症の発生率は高く、イヌで58％、ネコで20％と報告されている[31-33]。通常、臨床的な症状は、血小板数が30,000/μl以下にならないと明らかにならない。根本治療法は原因となる腫瘍の摘出である。

PNSとして血小板減少症を示す動物に対する麻酔管理には、徹底した術前の身体検査や血液検査が含まれ、血小板輸血や血漿輸血が必要となることもある。新鮮凍結血漿（FFP）10 ml/kgあるいは15～18 ml/kgの輸血が望ましい効果を示すと報告されている[34,35]。輸血反応はまれであり、その程度は軽度（痒み、顔面腫脹、発疹）から重度（アナフィラキシー反応、死亡）である。輸血を受ける動物には常に綿密なモニタリングが必要である。免疫介在性の場合には、コルチコステロイド（＞2 mg/kg POを毎日）とアザチオプリン（2 mg/kg POを初日、その後0.5～1 mg/kg 隔日）といった免疫抑制剤が使用される[36]。最近、血小板減少症のイヌに凍結乾燥血漿を使用することで良い結果が得られたと報告されている[37]。

▷血小板凝固促進

動物の腫瘍症例では、血小板凝固促進や血栓塞栓症を示すことがある。肺血栓塞栓症（pulmonary thromboembolism：PTE）は、通常、説明困難な突然の低血圧、頻脈、呼吸促迫、低酸素血症、あるいは気管支痙攣などを示す。動脈血の血液ガス分析では低酸素血症、高炭酸ガス血症、肺胞動脈血酸素分圧較差を明らかにすることができる。呼気二酸化炭素分圧（$EtCO_2$）の低下は肺血栓症を示唆するが、特異的ではない。術中のPTEの確定的診断には、選択的肺血管造影X線検査や造影CT検査が必要である。しかし、これらの診断法はより高度な診断機器を必要とし、容易には利用できない。酸素療法を速やかに開始すべきであり、根本治療として血栓溶解治療（ストレプトキナーゼ90,000 Uを20～30分間かけてIV、続いて450,00 Uを3～7時間かけてIV）[38]を、ヘパリンやワルファリン（低分子ヘパリン75～100 U/kg SC 8時間毎、続いてワルファリン0.1mg/kg 24時間毎）を用いた抗凝固療法とともに行う[39]。PTEが発生する可能性がある動物では、予防的に短時間作用性の麻酔薬あるいは拮抗薬がある麻酔薬を選択する必要があり、これらのプロトコルによって術後早期の歩行が可能となり、結果としてさらなる血栓塞栓の発生を減少できる。さらに、PTEのリスクのある動物では、予防的な抗凝固療法が行われることもある（低分子ヘパリン75～100 U/kg SC 8時間毎）[39]。

表15.3 播種性血管内凝固（DIC）

ステージ	不顕性の DIC	制御された DIC	制御されていない DIC
病態生理学的メカニズム	代償性の凝固系活性化 阻害因子によって平衡状態に あるトロンビン生成 血小板の活性化	非代償性の凝固系活性化 圧倒的なトロンビン阻害因子 炎症や出血によるフィードバック	血小板や凝固系因子の消耗
臨床兆候	微小血管の塞栓	大きな血管の塞栓 臓器障害	出血
診断法	素因となる疾患の存在 PT の変化傾向 線溶系生成物（FDP や D-ダ イマー）の変化傾向	PT や PTT の延長 FDP や D-ダイマーの増加 フィブリノゲンの減少	PT や PTT の延長 FDP や D-ダイマーの増加 フィブリノゲンの減少 重度の血小板減少症

DIC の定義は the Scientific Subcommittee of the International Society on Thrombosis and Haemostasis（ISTH）[41] およびイヌの DIC 診断基準を改変（Winberg B, Jensen AL, Rojklaer R, et al. 2006. Prospective pilot study on performance and prognostic value of a new human, ISTH based scoring system for identifying nonovert disseminated intravascular coagulation in dogs [ACVIM abstract 203]. J Vet Intern Med 20(3): 697-802.）

▷血液凝固障害

腫瘍随伴性血液凝固障害は、とくに血小板の数や機能に異常が生じた場合に見られ、DIC が最も頻繁に生じる臨床的な異常である[40]。血小板減少症、活性化部分トロンボプラスチン時間（APTT）の延長、フィブリン分解産物（FDP や D-ダイマー）の増加、低フィブリノゲン血症、アンチトロンビンⅢ（ATⅢ）の減少が DIC の存在を明確に示す[41]。表15.3 に DIC の異なるステージごとの病態生理学的メカニズム、臨床兆候、および診断法を要約した。血液凝固障害は、全身麻酔を実施する前に適切に安定化する必要がある。

▷高蛋白血症

高蛋白血症は、多発性骨髄腫で発生し、モノクローナル免疫グロブリンが多量に分泌され異常蛋白血症を生じる[42,43]。高蛋白血症の臨床兆候は、止血異常（血小板凝集異常や血液凝固因子への干渉）[44]、および血液粘稠性の増加（元来高い粘稠性を有する大きく長い分子の蛋白同士の相互反応による）[43] に関連している。血液粘稠性増加の臨床兆候は、血球凝集による組織低酸素の結果生じ、視覚障害、重度の中枢神経（CNS）障害、および心疾患や心不全などが含まれる[43,45]。全身麻酔を実施する前の安定化には、蛋白濃度を減少させる

ために血漿交換療法が必要となることがある[46]。

内分泌症状

▷高カルシウム血症

高カルシウム血症が存在する約 2/3 のイヌと 1/3 のネコで腫瘍と診断される[47,48]。悪性の高カルシウム血症（hypercalcemia of malignancy：HM）が最も一般的に認められる腫瘍はリンパ腫[49] であるが、乳腺癌、副甲状腺腫瘍、甲状腺癌、骨腫瘍、肛門嚢アポクリン腺癌、多発性骨髄腫、胸腺腫、扁平上皮癌、メラノーマ、および原発性肺腫瘍でも認められる[50-54]。高カルシウム血症は、破骨細胞による骨の再吸収と、これに続発する循環血液中へのカルシウム放出によって起こる[55]。しかし、類症鑑別として、急性の腎不全、副腎皮質機能低下症、肉芽腫性病変、高ビタミン D 血症、あるいは検査中のアーチファクト（溶血や脂肪血症）でも起こる[56]。加えて、酸血症ではイオン化カルシウム分画の増加が起こる[9]。同様に、カルシウムと血清アルブミンの関連を評価する必要があり、以下の補正式が用いられている（式15.1）

式15.1
補正カルシウム濃度（mg/dl）
= カルシウム濃度（mg/dl）
− アルブミン濃度（g/dl）+ 3.5

総カルシウム濃度が＞18 mg/dlの場合、緊急治療が必要となる[57]。全身症状として、攣縮、ふるえ、虚弱、高血圧、徐脈、沈うつ、昏迷、または昏睡などが見られる。腎実質へのカルシウム塩の沈着は腎前性あるいは腎性の高窒素血症を招き、一方重度の血管収縮によって腎血流量と糸球体濾過率の低下を招く[58]。遠位尿細管の抗利尿ホルモン（ADH）に対する反応性低下は、尿濃縮能低下の原因となる。腎上皮細胞は変性し壊死することもある[57]。嘔吐と多飲多尿が生じ、症例の状態悪化と脱水が進行する。高カルシウム血症に対する対症療法（例：糖質コルチコイド）は最終的な診断や病因究明を妨げることがあるため、HM症例を治療する際の初期目標は、基礎をなす原因を明らかにし、治療することである。このため、腫瘍の有無が確定していないHM症例へのコルチコステロイドの使用は、推奨できない[9,59,60]。

カルシウム濃度が正常範囲よりも高い場合には（総カルシウム濃度＞12 mg/dl）、循環動態や腎機能の影響（徐脈性不整脈、心静止、心停止、高血圧、高窒素血症、多飲多尿）に注意して全身麻酔を実施する必要がある。麻酔前までにカルシウム濃度を完全に正常化できないかもしれず、多くの症例で腫瘍摘出が唯一の根本治療となるかもしれない。しかし、治療は、カルシウムの外部排出を促進するために腎臓でのカルシウム排泄を増加し、骨の再吸収を阻害することを目的とすべきである[9]。例えば、軽度の高カルシウム血症（12〜15 mg/dl）で臨床兆候が認められない症例では、0.9％生理食塩液の輸液でカルシウム濃度を正常化できるであろう。中等度の高カルシウム血症（15〜18 mg/dl）では、ヘンレ係蹄上行脚におけるカルシウム再吸収を抑制するために、水和およびフロセミド（ネコ：1〜4 mg/kg IV 8〜24時間毎、イヌ：1〜2 mg/kg IV 8〜24時間毎）と0.9％生理食塩液による利尿をまず開始すべきである。もし、最終診断がついて、リンパ腫が除外診断されたら、プレドニゾロン（イヌとネコ：1 mg/kg PO 12時間毎）

を投与できる。難治性の高カルシウム血症の症例では、サケカルシトニン（4〜10 MRC単位/kg 24時間毎にSC）やゾレドロン酸（0.25 mg/kg 4〜5週間毎）、またはパミドロン酸（イヌ：1〜1.5 mg/kg IV、ネコ：1.5〜2 mg/kg IV 2〜4週間毎）などのビスホスホネート製剤の投与を考慮すべきだろう[61-63]。

▷低血糖

低血糖は主にインスリン産生膵島細胞膵臓腫瘍に関連して発生する[64]。しかし、平滑筋種や平滑筋肉腫、肝細胞腫、肝細胞癌、そして血管肉腫の動物でも見られる[65]。病理生理学的メカニズムとしては、腫瘍による糖利用の増加、肝臓での糖新生の減少、インスリン様成長因子ⅠやⅡの分泌、あるいはインスリン受容体の発現増加（アップレギュレーション）であり[66]、最も一般的な臨床兆候は、衰弱、見当識障害、痙攣、発作、および昏睡である。重度の低血糖では、50％ブドウ糖液（1 ml/kgを2〜4倍に希釈して5分以上かけて投与）のボーラス静脈内投与（IV）と2〜2.5％ブドウ糖液の持続IV投与、またはグルカゴン投与をまず開始すべきである[67]。しかし、インスリノーマや他のインスリン様類似物質を分泌する腫瘍を疑う症例の低血糖治療では、ブドウ糖液のIV投与が腫瘍から大量のインスリン放出を刺激することによって、さらに重度の低血糖を招く危険があり、注意を要する。ブドウ糖の持続投与では、等張性晶質液（例：乳酸リンゲル、0.9％生理食塩液、あるいは酢酸リンゲル）に適切な量の50％ブドウ糖液を添加することで調整し、維持輸液速度（40 ml/kg/日）で投与する。5％ブドウ糖液は、低浸透圧で電解質が含まれていないため使用すべきではない。グルカゴンを投与する際には、0.9％生理食塩液で希釈して1,000 ng/ml溶液に調整する。まず、グルカゴン50 ng/kgをボーラスIV投与してから、5〜40 ng/kg/分の投与速度で定量持続IV投与（CRI）する。腫瘍症例によっては、低血糖を治療するために、ジアゾキシド（イヌ：10〜60 mg/kg

PO 12 時間毎）などの治療をすでに受けているかもしれない。その場合、エピネフリンによるグリコーゲン分解の促進と、インスリンの放出抑制および細胞への取り込み増加によって血糖値が上昇していることもある[68]。その他に、ヒドロクロロチアチド（イヌとネコ：2 ～ 4 mg PO BID）がジアゾキシドやソマトスタチン（5 ～ 20 g PO または SQ BID/TID）の作用を増強する目的で併用されている症例もある[9,68,69]。

消化管症状

胃十二指腸の潰瘍は、肥満細胞腫（mast cell tumor：MCT）やガストリノーマ（ガストリン産生非膵島細胞膵臓腫瘍）に関連している[70]。肥満細胞内の顆粒はヒスタミン、ヘパリン、および蛋白分解酵素など多くの生物学的活性物質を含んでおり[71]、これが胃酸分泌の促進による胃腸粘膜の損傷や潰瘍形成に関連している[70-72]。MCT またはガストリノーマと診断された腫瘍症例では、胃腸粘膜の合併症を予防するために、ヒスタミン -2 受容体阻害薬のファモチジン（イヌとネコ：0.5 ～ 1 mg/kg PO 12 時間毎）またはラニチジン（イヌとネコ：2 mg/kg ゆっくりと IV 12 時間毎）を投与すべきである[70]。NSAID やコルチコステロイドは消化管粘膜に副作用を及ぼす可能性があるため、できるだけ使用すべきでない。

皮膚症状

PNS 性の脱毛は、一般的に左右対称に観察され、ひっかき傷などはなく、膵癌の肝転移に関連している[73-75]。PNS 性の脱毛症例は、臨床的に食欲不振、体重減少、および不活発を示し、起立あるいは歩行困難である[73-75]。麻酔前評価では、副腎皮質機能亢進症、自傷による脱毛、または対称性の脱毛症など多くの類症を鑑別し除外する必要がある。

腎臓症状

腫瘍症例は、高カルシウム血症症例の高カルシウム性腎症と同様に、腫瘍関連免疫複合体の沈着による糸球体腎炎を生じている可能性がある[9,70]。診断治療のために全身麻酔を必要とする腫瘍症例を安定化するためには、麻酔前評価で、注意深く腎機能を評価する必要がある。

神経筋症状

▷ 重症筋無力症

後天性重症筋無力症（Myasthenia Gravis：MG）は、胸腺腫、骨肉腫、リンパ腫、および胆管癌の症例で発症することがある[76-80]。腫瘍に関連してニコチン性アセチルコリン受容体に対する自己抗体が産生され、その結果、神経筋接合部の伝達障害が生じる。臨床兆候としては、運動不耐性、間欠的な筋脱力、嚥下障害、巨大食道、および二次的な誤嚥性肺炎を認める。この腫瘍関連性障害は腫瘍そのものの外科的切除後に改善することがあるが、巨大食道症の発症は負の予後因子である[76]。外科的治療が行えない場合には、免疫抑制量のプレドニゾン投与（イヌとネコ：2 mg/kg 以上 PO 24 時間毎）が試みられる。これらの症例では、しばしば筋骨格系の虚弱を示すため、周術期には横隔膜の機能低下により人工呼吸管理の必要性を考慮すべきである。症例は、脱分極性筋弛緩薬（例：サクシニルコリンなど）に抵抗を示す場合もある[81]。しかし、非脱分極性筋弛緩薬（例：ベクロニウム、ロクロニウム、アトラクリウム）では急性感受性増加が起こるかもしれない[82]。そのため、これらの症例では最初の投与量を約 1/10 とすることが勧められる。筋弛緩を必要とする症例では、加速度測定を用いる、または用いない神経刺激装置や筋電図検査を用いた筋弛緩効果の評価を常に行うべきであろう。

▷ 末梢神経障害

ヒトと動物ともに、末梢神経障害は、リンパ腫、多発性骨髄腫、原発性肺腫瘍、乳腺腫瘍、血管肉腫、あるいは肥満細胞腫で見られる[83-86]。基礎をなす病態生理学的メカニズムに、腫瘍と末梢神経の両方に共通して発現している抗原に対する自己抗体が産生されることがある[70]。臨床兆候

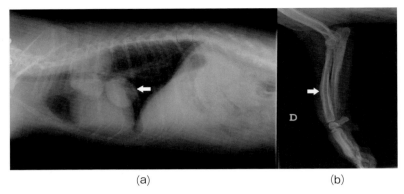

図15.2　肥大性骨症（HO）に罹患した症例の原発性の肺腫瘍（図a白矢印）と同一症例の骨膜変化（図b白矢印）。
写真提供：Dr. Sergio Monteagudo

は、虚弱や進行性の不全対麻痺から、多発性神経障害を併発したあるいは併発しない下位運動ニューロン症状を伴う四肢不全麻痺まで幅広い。これらの症例では疼痛管理がとくに重要となる。神経因性疼痛を治療する際には、ガバペンチンやプレガバリンの投与を通常の疼痛管理計画に組み合わせることが非常に有益である。

骨症状

　肥大性骨症（HO）は、四肢骨格の長骨骨幹の骨新生が特徴的であり、腫瘍の肺転移でも見られることがあるが、一般的に原発性肺腫瘍に関連している（図15.2）[87-91]。

　正確な病態生理学的メカニズムは不明であるが、その一部は、迷走神経や肋間神経の興奮による求心性神経刺激が四肢の血流を増加させることに関連する[92]。臨床兆候としては、移動性の跛行、複数肢が罹患した場合には動くことを嫌がるなどがある。通常、四肢は温かく腫脹しており、触ると痛がる。通常、診断には患肢のX線撮影が用いられ、このPNSの責任病変である腫瘍の徹底的な検査を同時に実施すべきである。HOによる痛みの管理にはNSAID、オピオイド（フェンタニルパッチ）、トラマドールおよびビスホスホネートの投与が用いられる[93,94]。その他の治療法として、血流量増加の刺激となる上行性神経入力を遮断するために迷走神経や肋間神経の切断も実施される[95]。しかし、獣医療ではこれらの治療法に関する研究は進んでいない。

治療
化学療法

　小動物における腫瘍疾患の発生率や有病率が上昇したことで、高度な治療法に関する知識や技術が発展してきた。最近では、IV可能な抗がん剤を組み合わせた化学療法が多くの症例に選択されるようになり、抗がん剤に関連するさまざまな副作用が見られるようになってきた。ほとんどの抗がん剤は細胞周期の活動期に作用するため、その毒性は細胞の増殖が盛んな組織で起こりやすい[96]。いくつかの正常組織では細胞の成長率が腫瘍細胞と同様であるため（例：粘膜、生殖細胞、上皮、あるいは造血細胞）[97]、抗がん剤は腫瘍組織だけでなくこのような正常組織にも作用する。さらに、多くの抗がん剤は細胞毒性を期待して投与されるので治療域が非常に狭い。これらの作用は症例の骨髄、消化管、皮膚、神経、泌尿器など全身性に影響を及ぼし、過敏反応や腫瘍崩壊症候群（tumor lysis syndrome：TLS）が起こりうる。

　骨髄抑制は、抗がん剤の一般的な細胞毒性である。赤血球は他の細胞よりも寿命が長いため、抗がん剤の副作用による二次的な貧血はまれである。しかし、ドキソルビシンのような抗がん剤は、骨髄抑制を繰り返し、長期間の化学療法

の後に骨髄癆を生じる。化学療法の毒性による血小板減少症はまれであるが、リバウンドによる血小板増加症は起こりうる。好中球減少症は細胞毒性の抗がん剤の投与後7〜21日目をピークにしばしば観察され、とくに治療の最下点で顕著になる[96]。動物が無症候性で細胞数が数日間で正常に回復するなら治療は不要である。しかし、好中球が1,000個/μl以下にまで減少した場合には、予防的な抗生物質療法を行ってもよい。食欲不振、嘔吐、および悪液質は、化学療法の消化管への細胞毒性による最も一般的な副作用である。症状の重症度により、輸液、抗生物質、および入院による注意深い観察が推奨される。全身麻酔を実施する前には、水和と循環血液量の最適化が必要である。抗がん剤の血管外漏出は大きな問題となり、局所組織の重篤な反応によって壊死を招く。とくに、ドキソルビシンが大量に血管外漏出すると最も重度な炎症反応を起こしやすい。臨床兆候には、湿性皮膚炎、紅斑、掻痒、および痛みがあり、時に漏出部位の壊死が漏出後7〜10日以内に起こる（図15.3）。したがって、静脈内にカテーテルが確実に入っていることを確認する必要がある。

局所の組織反応は、対症療法として局所に抗生物質やステロイドを塗布する。ドキソルビシン漏出から3時間以内であれば、漏出した量の10倍量のデクスラゾキサンを静脈内投与し、その後1日1回3日間投与する。ビンカアルカロイドを血管外漏出した場合は、生理食塩液単独または8.4％重炭酸と組み合わせて漏出部にデキサメサゾンとともに浸潤させる。末梢神経障害は、化学療法後の神経障害の一般的な兆候であり、一時的な麻痺、四肢の虚弱、および腹痛や便秘を生じるイレウスを認める。とくにビンカアルカロイドの投与後に認められる。プラチナ製剤では、副作用として皮質盲が報告されている。糸球体毒性や腎毒性がシスプラチンやドキソルビシンの投与後に報告されている。動物に高窒素血症や電解質異常を認める場合には、事前に安定化すべきである。

L-アスパラギナーゼやエトポシドなどといった抗がん剤投与後には急性のⅠ型過敏反応が続発することが報告され、その他にドキソルビシンでは、直接的に肥満細胞の脱顆粒刺激によるアナフィラキシーが報告されている[96]。血管拡張が重度で気管支収縮が認められる場合には、緊急処置としてエピネフリン投与、輸液、ヒスタミン-2受容体拮抗薬（ジフェンヒドラミン）投与を実施し、必要に応じてステロイド（デキサメサゾン）を投与する。TLSは化学療法に二次的に生じることがあり[93]、急速な腫瘍細胞の破壊、細胞内イオンや代謝産物の細胞外や血流への放出を引き起こす[98]。最も一般的なTLSによる代謝障害には、高カリウム血症、代謝性アシ

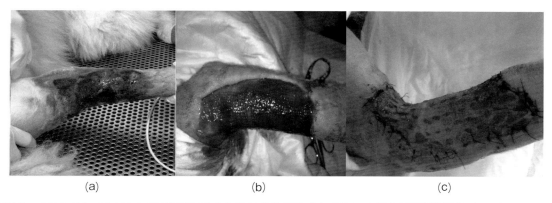

図15.3　イヌのドキソルビシン皮下漏出による前肢の皮膚壊死（a）と同一症例の外科的治療後（b、c）。
写真提供：Dr. Sanchez-Mellado の厚意による

ドーシス、高窒素血症、およびリン酸血症があり、二次的に高カルシウム血症が引き起こされる。TLSの臨床兆候には、嘔吐、下痢、嗜眠、徐脈性不整脈（低カルシウム血症に続発する）、および粘膜蒼白（心拍出量の減少に続発する）がある。初期治療として、積極的な輸液による組織灌流の回復、循環動態の安定化、電解質異常や酸-塩基平衡異常の補正、および腎機能の安定化を実施すべきである[98]。

放射線治療

最近の放射線治療では、電離性放射線を用いて正常組織の形態や機能を残したまま、悪性あるいは良性腫瘍に対して局所あるいは部分的照射が実施されている。電離性放射線の生物学的効果は、その電離能あるいは細胞内の分子や原子の励起によって短命のイオンや不安定なフリーラジカルを合成して分子損傷を引き起こすことによるものである[99]。この分子損傷は、細胞DNAへのフリーラジカルの相互作用で細胞の生存を障害し、腫瘍細胞の細胞分裂時にDNA損傷の回復を阻害する。腫瘍細胞には無制限に増殖できる能力があり、この細胞死のタイプはとくに腫瘍で顕著となる。通常、放射線治療の正常組織への副作用は治療部位に限定され、時間的に急性（治療中あるいは直後に現れる）と晩発性（治療数カ月後から数年後に起こる）に分類される。急性障害は主に増殖が盛んな実質組織の幹細胞の枯渇によるものであり、通常、粘膜や皮膚が障害される。一般的に、これら障害部位は自己限定的であり、治療後に自然治癒することが多い。しかし、一時的な痛みを生じ、対症療法が必要となる。晩発性障害が本来の放射線障害と考えられており、通常、肺、心臓、骨、軟骨、脊髄、あるいは腎臓などの血管豊富な間質で増殖が遅い実質組織で起こる。これらの障害は自己限定的ではなく、進行性で非可逆的な重度の線維化、壊死、機能喪失を招き、死に至ることもある。通常、保存的に治療するが、重度の合併症が見られる場合には外科的な治療が時に必要となる。

通常、頭頸部の照射では、口腔、咽頭、食道の粘膜炎が起こる。後躯の消化管を照射した場合には、大腸炎が起こる可能性がある。臨床兆候には、口腔内の痛み、粘度の高い唾液による嚥下困難、口内炎による食欲不振、脱水、粘膜炎による栄養失調などがあり、大腸炎から大腸性下痢となることもある。通常、症状は、放射線治療開始後1～2週間目に現れることが多く放射線治療終了時までに最も症状が強くなり、口内炎の改善には放射線治療終了後2～3週間を要する。飼い主へのコンプライアンスは、この数週間が非常に重要であり、低塩分のフードを手で与えたり、カロリーや水分補給などの適切な飼い主への説明が役に立つ。しかし、動物の水和や栄養を維持管理するために食道造瘻チューブや胃造瘻チューブの設置（図15.4）、あるいは皮下点滴が必要となることもある。

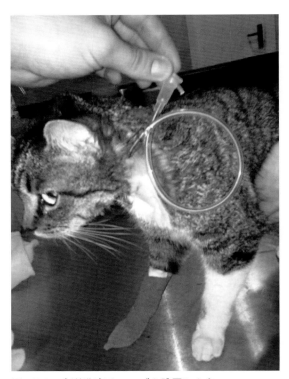

図15.4　食道造瘻チューブを設置したネコ。

麻酔前評価では、水和状態と電解質の状態、ボディコンディションスコア（BCS）、および口内炎の状態を評価する。口腔内を注意深く評価し、気管挿管を行う際には、気管チューブ全体に潤滑剤を塗布し、喉頭鏡を注意深く用いて、気管チューブを丁寧に挿管する。

初期の皮膚合併症は、通常、照射部位に限定され、その重症度は照射線量に依存する。病変としては、紅斑、皮下組織の線維化、色素沈着異常、脱毛、湿性の落屑を認め、適切に治療されないと自己損傷を認めることもある。疼痛管理は、これらの病変の痛みを取り除くことに集中する。褥瘡や潰瘍を防ぐためにパッドや注意深い体位変換が必要となる。放射線治療による副作用が生じている部分では、保温器具による熱傷に十分に注意する必要がある。

眼科的障害の重症度は線量依存性であり、照射部位と眼球との距離に左右される。通常、可能な限り眼球を放射線照射エリアの外に配置する。しかし、腫瘍の位置によっては不可能なことがある。急性症状には、眼瞼炎、眼瞼痙攣、結膜炎、乾性角結膜炎（keratoconjunctivitis sicca：KCS）、および潰瘍形成がある。KCSのある症例では、麻酔中に点眼軟膏等で角膜乾燥を予防する。

がん性疼痛

痛みはただの知覚ではなく、知覚による判別と動機づけられた情動の2つの成分を含む"経験"でもある。がん関連疼痛は以下の単独あるいは複数の要因からなる：①異なる臓器、骨、および神経への直接浸潤による腫瘍関連性疼痛[100,101]、②外科的手術、化学療法、放射線治療による疼痛[102]、③ PNS、血管閉塞、および二次感染による代謝異常がもたらす間接的な病因、④ 無気力や体調不良に起因する非関連性因子[103]。これらの異なる病因が複合するため、疼痛のパターンは複雑であり、動物の腫瘍症例では正確に診断することが困難である。加えて、痛みの慢性化過程に関連する痛覚過敏、中枢感作、シナプスのリモデリング、新規遺伝子発現、および持続する組織損傷後の急速な行動性調節が、疼痛管理を複雑かつ難解なものにしている[104,105]。

痛みの病態生理

腫瘍関連性疼痛は、神経因性疼痛、侵害受容痛、あるいはその両者になりうる。神経因性疼痛は、中枢性あるいは末梢性の神経組織病変と異常な体性感覚の処理過程によって特徴づけられる[101]。侵害受容痛は、内臓あるいは体性組織への治癒していない傷に関連し、鈍く、びまん性の痛み（内臓あるいは深部体性）、あるいは鋭く突くような場所を特定できる痛み（表層体性）を生じる。腫瘍症例における神経因性疼痛はとても複雑であり、腫瘍が末梢神経を巻き込んでいる状態によって局所浸潤や神経圧迫から神経への直接浸潤や神経周囲への浸潤に応じた異なる臨床兆候を示す。また、これらの腫瘍の浸潤病変部では、炎症性変化がさらなる痛みを誘導することになる。神経への浸潤や圧迫による病態生理学的メカニズムとしては、修復と反応性の生化学的変化が含まれており、これによって求心性ニューロン全体の樹状突起、神経細胞体、そして軸索突起が影響を受け、これによる神経ペプチドの喪失、萎縮、および退化が引き起こされる[106,107]。加えて、腫瘍は、新生血管や炎症細胞を含んでおり、これらによって感作や、直接的または間接的に（組織のアシドーシスを通じて）一次求心性ニューロンの侵害受容器を興奮させる[108]。

末梢と中枢レベルでの繰り返し刺激は神経過敏を引き起こし、侵害刺激に対する反応性の増強や、非侵害性刺激を含む幅広い刺激に対する新たな反応性の獲得を生じる。末梢感作は、侵害受容器がN-methyl-D-aspartateで感作されたときに起こる。中枢感作は、脊髄背角の二次求心性ニューロンのNMDA受容体の興奮性増加で起こる。この現象は"中枢性ワインドアップ"としても知られており、以下の2つの結果を生じる：① 痛みの治療を困難なものとし大量かつ多種の鎮痛薬の投与が

グラスゴー（Glasgow）疼痛スケール短縮版

イヌの名前

症例番号　　　　　　　　日付　／　／　　　時間

手術を　した／しない（どちらかを消す）

手術名あるいは動物の状態

以下の該当する数字に丸印をつけて、その合計点を算出してください。

A. ケージ内にいるイヌを見たときの状態

イヌの状態は？

（ i ）
静か　0
鳴いている　1
唸っている　2
鳴きわめいている　3

（ ii ）
傷口や痛みのある部分を全く気にしない　0
傷口や痛みのある部分を見る　1
傷口や痛みのある部分をなめる　2
傷口や痛みのある部分を擦りつける　3
傷口や痛みのある部分を噛む　4

> 脊椎骨折、骨盤骨折、多発性骨折、あるいは歩行に補助が必要な症例では、B はとばして、C に進んでください。とばした場合はチェック（✓）を入れてください □

B. イヌをケージからつれだす

イヌを起こす／歩かせたとき

（ iii ）
正常　0
不自由そう　1
ゆっくりあるいは嫌がる　2
ぎこちない　3
動くことを嫌がる　4

C. 傷や痛みのある部分（腹部を含む）から2インチ離れた部分をやさしく押したとき

（ iv ）
何も反応しない　0
押した部分を見る　1
身を縮こまらせる　2
唸るあるいは身を守ろうとする　3
噛みつく　4
鳴く　5

D. 全体的に見てイヌの様子は？

（ v ）
幸せそう　0
おとなしい　1
周囲に無関心、無反応　2
不安や恐怖を感じている　3
抑うつ状態　4

（ vi ）
快適そうだ　0
不安定な気持ち　1
落ち着かない　2
背を丸めるあるいは緊張している　3
硬直している　4

総合スコア　（ i ＋ ii ＋ iii ＋ iv ＋ v ）＝

© 2008 University of Glasgow. Permission granted to reproduce and educational use only. Commercial copying, hiring, lending is prohibited

図 15.5　痛みスコアを複合的に評価する短縮版（CMPS-SP）はイヌの急性痛を対象とした臨床的に迅速で信頼性のある評価法であり、臨床的な判断を下すのに役に立つようにデザインされている。これらは 6 つの行動的なカテゴリーからなる 30 の選択肢からなる。それぞれのカテゴリーは痛みの程度に関連した数字でランクづけされており、観察者はイヌの行動や状態に最も近いものをそれぞれのカテゴリーの選択肢から選ぶ。重要なことは、評価を行う場合にプロトコルにきちんと従うことである。痛みのスコアとして合計点を算出するが、6 つのカテゴリーで最も高いスコアは 24（動けない場合は 20）である。CMPS-SF スコアの合計点は、鎮痛の必要性を評価することに有用であり、6/24 あるいは 5/20 以上で疼痛管理を行うことが推奨されている[109]。

出典：参考文献 109 から許可を得て改変

必要となる。② 刺激の解釈の変化によって動物は
より強いレベルの痛みを知覚する。

痛みの評価

　動物の腫瘍症例における痛みの管理では、ヒ
トと異なり痛みの程度を自己申告できないこと
が痛みの識別、評価、および定量化を困難にし
ている。加えて、痛みに対する耐性は個体差が
大きく、動物が疾病や痛みを隠す習性がさらに
評価を困難にしている。したがって、獣医療で
は、動物の痛みの程度は、生理的反応とともに
観察者による動物の行動の解釈に重きを置いて
評価される。行動は種の違いによって大きく変
化するが、多くの疼痛行動が確認されており、
入院動物の評価システムの Glasgow Composite
Measure Pain Scale（GCMP）は高い正当性をもっ
て利用されている。これには、自発的行動ある
いは誘発行動や他の動物または観察者に対する
反応の評価が含まれる。グラスゴー疼痛スケー
ル短縮版（図 15.5）を用いれば 2 ～ 3 分で痛みを
評価できる[109]。

　動物では痛みの評価が難しいため、鎮痛は必
ず実施する必要がある。臨床獣医師も動物看護
師も積極的に症例の痛みの兆候を探すべきであ
り、痛みを疑う場合には、鎮痛薬を投与して動
物の反応を評価することが推奨される。さらに、
腫瘍の種類やその部位がヒトで痛みをもたらす
ような場合には、動物でもヒトと同様に取り扱
うことが望ましい。痛みは静的過程ではないの
で、痛みの評価は処置の前後に必要であり、自
宅での評価も必要である。ただし、GCMP リス
トにある行動や相互作用は動物の性質や気質に
よって明らかに異なる。

　過去 10 年間、ヒトの患者の QOL を評価する
ことに多くの努力が費やされ、多くの臨床的評
価方法が開発評価されてきた。しかし、動物の
QOL を評価するための妥当かつ標準的な評価
方法は数少ない。動物の QOL の評価は、代理
人、一般的には飼い主からの間接的な情報によ
るものである。2005 年に Yazbek と Fantoni[110]

表 15.4　腫瘍による痛みに関するイヌの QOL を評
価するための質問事項

質問事項

**病気があなたのイヌの QOL をどのくらい損ねていると
思いますか？**
　非常に損ねている（0）
　損ねている（1）
　少し損ねている（2）
　全く影響はない（3）

**あなたのイヌは今まで通りやりたいことをできています
か？（例：遊ぶ、散歩に行く）**
　できない（0）
　少しできる（1）
　だいたいできる（2）
　これまで通りにできる（3）

あなたのイヌの機嫌はどうですか？
　全体的に悪い（0）
　時々悪い（1）
　ほんの少し悪い（2）
　通常どおり（3）

あなたのイヌは身ぎれいにできていますか？
（例：自分で毛繕いする）
　できない（0）
　少しできる（1）
　以前よりはできない（2）
　できる（3）

どのくらいあなたのイヌは痛みを感じていると思いますか？
　いつも痛みを感じている（0）
　しばしば痛みを感じている（1）
　時々痛みを感じている（2）
　全く痛みを感じていない（3）

あなたのイヌは食欲がありますか？
　食欲はない（0）
　強制給餌したときには食べる、好きなものは食べる（1）
　少し食べる（2）
　いつも通りに食べる（3）

あなたのイヌは疲れやすいですか？
　いつも疲れやすい（0）
　頻繁に疲れやすい（1）
　それほど疲れやすくない（2）
　疲れやすくない（3）

あなたのイヌは眠れていますか？
　ほとんど眠れていない、全く眠れていない（0）
　あまり眠れていない（1）
　だいたい眠れている（2）
　これまで通りに眠れている（3）

あなたのイヌは嘔吐しますか？
　いつも嘔吐する（0）
　しばしば嘔吐する（1）
　時々嘔吐する（2）
　全く嘔吐しない（3）

表15.4 （続き）

質問事項
あなたのイヌの腸は運動していますか？ 　全く動いていない（0） 　あまり動いていない（1） 　ほとんど正常（2） 　正常（3） あなたのイヌは排便排尿の体勢をとることはできますか？ 　全くできない（0） 　ほぼ難しい（1） 　時々できる（2） 　正常にできる（3） あなたのイヌは家族に対してどれくらい関心を示しますか？ 　全く無視する（0） 　少し関心を示す（1） 　愛情が欲しいときには家族に関心を示す（2） 　これまでと変わりがない（3）

12の質問の回答の（　）内の数字を合計し、0〜36のスコアからQOLを判定する。
出典：文献110から許可を得て掲載

は、がん性疼痛兆候を示すイヌの健康に関連したQOLのスケールを検証した。これは腫瘍に対する治療計画の評価に有用である（表15.4）。

特有な痛みの特徴

　がん性疼痛の特徴は、腫瘍の種類やステージによって異なる[101]。骨への腫瘍浸潤は、腫瘍症例で最も一般的な痛みの原因となる（図15.6）。

　骨への浸潤あるいは骨髄腫瘍により誘起される痛みの病態生理学的メカニズムは、骨膜の伸展、侵害受容器を活性化するケミカルメディエーターの分泌、および骨内圧力の増加と安定性の喪失に関連している。侵害受容痛は、骨そのものに発現している侵害受容器だけではなく、骨髄や骨膜に発現している侵害受容器によっても引き起こされる。

　腎臓、脾臓、肝臓、あるいは脳など膜に被包された臓器の腫瘍は、正常な臓器サイズの数倍も大きくなることがあるが、その被膜は腫瘍よりも成長が遅い（図15.7）。

　痛みは、被膜内の圧力増加、直接的な被膜への浸潤、あるいは支持組織の牽引や圧迫によって強くなる。

　消化管や泌尿器といった中空組織における腫瘍や転移巣はしばしば痛みを伴う（図15.8）。

　腸管の拡張、運動障害、潰瘍形成、および血行障害は痛みの原因となる。泌尿器の痛みは、動脈炎、神経周囲への腫瘍浸潤、あるいは神経周囲の炎症反応が原因となる。

　膵臓では、腫瘍による壊死で自己消化性膵炎による特殊な痛みの症状が発生する。自己消化

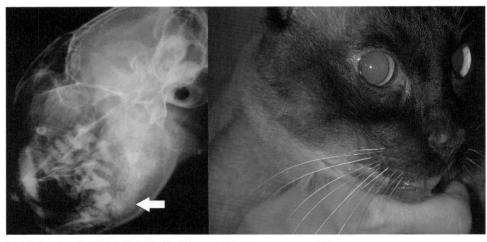

図15.6　ネコの下顎の骨肉腫（矢印）。　写真提供：Dr. Ana Riosの厚意による

は、腫瘍浸潤や導管狭窄と同様に腫瘍による実質破壊によって頻繁に引き起こされる。

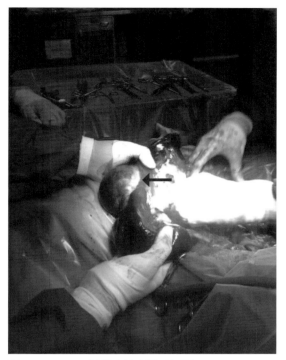

図15.7　イヌの脾臓血管肉腫（矢印）。

軟部組織への腫瘍の浸潤は、腱や筋肉など症例の運動によって影響される臓器と同様に神経や神経叢の圧迫によって痛みを引き起こす（図15.9）。

腫瘍の実質臓器への浸潤や、リンパ管、神経、血管の破壊は、その臓器の正常な機能を阻害する。

漿膜への腫瘍浸潤や炎症も痛みの原因となる。通常、胸膜の癌腫は痛みを引き起こさないが（胸膜滲出によって胸膜が他の組織と擦れることを防ぐ）、腹膜の癌腫は痛みを招く。末梢神経の直接的な転移巣との接触や腫瘍による穿孔や腹腔の中空臓器の貫通によって生じる炎症反応が痛みを引き起こす。

通常、末梢神経の痛みは、腫瘍の成長とともにそれぞれの神経や神経叢が巻き込まれることで起こる。しかし、痛みは腫瘍浸潤によって末梢神経の分岐部が拡大されたりすることでも起こる。

血管やリンパ管は、悪性腫瘍が転移を開始することで侵襲を受ける。小血管への浸潤や閉塞による痛みはまれであるが、大血管が傷害されるとその領域の静脈灌流が障害され、しばしば浮腫や痛みが起こる（図15.10）。

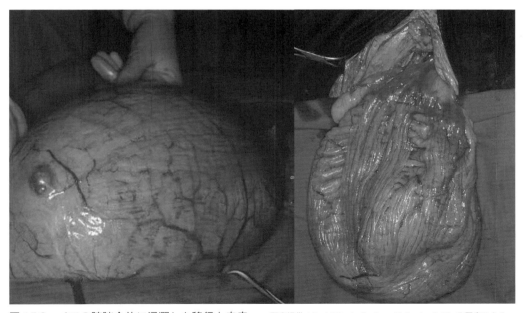

図15.8　イヌの膀胱全体に浸潤した移行上皮癌。　写真提供：Dr. Hilde de Roster、Alejandro Rubio の厚意による

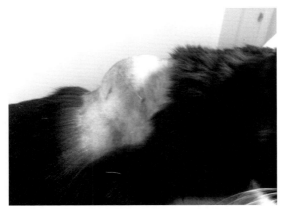

図 15.9　ネコの肩甲骨間の線維肉腫。

高血圧、頻脈、あるいは腸閉塞）を最小限にするためにも必要である。手術侵襲自体が腫瘍転移を抑制する NK 細胞の機能を低下させることから、周術期疼痛管理によって術後の腫瘍増殖を有意に減少できる[111,112]。がん性疼痛管理の主力は薬物療法であるが、非薬物療法も応用されつつある。全体的には、がん性疼痛に対する治療法は、薬物療法と非薬物療法に分類される。

薬物療法

　マルチモーダル鎮痛では、侵害刺激の導入、中枢神経への伝達、中枢神経での修飾、大脳皮質での知覚といった痛みの伝達経路において複数の因子に変化を加えるように複数の薬物を使用すべきである。この鎮痛アプローチはそれぞれの薬物の量を減少させ、副作用を減少させる。また、先制鎮痛は中枢の知覚過敏や"中枢におけるワインドアップ"を抑制するために使用すべきである。さらに、効果的なマルチモーダルな鎮痛と先制鎮痛の組み合わせは術後疼痛を減少さ

がん性疼痛の管理

　急性痛は、最優先で治療すべきであり、それは倫理的理由だけでなく、痛みによる術後の罹患率や死亡率への負の影響（例：治癒率低下、

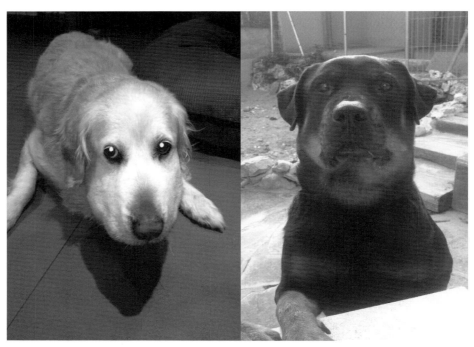

図 15.10　前大静脈症候群による顔面浮腫を示す 2 頭のイヌ。
写真提供：Dr. Noemi del Castillo、Sonia Femandez の厚意による

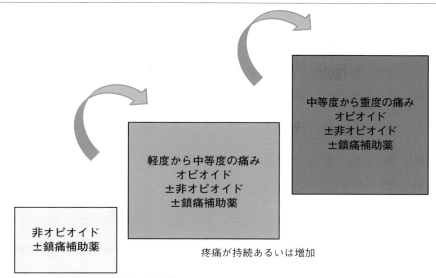

図15.11　1996年のWHO鎮痛ラダー[113]。　出典：参考文献113から許可を得て改変

せるだけでなく、バランス麻酔法の1つとして麻酔要求量を大きく減少する効果もある。これらの治療介入は円滑で安定した全身麻酔と適切な麻酔回復をもたらす。

　鎮痛における第一選択薬として、オピオイドやNSAID、および局所ブロックなどの"古典的な鎮痛薬"を使うべきである。最近では、NMDA拮抗薬やα_2-アドレナリン受容体作動薬、ビスホスホネート、および抗痙攣薬などの"鎮痛補助薬"も一般的になりつつある。世界保健機関（World Health Organization：WHO）では、一般的なヒトのがん性疼痛の管理アプローチとして段階的な"鎮痛ラダー"を概説しており、軽度から中等度の痛みには非オピオイドやオピオイドを用い、中等度から重度の痛みにはオピオイドを用い、さらに鎮痛補助薬を用いるというものである（図15.11）[113]。しかし、このWHOの鎮痛ラダーを動物に用いるには2つの潜在的な問題点がある。第1に、獣医療ではこれらの薬物をどのようながん性疼痛に用いるべきかに関する情報が不足している。第2に、多くの動物ではすでに腫瘍のステージが進行しており、中

等度から重度の痛みを発生しているため、このアプローチは適切ではない。いったん慢性疼痛に移行すると、中枢感作や知覚過敏がすでに発生している。この複雑な痛みを管理するためには、逆三角形の痛みへのアプローチが必要となる。すなわち、痛みが減少するまで複数の異なる作用機序の薬物を用い、その後それぞれの薬物の使用量を最小限に減少していく。

オピオイド

　モルヒネ、ヒドロモルホン、メサドン、フェンタニル、レミフェンタニル、ブプレノルフィン、あるいはブトルファノールなどのオピオイドは、鎮痛効果を発揮し、異なるオピオイド受容体（μ、δ、κ）に作用することで副作用を生じる。最も一般的なオピオイドの副作用は、用量依存性かつ薬物依存性の心血管抑制であり、交感神経系緊張の低下によって生じる（徐脈の程度は異なるが、一般的に血圧や心筋への直接的な影響は見られない）[19]。しかし、ヒスタミン放出による血管拡張が観察されるオピオイドもある（主にモルヒネあるいはメペリジンのIV投与後）[114]。オピオイド投与後に用量と

薬物依存性に呼吸抑制がパンティングとともに観察されることがある。イレウスは胃からの排泄時間を遅らせ、また短時間の尿閉とともに便秘も引き起こす。オピオイド投与後には精神不安が見られることがある。しかし、これは痛みのある動物にオピオイドを投与した場合、あるいは鎮静薬やトランキライザーと組み合わせてオピオイドを投与した場合にはあまり見られない。通常、低体温やパンティングが見られるが、ネコでは高体温を生じることがある。

前述した非経口のオピオイドは間欠的な IV あるいは IM で投与されている[19]。しかし、間欠的な投与では、しばしば症例は次の投与の前に痛みを示し、投与後には過剰な鎮静に陥る。一方、短時間作用型のオピオイド（例：フェンタニル、アルフェンタニル、レミフェンタニル）は CRI で用いることができる。フェンタニルを CRI 投与した場合、よい鎮静が得られる安定した血中濃度を維持でき、吸入麻酔薬濃度の必要量を減少させることで、吸入麻酔薬の全身的な副作用を軽減できる[115-119]。また、フェンタニルは呼吸抑制を持続的に用心深くモニタリングすることで術後疼痛にも用いることができる。モルヒネの IV 投与は有効であるが、ヒスタミン放出作用があり、肥満細胞腫の症例では注意が必要である[114]。フェンタニルパッチは経皮的なオピオイド投与を可能にし、数日間持続する鎮痛を提供できる[120-122]。しかし、鎮痛の程度は予測が難しく（とくにネコ）、不適切なパッチ貼付や不十分な用量を回避するために症例のモニタリングが重要である[123]。血中濃度は貼付後 18 〜 24 時間経過しないと最高値に達しないため、手術直後には追加鎮痛が必要である。フェンタニルパッチは、長期のオピオイド投与が必要な症例や、経口投与できない動物に有用である。フェンタニルパッチは、子供がはがして食べてしまう可能性があるので、小さな子供がいる家庭での処方は避けるべきである[124,125]。モルヒネやフェンタニルなどのオピオイドは、硬膜外腔投与することで長時間の周術期鎮痛を可能にする[126-129]。

硬膜外カテーテルを留置した場合には、硬膜外腔へオピオイドを数日から数週間にわたって投与することができ、断脚後の術後疼痛ばかりではなく、腹膜の痛みや膵炎による痛みの管理にも用いることができる。

非ステロイド性抗炎症薬（NSAID）

メロキシカムやカルプロフェンといった NSAID は、軽度から中等度の炎症を伴う痛みに広く用いられ、オピオイドの必要量を減少させるためにも用いられている。しかし、NSAID はオピオイドに比べて鎮痛の程度は弱く、拮抗できない。NSAID はシクロオキシゲナーゼ（COX）酵素を阻害し、リン脂質膜からのプロスタグランジン（PG）、トロンボキサン、およびプロスタサイクリンの合成を抑制する。しかし、アイソザイムの COX-2 はある種の腫瘍の発生や悪性化に関与している。COX-2 による PGE_2 の合成は腫瘍の発生機構に関与しており[130]、COX-2 の過剰発現はアポトーシスを抑制し、腫瘍細胞の接着と侵襲性を増強し、細胞増殖を促進し、免疫システムを抑制し、血管新生を増強する[131]。COX-2 の過剰発現は、イヌにおいて、膀胱、腎臓、乳腺、および腸管の癌や扁平上皮癌などの多くの上皮性悪性腫瘍に関与するとされ、さらに骨肉腫のような肉腫にも関与するとされている[132-136]。その結果、選択的な COX-2 阻害薬はこれらの腫瘍に罹患した症例の鎮痛薬として投与されるだけでなく、腫瘍に対する治療薬として使用されている[137-149]。

NSAID の最も一般的な副作用は、胃腸防御機構の障害、血小板凝集の阻害、および腎灌流の低下である。腫瘍症例では、すでに腎不全があったり、糸球体毒性のある治療薬が同時投与されることで、毒性作用が強くなるリスクがある。そのため、NSAID の使用は、腫瘍の種類に関係なく、胃腸障害、凝固障害、腎障害、および肝不全の症例、脱水や循環血液量の低下を示す症例、あるいはすでに別の NSAID やコルチコステロイドを投与されている動物では推奨されない。加えて、ネコでは他の動物種と比べて、NSAID の代謝と排泄が

安定せず延長し（とくにグルクロン酸抱合）、ネコにおける長期の投与（5日間以上）は他の動物種に比べてリスクが高くなるため、慎重に用いるべきである。NSAID治療を受けている症例では腎機能をモニタリングすべきである。飼い主には副作用（抑うつ、嗜眠、嘔吐、下血、多尿など）と同様に毒性についても十分に説明すべきである。治療開始前および治療開始後2～4週間ごとに血液検査と尿検査を行うべきであり、症例の状態に応じて1～4カ月まで継続すべきである。

局所麻酔薬

局所麻酔は唯一完璧な鎮痛効果が得られる方法であり、その作用機序はナトリウムチャンネルの遮断によるものである。神経周囲への投与で侵害刺激の伝達を完璧に遮断し、作用している期間は中枢感作が最小限となる。局所麻酔薬は、点眼、局所浸潤、IV投与、胸腔内投与、体腔内への点滴投与、術創浸潤カテーテル、経皮的パッチ、硬膜内カテーテル、硬膜外カテーテルによって投与できる。神経学的な副作用は、二相性であり、最初に興奮症状（振戦、視覚障害、時に痙攣）が見られ、それから神経抑制症状（昏睡、無呼吸）が見られる。心血管系への副作用は、直接的な心筋のナトリウムチャネル遮断による心筋抑制が含まれる。

2.5％リドカインと2.5％プリロカインの混合クリーム（EMLA）による局所鎮痛によって、静脈穿刺時の痛みを最小限にできることが示唆されている[150]。術中には、局所麻酔薬を神経切断前に選択的に神経周囲に直接投与してもよい。リングブロックでは、切除する患肢の近位端周囲や、切除する腫瘍の周囲組織に局所麻酔薬を浸潤させる。理想的には、浸潤は術前に行うべきであるが、スプラッシュブロックは術創閉鎖の前に利用でき、術創閉鎖の間にもいつでも滴下できる。開腹術において、局所麻酔薬を術創近位に閉創時に滴下することで、術後の痛みを軽減し、麻酔回復後のオピオイドの必要量を減少できることが報告されている[151]。

術創浸潤カテーテル留置は、大きな術創（例：断脚術、腫瘍切除術および乳腺切除術；図15.12）において鎮痛を得るために利用される。動物はこのカテーテルによく耐え、正しく設置できれば、症例の快適性を改善するだけでなく、オピオイドの要求量を有意に減少できる。

術創感染や術創破綻の発生率は、術創浸潤カテーテルを留置していないイヌと同等であったと報告されている[152]。十分な鎮痛が時々得られないことがあるが、これは術創に鎮痛薬が広がっていない場合に生じる。局所麻酔薬の拡散が均質でない場合、カテーテルの位置が不適切な場

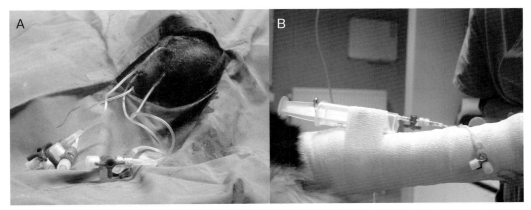

図15.12　手術部位への術創浸潤カテーテルの外科的設置（A）と設置したカテーテルを利用した排液と鎮痛薬の投与（B）。
写真提供：Dr.Hilde de Rooster、Alejandro Rubioの厚意による

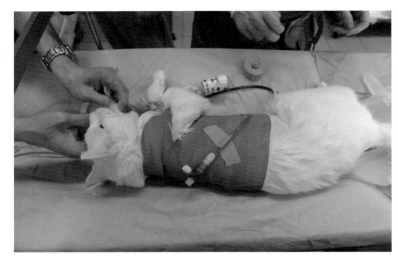

図15.13 胸腔ドレーンを用いて胸腔内に局所麻酔薬を投与しているネコ。
写真提供：Dr.Hilde de Rooster、Alejandro Rubio の厚意による

合、またはカテーテル閉塞などが考えられる。局所麻酔薬は 6 〜 8 時間ごとに投与する（例：ブピバカイン 1 〜 2 mg/kg）[152]。術創浸潤カテーテルは設置後 48 時間で抜去するか、必要に応じてさらに長く留置する。

局所麻酔薬は、開胸術後に胸腔内投与することでさまざまな胸膜の状況における痛みに対処できる。胸腔ドレナージを行った後に 0.25 ％ブピバカイン（1.5 mg/kg）をゆっくりとドレーンから投与する（図15.13）。

通常、この方法で 6 時間まで鎮痛を得られ、必要に応じて胸腔からのドレナージを 1 時間ごとに行っても鎮痛効果に影響はない[153-158]。

局所麻酔薬は腹腔内投与もできる。Carpenter ら（2004）は、イヌにおいて、術前にブピバカインを腹腔内投与し、術後にブピバカインを術創へ皮下投与する組み合わせによって良好な鎮痛効果が得られることを報告している。ブピバカインの腹腔内散布と注入は、イヌの術後の疼痛行動と生化学的なストレス反応を抑制すると報告されている[159,160]。

リドカインの持続 IV 投与は、イヌにおいて有効で安全な新しい手技であり、イソフルランの MAC を減少する[161]。さらに、長期間の硬膜外鎮痛は疼痛管理に有用であり（例：膵炎の痛み、広範囲の後肢の外科手術、断脚術）、硬膜外カテーテルの留置によって局所麻酔薬を繰り返し投与できる（図15.14）。

薬物の硬膜外投与は、間欠的なボーラス投与やシリンジポンプを用いた持続投与が可能である。保存料を含まないモルヒネ 0.1 mg/kg を 12 〜 24 時間ごとに投与するとともに、必要に応じてブピバカイン 0.06 〜 0.12 mg/kg を間欠的に投与することもできる。モルヒネ 0.0125 mg/kg/時間とブピバカイン 0.03 mg/kg/時間を組み合わせた持続投与も報告されている[162]。

異痛（アロディニア）を示す症例では、術創に沿って 5 ％リドカインパッチを使用することもできる。リドカインパッチを適用したイヌとネコで局所皮膚のリドカイン濃度は高く、血中濃度は低いと報告されており、リドカインパッチによる鎮痛効果は全身作用よりも局所効果であると考えられている[163-165]。

NMDA 作動薬

麻酔量以下の用量のケタミンやアマンタジンなどの NMDA 作動薬は、術後に中枢感作が生じる可能性を減少させ、神経損傷による痛みの管理にも有用である。これらの薬物の副作用は、交感神経系刺激を介した心血管系への刺激、唾液分泌と気道分泌の増加、脳血管の拡張、および脳血流量増加と脳圧上昇を引き起こす血圧上

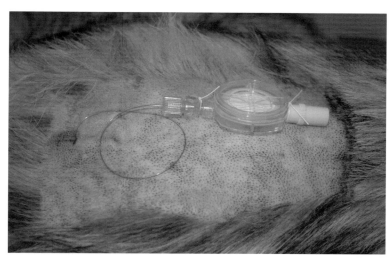

図15.14 硬膜外カテーテルを留置したネコ。
写真提供：Dr. Veronica Vietiez の厚意による

昇である。しかし、鎮痛目的で用いる投与量ではこれらの副作用は最小限である。

▷ケタミン

ケタミンをボーラス投与後に、低用量で持続投与する補助的鎮痛法が周術期管理（例：椎間板疾患に対する片側椎弓切除術、断脚術）として一般的になってきている。多くの研究によって、ケタミンが MAC 減少効果をもつことが報告されているが、鎮痛効果を評価した研究は少なく、術後の術創痛覚過敏、痛みのスコア、および追加鎮痛の必要性を減少させることが報告されている[167-169]。

▷アマンタジン

アマンタジンは抗ウイルス薬であり、もともとヒトのインフルエンザ A の治療薬として開発された。また、アマンタジンは臨床的にパーキンソン病の症状や他の薬物誘発性錘体外路症状を軽減するために利用されている。ケタミンと同様に、アマンタジンは NMDA 受容体の拮抗薬である。しかし、ケタミンと異なり、開口したチャネルを通る電流を遮断するのではなく、チャンネルを閉じた状態で安定化させる。多くの実験動物を用いた研究によって、アマンタジンの NMDA 拮抗作用は鎮痛補助薬としての有用性が示されているが[157,170,171]、イヌやネコにおける安全性や効果に関する比較試験は限られている。アマンタジンは、イヌの骨関節炎の疼痛管理、活動性の維持、跛行スコアの改善を示した報告におけるマルチモーダル鎮痛法に含まれている[172]。将来的にアマンタジンはイヌの慢性痛の治療に重要な役割を果たすと考えられ、同様に腫瘍症例における治療オプションとしても興味がもたれている。

α_2-アドレナリン作動薬

メデトミジンやデクスメデトミジンなどの α_2-アドレナリン作動薬（α_2-作動薬）は、鎮痛薬の第一選択肢としては取り扱われていないものの、鎮痛補助薬として一般的に用いられている。α_2-アドレナリン受容体とオピオイド受容体には相互作用があり、この 2 種類の薬剤を同時投与すると相乗的な鎮痛効果が得られる。しかし、α_2-作動薬の鎮痛効果は鎮静効果よりも持続時間が短い[173,174]。α_2-作動薬はとくに鎮痛に加えて不安を緩和する必要のある動物に有用であり、心血管系機能が安定している症例に微量投与することができる。副作用には、血管収縮、心筋収縮力の低下、反射性徐脈と房室ブロック、吐き気と嘔吐、多尿、高血糖、および子宮収縮性の増加などがある。

α_2-作動薬の CRI は術中術後の疼痛管理に有用であり、臨床的な副作用を示さずにモルヒネ

の CRI と同様の術後疼痛が得られる[175]。さらに、低用量メデトミジンを通常量のモルヒネや局所麻酔薬を用いた硬膜外鎮痛に取り入れることで、脊髄の a_2-受容体に対する作用によって相加的あるいは相乗的な鎮痛効果が得られる[176-179]。硬膜外投与経路に加えて、関節内や神経周囲に a_2-作動薬を投与することでノルエピネフリン放出阻害による鎮痛と末梢神経遮断の増強による鎮痛を得られる。

トラマドール

　トラマドールは、合成コデイン類似物であり、すべてのオピオイド受容体に弱く作動する（とくに μ - 受容体に作用する）。加えて、シナプス前のセロトニン放出を刺激し、セロトニンとノルアドレナリンの再取り込みを抑制する[180]。トラマドールの鎮痛効果はモルヒネの 1/10 であるが、最近の研究では卵巣子宮摘出術の前にトラマドールあるいはモルヒネを IV した場合の鎮痛効果は同等であることが報告されている[181,182]。トラマドール投与による一般的な副作用は、鎮静や不安（とくにネコ）があり、便秘と呼吸抑制はモルヒネに比べて軽度である。トラマドールの投与は、肝不全や全身痙攣の既往歴をもつ動物（ヒトではてんかん発作の閾値を下げるとされている）には禁忌とされている。5- ヒドロキシトリプタミンの取り込みを阻害するため、トラマドールはセレギリンのようなモノアミン酸化酵素阻害薬が投与されている動物では使用すべきではない。トラマドールの主な利点は、その使用に際して法的制限の少ないこと、経口薬があることから退院後に自宅でも疼痛管理を継続できることである。

抗痙攣薬

　最近の 10 年間に抗痙攣薬のような神経調節薬が、ヒトにおける神経因性疼痛の治療の主軸となっている。プレガバリンとガバペンチンの作用機序は同様であり、電位作動型カルシウムチャネルの $a_2\delta$ サブユニットに結合することで痛みの伝達に関連する興奮性伝達物質の放出を阻害する。副作用は軽度の運動失調や鎮静など最小限である。

▷ ガバペンチン

　ガバペンチンは、人医療では広く用いられているが[183-185]、獣医療では慢性神経因性疼痛、慢性がん性疼痛、慢性骨関節炎による疼痛、および周術期疼痛の管理における有用性を検討した報告は少ない[186-190]。いくつかの動物種では薬物動態が異なるにもかかわらず、獣医療におけるガバペンチンの投与量はヒトの推奨用量から計算されている。イヌでは、腎臓から排泄される前に多くが肝臓で N- メチル - ガバペンチンに代謝されることが知られている[189]。ネコでは、ガバペンチンの効果に関する研究データがない。臨床経験を基にした報告では、初期投与量として 3 ～ 10 mg/kg を 8 ～ 12 時間ごとに経口投与し、さらに希望する鎮痛効果が得られるまで過剰な鎮静が見られない範囲で増量していく。

▷ プレガバリン

　プレガバリンは高い効能と直線的な薬物動態を有するように開発されたガバペンチンの後継開発製剤である[191-193]。人医療では、プレガバリンの鎮痛効果は広範囲に研究されており[141,194-209]、いくつかの大規模臨床試験によって安全性と有効性が実証されている[200,203,210,211]。本書が刊行される時点で獣医療において治療対象となる動物種ではプレガバリンの鎮痛効果については検討されていないが、イヌにおける薬物動態の研究からプレガバリン 4 mg/kg を 12 時間おきに経口投与することが適切であるとされている[193]。

三環系抗うつ薬

　アミトリプチン、クロミプラミン、およびイミプラミンなどの三環系抗うつ薬は、中枢神経系のノルエピネフリンやセロトニンの再取り込みを遮断する。人医療では、これらの三環系抗うつ薬がうつ病に対する投与量よりも少ない用量で、神経障害性疼痛や慢性疼痛の治療に用いられている。獣医療ではこのような研究は全くないが、小動物

臨床では多くの獣医師が鎮痛薬として臨床的に使用している。

ビスホスホネート

パミドロン酸やゾレドロン酸といったビスホスホネートは骨表面に蓄積して破骨細胞による骨吸収を抑制し、骨形成維持に好ましい作用を発揮する。これらは骨肉腫のイヌの痛みを軽減するとともに、生存期間を延長し[212]、悪性高カルシウム血症の治療や骨転移の抑制に役立つ[61,213-215]。また、ビスホスホネートはイヌにおいて安全で有効である[216-220]。最近では、イヌに21〜28日周期でパミドロン酸1〜2 mg/kgを0.9％生理食塩液250mlに溶解して2時間以上かけてIV投与することが推奨されている。また、ゾレドロン酸の臨床的効果についても多くの研究がなされており、単回IV投与（0.25 mg/kg）によって恒常性破骨作用を抑制できることが報告されている[221-227]。ゾレドロン酸はパミドロン酸と同様に骨の鎮痛効果をもつが、高コストとなることから獣医療では腫瘍症例への使用は制限されている。これらの初期の研究によると、イヌの腫瘍症例に対するビスホスホネートのIV投与による治療効果に関するさらなる検討が必要である。

経皮的な投与

モルヒネ、メサドン、リドカイン、ケタミン、ガバペンチン、カプサイシンなど幅広い鎮痛薬を含有する経皮的なリポソーム製剤の吸収性ゲル、クリーム、スプレーなどの製剤は、痛みのある領域の支配神経の脱感作に役立ち、本来経口的には生物利用されない薬物が口腔内で生化学的な変化を受けずに吸収されることを可能にする[228-229]。これらの治療薬の有用性を支持する科学的根拠は少ないが、使用した事例で良好な結果を得たという報告がその使用を後押ししている。

非薬物的治療法
鎮痛的放射線治療

放射線の分割照射は、痛み緩和のために用いられており、とくに骨転移による痛みの緩和に用いられている[230]。従来、放射線治療の鎮痛効果は、腫瘍細胞の排除や腫瘍の縮小によるものと考えられていた。しかし、プロスタグランジン分泌細胞の抑制、骨の治癒と活性化の緩和、および形質転換成長因子βの誘導などが、観察される鎮痛効果の機序と考えられている[231]。

神経破壊

限定された範囲の疼痛を緩和するために、神経根や主要な神経幹の物理的破壊が試みられている。神経破壊は、神経周囲、髄腔内、あるいは硬膜外腔への化学的神経破壊剤の投与、凍結による神経破壊、あるいは高周波熱凝固によって行われる。これらのうち後者の2つは、米国の人医療で最も一般的に用いられている[232]。凍結神経破壊は極度に冷たい冷却剤を神経に投与することで破壊し、高周波熱凝固では先端のみが露出し、その他の部分が絶縁された電極を痛みのある領域の神経支配をしている神経に近接して挿入する必要がある。これらの2つの手技では、運動神経を損傷しない確証を得るために試験的ブロックが必要となる。これらによって数カ月間の鎮痛効果を得られるが、神経腫の形成、隣接する神経の神経炎、または神経の再成長などの副作用が起こりうる[233]。獣医療では、動物が言葉で痛みの範囲を説明できないため、運動神経と交感神経を知覚神経から正確に分離することが非常に難しい。

外科的な鎮痛方法

最近の人医療では、多くの外科的鎮痛方法が、ある種の腫瘍、とくに骨性腫瘍や脊椎に転移した腫瘍による痛みを緩和するために試みられている。ヒトでは、椎体形成術や経皮的椎骨形成術が骨折安定化に行われている[234]。さらに、極端な外科的治療法としては神経切除術があり、末梢神経（神経切除術、背側神経根切除術、あるいは交感神経切除術）や中枢神経（脊髄切開術、脊髄切断術、脳下垂体除去術、および視床切断術）

が行われている[235]。最終的には、ガンマナイフや定位高周波手術などの洗練された外科的技術が将来的には獣医療でも使用できるようになることが望ましい。

入院動物の看護

痛みは、身体的な面だけでなく精神的な要素を含む複雑な現象である。不安や恐怖が痛みを増強することや、その反対に痛みが不安や恐怖を助長することはよく知られている。したがって、動物の感情的な要求を満たし、快適に過ごせるようにすることでストレスを軽減し、その結果として、痛みのレベルを下げることができる。耳が聞こえないあるいは眼が見えない動物ではとくに注意が必要であり、その身体的障害によって大きなストレスを生じ、さらなるストレスを回避するための方策が必要となる。さらに動物の痛みの認知における環境的な因子の影響は大きく、お気に入りのおもちゃや毛布などで動物が置かれている環境をより親しみのある状況にすることがストレスを軽減するのに役立つこともある。ネコの症例では、ネコ専用の入院室を用いる方が不安や恐怖の軽減にとても役立つ場合がある。加えて、静かな環境の方が落ち着く動物もいれば、あるいはにぎやかな環境で注意をそらした方がよい動物もいる。飼い主の面会も注意深く計画すべきであり、彼らの家族と一緒に過ごすことがとても有益な動物もいれば、不安や苦痛の原因となる動物もいる。1日の看護計画の単純な変更が総合的な疼痛管理計画の基本的な役割を果たす。静脈穿刺と注射は痛みを伴うため、処置と検査は痛みを伴うものとして全体的に最小限となるように計画すべきである。例えば、"2回穿刺ルール"（静脈穿刺あるいは静脈カテーテル留置はそれぞれの術者で最大2回までとする）などの症例保護方針は簡単で効果的な方法である。同様に、平静な休息と睡眠を長期間保つために、グループ化した治療を考慮すべきである。夜間の調光は、動物の休息と睡眠をより良く改善する。加えて、動物

にとって不愉快でストレスの多い経験となる人間との接触を避けることも重要である。動物に1回不愉快な状況あるいは侵襲的な処置を実施したらすぐに食餌、なでる、毛づくろいをするなど心地よい3回の経験を行う"3－1ルール"の方針を取り入れることもよい。その他、単純な看護も動物が快適に過ごせるようにできる。例えば、可能であれば手術終了時に膀胱を空にしておく、あるいは、術後に長期横臥することが予想される場合には、導尿カテーテルを術中に留置しておくなどである。最終的に、ケージの準備と維持管理は動物の快適さに寄与する鍵となる。ケージを清潔に乾燥した状態に維持すること、適切なサイズのケージを選択して適切に床敷きを用い、痛みのある部分に圧力がかからないように動物の体位に注意することに加えて、関節炎などの他の合併症に関する特別な対応を考慮することも重要である。理想的には、症例のケージは安全エリアとして指定すべきであり、移動が安全に行えるのならすべての侵襲的な処置を別のエリアで行うべきである。これによって、動物はケージの中にいるときは快適で安全であると感じることができる。

全身麻酔

現在、悪性腫瘍はすべての年代の動物において主要な疾病であり、死亡原因となっている。そして、獣医師は、腫瘍症例に対する高度かつ思いやりのある医療行為を実施することが期待されている。この医療行為では診断、治療、および緩和療法などの幅広いさまざまな処置が必要となることから、その基本的要素は、麻酔と疼痛管理に依存している。

麻酔前に補正あるいは安定化していない腫瘍症例の麻酔前評価では、主要な合併症を徹底的に除外すべきである。血液検査では、凝固検査を含めて総合的に行うことが重要である。なぜなら、腫瘍症例では、好中球減少症、貧血、赤血球増多症、血小板減少症、血小板凝固促進、凝固不全などの

変化が生じている可能性があるからである。同様に、カルシウム、血糖値、総蛋白濃度、あるいは腎数値などの基本的な生化学検査に大きな問題が生じていることもある。これらのことから、総合的な血清生化学検査も必要である。麻酔前評価では、BCS を評価するための詳細な身体検査や、脱水状態を評価し、放射線治療を受けている動物では口内炎や KCS の有無を含む身体検査を行うべきである。総合的な胸部 X 線検査（3 方向）、腹部超音波検査、および心エコー検査が推奨される。これらの症例では、麻酔前に明らかになった異常を安定化することが、おそらく麻酔や鎮痛を行うための最も重要なステップの 1 つである。腫瘍や治療に関連した生命を脅かすような異常を安定化できたら、それぞれの個体において病態生理学的変化を考慮する必要がある。したがって、すべての腫瘍症例に推奨できる単一の麻酔プロトコルは存在しない。

麻酔前投薬には、短時間作用薬あるいは拮抗薬が存在する α_2- 作動薬、オピオイド（前述）、あるいは γ-アミノ酪酸（GABA）受容体作動薬のミダゾラムなどを用いるべきである。ミダゾラムは、イヌやネコに単独で使用した場合に信頼性の高い確実な鎮静は得られないが、高齢動物ではオピオイドや他の鎮静薬と併用した場合に有用であることが証明されている。また、優れた筋弛緩効果が得られる。高齢動物や重症の動物の鎮静では、その心血管系への作用がとても好ましい薬剤である。CACS に陥った腫瘍症例は、通常、体脂肪と筋肉の割合が少なく、薬物の遊離成分あるいは活性化成分の割合が高くなり、その結果、過剰投与、薬物代謝遅延、および質の悪い覚醒の原因となる。加えて、多くの腫瘍症例では、放射線治療のように短時間の全身麻酔が繰り返し必要となる場合が多い。したがって、短時間作用薬あるいは拮抗薬がある薬物を用いる必要がある。アセプロマジンは、血小板凝集を阻害し[236]、作用持続時間も長いため、血小板減少症あるいは凝固異常のある動物では使用を避ける。前述のオピオイドに加えて、メサドンやブトルファノールなどのオピオイドは

循環系や胃腸管への副作用がなく、軽度から中等度の鎮静や鎮痛が得られるため、選択してもよい。ブトルファノールは作動 / 拮抗薬であり、κ- 受容体に作動して、μ- 受容体を拮抗することから重度の疼痛には用いるべきではない。しかし、ブトルファノール投与によって得られる鎮静は、純粋な μ- 受容体作動性オピオイドよりも強く、循環系と胃腸管への副作用は弱い。

プロポフォールは、ごくわずかな蓄積性と肝臓外代謝により、中等度の麻酔導入量（2 〜 8 mg/kg IV）では短時間作用であり、麻酔導入薬としてよい選択である。しかし、ネコではプロポフォールの反復投与が血液の酸化異常（ハインツ小体の産生増加）と関連する可能性があり、麻酔回復の延長と食欲不振の原因となるため、全身麻酔が繰り返し必要となるネコには避けるべきである[237]。チオペンタールなどの超短時間作用性バルビツレートも注意して投与すべきである。バルビツレートは、蛋白結合性が高く脂溶性であることから、動物の体脂肪率や蛋白濃度が減少すると、薬物の血中濃度が上昇し、相対的な過剰投与と覚醒遅延の原因となる。ケタミン、アルファキサロン、およびエトミデートは、その症例において特別に禁忌とならない限り、麻酔導入に適している。

最近、使用されている吸入麻酔薬（イソフルラン、セボフルラン、デスフルラン）はどれも麻酔維持に使用でき、どれが優れているという明らかな差はない。加えて、疾病の病態生理や実施される治療や診断に応じてプロポフォール（0.3 〜 0.7 mg/kg/ 分 IV）またはアルファキサロン（0.1 mg/kg/ 分 IV）などの注射麻酔薬を用いた全静脈麻酔（TIVA）も利用できる。麻酔中には動物の集中的かつ持続的な麻酔モニタリングが必要である。すなわち、連続的な心電図（ECG）、パルスオキシメータ（SpO_2）、カプノータ（$EtCO_2$）、そして体温のモニタリング、観血的あるいは非観血的な血圧測定を常に実施すべきである。動物の状態によっては、動脈血の酸素分圧と二酸化炭素分圧を測定するために血液ガス分析も行うべきである。悪液質の動物では、周術期に低体温に陥りやすいため、

熱損失を可能な限り減少させる必要がある（例：冷たいものからの隔離、慎重に覆う、熱水分交換フィルターや温水保温ブランケットの使用）。

緩和的看護（緩和ケア）

　飼い主には、"緩和的"という言葉が、快適で支持的な看護であって、治療を意味しないことを十分に理解してもらう必要がある。しばしば、腫瘍症例では緩和的看護が治療や安楽死よりも明らかに好ましい場合がある。診断時にすでに動物が進行性または末期の悪性腫瘍であることが判明したら、さまざまなレベルの緩和ケアあるいはホスピスケア（Pawspice, ポウスピス）が強く推奨される。

　腫瘍症例に対する緩和ケアの一部として機能性食品、植物性サプリメント、および栄養サプリメントなどを用いた多くの治療法が考慮できる。エイコサペンタエン酸やドコサヘキサエン酸のような魚油に含まれるω脂肪酸は、イヌにおいて関節炎の軽減と同様に多くの腫瘍の治療に有効であることが報告されている[238]。ポリ硫酸化グリコサミノグリカンは、腫瘍の成長と結合組織への浸潤性に関与するメタロプロテアーゼを調節する[239,240]。しかし、機能性食品の使用には多くの疑問があり、強い抗酸化作用については実証されていても、酸化促進が必要な抗がん剤の効果に対する科学的根拠はほとんどない[241,242]。緑茶やニンニクポリフェノールといった植物療法は、動物実験で抗腫瘍形成作用があることが証明されているが、ブドウの種の抽出物、アボカドオイル、ボスウェリア、あるいはローズマリーの種の抽出物などの植物性サプリメントについては、標準化された検討が行われておらず、米国食品医薬品庁（FDA）によっても承認または管理されていない。動物における用量と投与回数の科学的なデータが不足していることがさらなる懸念である。一般的に、植物性サプリメントやハーブによるホメオパシーについては慎重に検討すべきであり、植物の抽出物の中には多くの副作用や薬物との相互作用を示すものも

あることから飼い主がどのようなハーブを症例に投与しているのかを精査する必要がある。多くのハーブについて他のハーブ、薬物、または治療との相互作用について表15.5に示した。

　その他の腫瘍症例に対する緩和ケアとして、ホメオパシー治療がある。ホメオパシー治療が、従来の治療法による痛みや副作用を緩和するという確固たる証拠は獣医療では得られていない。しかし、ホメオパシーが補助療法ではなく従来の治療法の代替として誤って用いられない限り、その副作用自体は軽度であり、他の薬物との相互作用がないとされているため、一般的にホメオパシーが動物に悪影響を与える可能性は少ない。事実、主たる害は従来の治療を中止してしまうことで起こっている。

　鍼治療や代替医療は、緊張を緩和したり、痛みを相殺して動物の福祉を守る助けとなる。鍼治療は腫瘍症例に非常に役立つだけでなく、飼い主の悩みの解消の助けにもなる。鍼治療の実証的原則は、伝統的な中国医学（TCM）を基本としている。細く無菌的な鍼を適切な解剖学的位置に正確に穿刺することでごくわずかの副作用で神経修飾を引き起こす。腫瘍症例に鍼治療を行うときには、凝固異常あるいは好中球減少症の動物では刺入する鍼の数を減らす、腫瘍性組織の近接に鍼を刺さないなど、いくつかの考慮が必要である。ヒトでは、幻肢痛などの病的痛みの軽減、食欲の刺激、吐き気や便秘の改善、放射線治療や化学療法の副作用や毒性の軽減（例：胃腸障害、好中球減少症）といった有益な効果をもたらし、最終的にはリンパ浮腫や術創の浮腫を改善する。

　腫瘍症例では、飼い主が治療を求めない、経済的な制限、合併症、あるいは交通の便の問題から治療を行わない場合もある。しかし、動物の福祉のための看護は、常に我々の第1の関心事とすべきである。ポウスピスは終末期のホスピス看護プログラムであり、獣医師や動物看護師スタッフが飼い主を助けて彼らの病気の動物と自宅で過ごせるように末期の看護を提供す

表 15.5 抗腫瘍効果をもつ植物

植物名	効果	相互作用と副作用
パイナップル (*Ananas comosus*)	腫瘍に伴う症状の軽減	アスピリンと相互作用 出血のリスク増大
チョウセンニンジン (*Panax ginseng*)	抗腫瘍効果 免疫能調節	インスリン、経口血糖降下剤、ワルファリンと相互作用
キャッツクロー (*Uncaria tomentosa*)	歴史的に腫瘍疾患へ使用	チトクローム P450 CYP3A4 の阻害 血小板凝集の阻害
ヒレハリソウ (*Symphytum officinale*)	抗腫瘍効果は証明されていない	ミクロソーム酵素誘導物質を増強
エシアック茶	抗腫瘍効果、免疫能調節	チトクローム P450 と相互作用
霊芝	抗炎症効果、腫瘍抑制、免疫能調節	抗凝固薬への相互作用 鼻出血、出血時間の延長
ニンニク (*Allium sativum*)	腫瘍予防	抗血小板薬と相互作用 チトクローム P450 の阻害 抱合酵素の誘導 ハインツ小体性溶血性貧血
ショウガ (*Zingiber officinale*)	抗炎症効果、制吐作用	抗血小板薬と相互作用 出血
ホクセイ療法（異なる調合剤と治療の組み合わせ）	抗腫瘍効果は証明されていない	薬物吸収の低下を引き起こす調合剤もある
オオアザミ	抗腫瘍形成効果、抗増殖性効果	チトクローム P450 の阻害 下痢、ビリルビン上昇
チョウセンゴミシ (*Schisadra chinensis*)	アポトーシス誘導と肝保護	チトクローム CYP3A4 の不活性化
紅茶、緑茶	免疫細胞産生を刺激	経口コデイン、テオフィリン、アトロピンと相互作用、 チトクローム P450 と CYP1A2 と相互作用

る。ポウスピスは動物と飼い主が自宅で寄り添って快適に過ごし、動物と飼い主が安心してお別れするために必要な条件を満足させるための方策である。ポウスピスの主な目的の1つは、飼い主が彼らの動物とより長く、穏やかに、そして親密にお別れをするための時間を与えることでもある。ポウスピスプログラムを実施している動物のQOLを客観的に評価するために、項目化されたスケールが開発されており、ポウスピス症例の客観的な評価のガイドラインとしてQOLスケールが提供されている。この評価方法により、飼い主はプログラムによって適切な緩和ケアを提供できていることを確認でき、彼らの動物を延命することが正当であると確信で

きる。スケールは7つの項目（苦痛 Hurt、飢え Hunger、水和 Hydration、衛生 Hygiene、幸福度 Happiness、動き Mobility、状態の悪かった日より良い日か More good days than bad：この頭文字をとった HHHHHMM スケール）で構成されている（表 15.6）。

自宅での緩和ケアは、動物の環境の評価と改善に始まり（例：階段や滑りやすい床の被覆）、総合的な栄養管理、新しい排便排尿の習慣への適応、そして最終的には動物の精神の健全化や福祉の助けとなる日常的なスケジュールの構築を基本とする。加えて、QOLスケールの記録を含む痛みの日記の記録は、飼い主との電話による話し合いとともに緩和ケアを促進する。心理

的因子（例：不眠症、倦怠、痛みが悪化する恐怖、不安、孤独、あるいは欲求不満）の多くが、痛みの閾値を下げることがヒトで報告されており、動物の腫瘍症例においても同様であるのかは不明であるが、不快な環境を改善し、安定した睡眠や休息の時間や気晴らしの運動を提供する努力は合理的であると考えられる。

表 15.6　生活の質 (QOL) スケール

HHHHHMM スケール

苦痛（0-10）

痛みはない。適切な鎮痛と呼吸機能に最も注意が払われている。呼吸管理ができているか？　痛みはコントロールできているか？　酸素吸入は必要か？

飢え（0-10）

飢えていない。十分に食餌がとれているか？　手で給餌する必要があるか？　チューブフィーディングが必要か？

水和（0-10）

脱水していないか？　十分に水が飲めていないなら、皮下点滴を行う。

衛生（0-10）

動物は清潔を保てているか？（とくに排泄の後）褥創を回避し、いつも傷を清潔にしておく。

幸福度（0-10）

動物は楽しみや興味を表現しているか？　周囲の家族やおもちゃなどに関心を示すか？　動物は意気消沈、不安、退屈、恐怖を感じていないか？　動物の寝床は家族の近くにあり孤独でないか？

動き（0-10）

動物は補助なしに立ちあがれるか？　人間や器具による補助が必要か？　散歩に行きたがるか？

状態の悪かった日に比較して今日は良い日か？（0-10）

悪い日が続くと QOL は低下する。世話をしている飼い主は最期が近いことを感じていなければならない。

スコアはそれぞれのカテゴリーで 5 点以上が許容できる範囲である。35 点以上でポウスピスはよい状況であると説明できる。

出典：Villalobos A, 2007. Canine and feline and geriatric oncology. In: Villalobos A, Kaplan L, editors. Honoring the Human-Animal Bond. Ames: Blackwell Publishing から許可を得て掲載

参考文献

1 Bronson RT. 1982. Variation in age at death of dogs of different sexes and breeds. *Am J Vet Res* 43(11):2057–9.

2 Dorn CR, Taylor DO, Schneider R, et al. 1968. Survey of animal neoplasms in Alameda and Contra Costa Counties, California. II. Cancer morbidity in dogs and cats from Alameda County *J Natl Cancer Inst* 40(2):307–18.

3 Dorn CR, Taylor DO, Frye FL, et al. 1968. Survey of animal neoplasms in Alameda and Contra Costa Counties California. I. Methodology and description of cases *J Natl Cancer Inst* 40(2):295–305.

4 MacVean DW, Monlux AW, Anderson PS, et al. 1978. Frequency of canine and feline tumors in a defined population. *Vet Pathol* 15(6):700–15.

5 Egenvall A, Bonnett BN, Olson P, et al. 2000. Gender, age and breed pattern of diagnoses for veterinary care in insured dogs in Sweden during 1996. *Vet Rec* 146(19):551–7.

6 Craig LE. 2001. Cause of death in dogs according to breed: a necropsy survey of five breeds. *J Am Anim Hosp Assoc* 37(5):438–43.

7 Proschowsky HF, Rugbjerg H, Ersbøll AK. 2003. Morbidity of purebred dogs in Denmark. *Prev VetMed* 58(1–2):53–62.

8 Lagoni L, Butler C, Hetts S. 1994. *The Human-Animal Bond and Grief*. Philadelphia: Saunders.

9 Bergman P. 2007. Paraneoplastic syndromes. In: Withrow SJ, Vail DM, editors. *Withrow & MacEwen's Small Animal Clinical Oncology*, pp. 77–94. St. Louis: Elsevier Saunders.

10 Michel KE, Sorenmo K, Shofer FS. 2004. Evaluation of body condition and weight loss in dogs presented to a veterinary oncology service. *J Vet Intern Med* 18(5):692–5.

11 Howard J, Senior DF. 1999. Cachexia and nutritional issues in animals with cancer. *J Am Vet Med Assoc* 214(5):632–7.

12 Arnold SM, Lowry AM, Patchell R, et al. 2001. Paraneoplastic syndromes. In: DeVita VD, Hellman S, Rosenberg SA, editors. *Cancer: Principles and Practice of Oncology.* 6th ed. p. 2511. Philadelphia: Lipincott Williams and Wilkins.

13 Ogilvie GK, Fettman MJ, Mallinckrodt CH, et al. 2000. Effect of fish oil, arginine, and doxorubicin chemotherapy on remission and survival time for dogs with lymphoma: a double-blind, randomized placebo-controlled study. *Cancer* 88(8):1916–28.

14 John WJ, Patchell RA, Foon KA. 1997. Paraneoplastic syndromes. In: DeVita VT, Hellman S, Rosenberg SA, editors. *Cancer: Principles and Practice of Oncology.* 5th ed. pp. 2397–422. Philadelphia: Lippincott-Raven.

15 Saper CB, Breder CD. 1994. The neurologic basis of fever. *N Engl J Med* 330(26):1880–6.

16 Miller JB. 2009. Hyperthermia and fever. In: Silverstein

DC Hopper K, editors. *Small Animal Critical Care Medicine*. 1st ed. pp. 21–6. St Louis: Saunders-Elsevier.

17 Levy M, Zylber-Katz E, Rosenkranz B. 1995. Clinical pharmacokinetics of dipyrone and its metabolites. *Clin Pharmacokinet* 28(3):216–34.

18 Chandrasekharan NV, Dai H, Roos KLT, et al. 2002. COX-3, a cyclooxygenase-1 variant inhibited by acetaminophen and other analgesic/antipyretic drugs: cloning, structure, and expression. *Proc Natl Acad Sci U S A* 99(21):13926–31.

19 Lamont LA, Mathews KA. 2007. Opioids, nonsteroidal anti-inflammatories, and analgesic adjuvants. In: Lumb WV, Jones EW, editors. *Veterinary Anesthesia and Analgesia*. 4th ed. pp. 241–71. Ames: Blackwell Publishing.

20 Quasha AL, Eger EI, Tinker JH. 1980. Determination and applications of MAC. *Anesthesiology* 53(4):315–34.

21 Madewell BR, Feldman BF. 1980. Characterization of anemias associated with neoplasia in small animals. *J Am Vet Med Assoc* 176(5):419–25.

22 Ogilvie GK, Felsburg PJ, Harris CW. 1988. Short-term effect of cyclophosphamide and azathioprine on selected aspects of the canine blastogenic response. *Vet Immunol Immunopathol* 18(2):119–27.

23 Burgess K, Moore A, Rand W, et al. 2000. Treatment of immune-mediated hemolytic anemia in dogs with cyclophosphamide. *J Vet Intern Med* 14(4):456–62.

24 Mason N, Duval D, Shofer FS, et al. 2003. Cyclophosphamide exerts no beneficial effect over prednisone alone in the initial treatment of acute immune-mediated hemolytic anemia in dogs: a randomized controlled clinical trial. *J Vet Intern Med* 17(2):206–12.

25 Balch A, Mackin A. 2007. Canine immune-mediated hemolytic anemia: treatment and prognosis. *Compend Contin Educ Vet* 29(4):230–8.

26 Piek CJ, Van Spil WE, Junius G, et al. 2011. Lack of evidence of a beneficial effect of azathioprine in dogs treated with prednisolone for idiopathic immune-mediated hemolytic anemia: a retrospective cohort study. *BMC Vet Res* 7:15.

27 Sato K, Hikasa Y, Morita T, et al. 2002. Secondary erythrocytosis associated with high plasma erythropoietin concentrations in a dog with cecal leiomyosarcoma. *J Am Vet Med Assoc* 220(4):486–90.

28 Wiesener MS, Seyfarth M, Warnecke C, et al. 2002. Paraneoplastic erythrocytosis associated with an inactivating point mutation of the von Hippel-Lindau gene in a renal cell carcinoma. *Blood* 99(10):3562–5.

29 Benjamin D, Yeshurun D, Charnilas J, et al. 1978. Hyperlipidemia and myocardial infarction among 118 patients with polycythemia vera. *Am J Med Sci* 276(1):23–6.

30 Campbell KL. 1990. Diagnosis and management of polycythemia in dogs. *Compend Contin Educ Vet* (12):543–50.

31 Jordan HL, Grindem CB, Breitschwerdt EB. 1993.

Thrombocytopenia in cats: a retrospective study of 41 cases. *J Vet Intern Med* 7(5):261–5.

32 Ruslander D, Page R. 1995. Perioperative management of paraneoplastic syndromes. *Vet Clin North Am Small Anim Pract* 25(1):47–62.

33 Childress MO. 2012. Hematologic abnormalities in the small animal cancer patient. *Vet Clin North Am Small Anim Pract* 42(1):123–55.

34 Logan JC, Callan MB, Drew K, et al. 2001. Clinical indications for use of fresh frozen plasma in dogs: 74 dogs (October through December 1999). *J Am Vet Med Assoc* 218(9):1449–55.

35 Snow SJ, Ari Jutkowitz L, Brown AJ. 2010. Trends in plasma transfusion at a veterinary teaching hospital: 308 patients (1996–1998 and 2006–2008). *J Vet Emerg Crit Care (San Antonio)* 20(4):441–5.

36 O'Marra SK, Delaforcade AM, Shaw SP. 2011. Treatment and predictors of outcome in dogs with immune-mediated thrombocytopenia. *J Am Vet Med Assoc* 238(3):346–52.

37 Davidow EB, Brainard B, Martin LG, et al. 2012. Use of fresh platelet concentrate or lyophilized platelets in thrombocytopenic dogs with clinical signs of hemorrhage: a preliminary trial in 37 dogs. *J Vet Emerg Crit Care (San Antonio)* 22(1):116–25.

38 Ramsey CC, Burney DP, Macintire DK, et al. 1996. Use of streptokinase in four dogs with thrombosis. *J Am Vet Med Assoc* 209(4):780–5.

39 Johnson L. 2009. Pulmonary thromboembolism. In: Silverstein DC, Hopper K, editors. *Small Animal Critical Care Medicine*, 1st ed. pp. 114–7. St. Louis: Saunders-Elsevier.

40 Maruyama H, Miura T, Sakai M, et al. 2004. The incidence of disseminated intravascular coagulation in dogs with malignant tumor. *J Vet Med Sci* 66(5):573–5.

41 Taylor FB, Toh CH, Hoots WK, et al. 2001. Towards definition, clinical and laboratory criteria, and a scoring system for disseminated intravascular coagulation. *Thromb Haemost* 86(5):1327–30.

42 MacEwen EG, Hurvitz AI. 1977. Diagnosis and management of monoclonal gammopathies. *Vet Clin North Am* 7(1):119–32.

43 Somer T, Meiselman HJ. 1993. Disorders of blood viscosity. *Ann Med* 25(1):31–9.

44 O'Keefe DA, Couto CG. 1988. Coagulation abnormalities associated with neoplasia. *Vet Clin North Am Small Anim Pract* 18(1):157–68.

45 McGrath MA, Penny R. 1976. Paraproteinemia: blood hyperviscosity and clinical manifestations. *J Clin Invest* 58(5):1155–62.

46 Matus RE, Leifer CE, Gordon BR, et al. 1983. Plasmapheresis and chemotherapy of hyperviscosity syndrome associated with monoclonal gammopathy in the dog. *J Am Vet Med Assoc* 183(2):215–8.

47 Uehlinger P, Glaus T, Hauser B, et al. 1998. [Differentialdiagnosis of hypercalcemia – a retrospective study of 46 dogs]. *Schweiz Arch Tierheilkd* 140(5):188–

97.

48 Savary KC, Price GS, Vaden SL. 2000. Hypercalcemia in cats: a retrospective study of 71 cases (1991–1997). *J Vet Intern Med* 14(2):184–9.

49 Elliott J, Dobson JM, Dunn JK, et al. 1991. Hypercalcaemia in the dog: a study of 40 cases. *J Small Anim Pract* 32(11):564–71.

50 Sheafor SE, Gamblin RM, Couto CG. 1996. Hypercalcemia in two cats with multiple myeloma. *J Am Anim Hosp Assoc* 32(6):503–8.

51 Pressler BM, Rotstein DS, Law JM, et al. 2002. Hypercalcemia and high parathyroid hormone-related protein concentration associated with malignant melanoma in a dog. *J Am Vet Med Assoc* 221(2):240, 263–5.

52 Anderson TE, Legendre AM, McEntee MM. 2000. Probable hypercalcemia of malignancy in a cat with bronchogenic adenocarcinoma. *J Am AnimHosp Assoc* 36(1):52–5.

53 Klausner JS, Bell FW, Hayden DW, et al. 1990. Hypercalcemia in two cats with squamous cell carcinomas. *J Am Vet Med Assoc* 196(1):103–5.

54 Meuten DJ, Cooper BJ, Capen CC, et al. 1981. Hypercalcemia associated with an adenocarcinoma derived from the apocrine glands of the anal sac. *Vet Pathol* 18(4): 454–71.

55 Rosol TJ, Capen CC. 1996. Pathophysiology of calcium, phosphorus, and magnesium metabolism in animals. *Vet Clin North Am Small Anim Pract* 26(5):1155–84.

56 Schenck PA, Chew DJ, Nagode LA, et al. 2006. Disorders of calcium: hypercalcemia and hypocalcemia. In: DiBartola SP, editor. *Fluid, Electrolyte, and Acid-Base Disorders in Small Animal Practice.* 3rd ed. pp. 120–94. St Louis: Saunders.

57 Bergman PJ. 2012. Paraneoplastic hypercalcemia. *Top Companion Anim Med* 27(4):156–8.

58 Kruger JM, Osborne CA, Nachreiner RF, et al. 1996. Hypercalcemia and renal failure. Etiology, pathophysiology, diagnosis, and treatment. *Vet Clin North Am Small Anim Pract* 26(6):1417–45.

59 Price GS, Page RL, Fischer BM, et al. 1991. Efficacy and toxicity of doxorubicin/cyclophosphamide maintenance therapy in dogs with multicentric lymphosarcoma. *J Vet Intern Med* 5(5):259–62.

60 Green, T, Chew DJ. 2009. Calcium disorders. In: Silverstein DC, Hopper K, editors. *Small Animal Critical Care Medicine.* 1st ed. pp. 233–9. St Louis: Saunders-Elsevier.

61 Hostutler RA, Chew DJ, Jaeger JQ, et al. 2005. Uses and effectiveness of pamidronate disodium for treatment of dogs and cats with hypercalcemia. *J Vet Intern Med* 19(1):29–33.

62 Milner RJ, Farese J, Henry CJ, et al. 2004. Bisphosphonates and cancer. *J Vet Intern Med* 18(5):597–604.

63 Martin CK, Werbeck JL, Thudi NK, et al. 2010. Zoledronic acid reduces bone loss and tumor growth in an orthotopic xenograft model of osteolytic oral squamous cell carcinoma. *Cancer Res* 70(21):8607–16.

64 Caywood DD, Klausner JS, O'Leary TP. 1988. Pancreaticinsulin-secreting neoplasms: clinical, diagnostic, and prognostic features in 73 dogs. *J AmAnim Hosp Assoc* 24:577–84.

65 Beaudry D, Knapp DW, Montgomery T, et al. 1995. Hypoglycemia in four dogs with smooth muscle tumors. *J Vet Intern Med* 9(6):415–8.

66 Zapf J. 1993. Role of insulin-like growth factor (IGF) II and IGF binding proteins in extrapancreatic tumour hypoglycaemia. *J Intern Med* 234(6):543–52.

67 Koenig A. 2009. Hypoglycemia. In: Silverstein DC, Hopper K, editors. *Small Animal Critical Care Medicine.* 1st ed. pp. 295–8. St Louis: Saunders-Elsevier.

68 Meleo K. 1990. Management of insuloma patients with refractory hypoglycemia. *Probl Vet Med* 2(4):602–9.

69 Leifer CE, PetersonME. 1984. Hypoglycemia. *Vet Clin North Am Small Anim Pract* 14(4):873–89.

70 Gaschen F. 2005. Paraneoplastic syndrome. In: Ettinger SJ, Feldman E, editors. *Textbook of Veterinary Internal Medicine.* 6th ed. pp. 789–95. St Louis: Elsevier Saunders.

71 Ishiguro T, Kadosawa T, Takagi S, et al. 2003. Relationship of disease progression and plasma histamine concentrations in 11 dogs with mast cell tumors. *J Vet Intern Med* 17(2):194–8.

72 Fox LE, Rosenthal RC, Twedt DC, et al. 1990. Plasma histamine and gastrin concentrations in 17 dogs withmast cell tumors. *J Vet Intern Med* 4(5):242–6.

73 Godfrey DR. 1998. A case of feline paraneoplastic alopecia with secondary Malassezia-associated dermatitis. *J Small Anim Pract* 39(8):394–6.

74 Barrs VR, Martin P, France M, et al. 1999. What is your diagnosis? Feline paraneoplastic alopecia associated with pancreatic and bile duct carcinomas. *J Small Anim Pract* 40(12):559, 595–6.

75 Tasker S, Griffon DJ, Nuttall TJ, et al. 1999. Resolution of paraneoplastic alopecia following surgical removal of a pancreatic carcinoma in a cat. *J Small Anim Pract* 40(1):16–9.

76 Atwater SW, Powers BE, Park RD, et al. 1994. Thymoma in dogs: 23 cases (1980–1991). *J Am Vet Med Assoc* 205(7):1007–13.

77 Krotje LJ, Fix AS, Potthoff AD. 1990. Acquired myasthenia gravis and cholangiocellular carcinoma in a dog. *J Am Vet Med Assoc* 197(4):488–90.

78 Lainesse MF, Taylor SM, Myers SL, et al. 1996. Focalmyasthenia gravis as a paraneoplastic syndrome of canine thymoma: improvement following thymectomy. *J Am Anim Hosp Assoc* 32(2):111–7.

79 Moore AS, Madewell BR, Cardinet GH, et al. 1990. Osteogenic sarcoma and myasthenia gravis in a dog. *J Am Vet Med Assoc* 197(2):226–7.

80 Joseph RJ, Carrillo JM, Lennon VA. 1988. Myasthenia gravis in the cat. *J Vet Intern Med* 2(2):75–9.

81 Eisenkraft JB, Book WJ, Mann SM, et al. 1988. Resistance to succinylcholine in myasthenia gravis: a dose-response

study. *Anesthesiology* 69(5):760–3.

82 Martyn JA, White DA, Gronert GA, et al. 1992. Up-and-down regulation of skeletal muscle acetylcholine receptors. Effects on neuromuscular blockers. *Anesthesiology* 76(5):822–43.

83 Braund KG, Steiss JE, Amling KA, et al. 1987. Insulinoma and subclinical peripheral neuropathy in two dogs. *J Vet Intern Med* 1(2):86–90.

84 Braund KG. 1990. Remote effects of cancer on the nervous system. *Semin Vet Med Surg* 5(4):262–70.

85 Villiers E, Dobson J. 1998. Multiple myeloma with associated polyneuropathy in a German shepherd dog. *J Small Anim Pract* 39(5):249–51.

86 Mariani CL, Shelton SB, Alsup JC. 1999. Paraneoplastic polyneuropathy and subsequent recovery following tumor removal in a dog. J Am Anim Hosp Assoc 35(4):302–5.

87 Seaman RL, Patton CS. 2003. Treatment of renal nephroblastoma in an adult dog. *J Am Anim Hosp Assoc* 39(1):76–9.

88 Barrand KR, Scudamore CL. 2001. Canine hypertrophic osteoarthropathy associated with a malignant Sertoli cell tumour. *J Small Anim Pract* 42(3):143–5.

89 Becker TJ, Perry RL, Watson GL. 1999. Regression of hypertrophic osteopathy in a cat after surgical excision of an adrenocortical carcinoma. *J Am Anim Hosp Assoc* 35(6):499–505.

90 Randolph JF, Center SA, Flanders JA, et al. 1984. Hypertrophic osteopathy associated with adenocarcinoma of the esophageal glands in a dog. *J AmVet Med Assoc* 184(1):98–9.

91 Halliwell WH, Ackerman N. 1974. Botryoid rhabdomyosarcoma of the urinary bladder and hypertrophic osteoarthropathy in a young dog. *J Am Vet Med Assoc* 165(10):911–3.

92 Hara Y, Tagawa M, Ejima H, et al. 1995. Regression of hypertrophic osteopathy following removal of intrathoracic neoplasia derived from vagus nerve in a dog. *J Vet Med Sci* 57(1):133–5.

93 Nguyen S, Hojjati M. 2011. Review of current therapies for secondary hypertrophic pulmonary osteoarthropathy. *Clin Rheumatol* 30(1):7–13.

94 King MM, Nelson DA. 2008. Hypertrophic osteoarthropathy effectively treated with zoledronic acid. *Clin Lung Cancer* 9(3):179–82.

95 Brodey RS. 1980. Hypertrophic osteoarthropathy. In: Andrews EJ, Ward BC, Altman NH, editors. *Spontaneous Animal Models of Human Disease*. pp. 241–6. San Diego: Academic Press.

96 Frimberger A. 2005. Principles of chemotherapy. In: Ettinger DS, Feldman E, editors. *Textbook of Veterinary Internal Medicine*. 6th ed. pp. 708–12. St Louis: Elsevier Saunders.

97 Chun R, Garrett LD, Vail D. 2007. Cancer chemotherapy. In: Withrow SJ, Vail D, MacEwen EG, editors. *Withrow & MacEwen's Small Animal Clinical Oncology*. 4th ed. pp. 163–92. St Louis: Elsevier Saunders.

98 Bergman P. 2009. Tumor lysis syndrome. In: Silverstein DC, Hopper K, editors. *Small Animal Critical Care Medicine*. 1st ed. pp. 737–8. St Louis: Saunders-Elsevier.

99 Fornace A. 2001. Molecular basis of cancer therapy: radiation therapy. In: Mendelson J, editor. *The Molecular Basis of Cancer*. 2nd ed. pp. 423–65. Philadelphia: WB Saunders.

100 Vainio A, Auvinen A. 1996. Prevalence of symptoms among patientswith advanced cancer: an international collaborative study. *J Pain Symptom Manage* 12(1):3–10.

101 Fitzgibbon D, Loeser J. 2010. Characteristics of cancer pain. In: Fitzgibbon D, Loeser J, editors. *Cancer Pain: Assessment, Diagnosis and Management*. 1st ed. pp. 32–41. Philadelphia: Lipincott, Williams and Wilkins.

102 Talamo G, Angtuaco E, Walker RC, et al. 2005. Avascularnecrosis of femoral and/or humeral heads in multiple myeloma: results of a prospective study of patients treated with dexamethasone-based regimens and high-dose chemotherapy. *J Clin Oncol* 23(22):5217–23.

103 Fitzgibbon D, Loeser J. 2010. The process of pain in the cancer patient. In: Fitzgibbon D, Loeser J, editors. *Cancer Pain: Assessment, Diagnosis and Management*. 1st ed. pp. 17–23. Philadelphia: Lipincott, Williams and Wilkins.

104 Mitchell BS, Schumacher U, Kaiserling E. 1994. Are tumours innervated? Immunohistological investigations using antibodies against the neuronal marker protein gene product 9.5 (PGP 9.5) in benign, malignant and experimental tumours. *Tumour Biol* 15(5):269–74.

105 Besson JM. 1999. The neurobiology of pain. *Lancet* 353(9164):1610–5.

106 Jessell T, Tsunoo A, Kanazawa I, et al. 1979. Substance P: depletion in the dorsal horn of rat spinal cord after section of the peripheral processes of primary sensory neurons. *Brain Res* 168(2):247–59.

107 Vega F, Davila L, Delattre JY, et al. 1993. Experimental carcinomatous plexopathy. *J Neurol* 240(1):54–8.

108 Asham EH, Loizidou M, Taylor I. 1998. Endothelin-1 and tumour development. *Eur J Surg Oncol* 24(1):57–60.

109 Reid J, Nolan AM, Hughes JML, et al. 2007. Development of the short-form Glasgow Composite Measure Pain Scale (CMPS-SF) and derivation of an analgesic intervention score. *Anim Welfare* 16(S):97–106.

110 Yazbek KVB, Fantoni DT. 2005. Validity of a health-related quality-of-life scale for dogs with signs of pain secondary to cancer. *J Am Vet Med Assoc* 226(8):1354–8.

111 Bar-Yosef S, Melamed R, Page GG, et al. 2001. Attenuation of the tumor-promoting effect of surgery by spinal blockade in rats. *Anesthesiology* 94(6):1066–73.

112 Page GG, Blakely WP, Ben-Eliyahu S. 2001. Evidence that postoperative pain is a mediator of the tumor-promoting effects of surgery in rats. *Pain* 90(1–2):191–9.

113 World Health Organization Expert Committee. 1996. *Cancer Pain Relief*. 2nd ed. Geneva: WHO Library Catalouging in Publication Data.

114 Baldo BA, Pham NH. 2012. Histamine-releasing and allergenic properties of opioid analgesic drugs: resolving the two. *Anaesth Intensive Care* 40(2):216–35.

115 Reilly S, Seddighi R, Egger CM, et al. 2013. The effect of fentanyl on the end-tidal sevoflurane concentration needed to prevent motor movement in dogs. *Vet Anaesth Analg* 40(3):290–6.

116 Aguado D, Benito J, Gómez de Segura IA. 2011. Reduction of the minimum alveolar concentration of isoflurane in dogs using a constant rate of infusion of lidocaine-ketamine in combination with either morphine or fentanyl. *Vet J* 189(1):63–6.

117 Ueyama Y, Lerche P, Eppler CM, et al. 2009. Effects of intravenous administration of perzinfotel, fentanyl, and a combination of both drugs on the minimum alveolar concentration of isoflurane in dogs. *Am J Vet Res* 70(12):1459–64.

118 Andreoni V, Lynne Hughes JM. 2009. Propofol and fentanyl infusions in dogs of various breeds undergoing surgery. *Vet Anaesth Analg* 36(6):523–31.

119 Lemmens S, Stienen PJ, Jaramillo LG, et al. 2008. The cardiorespiratory effects of a fentanyl infusion following acepromazine and glycopyrrolate in dogs. *Tijdschr Diergeneeskd* 133(21):888–95.

120 Gilbert DB, Motzel SL, Das SR. 2003. Postoperative pain management using fentanyl patches in dogs. *Contemp Top Lab Anim Sci* 42(4):21–6.

121 Wilson D, Pettifer GR, Hosgood G. 2006. Effect of transdermally administered fentanyl on minimum alveolar concentration of isoflurane in normothermic and hypothermic dogs. *J Am Vet Med Assoc* 228(7):1042–6.

122 Bellei E, Roncada P, Pisoni L, et al. 2011. The use of fentanyl-patch in dogs undergoing spinal surgery: plasma concentration and analgesic efficacy. *J Vet Pharmacol Ther* 34(5):437–41.

123 Egger CM, Glerum L, Michelle Haag K, et al. 2007. Efficacy and for the relief of post-operative pain in dogs after anterior cruciate ligament and pelvic limb repair. *Vet Anaesth Analg* 34(3):200–8.

124 Reed F, Burrow R, Poels KLC, et al. 2011. Evaluation of transdermal fentanyl patch attachment in dogs and analysis of residual fentanyl content following removal. *Vet Anaesth Analg* 38(4):407–12.

125 Schmiedt CW, Bjorling DE. 2007. Accidental prehension and suspected transmucosal or oral absorption of fentanyl from a transdermal patch in a dog. *Vet Anaesth Analg* 34(1):70–3.

126 Sabbe MB, Grafe MR, Mjanger E, et al. 1994. Spinal delivery of sufentanil, alfentanil, and morphine in dogs. Physiologic and toxicologic investigations. *Anesthesiology* 81(4):899–920.

127 Naganobu K, Maeda N, Miyamoto T, et al. 2004. Cardiorespiratory effects of epidural administration of morphine and fentanyl in dogs anesthetized with sevoflurane. *J Am Vet Med Assoc* 224(1):67–70.

128 Almeida TF, Fantoni DT, Mastrocinque S, et al. 2007. Epidural anesthesia with bupivacaine, bupivacaine and fentanyl, or bupivacaine and sufentanil during intravenous administration of propofol for ovariohysterectomy in dogs. *J Am Vet Med Assoc*

230(1):45–51.

129 Novello L, Corletto F. 2006. Combined spinal-epidural anesthesia in a dog. *Vet Surg* 35(2):191–7.

130 Zweifel BS, Davis TW, Ornberg RL, et al. 2002. Direct evidence for a role of cyclooxygenase 2-derived prostaglandin E2 in human head and neck xenograft tumors. *Cancer Res* 62(22):6706–11.

131 Rüegg C, Dormond O. Suppression of tumor angiogenesis by nonsteroidal anti-inflammatory drugs: a new function for old drugs. 2001. *Sci World Jl* 1:808–11.

132 Koki A, Khan NK, Woerner BM, et al. 2002. Cyclooxygenase-2 in human pathological disease. *Adv Exp Med Biol* 507:177–84.

133 Kulkarni S, Rader JS, Zhang F, et al. 2001. Cyclooxygenase-2 is overexpressed in human cervical cancer. *Clin Cancer Res* 7(2):429–34.

134 Soslow RA, Dannenberg AJ, Rush D, et al. 2000. COX-2 is expressed in human pulmonary, colonic, and mammary tumors. *Cancer* 89(12):2637–45.

135 Buckman SY, Gresham A, Hale P, et al. 1998. COX-2 expression is induced by UVB exposure in human skin: implications for the development of skin cancer. *Carcinogenesis* 19(5):723–9.

136 Chan G, Boyle JO, Yang EK, et al. 1999. Cyclooxygenase-2 expression is up-regulated in squamous cell carcinoma of the head and neck. *Cancer Res* 59(5):991–4.

137 Howe LR, Subbaramaiah K, Patel J, et al. 2002. Celecoxib, a selective cyclooxygenase 2 inhibitor, protects against human epidermal growth factor receptor 2 (HER-2)/neu-induced breast cancer. *Cancer Res* 62(19): 5405–7.

138 Koki AT, Masferrer JL. 2002. Celecoxib: a specific COX-2 inhibitor with anticancer properties. *Cancer Control* 9(2 Suppl):28–35.

139 Knottenbelt CM, Simpson JW, Tasker S, et al. 2000. Preliminary clinical observations on the use of piroxicam in the management of rectal tubulopapillary polyps. *J Small Anim Pract* 41(9):393–7.

140 Schmidt BR, Glickman NW, DeNicola DB, et al. 2001. Evaluation of piroxicam for the treatment of oral squamous cell carcinoma in dogs. *J Am Vet Med Assoc* 218(11):1783–6.

141 Knapp DW, Richardson RC, Bottoms GD, et al. 1992. Phase I trial of piroxicam in 62 dogs bearing naturally occurring tumors. *Cancer Chemother Pharmacol* 29(3):214–8.

142 Knapp DW, Richardson RC, Chan TC, et al. 1994. Piroxicam therapy in 34 dogs with transitional cell carcinoma of the urinary bladder. *J Vet Intern Med* 8(4):273–8.

143 Knapp DW, Chan TC, Kuczek T, et al. 1995. Evaluation of in vitro cytotoxicity of nonsteroidal anti-inflammatory drugs against canine tumor cells. *Am J Vet Res* 56(6):801–5.

144 Knapp DW, Glickman NW, Widmer WR, et al. 2000. Cisplatin versus cisplatin combined with piroxicam in a

canine model of human invasive urinary bladder cancer. *Cancer Chemother Pharmacol* 46(3):221–6.

145 Mohammed SI, Bennett PF, Craig BA, et al. 2002. Effects response, apoptosis, and angiogenesis in a canine model of human invasive urinary bladder cancer. *Cancer Res* 62(2):356–8.

146 Lavalle GE, De Campos CB, Bertagnolli AC, et al. 2012. Canine malignant mammary gland neoplasms with advanced clinical staging treated with carboplatin and cyclooxygenase inhibitors. *In Vivo* 26(3):375–9.

147 Royals SR, Farese JP, Milner RJ, et al. 2005. Investigation of the effects of deracoxib and piroxicam on the in vitro viability of osteosarcoma cells from dogs. *Am J Vet Res* 66(11):1961–7.

148 Sonzogni-Desautels K, Knapp DW, Sartin E, et al. 2011. Effect of cyclooxygenase inhibitors in a xenograft model of canine mammary tumours. *Vet Comp Oncol* 9(3):161–71.

149 McMillan SK, Boria P, Moore GE, et al. 2011. Antitumoreffects of deracoxib treatment in 26 dogs with transitional cell carcinoma of the urinary bladder. *J Am Vet Med Assoc* 239(8):1084–9.

150 Flecknell PA, Liles JH, Williamson HA. 1990. The use of lignocaine-prilocaine local anaesthetic cream for pain-free venepuncture in laboratory animals. *Lab Anim* 24(2):142–6.

151 Carpenter RE, Wilson DV, Evans AT. 2004. valuation of intraperitoneal and incisional lidocaine or bupivacaine for analgesia following ovariohysterectomy in the dog. *Vet Anaesth Analg* 31(1):46–52.

152 Abelson AL, McCobb EC, Shaw S, et al. 2009. Use of wound soaker catheters for the administration of local anesthetic for post-operative analgesia: 56 cases. *Vet Anaesth Analg* 36(6):597–602.

153 Thompson SE, Johnson JM. 1991. Analgesia in dogs after intercostal thoracotomy. A comparison of morphine, selective intercostal nerve block, and interpleural regional analgesia with bupivacaine. *Vet Surg* 20(1):73–7.

154 Conzemius MG, Brockman DJ, King LG, et al. 1995. Analgesia in dogs after intercostal thoracotomy: a clinical trial comparing intravenous buprenorphine and interpleural bupivacaine. *Vet Surg* 23(4):291–8.

155 Stobie D, Caywood DD, Rozanski EA, et al. 1995. Evaluation of pulmonary function and analgesia in dogs after intercostal thoracotomy and use ofmorphine administered intramuscularly or intrapleurally and bupivacaine administered intrapleurally. *Am J Vet Res* 56(8):1098–109.

156 Dhokarikar P, Caywood DD, Stobie D, et al. 1996. Effects of intramuscular or interpleural administration of morphine and interpleural administration of bupivacaine on pulmonary function in dogs that have undergone median sternotomy. *Am J Vet Res* 57(3):375–80.

157 Snijdelaar DG, Van Rijn CM, Vinken P, et al. 2005. Effects of pre-treatment with amantadine on morphine induced antinociception during second phase formalin responses in rats. *Pain* 119(1–3):159–67.

158 Vadeboncouer TR, Riegler FX, Pelligrino DA. 1990. The effects of two different volumes of 0.5% bupivacaine in a canine model of interpleural analgesia. *Reg Anesth* 15(2):67–72.

159 Kim YK, Lee SS, Suh EH, et al. 1997. Sprayed intraperitoneal bupivacaine reduces early postoperative pain behavior and biochemical stress response after laparoscopic ovariohysterectomy in dogs. *Vet J* 191(2):188–92.

160 Campagnol D, Teixeira-Neto FJ, Monteiro ER, et al. 2012. Effect of intraperitoneal or incisional bupivacaine on pain and the analgesic requirement after ovariohysterectomy in dogs. *Vet Anaesth Analg* 39(4):426–30.

161 Valverde A, Doherty TJ, Hernández J, et al. 2004. Effect of lidocaine on the minimum alveolar concentration of isoflurane in dogs. *Vet Anaesth Analg* 31(4):264–71.

162 Hansen BD. 2001. Epidural catheter analgesia in dogs and cats: Technique and review of 182 cases (1991–1999). *J Vet Emerg Crit Care (San Antonio)* 11(2):95–103.

163 Ko J,Weil A, Maxwell L, et al. 2007. Plasma concentrations of lidocaine in dogs following lidocaine patch application. *J Am Anim Hosp Assoc* 43(5):280–3.

164 Ko JCH, Maxwell LK, Abbo LA, et al. 2008. Pharmacokinetics of lidocaine following the application of 5% lidocaine patches to cats. *J Vet Pharmacol Ther* 31(4):359–67.

165 Weiland L, Croubels S, Baert K, et al. 2006. Pharmacokinetics of a lidocaine patch 5% in dogs. *J Vet Med A Physiol Pathol Clin Med* 53(1):34–9.

166 Weil AB, Ko J, Inoue T. 2007. The use of lidocaine patches. *Compend Contin Educ Vet* 29(4):208–10, 212, 214–6.

167 Bergadano A, Andersen OK, Arendt-Nielsen L, et al. 2009. Plasma levels of a low-dose constant-rate-infusion of ketamine and its effect on single and repeated nociceptive stimuli in conscious dogs. *Vet J* 182(2):252–60.

168 Sarrau S, Jourdan J, Dupuis-Soyris F, et al. 2007. Effects of postoperative ketamine infusion on pain control and feeding behaviour in bitches undergoing mastectomy. *J Small Anim Pract* 48(12):670–6.

169 Lee S-E, Seo J-M, Liu J, et al. 2006. The comparison on changes of the body heats in electroacupuncture analgesia and anesthesia by ketamine hydrochloride in dogs. *Am J Chin Med* 34(1):69–76.

170 Kleinböhl D, Görtelmeyer R, Bender H-J, et al. 2006. Amantadine sulfate reduces experimental sensitization and pain in chronic back pain patients. *Anesth Analg* 102(3):840–7.

171 Chen S-R, Samoriski G, Pan H-L. 2009. Antinociceptive effects of chronic administration of uncompetitive NMDA receptor antagonists in a rat model of diabetic neuropathic pain. *Neuropharmacology* 57(2):121–6.

172 Lascelles BDX, Gaynor JS, Smith ES, et al. 2008. Amantadine in a multimodal analgesic regimen for alleviation of refractory osteoarthritis pain in dogs. *J Vet*

Intern Med 22(1):53–9.

173 Kuusela E, Raekallio M, Anttila M, et al. 2000. Clinical effects and pharmacokinetics of medetomidine and its enantiomers in dogs. *J Vet Pharmacol Ther* 23(1):15–20.

174 Slingsby LS, Taylor PM. 2008. Thermal antinociception after dexmedetomidine administration in cats: a dose-finding study. *J Vet Pharmacol Ther* 31(2):135–42.

175 Valtolina C, Robben JH, Uilenreef J, et al. 2009. Clinical evaluation of the efficacy and safety of a constant rate infusion of dexmedetomidine for postoperative pain management in dogs. *Vet Anaesth Analg* 36(4):369–83.

176 Sullivan AF, Dashwood MR, Dickenson AH. 1987. Alpha 2-adrenoceptor modulation of nociception in rat spinal cord: location, effects and interactions with morphine. *Eur J Pharmacol* 138(2):169–77.

177 Sullivan AF, Kalso EA, McQuay HJ, et al. 1992. The antinociceptive actions of dexmedetomidine on dorsal horn neuronal responses in the anaesthetized rat. *Eur J Pharmacol* 215(1):127–33.

178 Campagnol D, Teixeira Neto FJ, Giordano T, et al. 2007. Effects of epidural administration of dexmedetomidine on the minimum alveolar concentration of isoflurane in dogs. *Am J Vet Res* 68(12):1308–18.

179 Pohl VH, Carregaro AB, Lopes C, et al. 2012. Epidural anesthesia and postoperatory analgesia with alpha-2 adrenergic agonists and lidocaine for ovariohysterectomy in bitches. *Can J Vet Res* 76(3):215–20.

180 Stoelting R. 2006. Opioid agonists and antagonists. In: Stoelting R, Hillier S, editors. *Pharmacology and Physiology in Anesthetic Practice*. 4th ed. pp. 87–126. Philadelphia: Lipincott, Williams and Wilkins.

181 Kongara K, Chambers JP, Johnson CB. 2012. Effects of tramadol, morphine or their combination in dogs undergoing ovariohysterectomy on peri-operative electroencephalographic responses and post-operative pain. *N Z Vet J* 60(2):129–35.

182 Mastrocinque S, Fantoni DT. 2003. A comparison of preoperative tramadol and morphine for the control of early postoperative pain in canine ovariohysterectomy. *Vet Anaesth Analg* 30(4):220–8.

183 Cheng J-K, Chiou L-C. 2006. Mechanisms of the antinociceptive action of gabapentin. *J Pharmacol Sci* 100(5):471–86.

184 Mathiesen O, Møiniche S, Dahl JB. 2007. Gabapentin and postoperative pain: a qualitative and quantitative systematic review, with focus on procedure. *BMC Anesthesiol* 7:6.

185 Menda F, Köner O, Say[imath]n M, et al. 2010. Effects of single-dose gabapentin on postoperative pain and morphine consumption after cardiac surgery. *J Cardiothorac Vasc Anesth* 24(5):808–13.

186 Aghighi SA, Tipold A, Piechotta M, et al. 2012. Assessment of the effects of adjunctive gabapentin on postoperative pain after intervertebral disc surgery in dogs. *Vet Anaesth Analg* 39(6):636–46.

187 Wagner AE, Mich PM, Uhrig SR, et al. 2010. Clinical evaluation of perioperative administration of gabapentin as an adjunct for postoperative analgesia in dogs undergoing amputation of a forelimb. *J Am Vet Med Assoc* 236(7): 751–6.

188 Wolfe KC, Poma R. 2010. Syringomyelia in the Cavalier King Charles spaniel (CKCS) dog. *Can Vet J* 51(1): 95–102.

189 Kukanich B, Cohen RL. 2011. Pharmacokinetics of oral gabapentin in greyhound dogs. *Vet J* 187(1):133–5.

190 Cashmore RG, Harcourt-Brown TR, Freeman PM, et al. 2009. Clinical diagnosis and treatment of suspected neuropathic pain in three dogs. *Aust Vet J* 87(1):45–50.

191 Guay DRP. 2005. Pregabalin in neuropathic pain: a more "pharmaceutically elegant" gabapentin? *Am J Geriatr Pharmacother* 3(4):274–87.

192 Bockbrader HN, Wesche D, Miller R, et al. 2010. A comparison of the pharmacokinetics and pharmacodynamics of pregabalin and gabapentin. *Clin Pharmacokinet* 49(10):661–9.

193 Salazar V, Dewey CW, Schwark W, et al. 2009. Pharmacokinetics of single-dose oral pregabalin administration in normal dogs. *Vet Anaesth Analg* 36(6):574–80.

194 Dworkin RH, Corbin AE, Young JP, et al. 2003. Pregabalin for the treatment of postherpetic neuralgia: a randomized, placebo-controlled trial. *Neurology* 60(8):1274–83.

195 Lesser H, Sharma U, LaMoreaux L, et al. 2004. Pregabalin relieves symptoms of painful diabetic neuropathy: a randomized controlled trial. *Neurology* 63(11):2104–10.

196 Richter RW, Portenoy R, Sharma U, et al. 2005. Relief of painful diabetic peripheral neuropathy with pregabalin: a randomized, placebo-controlled trial. *J Pain* 6(4):253–60.

197 Freynhagen R, Strojek K, Griesing T, et al. 2005. Efficacy of pregabalin in neuropathic pain evaluated in a 12-week, randomised, double-blind, multicentre, placebo-controlled trial of flexible- and fixed-dose regimens. *Pain* 115(3):254–63.

198 Van Seventer R, Feister HA, Young JP, et al. 2006. Efficacy and tolerability of twice-daily pregabalin for treating pain and related sleep interference in postherpetic neuralgia: a 13-week, randomized trial. *Curr Med Res Opin* 22(2):375–84.

199 Stacey BR, Dworkin RH, Murphy K, et al. 2008. Pregabalin in the treatment of refractory neuropathic pain: results of a 15-month open-label trial. *Pain Med* 9(8):1202–8.

200 Satoh J, Yagihashi S, Baba M, et al. 2011. Efficacy and safety of pregabalin for treating neuropathic pain associated with diabetic peripheral neuropathy: a 14 week, randomized, double-blind, placebo-controlled trial. *Diabet Med* 28(1):109–16.

201 Gilron I, Wajsbrot D, Therrien F, et al. 2011. Pregabalin for peripheral neuropathic pain: a multicenter, enriched enrollment randomized withdrawal placebo-controlled trial. *Clin J Pain* 27(3):185–93.

202 Ghai A, Gupta M, Hooda S, et al. 2011. A randomized controlled trial to compare pregabalin with gabapentin

for postoperative pain in abdominal hysterectomy. *Saudi J Anaesth* 5(3):252–7.

203 Baron R, Brunnmüller U, Brasser M, et al. 2008. Efficacy and safety of pregabalin in patients with diabetic peripheral neuropathy or postherpetic neuralgia: Open-label, non-comparative, flexible-dose study. *Eur J Pain* 12(7):850–8.

204 Aboumarzouk OM, Nelson RL. 2012. Pregabalin for chronic prostatitis. *Cochrane Database Syst Rev* 8:CD009063.

205 Matsutani N, Kawamura M. 2012. Significant improvement of chronic pain by pregabalin after thoracotomy: report of four cases. *Surg Today* 43(8):915–7.

206 Gray P, Kirby J, Smith MT, et al. 2011. Pregabalin in severe burn injury pain: a double-blind, randomised placebo-controlled trial. *Pain* 152(6):1279–88.

207 Kim SY, Song JW, Park B, et al. 2011. Pregabalin reduces post-operative pain after mastectomy: a double-blind, randomized, placebo-controlled study. *Acta Anaesthesiol Scand* 55(3):290–6.

208 Durkin B, Page C, Glass P. 2010. Pregabalin for the treatment of postsurgical pain. *Expert Opin Pharmacother* 11(16):2751–8.

209 Cabrera Schulmeyer MC, De la Maza J, Ovalle C, et al. 2010. Analgesic effects of a single preoperative dose of pregabalin after laparoscopic sleeve gastrectomy. *Obes Surg* 20(12):1678–81.

210 Toth C. 2012. Drug safety evaluation of pregabalin. *Expert Opin Drug Saf* 11(3):487–502.

211 Ogawa S, Satoh J, Arakawa A, et al. 2012. Pregabalin treatment for peripheral neuropathic pain: a review of safety data from randomized controlled trials conducted in Japan and in the west. *Drug Saf* 35(10):793–806.

212 Fan TM, De Lorimier L-P, O'Dell-Anderson K, et al. 2007. Single-agent pamidronate for palliative therapy of canine appendicular osteosarcoma bone pain. *J Vet Intern Med* 21(3):431–9.

213 Kadar E, Rush JE, Wetmore L, et al. 2004. Electrolyte disturbances and cardiac arrhythmias in a dog following pamidronate, calcitonin, and furosemide administration for hypercalcemia of malignancy. *J Am Anim Hosp Assoc* 40(1):75–81.

214 Rumbeiha WK, Fitzgerald SD, Kruger JM, et al. 2000. Use of pamidronate disodium to reduce cholecalciferol-induced toxicosis in dogs. *Am J Vet Res* 61(1):9–13.

215 Shibutani T, Inuduka A, Horiki I, et al. 2001. Bisphosphonate inhibits alveolar bone resorption in experimentally-induced peri-implantitis in dogs. *Clin Oral Implants Res* 12(2):109–14.

216 Fan TM, De Lorimier L-P, Charney SC, et al. 2005. Evaluation of intravenous pamidronate administration in 33 cancer-bearing dogs with primary or secondary bone involvement. *J Vet Intern Med* 19(1):74–80.

217 Ashton JA, Farese JP, Milner RJ, et al.. 2005. Investigation of the effect of pamidronate disodium on the in vitro viability of osteosarcoma cells from dogs. *Am J Vet Res* 66(5):885–91.

218 Fan TM, Charney SC, De Lorimier LP, et al. 2009. Double-blind placebo-controlled trial of adjuvant pamidronate with palliative radiotherapy and intravenous doxorubicin for canine appendicular osteosarcoma bone pain. *J Vet Intern Med* 23(1):152–60.

219 Oblak ML, Boston SE, Higginson G, et al. 2012. The impact of pamidronate and chemotherapy on survival times in dogs with appendicular primary bone tumors treated with palliative radiation therapy. *Vet Surg* 41(3):430–5.

220 Tomlin JL, Sturgeon C, Pead MJ, et al. 2000. Use of the bisphosphonate drug alendronate for palliative management of osteosarcoma in two dogs. *Vet Rec* 147(5):129–32.

221 De Lorimier L-P, Fan TM. 2005. Bone metabolic effects of single-dose zoledronate in healthy dogs. *J Vet Intern Med* 19(6):924–7.

222 Martín-Jiménez T, De Lorimier L-P, Fan TM, et al. 2007. Pharmacokinetics and pharmacodynamics of a single dose of zoledronate in healthy dogs. *J Vet Pharmacol Ther* 30(5):492–5.

223 Fan TM, De Lorimier LP, Garrett LD, et al. 2008. The bone biologic effects of zoledronate in healthy dogs and dogs with malignant osteolysis. *J Vet Intern Med* 22(2):380–7.

224 Spugnini EP, Vincenzi B, Caruso G, et al. 2009. Zoledronic acid for the treatment of appendicular osteosarcoma in a dog. *J Small Anim Pract* 50(1):44–6.

225 Allen MR, Kubek DJ, Burr DB. 2010. Cancer treatment dosing regimens of zoledronic acid result in near-complete suppression of mandible intracortical bone remodeling in beagle dogs. *J Bone Miner Res* 25(1):98–105.

226 Helm NB, Padala S, Beck FM, et al. 2010. Short-term zoledronic acid reduces trabecular bone remodeling in dogs.*Eur J Oral Sci* 118(5):460–5.

227 Huja SS, Mason A, Fenell CE, et al. 2011. Effects of short-term zoledronic acid treatment on bone remodeling and healing at surgical sites in the maxilla and mandible of aged dogs. *J Oral Maxillofac Surg* 69(2):418–27.

228 Fransson BA, Peck KE, Smith JK, et al. 2002. Transdermal absorption of a liposome-encapsulated formulation of lidocaine following topical administration in cats. *Am J Vet Res* 63(9):1309–12.

229 Willis-Goulet HS, Schmidt BA, Nicklin CF, et al. 2003. Comparison of serum dexamethasone concentrations incats after oral or transdermal administration using pluroniclecithin organogel (PLO): a pilot study. *Vet Dermatol* 14(2):83–9.

230 Tong D, Gillick L, Hendrickson FR. 1982. The palliation of symptomatic osseous metastases: final results of the Study by the Radiation Therapy Oncology Group. *Cancer* 50(5):893–9.

231 Arcangeli G, Micheli A, Giannarelli D, et al. 1989. The responsiveness of bone metastases to radiotherapy: the effect of site, histology and radiation dose on pain relief.

Radiother Oncol 14(2):95–101.

232 Saberski L, Fitzgerald J, Ahmad M. 2000. Cryoneurolysis and radiofrequency lesioning. In: Raj PP, editor. *Practical Managemnet of Pain*. p. 759. St Louis: Mosby.

233 Janjan N. 2001. Bone metastases: approaches to management. *Semin Oncol* 28(4 Suppl 11):28–34.

234 Fourney DR, Schomer DF, Nader R, et al. 2003. Percutaneous vertebroplasty and kyphoplasty for painful vertebral body fractures in cancer patients. *J Neurosurg* 98(1Suppl):21–30.

235 Fenstermaker R. 2006. Neurosurgical procedures for cancer pain management. In: Leon-Casasola D, editor. *Cancer Pain: Pharmacological, Interventional and Palliative Care Approaches*. pp. 453–8. Philadelphia: Saunders.

236 Barr SC, Ludders JW, Looney AL, et al. 1992. Platelet aggregation in dogs after sedation with acepromazine and atropine and during subsequent general anesthesia and surgery. *Am J Vet Res* 53(11):2067–70.

237 Andress JL, Day TK, Day D. 1995. The effects of consecutive day propofol anesthesia on feline red blood cells. *Vet Surg* 24(3):277–82.

238 Roudebush P, Davenport DJ, Novotny BJ. 2004. The use of nutraceuticals in cancer therapy. *Vet Clin North Am Small Anim Pract* 34(1):249–69, viii.

239 Block KI, Koch AC, Mead MN, et al. 2008. Impact of antioxidant supplementation on chemotherapeutic toxicity: a systematic review of the evidence from randomized controlled trials. *Int J Cancer* 123(6):1227–39.

240 Fryer RA, Galustian C, Dalgleish AG, et al. 2009. Recent advances and developments in treatment strategies against pancreatic cancer. *Curr Clin Pharmacol* 4(2):102–12.

241 D'Andrea GM. 2005. Use of antioxidants during chemotherapy and radiotherapy should be avoided. *CA Cancer J Clin* 55(5):319–21.

242 Moss RW. 2007. Do antioxidants interfere with radiation therapy for cancer? *Integr Cancer Ther* 6(3):281–92.

243 Villalobos A. 2007. Canine and feline and geriatric oncology. In: Villalobos A, Kaplan L, editors. *Honoring the Human-Animal Bond*. Ames: Blackwell Publishing.

16 帝王切開および妊娠

Turi K. Aarnes and Richard M. Bednarski

The Ohio State University, College of Veterinary Medicine, Department of Veterinary Clinical Sciences, Columbus, OH 43210, USA

帝王切開を実施するイヌおよびネコの麻酔における麻酔薬の選択およびモニタリングの方法は非妊娠動物と同様である。しかし、母体の生理的変化および胎子の生存性に関する懸念は帝王切開の麻酔中の薬物選択、分娩およびモニタリングに影響する。帝王切開の麻酔計画を立てる際には、新生子の蘇生と産後ケアの準備を考慮すべきである。多くの帝王切開が緊急手術であり、訓練された知識のあるスタッフを得られないことが多い。緊急手術の帝王切開ですべての子犬が生きている確率は、予定手術の約1/3に低下する[1]。母体の死亡率もまた予定帝王切開に比べ緊急手術の方が明らかに高い[2]。このため、麻酔と分娩について麻酔導入前によく検討する必要がある。手術前に、酸素、清潔な吸水性タオル、吸引装置、および蘇生薬と拮抗薬を利用できるように用意しておくべきである。

母体生理

妊娠動物は、成長する胎子によって増加していく代謝需要と大きくなる子宮に順応するため、大きな生理的および解剖的変化を生じている[3]。これらの順応変化の多くあるいはほとんどは周産期の麻酔管理に影響を与える。とくに、心肺系、胃腸系、および血液系に関連した管理に大きく影響する（表16.1）。

心呼吸器系

妊娠中は、成長する胎子による代謝需要の増加に伴って、酸素消費量が増大する。変化は妊娠初期に始まり、妊娠最終期にピークとなる。ヒトで

は、分娩後4～12週以内に心血管機能は分娩前の状態に回復する[4]。この需要増加に対応するため心拍出量は30～40%増量し、妊娠子宮の血流は妊娠していない子宮の20～40倍になる[3]。また、乳腺と皮膚への血流も増加する。心拍出量の増加は、血管緊張の低下と動脈血圧の低下（10%）および心拍数の増加（55%）と1回拍出量の増加によるものである[3]。血液量は、ヒトで35%[3]、ビーグル犬で23%[5]増加する。この血液量増加に伴って、赤血球容積が増加する。しかし、血漿容量が赤血球より増加するため、妊娠関連性貧血が起こる。この貧血の程度は胎子数に相関する[6]。正常出産時の血液喪失は、この血液量と赤血球の増加

表16.1　妊娠に伴う母体の生理的変化（詳細は文章内）

心血管系の変化
　酸素消費量の増加
　心拍出量の増加
　血管緊張の低下
　動脈血圧の低下
　1回拍出量の増加
　心拍数の増加
　血液量の増加
　赤血球体積の増加
　血中血球容積（PCV）の減少
呼吸器系の変化
　1回換気量の増加
　呼吸数の増加
　分時換気量の増加
　機能的残気量の減少
胃腸系の変化
　胃内圧の上昇
　下部食道括約筋圧の減少
　胃腸運動性の低下
　ガストリン産生の増加
中枢神経系の変化
　エンドルフィンの増加

で緩衝される。妊娠関連性貧血は、血中血球容積（PCV）を脱水の指標として評価する際影響を及ぼす。

　子宮および胎盤の血流には自動調節能（広範囲の灌流圧で血流を一定に維持すること）がないので、子宮動脈血流を阻害するものはすべて胎子への酸素および栄養供給量を減少させることになる。これは麻酔薬や出血性低血圧も例外ではない。また、血管収縮を起こすものもすべて子宮循環を減少させる。その原因には、血管作動薬（α_2-作動薬）、興奮性過呼吸と随伴する呼吸性アルカローシス、および疼痛が含まれる。

　仰臥位では、大動脈と大静脈の圧迫によって子宮血流が阻害される。イヌにおける研究では、伏臥位は収縮期血圧の低下や血液ガス分析結果の変化には関連しないことが示されている[7]。しかし、これらの研究では子宮血流の変化については調べていない。別の研究において、ペントバルビタールとチオペンタールで全身麻酔した妊娠犬では腎静脈の尾側で後大動静脈を結紮しても、豊富な側副静脈路の還流によって静脈還流は減少しないことがX線画像とともに証明されている[8]。これらの研究は、血行動態が正常な妊娠犬では、麻酔中に仰臥位にしても低血圧になるわけではないことを示唆している。

　妊娠動物では、血管作動薬および変力作用薬の効果が減弱する。これはおそらくαおよびβ-アドレナリン受容体の下向き調節（ダウンレギュレーション）とおそらく血管拡張性プロスタグランジンの増加に関与している[3]。このため、麻酔薬は典型的に心血管抑制を引き起こすことから、脱水あるいは心血管系に問題のある妊娠動物では麻酔導入前に適切な輸液療法を実施すべきである。血圧をモニタリングし、低血圧は晶質液あるいは膠質液で治療する。出血による血圧低下は、非妊娠動物より妊娠動物で顕著となる[5]。これゆえ、出血と脱水は麻酔前に積極的に治療する。エフェドリンは子宮血流を減少させることなく、妊娠ヒツジの血圧を改善させる。一方で、ドパミンやドブタミンは効果的に母体血圧を上昇させる

が、非麻酔下の妊娠ヒツジでは子宮血流を減少させる[9]。子宮血流の減少は用量依存性であり、ドブタミンよりドパミンの方が作用が強い。これにより、ヒトでは妊婦の低血圧にエフェドリンが一般的に用いられている。イヌおよびネコでは、エフェドリン$0.03 \sim 0.1$ mg/kgを静脈内ボーラス投与、またドブタミン$2 \sim 4$ μg/kg/分を持続静脈内投与で使用できる。

　妊娠後期には、腹部の拡大や横隔膜の運動低下が起こるが、1回換気量、呼吸回数、および分時換気量はヒト女性で70%上昇する[3]。ところが、機能的残気量（FRC：functional residual capacity）は減少し、肺内の予備酸素量が減少する。妊娠に伴うFRC減少と酸素消費量増加は、短時間の無呼吸によって低酸素症およびヘモグロビン酸素飽和度の低下が容易に引き起こされることを意味する。このため、麻酔導入前の酸素化が推奨され、麻酔中には無呼吸を積極的に避けるべきである。母体の過換気は軽度のPaO_2上昇を伴う軽度の呼吸性アルカローシスを引き起こす[10]。

胃腸系

　子宮の拡大は胃内圧を上昇させる。循環血液中のプロゲステロン濃度の上昇は、食道下部括約筋圧および胃腸（GI）運動を低下させる。胃内圧の上昇とGI運動性の低下によって、麻酔中の胃内容の逆流と誤嚥のリスクが高くなる。ペプチドホルモンのガストリンは胃酸の産生を増加させるが、麻酔中の妊娠犬ではガストリン濃度が上昇する[11]。胃pHの低下および胃内容の逆流は誤嚥性肺炎および食道炎の発生率を上昇させる可能性がある。カフ付き気管チューブを速やかに挿管することで胃内容物の誤嚥を防止する。術前のプロトンポンプインヒビターあるいはH_2拮抗薬の投与がこれらのリスクを軽減するかどうかは、今のところ定かではない。

中枢神経系

　血清プロゲステロン濃度は妊娠中に増加する。これとおそらく妊娠関連性エンドルフィン

の増加が、妊婦の肺胞内最小濃度（MAC）が16
〜40％減少することに関与している[12]。帝王切
開の麻酔では、トランキライザーや鎮静薬を用
いた麻酔前投薬が用いられないことが多いため、
この麻酔薬要求量が減少していることは気づか
れないかもしれない。吸入麻酔薬は胎子の血圧
および分時換気量を低下させる。これゆえ、高
濃度の吸入麻酔投与は避けるべきであり、局所
麻酔法や硬膜外麻酔を用いて吸入麻酔薬の必要
量および胎子の心肺機能抑制を減少させるべき
である。

薬物の胎盤通過

イヌとネコにおける胎盤の薬物通過に関して
の報告はほとんどない。ほとんどの情報は実験
動物の研究からの外挿である[13]。動物種によって
胎盤に違いがあるので、他の動物種の胎盤の薬
物通過をイヌやネコに外挿することは必ずしも
適正ではない。胎盤は薬物を代謝する能力や母
体と胎子の間で薬物の胎盤通過に関与する輸送
蛋白もつ。このような胎盤の薬物代謝と輸送の
詳細はイヌやネコでは知られていない。最も安
全なアプローチ法は、ほとんどの薬物が胎盤を
通過し、発育する胎子に影響を及ぼすと考える
ことである。発育胎子は妊娠第1期（イヌとネ
コでは妊娠初期20日間）に最も催奇形性薬物の
影響を受けやすい。このため、この妊娠初期20
日間は麻酔が必要となる待機手術や内科的処置
を避けるべきである。

帝王切開の麻酔の基本的原理は、呼吸器系、
心血管系、および中枢神経系（CNS）の抑制作
用のある麻酔薬の胎子中濃度を最小限にするこ
とである。さらに、オピオイドのような拮抗薬
のある薬剤は、ナロキソンなど拮抗薬を出産後
に子犬や子猫に投与することで麻酔薬の作用を
拮抗できるので、有用性が高い。イヌやネコに
おける麻酔薬の胎盤通過および母体・胎子それ
ぞれの麻酔薬の血漿濃度に関しては、ほとんど

知られていない。ヒツジにおける研究では、メ
デトミジン、プロポフォール、ケタミン、およ
びエトミデートは胎盤を素早く通過し、胎子で
高濃度となることが示されている。

麻酔薬は、Fick の拡散方程式に従って単純拡
散で胎盤を通過する[14]。

式 16.1

$$\frac{\Delta q}{\Delta t} = \frac{KA(C_2 - C_1)}{d}$$

$\Delta q / \Delta t$ は薬物の移動速度を示し、K は薬物の
分子量、pKa、脂溶性、イオン化率、および蛋白
結合率に関係した拡散定数である。A は拡散の
表面積、$C_2 - C_1$ は胎盤間の薬物濃度格差、そし
て d は膜の厚さである。速い胎盤通過に好都合
な性質は、分子量＜ 600 ダルトンであり、非イ
オン性、高い脂溶性、そして低い蛋白結合率で
ある。ほとんどの麻酔薬は分子量＜ 300 ダルト
ンであり、比較的脂溶性が高い。これに広い胎
盤表面積が加われば、ほとんどの麻酔薬は容易
に胎盤を通過する。例外には比較的大きな極性
分子薬のグリコピロレートおよび神経筋遮断薬
がある。

pKa が血漿 pH に近い弱塩基性薬物（局所麻
酔薬、ケタミンおよびオピオイド）は、相対的
に酸性となる胎子血液にイオントラップされや
すく、作用が延長する可能性がある。pKa が血
漿 pH に近い酸性薬物（チオバルビツレート）は、
胎子血漿から母体血漿により容易に移行する。

超短時間作用型薬物のプロポフォールやエ
トミデートは脂溶性が非常に高く、血漿 pH で
はほとんど完全に非イオン化している。プロポ
フォールは pKa ＝ 11 の弱酸性で急速に容易に
ヒトの胎盤を通過し、胎子分娩時には臍静脈／
母体静脈血中濃度比は 0.7 〜 0.85 に到達する[15]。
ヒツジではプロポフォールの通過は不完全であ
り、胎子での排出半減期は母体での半減期より
長い。これはヒツジの胎盤がヒトに比べると分
厚く、拡散しにくいことに関係している[16]。それ

でも、プロポフォールは母体および胎子の血漿クリアランスが比較的速いので、麻酔導入薬に最適である。エトミデートは pKa ＝ 4.2 の弱アルカリ性で、ヒトでは臍静脈／母体静脈血中濃度比は 1：2 から 1：2.4 の間である。ヒツジでは胎盤通過は不完全だが、胎子で比較的高濃度になる[17]。

　吸入麻酔は高脂溶性であり胎盤を素早く通過する。イソフルラン、セボフルラン、およびデスフルランは胎子が麻酔濃度に達するにもかかわらず、血液 - ガス分配係数が比較的低いことから、新生子が分娩後に呼吸をすれば素早く排泄される。新生子の無呼吸を予防するために過剰に高濃度な吸入麻酔は避けるべきである。ヒトでの帝王切開の研究では、イソフルラン、セボフルラン、およびデスフルラン麻酔の間には新生子の生存率に差は認められず[18,19]、またセボフルラン麻酔と硬膜外麻酔を比較しても新生子の生存率に差は認められていない。これらの研究では、揮発性吸入麻酔薬の濃度を下げるために笑気が使用されている。メトキシフルランは、イヌの帝王切開の麻酔における調査で唯一新生子の死亡率の上昇に関係しているので、帝王切開時には使用を避けるべきである[1]。この研究では、イソフルラン麻酔が 7 日後の子犬の生存率の上昇に関連すると報告されている。別の研究では、プロポフォール／イソフルラン麻酔と硬膜外麻酔では、新生子死亡率に差はないと報告されている[33]。セボフルランあるいはデスフルランは血液 - ガス分配係数が比較的低いため、帝王切開の麻酔に有益である。

オピオイドおよび NSAID の
母体と胎子における生理学的影響

オピオイド

　オピオイドには様々な天然物や合成製品があり、異なるオピオイド受容体に作用することで鎮痛効果を発揮する。最も強力なオピオイド鎮痛薬は μ - 受容体を活性化し、これにはモルヒネ、ヒドロモルホン、オキシモルホン、フェンタニル、メサドン、およびメペリジンがある。ブプレノルフィンは部分的 μ - 作動薬に分類される。ブトルファノールは μ - 受容体拮抗および κ - 受容体作動薬である。

　母体へオピオイドを投与すると、前述の Fick の拡散法則に従って、胎盤を通過し、胎子へ移行する。この胎盤通過の程度はオピオイドでそれぞれ異なる[20]。ブプレノルフィンの胎盤通過率は低い傾向にあり（胎盤のブプレノルフィン量の 10% 以下が胎子に到達する）、一方で脂溶性の高いフェンタニルの胎盤通過率は非常に高く、フェンタニルは母体循環から排泄された後もしばらく胎子内に残存する[20-22]。

　成長期の動物と成長した動物ではオピオイド誘発性鎮痛効果への感受性が異なる。その原因は明らかではない。CNS および血液 - 脳関門の発育、感覚終末器官のオピオイド感受性、およびオピオイドの溶解度の違いなどが μ - オピオイド作動薬の年齢による効果の差を引き起こしていると推測されている[23]。成長した動物との副作用の差も報告されているが、これらの差は年齢による薬物代謝および生理学的相異に関連するものと考えられている。特筆すべきは呼吸抑制の違いである。成長した動物でも呼吸抑制は問題となるが、新生子では 1 回換気量や呼吸数のわずかな減少が生命の危機に直結する低酸素症を引き起こすことからより重大な問題となる。子宮内では胎子の肺はほとんど機能しておらず、酸素化と換気は母体の循環に依存する。しかし、帝王切開後、新生子は自身の呼吸機能でガス交換を行わなければならず、その際オピオイド誘発性呼吸抑制が新生子の死亡率を増加させることになる。

非ステロイド性抗炎症薬

　非ステロイド性抗炎症薬（NSAID）は炎症を抑制し、シクロオキシゲナーゼ（COX）および一部は 5- リポキシゲナーゼ（LOX）を阻害し

てプロスタグランジン産生を減少させることによって鎮痛効果を生じる[24]。プロスタグランジンは、血管拡張を引き起こし、血管透過性を増加させ、侵害刺激に対する痛み受容体の感受性を増大する。さらに、プロスタグランジンは腎血流の調節、胃腸管粘膜の保護、および血小板凝集の補助を担う。COX は臨床的に重要な 2 つのアイソフォームの COX-1 と COX-2 がある。炎症カスケードの上向き調節（アップレギュレーション）を司っているのは COX-2 であるが、両者とも特定の組織に恒常的に発現している。NSAID の作用、効果、および毒性の違いは、COX 酵素と症例にすでに存在する COX 活性に対する阻害作用に関連する。LOX 生産物（ロイコトリエン B、ロイコトリエン C、ロイコトリエン D）は免疫関連物質の補充および血管透過性の変化に役割を担っている[24]。

NSAID の正常な心血管系および呼吸器系機能への影響は最小限である。副作用は主に COX-1 阻害によるものであり、用量依存性に胃腸管潰瘍、腎毛細血管壊死、および血小板凝集阻害などを引き起こす[24]。

NSAID は妊婦および若齢動物では、NSAID のクリアランスが低下し、代謝器官が未熟なため、注意して使用しなければならない。胎子が NSAID に曝されるとそのクリアランスは著しく延長し、作用と副作用は長時間続く。NSAID は器官発育に影響を及ぼし、若い器官に重大な損傷を引き起こす可能性がある[25]。

帝王切開術を行う症例の管理

麻酔前評価として、身体検査および血液検査（健康な動物でも PCV および総蛋白）を実施すべきである。全血球計算および血清生化学検査は全体的な健康状態の把握に有用であり、とくに妊娠動物ではカルシウムと血糖値を確認しておく[26]。さらに、予定帝王切開術として鎮静や全身麻酔を行う動物では絶食する。妊娠動物は下部食道平滑筋緊張が低下し胃の空虚化時間が延長するため、胃内容の逆流と誤嚥のリスクが高くなる[27,28]。緊急薬の投与と静脈内輸液のために静脈カテーテルを留置する。

妊娠動物は、可能であれば前酸素化すべきである[29]。3 分間前酸素化することで、健康な動物に麻酔導入薬としてプロポフォールを投与した際の低酸素となるまでの時間が延びる[30]。胎盤への酸素運搬は、胎子の生存率に大きく影響する[28]。フェイスマスクの設置を嫌がる動物もいるため、前酸素化が不可能となるかもしれない。どちらにせよ、妊娠動物では麻酔導入後直ちに挿管することが重要である。

イヌとネコのほとんどの帝王切開術は、麻酔前投薬を用いずに実施される。なぜならば、一般的な麻酔薬はすべて胎盤を通過するからである[31]。鎮静薬およびトランキライザーは母体と胎子の心血管系および呼吸器系に副作用をもち、胎子の死亡率を上昇させる。キシラジン投与は胎子の死に関係するとされていたが、これはケタミンの同時投与に影響されていると考えられる。ケタミン、キシラジン、およびケタミンとキシラジンの組み合わせは注意して投与する必要があり、できれば避けるべきである[1]。大人しく比較的落ち着いているイヌやネコでは、新生子の心血管抑制を最小限にするために麻酔前投薬を避けることができる。鎮静薬を使用せずに IV カテーテルを設置できるのであれば、そうするのが好ましい。興奮したり神経質な動物では、麻酔前投薬による鎮静が有益である。そうすることによって、興奮している動物でしばしば必要となる比較的高濃度の吸入麻酔薬の要求量を下げることができる。胎子が高濃度の吸入麻酔薬に曝露されると、分娩後すぐの新生子に強い呼吸抑制を生じることになる。アセプロマジンは蛋白結合率が高く、分子量は他の鎮静薬に比べると大きい。このため、他の麻酔薬と比較して胎盤をゆっくりと通過する。アセプロマジンは母体と新生子の死亡率の上昇には関連しない[2]。しかし、血管拡張作用があるため、ショック状態や脱水状態の妊娠動物には用いるべきではない。クロルプロマジ

ンをイヌの帝王切開術の麻酔前投薬としてさまざまな麻酔薬とともに使用した研究では、子犬の死亡率は4%未満であったと報告されており[32]、これは帝王切開術における全体的な子犬の死亡率より少ない[1]。モルヒネは脂溶性が比較的低く、血漿pHでは非イオン化したモルヒネは20〜30%にすぎない。これゆえ、フェンタニルのような脂溶性の高いオピオイドよりゆっくりと胎盤を通過する。ヒドロモルホンの脂溶性はモルヒネとフェンタニルの中間である。分娩直後の新生子では、オピオイド拮抗薬のナロキソンを舌下に滴下することでオピオイドの呼吸抑制を拮抗できる。

ヒトの帝王切開では脊髄くも膜下麻酔や硬膜外麻酔のような局所麻酔法が一般的に行われているが、小動物臨床ではそれほど一般的ではない。妊娠中には硬膜外血管が拡張しているため、少量の局所麻酔薬で十分である[26]。リドカインは作用発現が速やかで作用持続時間が短いため、帝王切開の硬膜外麻酔に最も頻繁に使用される。硬膜外腔への局所麻酔薬の投与は、血管拡張によって全身性低血圧を引き起こしうる[26]。また、局所麻酔薬は頭側に広がり、その結果、呼吸器系および心血管系を抑制することがある。ネコは本質的に局所麻酔薬への耐性が低く毒性作用が増すので、前述の局所麻酔薬による影響の重症度は高くなる。硬膜外麻酔と脊髄くも膜下麻酔の利点は胎子への影響が最小限であることである。ある研究では、母犬に硬膜外麻酔で帝王切開術を実施した新生子は、ミダゾラム/ケタミンあるいはプロポフォールで麻酔導入しエンフルランで麻酔維持した母体から生まれた子犬より顕著に呼吸数が多かった[32]。全身投与した局所麻酔薬は血液-胎盤関門を通過し、イオン化して胎子に移行するが、リドカインの硬膜外麻酔は局所的に作用する。全身性には時間をかけてゆっくり吸収され、胎子が取り出されるまでに胎盤には到達しない。局所麻酔法は麻酔科医が手技に慣れている必要がある。硬膜外麻酔をされた症例は外科手術の間意識ははっきりしている。手技に失敗した場合や局所麻酔薬が硬膜外腔に十分に広がら

なかった場合には、症例は手術操作を知覚する。さらに、症例は尾側部位で運動神経および感覚神経を遮断される一方で、頭側部は遮断されていないので、症例は術中に動いたり鳴いたりする可能性がある。また、気道確保せずに症例を仰臥位にすることになる。最終的に、局所麻酔薬の作用が消失するまでには時間を要する[33]。新生子が院内感染する可能性もあり、多くの場合、可能な限り早く退院させる方がよい。脊髄くも膜下麻酔や硬膜外麻酔を実施された動物は運動機能が回復するまで観察しなければならず、そのため全身麻酔下で帝王切開術を実施した症例より術後の入院が長くなる傾向にある。

プロポフォールは帝王切開術の麻酔導入薬として選択される。プロポフォールは半減期が短く、急速に肝臓および肝臓外で代謝され、呼吸器系および心血管系の副作用は管理可能である[33]。プロポフォールを用いた麻酔導入では、イソフルランのマスク導入を実施した場合と胎子の死亡率は同程度であり、吸入麻酔薬のマスク導入で認められる導入時の興奮は認められないことが報告されている[1,34]。また、プロポフォールで麻酔導入した場合に比べ、マスク導入した場合の方が母体の吸入麻酔薬濃度が顕著に高くなる。ケタミンを用いた麻酔導入では子犬の元気がなく、チオバルビツレートを用いた麻酔導入では子犬が誕生時に自発的に動かないリスクが高くなる[33,34]。

気管挿管前は、伏臥位で母体の頭を腹部より高く維持するように注意する。妊娠動物を全身麻酔する場合には気道確保すべきである。胃内容の逆流が起きた場合には、気道を保護するために後頭部を高い位置で維持し、口からの排出を促す。胃内容の逆流が生じた場合には、口の奥から胃内容物を吸引除去するために吸引器を使用してもよい。

麻酔維持にイソフルランを使用すると、メトキシフルランに比べて子犬の生存率を高める[1]。吸入麻酔薬は主に呼吸を介して体外排泄され、吸入麻酔薬は呼吸を抑制するが、母体をイソフルランで麻酔するとメトキシフルランで麻酔す

るより子犬の生存率が高い[1]。胎盤を通過する吸入麻酔薬が最小限になるように可能な限り浅い麻酔レベルで維持する[34,35]。

切開線に沿った局所麻酔薬の浸潤は、吸入麻酔薬濃度を減少させ、吸入麻酔薬による全身作用を減少させるのに役立つかもしれない[26]。この手技には、長時間作用型局所麻酔薬のロピバカインを使用できる。全身麻酔の導入前にこの線状ブロックができる場合もある。

全身麻酔中には、心拍数、血圧、ヘモグロビン酸素飽和度といった母体の心血管系および呼吸器系のパラメーターを持続的にモニタリングする[31]。これらのパラメーターは子宮胎盤血流の間接的な指標として重要である。子宮および胎盤の血流は血圧に依存し、子宮の動静脈血圧格差によって決まり、間接的に子宮の血管抵抗に比例する。また、胎子には血圧の自動調節能がないことに注意しなければならない。胎子の血流は母体の心拍出量に完全に依存している。適切に換気できていることを確実に把握するために、カプノメータを使って換気をモニタリングする。過換気（EtCO$_2$が低い）および低換気はいずれも血管収縮を引き起こし、子宮血流を減少させる。子宮血流の低下は胎子への酸素供給を減少させ、胎子の低酸素症を引き起こし、胎子の死亡率が上昇する[36]。生理的深呼吸をさせる（再呼吸バッグを15～20cmH$_2$Oの圧がかかるように圧縮し、人工呼吸させる）ことで、肺胞内のサーファクタントの流れをよくし、無気肺を減少させ、血液の酸素化を促進する[29]。

帝王切開術は仰臥位で行われる。イヌおよびネコでは、その子宮の構造上通常胎子が後大静脈および腹大動脈の側方に位置するので、大動静脈圧迫症候群はヒトの場合ほど大きな問題とはならない。体重9～25kg程度のイヌでは大動静脈圧迫症候群は起こりにくい。しかし、大型犬種では、子宮と後肢への血流低下の要因となる[7,37]。

静脈内輸液は、妊娠動物や予定帝王切開術で絶食している動物の脱水改善あるいは手術中の蒸散や出血による体液喪失を補う助けとなる。さらに、静脈内輸液は静脈カテーテルの開存性維持に役立ち、救急時に薬物を全身投与するのに有用である。しかし、帝王切開を受けたイヌの臨床例の周術期管理と死亡率に関する調査では、症例の53％しか静脈内輸液を受けていなかった[2]。

帝王切開術の症例の疼痛管理には議論の余地がある。妊娠動物では、痛みに対する耐性が強くなっており、麻酔薬の要求量は減少している。疼痛耐性の上昇には、プレグナノロンおよびプレグナナジオン（鎮静作用をもつ）の増加、あるいは疼痛耐性の上昇を起こす内因性エンドルフィンの増加などが関連している可能性がある[28]。これらの症例における痛み特有兆候は、食欲消失、触らせない、動かない、立ち上がれない、そして動くときに鳴く、などがあげられる。局所麻酔薬を浸潤させる線状ブロックは術直後には効果的であるが、ロピバカインの作用持続時間は4時間までである。多くの獣医師は、子犬を帝王切開術で取り出した後に、オピオイドを静脈内あるいは筋肉内投与している。ブプレノルフィンは作用持続時間が長く、母体の心血管系および呼吸器系への副作用が最小限であることから、術後疼痛管理によく選択される。しかし、授乳動物の乳汁移行に関して評価されたオピオイドはない。NSAIDもまた議論が残る。妊娠しているイヌおよびネコへのNSAIDの使用は評価されておらず、4～6週齢未満の子犬での安全性も評価されていない[25]。これらの薬物の乳汁移行は起こりそうにないが可能性は否定できない[20]。

帝王切開術以外の手術における妊娠動物の管理

帝王切開術以外の手術を受ける妊娠動物の麻酔の問題は、帝王切開術と同様である。麻酔、手術、および入院に関連するストレスを回避するため、妊娠動物の手術は必要でない限り避け

るべきである。外傷のため手術が必要な場合は、外傷自体が胎子の死に直結する可能性もある。

妊娠動物における帝王切開術以外の手術時の麻酔プロトコルは、帝王切開術の場合に推奨される方法と注意点を組み入れる。獣医療では、薬物療法が胎子に及ぼす影響に関する情報はほとんどない。通常、胎子は器官形成期（イヌやネコでは最初の20日間）に薬物治療による催奇形性のリスクが高くなる[13]。胎子へのストレスおよび薬物の作用を最小限にするために、この期間は緊急性のない待機的処置は実施すべきではない。

胎子の生理

胎子の生理学を理解することは重要であり、多くの薬物が胎子の生理学に及ぼす影響は知られていない。胎子への血流は胎盤を介して供給される。

子宮動脈からの母体血流は胎盤を通り胎子循環へ供給される[28]。血液は胎盤から臍静脈を通り胎子循環へ供給される。血流の約50%は静脈管を通り肝臓を迂回し、右心房へ向かう[38]。主に胎子の頭部から右心房へ還流する血流の一部は右心室へ向かい、一方で右心房の血液の大部分は卵円孔を通り左心房へ短絡する。全心拍出量の約7%は右心房から胎子の肺へ駆出され、60%までは動脈管を通り肺を迂回し、胎子循環へ入るか、または臍動脈へ向かい胎盤に戻る[38]。全身循環に入った血液は肝臓へも向かう。胎子の肝臓代謝はわずかである[38]。胎盤は血液−脳関門のようにバリアとして働いている。血液−脳関門を通過できる薬物は胎盤も通過でき、胎子へ移行する。胎子環境は母体に比べて酸性であり、リドカインなどの弱アルカリ性の薬物は酸性の環境下でよりイオン化する傾向にあり、胎子内にとどまり、胎盤を通過して母体循環内で代謝されるのを妨げられる[31]。

生まれて最初の呼吸は、低酸素および高炭酸ガス血症（胎子が胎盤から分離されたことによる）、体温の低下、および胎子が産道を通ることによる機械的刺激からの感覚入力の増加によって刺激されて起きる。肺が膨張することによって肺血管抵抗は減少し、右心房圧、右心室圧、および肺動脈圧が減少する[38]。胎盤循環の喪失によって、全身血管抵抗は上昇し、左心房圧、左心室圧、および大動脈圧が上昇する。最終的に、左心房圧は右心房圧より高くなり、大動脈圧は肺動脈圧より高くなる。これらの変化によって卵円孔および動脈管を通る血流は逆流し、やがてこれらは閉鎖する[38]。動脈管の狭窄には、プロスタグランジン濃度の低下が関連している[38]。

胎子反射の発達は動物種によって異なる。イヌおよびネコでは、副交感神経の神経支配は成熟しており、生まれたときには咽頭反射や皮筋反射および疼痛知覚が存在する。生後4日以内に圧受容器反射が存在し、呼吸器の神経支配は2週間以内に生じる。交感神経の神経支配は、ネコで生後11日目、イヌで生後14日目に成熟する。チトクローム P450 系は生後4週間までに正常の85%に成熟し、6カ月齢では完全に成熟する[25]。

胎子は成熟した動物よりヘモグロビン濃度が高く、胎子ヘモグロビンの酸素解離曲線は左方移動していることから、胎子ヘモグロビンは比較的低い PO_2 で酸素飽和する。酸素解離曲線のP50は成犬の血液では31mmHgであるが、イヌの胎子では18mmHgである[39]。正常胎子の臍静脈の PO_2 はたった35mmHgであるが、ヘモグロビン酸素飽和度は80〜90%に達する[40]。

新生子の蘇生

新生子の蘇生用の薬物や器具は、手術前に用意して揃えておく（表16.2）。弱々しい反応のない新生子は、胎盤を通して麻酔濃度が過剰になった結果生じることがある。これは低酸素血症や高炭酸ガス血症を引き起こす。さらに、初めは識別しにくい重度の先天性異常あるいは進行性の低体温

第16章 帝王切開および妊娠 **323**

表16.2 物理的および薬物的新生子蘇生

物理的蘇生
新生子を勢いよく乾かす
口腔内の液体を優しく吸引して除去する
フェイスマスクで酸素を供給する
前胸部を触って心拍数をモニタリングする
呼吸数をモニタリングし、必要なら挿管する
温める

蘇生に有用な薬物

薬物	用量	投与経路	適応
エピネフリン	0.1μg/kg	舌下あるいは臍静脈	徐脈
ドキサプラム	1滴	舌下あるいは臍静脈	呼吸刺激
ナロキソン	1滴	舌下あるいは臍静脈	オピオイドの拮抗

a 物理的蘇生手技を行っても効果がなかった場合にのみ薬物を投与する

が原因で新生子が無反応になることもある。

　新生子の蘇生は以下の通り行う：①適切な触覚刺激を与える、②換気および酸素化を改善し維持する、③低体温の場合は温め体温を維持する。正常な分娩では、産道から胎子が娩出されると新生子への圧が高まり、最初の呼吸を刺激し、気道内分泌物の排泄を促す。帝王切開術を行うとこの刺激が小さくなってしまう。したがって、出産後直ちに胎膜を取り除き、臍帯を切断して新生子を吸水性タオルで拭きながら勢いよく刺激する。会陰部と腹部をとくに強く刺激する。このとき、口腔内の分泌物を吸引して取り除く。吸引が強すぎると新生子の弱い粘膜を傷害する可能性があり、有用でない。一般的な処置ではあるが、新生子を弧状に"振る"ことが蘇生を促進するという科学的根拠はない。新生子を落としたり、投げ出したり、また傷つける可能性も高くなるので、この方法は必要ではなく推奨もされていない[41]。

　胸郭の動きや鳴き声の聴取によって自発呼吸を確認する。徐脈は低酸素症が生じていることを示唆する。自発呼吸が明らかでない場合には強く摩擦を続け、気管チューブを挿管して人工呼吸と酸素供給を開始する。残念なことに、新生子は小さく気管挿管が困難である。新生子の頭部を真直ぐ伸ばすと気管挿管しやすくなる。短いブレードの喉頭鏡で舌を押し下げると、小さな声門を確認しやすくする。14Gあるいは16Gのしなやか

な静脈カテーテルを気管チューブの代わりに利用できる。口腔粘膜は脆く傷つきやすいので、気管挿管は注意して実施しなければならない。代わりに、新生子の頭部と頸部を伸ばして口と鼻に酸素マスクを密着させることで人工呼吸を行える（図16.1）。残念なことに、この方法ではガスが肺より胃内へ流入しがちである。

　新生子の心拍数は、親指と他の指で胸郭を軽く押さえて前胸部の拍動を触知することで容易に数えられる。正常な新生子の心拍数は220回／分程度である[42]。徐脈は低酸素症を示唆することから、前述のように呼吸を刺激し、酸素を供給し、温め、そして機械的刺激を与えて治療する。この徐脈は副交感神経系を介して起きたものではなく、むしろ心臓ペースメーカーや伝導系の酸素欠乏が原因なので、アトロピンは有効でない。麻酔のプロトコルとしてオピオイドを投与していた場合、それに関連した呼吸抑制はオピオイド拮抗薬のナロキソンで治療する。ナロキソンは新生子に舌下投与（1滴）するか、臍静脈より投与する。臍静脈は臍帯断端内で薄い1層の壁構造であり、壁の厚い臍動脈と対になっている。臍静脈から投与する場合、投与と吸収を容易にするために0.5mlに希釈する。吸入麻酔薬の残存は胎子の換気を抑制する。新生子にドキサプラムを使用して換気刺激に成功したという文献的根拠はない。しかし、効果がないことを示唆するような科学的根拠もない。ドキサプラムもナ

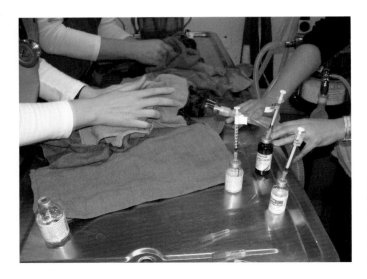

図 16.1　フェイスマスクを非再呼吸回路に接続し、100％酸素を供給する。蘇生によく使われる薬物を舌下投与できるようにシリンジにラベルを貼って用意していることに注目。また、新生子を乾かして擦るために吸水性タオルが大量に準備されていることに注目。

ロキソンのように1滴舌下投与するか臍静脈より投与できる。心臓マッサージは親指と他の指で胸を挟んで押すことで実施できる。エピネフリン（0.1 μg/kg）もナロキソンのように投与できる。

参考文献

1　Moon PF, Erb HN, Ludders JW, et al. 2000. Perioperative risk factors for puppies delivered by cesarean section in the United States and Canada. *J Am Anim Hosp Assoc* 36:359–68.

2　Moon PF, Erb HN, Ludders JW, et al. 1998. Perioperative management and mortality rates of dogs undergoing cesarean section in the United States and Canada. *J Am Vet Med Assoc* 213:365–9.

3　Camann W, Ostheimer G. 1990. Physiological adaptations during pregnancy. *Intern Anesthesiol Clin* 28:2–10.

4　Chang J, Streitman D. 2012. Physiologic adaptations to pregnancy. *Neurol Clin* 30:781–9.

5　Brooks V, Keil L. 1994. Hemorrhage decreases arterial pressure sooner in pregnant compared with nonpregnant dogs: role of baroreflex. *Am J Physiol* 266:H1610–9.

6　Kaneko M, Nakayama H, Igarashi N, et al. 1993. Relationship between the number of fetuses and the blood constituents of beagles in late pregnancy. *J VetMed Sci* 55:681–2.

7　Probst CW, Webb AI. 1983. Postural influence on systemic blood pressure, gas exchange, and acid/base status in the term pregnant bitch during general anesthesia. *Am J Vet Res* 44:1963–5.

8　AbitbolM. 1978. Inferior vena cava compression in the pregnant dog. *Am J Obstet Gynecol* 130:194–8.

9　Fishburne J, Meis P, Urban R, et al. 1980. Vascular and uterine responses to dobutamine and dopamine in the gravid ewe. *Am J Obstet Gyencol* 137:944–52.

10　Hollinshead F, Hanlon D, Gilbert R, et al. 2010. Calcium, parathyroid hormone, oxytocin, and pH profiles in the whelping bitch. *Theriogenology* 73:1276–83.

11　Linden A, Erikson M, Carlquist M, et al. 1987. Plasma

levels of gastrin, somatostatin, and cholecystokinin immunoreactivity during pregnancy and lactation in dogs. *Gastroenterology* 92:578–84.

12 Gin T and ChanM. 1994. Decreased minimum alveolar concentration of isoflurane in pregnant humans. *Anesthesiology* 81:829–32.

13 Rebuelto M, Loza ME. 2010. Antibiotic treatment of dogs and cats during pregnancy. *Vet Med Int* 2010:385640.

14 Ostrea E, Mantaring J, Silvestre M. 2004. Drugs that affect the fetus and newborn infant via the placenta or breastmilk. *Pediatr Clin North Am* 51:539–79.

15 Valtonen M, Kanto J, Rosemberg P. 1989. Comparison of propofol and thiopentone for induction of anaesthesia for elective caesarean section. *Anaesthesia* 44:758–62.

16 Andaluz A, Tusell J, Trasserres O, et al. 2003. Transplacental transfer of propofol in pregnant ewes. *Vet J* 166:198–204.

17 Fresno L, Andaluz A, Moll X, et al. 2008. Placental transfer of etomidate in pregnant ewes after an intravenous bolus dose and continuous infusion. *Vet J* 175:395–402.

18 Gambling D, Sharma S, White P, et al. 1995. Use of sevoflurane during elective cesarean birth: a comparison with isoflurane and spinal anesthesia. *Anesth Analg* 81:90–5.

19 Karaman S, Akercan F, Aldemir O, et al. 2006. Thematernal and neonatal effects of the volatile anaesthetic agents desflurane and sevoflurane in caesarean section: a prospective, randomized clinical study. *J Intern Med Res* 34:183–92.

20 Matthews KA. 2008. Pain management for the pregnant, lactating, and neonatal to pediatric cat and dog. *Vet Clin North Am Small Anim Pract* 38:1291–308.

21 Nanovskaya T, Deshmukh S, Brooms M, et al. 2002. Transplacental transfer and metabolism of buprenorphine. *J Pharmacol Exp Ther* 300:26–33.

22 Cooper J, Jauniaux E, Gulbis B, et al. 1999. Placental transfer of fentanyl in early human pregnancy and its detection in fetal brain. *Br J Anaesth* 82:929–31.

23 Bragg P, Zwass MS, Lau M, et al. 1995. Opioid pharmacodynamics in neonatal dogs: differences between morphine and fentanyl. *J Appl Physiol* 79:1519–24.

24 Lamont LA, Matthews KA. 2007. Opioids, nonsteroidal anti-inflammatories, and analgesic adjuvants. In: Tranquilli WJ, Thurmon JC, Grimm KA, editors. *Lumb and Jones' Veterinary Anesthesia and Analgesia.* 4th ed. pp. 241–71. Ames : Blackwell Publishing.

25 Aarnes TK, Muir WW. 2011. Pain assessment and management. In: Peterson ME, Kutzler MA, editors. *Small Animal Pediatrics: the First 12 Months of Life.* pp. 220–32. St. Louis : Elsevier Saunders.

26 Pascoe PJ, Moon PF. 2001. Periparturient and neonatal anesthesia. *Vet Clin North Am Small Anim Pract* 31:315–41.

27 Mhuireachtaigh RN, O'Gorman DA. 2006. Anesthesia in pregnant patients for nonobstetric surgery. *J Clin Anesthesiol* 18:60–6.

28 Shnider SM, Levinson G. 1994. Anesthesia for obstetrics. In: Miller RD, editor. *Miller's Anesthesia.* 4th ed. pp. 2031–76. Philadelphia: Elsevier.

29 Robertson SA. 2009. Physiology of pregnancy and anesthesia for cesarean section in dogs. In: *Proceedings Southern European Veterinary Conference 2009.* Available at : www.ivis.org/proceedings/sevc/2009/eng/robertson1.pdf.

30 McNally EM, Robertson SA, Pablo LS. 2009. Comparison of time to desaturation between preoxygenated and nonpreoxygenated dogs following sedation with acepromazine maleate and morphine and induction of anesthesia with propofol. *Am J Vet Res* 70:1333–8.

31 Raffe MR, Carpenter RE. 2007. Anesthetic management of cesarean section patients. In: Tranquilli WJ, Thurmon JC, Grimm KA, editors. *Lumb and Jones' Veterinary Anesthesia and Analgesia.* 4th ed. pp. 955–67. Ames: Blackwell Publishing.

32 Luna SPL, Cassu RD, Castro GB, et al. 2004. Effects of four anaesthetic protocols on the neurological and cardiorespiratory variables of puppies born by caesarean section. *Vet Rec* 154:387–9.

33 Funkquist PME, Nyman GC, Lofgren AJ, et al. 1997. Use of propofol-isoflurane as an anesthetic regimen for cesarean section in dogs. *J Am Vet Med Assoc* 211:313–7.

34 Moon-Massat PF, Erb HN. 2002. Perioperative factors associated with puppy vigor after delivery by cesarean section. *J Am Anim Hosp Assoc* 38:90–6.

35 Dodman NH. 1979. Anaesthesia for caesarean section in the dog and cat: a review. *J Small Anim Pract* 20:449–60.

36 Greene SA. 1995. Anesthetic considerations for surgery of the reproductive system. *Semin Vet Med Surg* 10:2–7.

37 Probst CW, Broadstone RV, Evans AT. 1987. Postural influence on systemic blood pressure in large full-term pregnant bitches during general anesthesia. *Vet Surg* 16:471–3.

38 Robinson NE. 1997. Fetal and neonatal oxygen transport. In: Cunningham JG, editor. T*extbook of Veterinary Physiology.* 2nd ed. pp. 613–20. Philadelphia: WB Saunders Company.

39 Mueggler P, Jones G, Peterson J, et al. 1980. Postnatal regulation of canine oxygen delivery: erythrocyte components affecting Hb function. *Am J Physiol Heart Circ Physiol* 238:H73–9.

40 Chestnutt A. 2004. Physiology of normal pregnancy. *Crit Care Clin* 20:609–15.

41 Grundy S, Liu S, Davidson A. 2009. Intracranial trauma in a dog due to being "swung" at birth. *Top Companion Anim Med* 24:100–3.

42 Root-Kustritz. History and physical examination of the neonate. In: Peterson ME, Kutzler MA, editors. *Small Animal Pediatrics: the First 12 Months of Life.* St. Louis: Elsevier Saunders, 2011; 20–7.

17 新生子、幼若および高齢動物の麻酔管理

Anderson Fávaro da Cunha

Louisiana State University, School of Veterinary Medicine, Department of Veterinary Clinical Sciences, Baton Rouge, LA 70803, USA

　新生子、幼若および高齢動物の麻酔は臨床的にも治療的にも難題である。加齢は疾病ではないが、罹患率や死亡率に影響を及ぼす独立した因子であり[1,2]、麻酔症例の周術期予後を予測する因子として用いられている[3,4]。小動物の麻酔における周術期死亡率のオッズは年齢依存性である。例えば、麻酔死亡率は6カ月齢未満の幼若のネコやイヌで低く[3]、高齢動物では明らかに増加する[5,6]。さらに、麻酔関連偶発事故のオッズは、肺疾患、心疾患、腎疾患、肝疾患および内分泌疾患などの臓器の機能的予備能力の低下を引き起こす併発症の有無に影響を受ける[7]。このため、麻酔科医が麻酔プロトコル立案の際には、年齢のみではなくライフステージや全身状態を合わせて考慮することが最も重要なことである。本章では、麻酔管理における異常反応に関連する新生子や幼若および高齢動物の一般的な生理学的および薬理学的特徴について概説する。

　イヌとネコのライフステージの決定とその生理学的特徴を理解することは、個々の症例の麻酔に関連する難題を理解して正しく認識するうえで重要である。米国動物病院協会（AAHA）のガイドラインに従って、イヌ[8]およびネコ[9]のライフステージを表17.1および17.2に分類した。

　獣医療において"新生子"、"幼若動物"および"高齢動物"といった用語を定義することは難題である。一般的に、新生子は誕生から離乳まで、幼若期は性成熟が完了するまで、そして高齢期の始まりは動物の大きさや品種によって異なる[8-10]。このため、生理機能の状態で高齢動物と評価することが、時間経過としての年齢そのもので評価するより妥当である[11,12]。したがって、高齢動物は表17.3に示す生理学的状態に基づいた異なるカテゴリーに細分類すべきである[11]。

表 17.1　イヌのライフステージの定義

ステージ	定義
新生子	誕生から離乳まで（4週齢まで）
子イヌ	新生子から性成熟に至るまで
若齢	性成熟が完了しているが、まだ成長過程にある
成犬	身体的成熟と社会的成熟が終了したもの
成熟	予想される寿命の半分から3/4までの間（各品種の平均寿命の約半分程度）
高齢	熟年から寿命までの間（予想される寿命の残り25％の期間）
老齢	予想される平均寿命を超えたもの

出典：Bartges らの報告より引用[8]

表 17.2　ネコのライフステージの定義

ステージ	年齢
新生子	誕生から離乳まで（4週齢まで）
子ネコ	新生子～6カ月齢
若齢	7カ月齢～2歳
成猫	3～6歳
成熟	7～10歳
高齢	11～14歳
老齢	15歳以上

出典：Vogt らの報告より引用[9]

表17.3　高齢動物の細分類

分類	定義	ASA 分類
1	健康な高齢動物 臓器機能の変化は最小限	II
2	臨床兆候のない程度の臓器機能の異常を伴う高齢動物：心臓、肝臓もしくは腎臓といった臓器の1つもしくはそれ以上の異常を伴うもの	III
3	明らかな異常を伴う高齢動物：重度の臨床的な臓器機能不全（心疾患、内分泌疾患、腎疾患もしくは腫瘍）	IV，V

出典：Kukanich らの報告を改変引用[11]

新生子、幼若および高齢犬とネコにおける生理学的特徴

呼吸器系

　肺の発生時期と誕生時の肺機能の発達程度は、動物種によって大きく異なる[13]。イヌおよびネコでは呼吸機能の発達の大部分は誕生前に生じているが、成熟は出生後に生じる[13-15]。成熟動物と比較して、新生子および若齢動物の胸郭は伸縮性に富み、肋間筋は脆弱で、とくに新生子では1回換気量を維持するために必要な仕事量と圧は増加する[15]。また、呼吸化学受容器も未熟[15]であり、CO_2増加やO_2減少に対する感受性が低い。非常に若い動物は、安静時の呼吸数と分時換気量が高く、無気肺を生じやすく、酸素要求量が高く、機能的残気量（FRC）は少ないといった特徴を有する。これらの成熟動物とは異なる特徴が、麻酔中の若齢動物に呼吸疲労や低酸素状態を引き起こす。こういった生理学的な相違は、症例が成熟するにつれて変化する。イヌおよびネコにおいて肺胞の発達と肺の成熟が完了する時期についての科学的根拠は十分ではないが、イヌの肺機能は約1歳で成熟するとされている[16]。興味深いことに、同程度の肺機能の成熟はヒトでは20歳になるまで到達しない[16]。

　動物の年齢が進むにつれ、呼吸機能は徐々に衰退していく[17-19]。高齢動物では、呼吸筋の脆弱化と組織伸展性の低下が一般的に認められる[4]。これと同時に生じる肺の線維化[4]によって胸壁の伸展性と肺の弾性再拡張性が減少し、その結果、肺活量とFRCが減少する。これらの生理学的変化が、麻酔や長時間の横臥による無気肺を生じやすくしている。高齢動物では、気道抵抗の上昇、肺内拡散能の減少、そして肺毛細血管血液量の減少が生じ、呼気およびガス交換の効率低下による低酸素が引き起こされやすい[4,19]。同時に、高齢動物は呼吸器感染症に罹患しやすい[4]。

　前述の理由より、新生子、幼若動物、そして高齢動物では酸素給与が推奨される。麻酔導入前にフェイスマスクを用いて最低3分間の前酸素化[20]とこれに続く麻酔中および麻酔回復期（抜管後も含む）の酸素給与は低酸素発生の可能性を低減させる。麻酔中には用手もしくは機械による間欠的陽圧換気（IPPV）と酸素化／換気のモニタリング（パルスオキシメータ、カプノメータおよび血液ガス分析）を実施することが推奨される。正常な換気（PCO_2 35〜45 mmHg）および酸素化（PaO_2 60 mmHg以上）を維持するために補助呼吸がしばしば推奨される。

心血管系

　誕生後の新生子の心血管系は、自己循環とホメオスタシス維持のために劇的な適応を強いられる[21]。新生子の循環は低血圧、低血液量、そして低い全身血管抵抗といった特徴をもつため、低抵抗 – 高流量循環であると考えられている[21-23]。

　新生子と若齢動物では正常な組織循環を維持するために、成熟動物と比べて高い心拍数、心拍出量、血漿量そして中心静脈圧で維持されなくてはならない[22,23]。圧受容体は12週齢まで完全には発達しないため血管収縮能が弱く、このため正常な心拍出量を維持するために心拍数が重要な役割を果たす。正常からやや高い心拍数で正常な組織灌流を維持するために、麻酔中には抗コリン薬が頻繁に使用される。新生子では、徐脈は迷走神経刺激性ではなく、しばしば低酸素によって引き起こされる[22]。

先天性心奇形は獣医療において比較的一般的に認められる。獣医教育病院における10年間の調査では、約17%のイヌおよび約5%のネコに先天性心疾患が認められた。このうち、イヌでは大動脈弁下狭窄症および動脈管開存、ネコでは三尖弁形成不全および心室中隔欠損が最も一般的な先天性心疾患であった。心疾患症例における麻酔管理については他章に記載されている（第1章を参照）。

高齢動物では、心肺系疾患は常に認められる[25]。加齢に伴う変化は、圧受容反応、循環時間、血液量、血圧および心拍出量などの低下や低血圧に対する調節能の低下などの心血管系における多因子性の本質的な生理学的変化[26]に関連している。これらすべての変化が心臓予備能の減少を引き起こす。高齢動物の心臓に認められるこれら変化の大部分は、心筋の線維化、弁の線維-石灰化、さまざまな程度の心室の肥厚と強く関連する[27,28]。また、心臓の刺激伝導系も加齢による影響を受け、心不整脈を引き起こす[27]。このため高齢動物では陰性変力作用のある薬物や不整脈を誘発する薬物の使用は避けるべきである。

5歳以上のイヌの10%に僧帽弁閉鎖不全症があり、9〜12歳のイヌの25%は何かしらの心疾患を有するとされている。13歳以上になると心疾患罹患のリスクは33%になる[4,26]。イヌにおいて最も一般的な心血管系異常には、心臓弁膜症、拡張型心筋症、心膜疾患、不整脈、そして全身性高血圧症がある[2,26,29,30]。高齢ネコでは、肥大型心筋症が最も一般的に認められる異常である。高齢動物では、これらの異常の罹患率とそれによる死亡率が有意に高まる。運動不耐性、不整脈、チアノーゼ、異常な脈性状、心雑音や失神などの病歴がある場合には、麻酔前に心臓の精密評価が必要である。高齢動物における完全な心機能の評価は、病歴、身体検査、胸部X線検査、心電図（ECG）検査、血液検査、および心エコー検査によって実施する。

高齢動物の麻酔中に最も一般的に認められる異常は、麻酔薬により誘発される心血管系抑制および低血圧である[31]。低血圧発生のリスクを最小限にするためには、適切な静脈灌流量と輸液量のバランスを確保することが重要である[32]。心臓予備能が低下しているため、輸液過多はうっ血性心不全と肺水腫を引き起こす可能性がある。このため、輸液量は、個々の症例の必要量、脱水状態、および全身状態に応じて決める必要がある。筆者は、高齢動物の麻酔中には、可能な限り早期に心血管系の有害な変化を検出するためにモニタリングを怠らないようにしている。治療は"必要に応じて"行うことを基本としている。

肝機能

新生子ではチトクロームP-450の機能が未熟で生後発達するため[33]、薬物の代謝や排泄が遅延する。正常な新生子では、血糖値は正常範囲で維持されるが、グリコーゲンの貯蔵能が低く、糖新生能が低いため、ストレスや絶食により低血糖となりやすい[34]。

加齢に伴い肝機能は低下していく。高齢期には、イヌとネコのどちらにおいても、心拍出量低下によって二次的に生じる肝臓容積と肝血流量の減少、肝ミクロゾーム酵素活性の低下、そして全体的な代謝活性能の低下が生じる[35]。これらの変化は、低蛋白血症、血液凝固異常、低血糖、そして低体温に関連する。すべての高齢動物において、麻酔もしくは鎮静前に肝機能の評価と血液凝固能の検査を用心のために実施することが推奨される。とくに、肝臓で高率に代謝される薬物を使用する場合には重要である。高齢動物における麻酔中の低血圧は、肝血流量のさらなる低下を引き起こし、加齢に関連し潜在的に存在する肝臓の虚血性障害を増悪するリスクがあるため避けなければならない。

中枢神経系（CNS）

新生子および幼若動物では、中枢神経系機能と神経筋接合部が未成熟なため、神経筋遮断と同様に効率的な全身麻酔や局所麻酔を得るための各薬剤の投与量を成熟動物より減量する必要がある[34,36]。このため、投与量の調節が必要となる。

高齢動物では、認知、知覚神経、運動神経、

および自律神経の機能が低下しているかもしれない[37]。加齢に伴い、脳の大きさの減少、ニューロンの喪失、脳脊髄容積の増加、神経伝達物質（ドパミン、ノルエピネフリン、チロシンそしてセロトニン）の枯渇[38-40]、脳の酸素消費量の減少、およびミエリン変性が生じるため、麻酔薬（揮発性麻酔薬、ベンゾジアゼピン、オピオイド、およびバルビツレート）の要求量は低下する。

中枢の体温調節能は、新生子、若齢、および高齢の各時期において低下する。これらの症例では、麻酔誘発性の低体温を生じやすい[41]。低体温は、徐脈性不整脈、吸入麻酔薬の最小肺胞濃度（MAC）の減少、および震え（シバリング）を引き起こす。しかしながら、シバリングは酸素消費量を400％まで上昇させる可能性があり、シバリングや血管収縮によって体温を調節する能力が低下している。シバリングを生じてしまった場合には、酸素給与が推奨される[42]。

腎機能

誕生時における腎機能の成熟程度には大きな種差がある[43]。子イヌの場合、腎形成は生後3週目までは完全ではない。子イヌの腎機能は、クリアランス速度、糸球体濾過、腎血流量、および濾過機能が低く、アミノ酸およびリンの再吸収能の抑制、近位尿細管における高いナトリウム排泄、および低い尿濃縮能が特徴的である[44]。新生子は、健康な成熟動物と比較して、一般的に血清リン濃度が高く（～9mg/dl）、血清クレアチニン値（～0.4mg/dl）および血中尿素窒素濃度（～10mg/dl）は低値である[43]。

成熟したイヌおよびネコにおける腎疾患の発生率は0.5～1.5％とされており[45,46]、これは加齢に伴い増加する。高齢のイヌおよびネコに一般的に認められる腎疾患は慢性腎不全である[47]。また、尿失禁、膀胱腫瘍、および前立腺の異常も一般的である。腎容積の減少[48]は尿細管のサイズと重量の減少および糸球体数と濾過機能の減少に関連する[45,49]。蛋白、水、およびナトリウムの再吸収、アルドステロン分泌、陰イオン性お

よび陽イオン性複合物の分泌と再吸収、ビタミンDとレニンの合成、および蛋白結合複合体の排泄と代謝などが障害される[45,49]。これはさらに、血圧調節、酸－塩基平衡状態、およびエリスロポエチンレベルに影響を及ぼし、高リン血症、高窒素血症性脱水、および低蛋白血症を生じる。

正常で健康な動物であっても、全身麻酔により腎血流および糸球体濾過率は約40％低下する[41]。心血管疾患により心拍出量が低下すれば、腎血流量の低下が予測される。したがって、心血管系および腎臓に異常を有する高齢動物では、麻酔や外科手術は腎機能をより悪化させる可能性がある。高齢動物では、麻酔後や手術後に腎不全を引き起こす可能性のある要因（例：低酸素、低灌流、低血圧、高炭酸ガス血症）を避けるべきである[41]。

新生子、若齢動物そして高齢動物のすべてにおいて、術前検査として血圧測定および腎機能の評価（尿分析、血液尿素窒素（BUN）、クレアチニン）を行うべきである。腎不全を有する症例の場合、麻酔中および麻酔回復において、血圧、心拍出量、尿量、および水和状態をより緻密に評価することを筆者は推奨する。

消化器系

高齢動物では、麻酔中の胃食道逆流のリスク増加と咽喉頭反射の低下が同時に存在することによって誤嚥性肺炎発生のリスクを高くしている[50]。抜管前の食道内吸引は、抜管後の吸引性肺炎の予防に役立つ。

内分泌系

副腎皮質機能亢進症、糖尿病、および甲状腺機能低下症は高齢期のイヌおよびネコに一般的な異常である（第8章を参照）。高齢のイヌは、ACTHの刺激に対する副腎反応が若いイヌと比べて低下している。高齢動物では、副腎の機能低下により、麻酔や手術により生じるストレスへの耐性が減弱していると考えられるため、麻酔前のコルチコステロイドの給与は有用であると考えられる[51]。

薬物動態および薬力学における考慮

　新生子では、幼若もしくは成熟動物と比較して薬物の吸収、分布、および代謝の様式が異なる。例えば、新生子は血中アルブミン濃度が低く、アルブミン‐薬物の親和性が低いため、薬物の蛋白結合率が低くなる。血液‐脳関門の透過性が高く、薬物のCNSへの作用が増強される。新生子および若齢動物は、成熟動物と比較して体の水分量が多く脂肪量が少ないため、初期分布容積は水溶性薬物で高く、脂溶性薬物では低くなる[34]。

　新生子と幼若動物では、肺胞内の吸入麻酔薬の濃度上昇が早いため、揮発性麻酔薬による麻酔導入は成熟動物と比較して速やかである[52]。これは肺胞換気量と機能的残気量（FRC）との比が大きいこと、血管豊富な臓器への血流分布がより大きいこと、および体重あたりの心拍出量が大きいことで説明がつく。血液‐ガス分配係数は年齢により影響を受け、幼若動物では血液‐ガス分配係数が低いということで、この年齢の動物において肺胞内の吸入麻酔薬濃度は急激に上昇しやすいという特徴の一部を説明できる[53]。さらに、ヒトおよび動物におけるMACは年齢により変化し、新生子で最も高く、高齢期で最も低い値（ヒトの新生児におけるハロタンのMACは小児より約25%低い）となり、幼若動物におけるMACはすべての年齢分布において最も高い。

　高齢動物では、薬物の吸収、分布、および排泄が障害されていることがある。臓器の機能障害、薬物同士の相互作用、もしくは薬物への感受性増大により薬物のクリアランスが低下していることがあるため、高齢動物ではしばしば投与量の調整が必要になる[11]。麻酔薬の場合、必要な効果を発現するが、その排泄経路が機能障害のある臓器とは異なり、薬物の相互作用に影響されない場合には、これらの問題を回避できる[11]。広い安全域を有する薬物を用いることも高齢動物において薬物排泄能の低下に関連した副作用の発現を最小限とするための選択肢である。すべての薬物の投与量は、代謝経路および排泄経路を考慮して症例個々の状態に基づいて計算すべきである[4]。

新生子、幼若動物および高齢動物の麻酔管理

　新生子、幼若動物、もしくは高齢動物の麻酔管理は、あらゆる症例に対して施されるべき麻酔管理の原則に従って実施する[54]。個々の症例の健康状態とその詳細について十分に理解することが薬物の選択よりも重要である。麻酔プロトコル作成の際には、まず初めに血液検査などの検査所見を利用して全身状態を評価するとともに症例の病歴を十分に理解する。麻酔科医師は麻酔薬の作用と年齢がさまざまな臓器の生理学的予備能へ及ぼす影響について理解すべきである[54]。異常を有する症例の場合、麻酔リスクを軽減するために麻酔導入前に状態を改善すべきである。さまざまな臓器機能に対して麻酔前から症例が正常な生理学的反射を回復し、意識が戻り、体温や血糖値、および運動の統合能が回復するまで注意深いモニタリングを継続して実施すべきある[54]。

麻酔前の評価

　新生子では、症例の全身状態の確認のために、神経学的検査および口腔内検査を行うべきである[36]。幼若動物では、先天的異常の有無に関する家族性の病歴を確認することも麻酔計画立案において重要である。幼若動物の身体検査において、動脈拍動、チアノーゼの兆候、心雑音、呼吸異常、頸静脈の怒張、腹水、または脾腫を認めた場合には、先天性心疾患を有する可能性がある[24]。完全な身体検査によってこれらの異常の有無を確認することが必須である。胸部X線検査は心臓の大きさ、大血管、および肺血管を評価し、先天的異常を確認するために有用である。心エコー検査は、特定の疾病の確定診断のための基本と位置づけられる[24]。

　高齢動物では、麻酔科医はイヌまたはネコの最近の投薬歴（処方が不要のもの、処方された

もの、代用薬、およびサプリメント）を含む総合的な病歴を確認し、これらの投薬が麻酔に及ぼす潜在的な影響について理解しておくことが必須である[29,55]。臨床的な変化と痛みの兆候、体重とボディコンディション、体温、脈拍、呼吸、および心肺の聴診に対して特別な注意が必要である。Davis（2012）による高齢犬に関する報告では、全身状態の評価を行うことで約80％のイヌにおいて飼い主が認識していなかった少なくとも1つの異常が検出され、1頭あたり平均7.8個の異常が明らかとなった[55]。また、この報告では、痛みが飼い主により認識されない重要な身体的な異常であることが示された[55]。AAHAのイヌおよびネコのシニアケアガイドラインでは、麻酔前に飼い主と十分にコミュニケーションをとることが提案されている[8]。

　一般的に、高齢動物は多臓器に異常を有するため、血液／血清生化学検査によって麻酔と関連するリスクを評価することが重要であり、とくに進行性や慢性疾患に対して長期投薬している場合には、より重要となる[56]。飼い主に対しては、手技に関連するリスクと利益について口頭と書面の両方で説明し、インフォームドコンセントを実施すべきである[29]。AAHAのガイドラインでは、高齢犬では健康そうに見えても、最低限の検査項目として全血球計算（CBC）、尿検査全項目、および電解質を含む血液生化学検査の実施を提案している。高齢および老齢のイヌとネコでは、T4、心電図検査、血圧、心臓の聴診、胸部X線検査、および心エコー検査も推奨されている[29,57]。しかし、最初の病歴、身体検査、および血液血清生化学検査の結果を基にして、個々の臓器の精密検査の必要性を検討する[56]。

鎮静

　通常イヌおよびネコの新生子には、鎮静処置は必要ない[34]。幼若動物では、軽度の鎮静が推奨される。この年齢では、ベンゾジアゼピンとオピオイドの組み合わせがしばしば用いられる（高齢動物の場合も同様、後述参照）。高齢動物では、推奨される鎮静薬は個々の症例の全身状態によって大きく異なる。通常、拮抗可能で短時間作用型の薬物が推奨される。例えば、フェンタニル（8～10 μg/kg）とミダゾラム（0.1～0.2 μg/kg）の混合静脈内投与が全身状態の悪い動物や高齢動物の鎮静に通常用いられ、これにより一般的に麻酔導入薬の要求量を低減できる。しばしば麻酔導入薬の追加を必要とせずに気管挿管が可能となる。a_2-アドレナリン受容体作動薬は、顕著な血管収縮、高血圧、心拍出量の減少、および不整脈の誘発を引き起こすため、新生子や高齢動物には避けるべきである。アセプロマジンもその使用を避けるか、低用量での使用にとどめて血管拡張による血圧低下を可能な限り軽減すべきである。麻酔導入と気管挿管の前に、少なくとも3分間はフェイスマスクを用いて100％酸素による前酸素化をすべての新生子、幼若動物、および高齢動物に実施すべきである。すべての新生子および幼若動物ではアトロピンもしくはグリコピロレートを投与して心拍数を維持すべきであり、高齢動物においても準備しておくべきである。

麻酔導入と維持

　多くの新生子では、イソフルランやセボフルランを用いたマスク導入が単純で効果的である。1.0MACまでの吸入麻酔薬による血圧への影響および低血圧の発生は新生子および幼若動物でほぼ同様である[58]。新生子の全身麻酔において最も問題となるのは症例のサイズである。気管挿管は困難であり、新生時の子ネコや子イヌの喉頭は全体的に脆弱で傷つきすいため気管挿管の際に傷つけないよう細心の注意を払わなければならない[34]。通常の麻酔モニタリング装置の使用は問題が多く、静脈カテーテルの設置は困難であることが多い。同様に、呼吸努力の増加によって疲弊しやすいため、通常、陽圧換気が必要となる。3kg以下の動物の場合、非常に小さい1回換気量に対応した機材（例：Hallowell Anesthesia Workstation）でない限り、通常の再呼吸式回路の使用は推奨されない。改良型ベイン回路のような非再呼吸式回路を使用すること

で過剰な呼吸抵抗は軽減され、用手 IPPV が可能となる。新生子の麻酔管理は困難であることが多いが、麻酔科医は生存率を改善するために挑戦すべきである。

若いネコとイヌは避妊手術や去勢手術のために全身麻酔が施されることが多いが、副作用の発生は非常に少ない[59]。幼若動物および高齢動物では、通常、プロポフォールやエトミデートを低用量で使用すれば安全性が高いと考えられている[60]。エトミデート（および他の注射麻酔薬も）は新生子において強力な作用を示すため投与量については "to effect" で投与（目的とする効果が得られるまで）が推奨される。10週齢のイヌでは、エトミデートの麻酔導入量は成熟動物と同様と報告されている[61]。解離性麻酔薬（例：ケタミンおよびチレタミン）は 2 ～ 3 週齢の動物において高い致死率が報告されているため、その使用を避けるべきである[62]。

しばしば 2.5 ％ブドウ糖を含む温めた輸液剤の投与が推奨される[63]。最も重要なことは、周術期に体温と血糖値をモニタリングし、必要に応じて血糖値と体温の補正に努めることである。非常に小型の動物においては、輸液過剰と静脈カテーテルを介したヘパリン加生食の過剰投与を避けるべきである。静脈カテーテルの開存性維持と静脈炎防止の目的としてはヘパリン無添加溶液の使用が強く推奨され、通常、0.9 ％生理食塩液がより安価でヘパリンと同様の効果を得られる[64]。

幼若動物では、成熟動物と比較して面積が大きく、皮下脂肪が少なく、そしてシバリングの能力が低いことから低体温に陥りやすい。周術期には、温かい環境の提供と動物の保温管理が重要である。

高齢動物では、特定の麻酔導入薬や麻酔維持薬が好ましいという科学的根拠はない[65]。中にはその薬理学的特徴から、特定の併発疾患においてより良いとされる麻酔薬もある。しかし、通常、肝臓代謝や腎臓排泄に重度に依存する薬物の使用は避けるべきである。このため、高齢動物では通常、低用量のプロポフォールやエトミデー

トが安全と考えられている[60]。プロポフォールは血管拡張[60]と心拍出量低下を引き起こし、呼吸抑制も強い。エトミデートは心血管系機能が不安定な高齢動物に推奨される。しかし、エトミデートは一時的な副腎皮質機能の抑制を引き起こすため、副腎疾患を有する症例では注意深く使用しなければならない[66]。

麻酔維持は揮発性麻酔薬もしくは注射麻酔薬のどちらでも可能である。麻酔深度の注意深いモニタリングが推奨され、可能であれば浅い深度で麻酔維持すべきである。イソフルランやセボフルランは強力な血管拡張作用を有するため、高濃度で使用すると重大な低血圧を引き起こすことがある。フェンタニル、レミフェンタニル、リドカイン、およびケタミンを単独もしくは組み合わせて持続投与することで、揮発性麻酔薬の MAC を低下させ、その副作用を低減できる。

年齢だけでは侵襲的モニタリングの適用とはならないが、回復期を含む周術期全般における入念なモニタリングが推奨される。高齢動物では、同時に存在する他の異常とは関係なく、心電図、呼気終末二酸化炭素分圧、ヘモグロビン酸素飽和度、体温、および血圧をモニタリングすべきである。尿量の評価と血液ガス分析も推奨される。正常な換気状態の提供と加齢に伴う呼吸器系の生理機能の変化による影響を最小限にするために、機械的調節換気の実施が推奨される。高齢動物はしばしば脱水しているため、注意深い輸液療法が推奨される。輸液速度は、脱水の程度、心血管系、および電解質の状態に基づいて決定する。

鎮痛

妊娠後期 1/3（ヒトでは妊娠 29 週齢に相当[68]）の時点において、CNS は痛み刺激の導入、伝達、修飾、および認識が可能となる程度に十分に成熟している[67]。このため、新生子および幼若動物において痛みを伴う処置を行う場合にも、常に疼痛管理について考慮すべきである。非常に若い動物においては痛みの兆候を認識することは非常に難

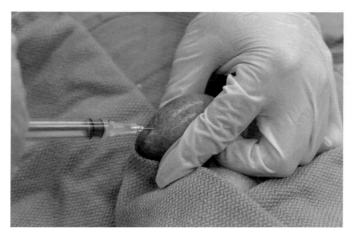

図17.1　若齢犬において去勢手術を行う前の2％リドカインを用いた精巣内ブロックの様子

しいが、若齢期に受ける外科手術に関連する痛みや不快感覚は、成熟してからの食欲、睡眠そして精神的安定性の異常を引き起こす可能性があることが人医療の研究において示されている[69]。同様のことが他の動物種でも起こりうると考えられる。同様に高齢動物のCNSの状態によって、痛みの認識は困難であり、良識ある対応を行うべきである。成熟した動物にとって痛い病巣は、年齢に関係なく同様に痛みを示す。通常用いられるオピオイド（例：モルヒネやヒドロモルホン）に加え、強い鎮痛作用を示すフェンタニルやレミフェンタニルなどのオピオイドも新生子、幼若動物、および高齢動物にも使用可能であるが、これらは明らかな呼吸抑制作用を有するため、換気モニタリングが必要である[70]。

すべての年齢層において、局所麻酔薬を用いた鎮痛は広く用いられ、非常に効果的である。成熟動物に比べ、新生子および幼若動物では、局所麻酔薬の必要量が少なくなる[71]が、用いる手技は同様である。幼齢動物において最も実施される去勢手術では、リドカインを用いた精巣内ブロックが非常に効果的であることが知られており、実施すべきである（図17.1）[72,73]。

麻酔回復

新生子（生後3日）では、生殖器や臍部への刺激が呼吸反射を誘発することから、麻酔回復期の換気刺激に臨床的に利用されている[21]。高齢動物では、覚醒遅延、低血圧、および低体温がよく認められる。このため麻酔科医は酸素供給と症例を加温する準備を整え、心肺系モニタリングを継続して行うべきである。動物が嚥下するまでは、気管挿管で気道の開存を維持しておく。高齢動物には、通常の疼痛管理の原則を適用する[65]。横臥の動物には、温かい環境の提供、体位変換、人の手による触れ合い、および温かみのある言葉がけといった適切な看護の提供が推奨される[29]。AAHAのイヌおよびネコのシニアケアガイドラインでは、飼い主に対して術後管理の方針について簡潔明瞭に口頭および記述で伝達すべきであり、飼い主には起こりうる副作用、薬物の効果、看護の方法、栄養管理、家庭での観察項目、そして時間外診療の対応電話番号などを提供すべきとしている[29]。

要約

麻酔科医は新生子、幼若動物、および高齢動物の麻酔計画を立案する際に、年齢と存在する疾患のすべてを認識すべきである。加齢は多因子性のすべてを包括する過程であり、すべての症例に推奨される理想的な唯一の麻酔プロトコルは存在しない[65]。

参考文献

1 Brodbelt DC, Pfeiffer DU, Young LE, et al. 2008. Resultsof the confidential enquiry into perioperative small animal fatalities regarding risk factors for anesthetic-related death in dogs. *J Am Vet Med Assoc* 233:1096–104.

2 Brodbelt DC, Pfeiffer DU, Young LE, et al. 2007. Risk factors for anaesthetic-related death in cats: results from the confidential enquiry into perioperative small animal fatalities (CEPSAF). *Br J Anaesth* 99:617–23.

3 Brodbelt D. 2009. Perioperative mortality in small animal anaesthesia. *Vet J* 182:152–61.

4 MacDougall DF, Barker J. 1984. An approach to canine geriatrics. *Br Vet J* 140:115–23.

5 Hosgood G, School DT. 2003. Evaluation of age and American Society of Anesthesiologists (ASA) physical status as risk factors for perianesthetic morbidity and mortality in the cat – Response to J Vet Emerg Crit Care 12(1):9–15. *J Vet Emerg Crit Care* 13:44.

6 Hosgood G, School, DT. 1998. Evaluation of age as a riskfactor for periansthetic morbidity and mortality in the dog. *J Vet Emerg Crit Care* 8:222–36.

7 John AD, Sieber FE. 2004. Age associated issues: geriatrics. *Anesthesiol Clin North America* 22:45–58.

8 Bartges J, Boynton B, Vogt AH, et al. 2012. AAHA: Canine life stage guidelines. *J Am Anim Hosp Assoc* 48:1–11.

9 Vogt AH, Rodan I, Brown M, et al. 2010. AAFP-AAHA: Feline life stage guidelines. *J Am Anim Hosp Assoc* 46: 70–85.

10 Greer KA, Canterberry SC, Murphy KE. 2007. Statistical span of the domestic dog. *Res Vet Sci* 82:208–14.

11 Kukanich B. 2012. Geriatric veterinary pharmacology. *Vet Clin North Am Small Anim Pract* 42:631–42.

12 Silverstain JH, ZauggM. Geriatrics. 2006. In: Hemmings HC, Hopkins PM, editors. *Foundations of Anesthesia: Basic Sciences for Clinical Practice*. 2nd ed. pp. 835–44. Philadelphia: Mosby Elsevier.

13 Thurlbeck WM. 1975. Postnatal growth and development of the lung. *Am Rev Respir Dis* 111:803–44.

14 Zoetis T, Hurtt ME. 2003. Species comparison of lung development. *Birth Defects Res B Dev Reprod Toxicol* 68:121–4.

15 Haddad GG, Mellins RB. 1984. Hypoxia and respiratory control in early life. *Annu Rev Physiol* 46:629–43.

16 Mauderly JL. 1979. Effect of age on pulmonary structure and function of immature and adult animals and man. *Fed Proc* 38:173–7.

17 Robinson NE, Gillespie JR. 1973. Morphologic features of the lungs of aging beagle dogs. *Am Rev Respir Dis* 108:1192–9.

18 Robinson NE, Gillespie JR. 1973. Lung volumes in aging beagle dogs. *J Appl Physiol* 35:317–21.

19 Robinson NE, Gillespie JR. 1975. Pulmonary diffusing capacity and capillary blood volume in aging dogs. *J Appl Physiol* 38:647–50.

20 McNally EM, Robertson SA, Pablo LS. 2009. Comparison of time to desaturation between dogs following sedation with acepromazine maleate and morphine and induction of propofol. *Am J Vet Res* 70:1333–8.

21 Grundy SA. 2006. Clinically relevant physiology of the neonate. *Vet Clin North Am Small Anim Pract* 36:443–59.

22 Adelman RD, Wright J. 1985. Systolic blood pressure and heart rate in the growing beagle puppy. *Dev Pharmacol Ther* 8:396–401.

23 Magrini F. 1978. Haemodynamic determinants of the arterial blood pressure rise during growth in conscious puppies. *Cardiovasc Res* 12:422–8.

24 MacDonald KA. 2006. Congenital heart diseases of puppies and kittens. *Vet Clin North Am Small Anim Pract* 36: 503–31.

25 Miller MS, Tilley LP, Smith FW, Jr., 1989. Cardiopulmonary disease in the geriatric dog and cat. *Vet Clin North Am Small Anim Pract* 19:87–102.

26 Saunders AB. 2012. The diagnosis and management of age-related veterinary cardiovascular disease. *Vet Clin North Am Small Anim Pract* 42:655–68.

27 Wei JY. 1992. Age and the cardiovascular system. *N Engl J Med 327*:1735–9.

28 Pettifer G, Grubb T. 2007. Neonatal and geriatric patients. In: Tranquilli WJ, Thurmon JC, Grimm KA, editors. *Lumb & Jones' Veterinary Anesthesia and Analgesia*. 4th ed. pp. 985–91. Ames: Blackwell Publishers.

29 Epstein M, Kuehn NF, Landsberg G, et al. 2005. AAHA senior care guidelines for dogs and cats. *J Am Anim Hosp Assoc* 41:81–91.

30 Guglielmini C. 2003. Cardiovascular diseases in the ageing dog: diagnostic and therapeutic problems. *Vet Res Commun* 27(Suppl 1):555–60.

31 Paddleford RR. 1988. Anesthetic considerations in patients with preexisting problems or conditions. In: Paddleford RR, editor. *Manual of Small Animal Anesthesia*. pp. 267–317. New York: Churchill Livingstone.

32 Hughes JML. 2008. Anaesthesia for the geriatric dog and cat.*Ir Vet J* 61:380–7.

33 Tavoloni N. 1985. Postnatal changes in hepatic microsomal enzyme activities in the puppy. *Neonatology* 47:305–16.

34 Pascoe PJ, Moon PF. 2001. Periparturient and neonatal anesthesia. *Vet Clin North Am Small Anim Pract* 31: 315–40.

35 Mosier JE. 1989. Effect of aging on body systems of the dog. *Vet Clin North Am Small Anim Pract* 19:1–12.

36 Lavely JA. 2006. Pediatric neurology of the dog and cat. *Vet Clin North Am Small Anim Pract* 36:475–501.

37 Devaney KO, Johnson HA. 1980. Neuron loss in the aging visual cortex of man. *J Gerontol* 35:836–41.

38 Carpenter RE, Pettifer GR, Tranquilli WJ. 2005. Anesthesia for geriatric patients. *Vet Clin North Am Small Anim Pract* 35:571–80.

39 StevensWD, DolanWM, Gibbons RT, et al. 1975. Minimum alveolar concentrations (MAC) of isoflurane with and without nitrous oxide in patients of various ages. *Anesthesiology* 42:197–200.

40 Gregory GA, Eger EI, 2nd,, Munson ES. 1969. The

relationship between age and halothane requirement in man. *Anesthesiology* 30:488–91.

41 Harvey RC, Paddleford RR. 1999. Management of geriatric patients. A common occurrence. *Vet Clin North Am Small Anim Pract* 29:683–99.

42 Ralley FE, Wynands JE, Ramsay JG, et al.1988 The effects of shivering on oxygen consumption and carbon dioxide production in patients rewarming from hypothermic cardiopulmonary bypass. *Can J Anaesth* 35:332–7.

43 Zoetis T, Hurtt ME. 2003. Species comparison of anatomical and functional renal development. *Birth Defects Res B Dev Reprod Toxicol* 68:111–20.

44 Hay DA, Evan AP. 1979. Maturation of the proximal tubule in the puppy kidney: a comparison to the adult. *Anat Rec* 195:273–99.

45 Krawiec DR. 1989. Urologic disorders of the geriatric dog. *Vet Clin North Am Small Anim Pract* 19:75–85.

46 Polzin DJ. 2011. Chronic kidney disease in small animals. *Vet Clin North Am Small Anim Pract* 41:15–30.

47 Bartges JW. 2012. Chronic kidney disease in dogs and cats. *Vet Clin North Am Small Anim Pract* 42:669–92.

48 Krawiec DR. 1989. Urologic disorders of the geriatric dog. *Vet Clin North Am Small Anim Pract* 19:75–85.

49 Aucoin DP. 1989. Drug therapy in the geriatric animal: the effect of aging on drug disposition. *Vet Clin North Am Small Anim Pract* 19:41–7.

50 Pontoppidan H, Beecher HK. 1960. Progressive loss of protective reflexes in the airway with the advance of age. *JAMA* 174:2209–13.

51 Evans T. 1981. Anesthesia for the geriatric patient. *Vet Clin North Am Small Anim Pract* 11:653–67.

52 Eger EI, Bahlman SH, Munson ES. 1971. The effect of age on the rate of increase of alveolar anesthetic concentration. *Anesthesiology* 35:365–72.

53 Lerman J, Gregory GA, Willis MM. 1984. Age and solubility of volatile anesthetics in blood. *Anesthesiology* 61:139–43.

54 Hartsfield SM. 1990. Anesthetic problems of the geriatric dental patient. *Probl Vet Med* 2:24–45.

55 Davies M. 2012. Geriatric screening in first opinion practice – results from 45 dogs. *J Small Anim Pract* 53:507–13.

56 Metzger FL, Rebar AH. 2012. Clinical pathology interpretation in geriatric veterinary patients. *Vet Clin North Am Small Anim Pract* 42:615–29.

57 Edinboro CH, Scott-Moncrieff JC, Glickman LT. 2010. Feline hyperthyroidism: potential relationship with iodine supplement requirements of commercial cat foods. *J FelineMed Surg* 12:672–9.

58 Lerman J, Robinson S, Willis MM, et al. 1983. Anesthetic requirements for halothane in young children 0–1 month and 1–6 months of age. *Anesthesiology* 59:421–4.

59 Kustritz MV. 2002. Early spay-neuter: clinical considerations.*Clin Tech Small Anim Pract* 17:124–8.

60 Stoelting RK, Hillier S, Stoelting RK. 2006. Nonbarbiturate intravenous anesthetic drugs In: *Pharmacology & Physiology in Anesthetic Practice*. 4th ed. pp. 155–78. Philadelphia:

Lippincott Williams & Wilkins.

61 Allt-Graham J, Pegg MS. 1983. Potency changes of intravenous induction agents in the first ten weeks of life: an experiment using beagle dogs. *Vet Res Commun* 7:353–7.

62 Ikonomidou C, Bosch F, Miksa M, et al. 1999. Blockade of NMDA receptors and apoptotic neurodegeneration in the developing brain. *Science* 283:70–4.

63 Short CE, Brunson DB. 1978. Anesthesia for small animal pediatric and geriatric patients. I Anesthesia for small animal pediatric patients. *Cornell Vet* 68(Suppl 7):9–14.

64 Goode CJ, Titler M, Rakel B, et al. 1991. A meta-analysis of effects of heparin flush and saline flush: quality and cost implications. *Nurs Res* 40:324–30.

65 Hevesi ZG, Hammel LL. 2012. Geriatric disorders. In: Stoelting RK, Hines RL, Marschall KE, editors. *Stoelting's Anesthesia and Co-Existing Disease*. 6th ed. pp. 642–54. Philadelphia: Saunders/Elsevier.

66 Eilers H. 2007. Intravenous anesthetics. In: Stoelting RK, Miller RD, editors. *Basics of Anesthesia*. 5th ed. pp. 97–111. Philadelphia: Churchill Livingstone.

67 Anand KJ, Hickey PR. 1987. Pain and its effects in the human neonate and fetus. *N Engl J Med* 317:1321–9.

68 Mathew PJ, Mathew JL. 2003. Assessment and management of pain in infants. *Postgrad Med J* 79:438–43.

69 Marshall RE, Stratton WC, Moore JA, et al. 1980. Circumcision – effects upon newborn behavior. *Infant Behav Dev* 3:1–14.

70 Luks AM, Zwass MS, Brown RC, et al. 1998. Opioid-induced analgesia in neonatal dogs: pharmacodynamic differences between morphine and fentanyl. *J Pharmacol Exp Ther* 284:136–41.

71 Morishima HO, Pedersen H, Finster M, et al. 1981. Toxicity of lidocaine in adult, newborn, and fetal sheep. *Anesthesiology* 55:57–61.

72 Moldal ER, Eriksen T, Kirpensteijn J, et al. 2013. Intratesticular and subcutaneous lidocaine alters the intraoperative haemodynamic responses and heart rate variability in male cats undergoing castration. *Vet Anaesth Analg* 40:63–73.

73 Haga HA, Ranheim B. 2005. Castration of piglets: the analgesic effects of intratesticular and intrafunicular lidocaine injection. *Vet Anaesth Analg* 32:1–9.

18 外傷に関連した疾患

Andre Shih and Alessandro Martins

University of Florida, Department of Large Animal Clinical Sciences, Gainesville, FL, 32608 USA

外傷は、生理学的には、重度の組織損傷、出血、および炎症が複合した状態を指す。重度の外傷を負った症例では、トリアージの第一ステップとして、意識レベルと気道、呼吸、循環の状態を含むバイタルサインの評価を行うべきである。初期治療は、酸素運搬の改善に重点をおいて迅速に行うべきである。痛みの治療が不十分な場合にはストレス反応が増加し、結果的に外傷症例の致死率が高くなることが繰り返し報告されている。したがって初期安定化後の症例には、鎮痛を効果的かつ適切に実施することを優先すべきである。外傷症例の全身麻酔は大きな挑戦である。ほとんどの麻酔薬はさまざまな程度の心肺抑制を起こし、心血管系予備力が低い症例では命にかかわる。麻酔に先立ち、すべての症例に前酸素化を行い、モニタリング機器を接続すべきである。全身麻酔には、短時間作用型でできれば拮抗薬のある心血管系への影響が最小限の薬剤を使用すべきである。本章では、重度の外傷をもつ症例に使用できる麻酔と鎮痛について述べる。

獣医学文献によれば、外傷症例は二次診療施設における症例の13％以上を占める[1]。外傷は、損傷と病変を引き起こすエネルギーの生体組織への移動と定義される[2]。ヒトでは、外傷が複数領域に同時に存在する場合、重度外傷または多発性外傷と認識される[3]。近年、人医療では、多発性外傷は損傷重症度スコア（Injury Severity Score：ISS）によってより詳細に定義されている。ISS規定で評価される身体の領域は、頭部、顔面、胸部、腹部、そして四肢である。最も重度に傷害されている身体の領域3カ所について、それぞれの損傷の重症度を1〜6にスコア化する（1

は軽度の外傷、6は治療不可能な外傷）。症例のISSは、各スコアを2乗して、3カ所の和として算出する。ISSが16より大きな場合は多発性外傷と定義され、ISS値は死亡や合併症の発生、および入院期間の延長と相関している[4]。残念ながら獣医療では、重度外傷の定義や損傷の重症度の分類において一致した考えは得られていない。

外傷は、生理学的には、重度の組織損傷、出血、および炎症が複合した状態を指す。重度外傷の症例には、通常、重要臓器予備力の減少、循環血液量減少性ショック、組織低酸素、電解質平衡異常、嫌気性代謝、および代謝亢進状態が見られる。外傷症例には初期安定化が必要不可欠である。1989年に米国外科学会の外傷委員会は外傷のABCとして知られる外傷プロトコルを策定した[2]。この外傷プロトコルでは、重要臓器への効果的な血流回復と酸素運搬量（DO_2）の最大化を初期治療の主要目的としている。心拍出量、血中ヘモグロビン濃度、およびヘモグロビン酸素飽和度が全身への酸素運搬量（DO_2）を決定する主要要因である[5,6]。症例の初期評価は、迅速かつ生命維持に重点をおいて行わなければならない。トリアージの第一ステップとして意識レベル、気道、呼吸、および循環の妥当性を含むバイタルサインを評価すべきである。外傷症例の初期治療では、気道（A：airway）が閉塞の兆候なく確保されているか、低酸素の兆候なく呼吸（B：breathing）をしているかを確認しなければならない。外傷症例のほとんどは酸素が豊富な環境（フローバイ［鼻のそばに酸素を流して吸入させること］やフェイスマスクでの酸素補助）の方が有益である。最後に、循環（C：circulation）を心拍数、脈の性状、血圧、および

乳酸やヘマトクリットのような生化学的指標の
モニタリングによって評価すべきである[2,7]。

外傷症例において、静脈確保は輸液や血液製
剤、および昇圧剤の投与のために必要不可欠で
ある。動物には、全身麻酔の導入前に大口径の
カテーテルを少なくとも1本は留置すべきであ
る。ヘマトクリットの低い（＜22％）動物また
は重度の出血性ショック状態にある動物には、
赤血球（RBC）輸血が有益であろう[8]。麻酔中は
ヘマトクリットが3〜5％減少するので、少量の
失血でさえその影響はとても大きく、輸血が必
要となる[8]。

初期安定化後に肺挫傷、気胸、外傷性心筋炎、
胸腔内滲出液、および脊椎や骨の骨折等の損傷
を診断するための画像診断を行う。さらに、全
身麻酔の前には、症例の徹底的な身体検査に加
えて、基本的な血行動態モニタリングと最小限
の血液検査を行うべきである[8]。

重度外傷症例の麻酔

すべての麻酔薬はさまざまな程度の心血管お
よび呼吸抑制を引き起こす。さらに、麻酔薬は
交感神経系活性を鈍化し、外傷症例の血圧と心
拍出量（CO）を維持するための生理学的自動調
節機構を抑制する。それゆえ、外傷症例では心
血管系の機能が麻酔導入後に急激に悪化するこ
とがよくある。重度外傷症例の全身麻酔は大き
な挑戦で、強い負担がかかる仕事であり、経験
豊富なよく訓練されたスタッフによって行われ
ることが最善である。麻酔導入前は、すべての
動物に最低5分間の前酸素化を行い、非侵襲的
なモニタリングを始める[8]。一般的に、必要最低
限のモニタリング機器は、非侵襲的血圧と心拍
数の測定機器に加えて、カプノメータ、心電図
（ECG）、およびパルスオキメータである[7]。

時々、全身麻酔を行うにあたって必要なすべ
てのことを把握する時間なく緊急処置を行わな
ければならない場合がある。麻酔を行う部屋に

表18.1　麻酔準備室のためのチェックリスト

術前チェックリスト
[−]/NA：酸素供給源が使用可能か
[−]/NA：麻酔器の圧力をテストしたか
[−]/NA：気管チューブと喉頭鏡があるか
[−]/NA：モニタリング機器は使用可能か
[−]/NA：輸液ポンプと輸液は準備できているか
[−]/NA：昇圧剤はシリンジに準備できているか
[−]/NA：術前使用の薬剤と抗生物質があるか
[−]/NA：薬剤カートに薬剤が入っているか、薬剤は新しく補充されているか
[−]/NA：エマージェンシーボックス（クラッシュカート）に薬剤が入っているか、薬剤は新しく補充されているか
[−]/NA：症例に静脈カテーテルが留置されているか；手術部位が事前に毛刈りされているか
[−]/NA：症例の血液はクロスマッチが行われて、輸血バンクの準備ができているか

事前チェックリストを備えて使用することで、
すべての機器を適切に使用することができ、か
つ急いでいても1つの手順も飛ばさずに円滑な
麻酔導入が可能となる（表18.1）[9]。

総麻酔時間は合併症の発生率と死亡率に相関
している。麻酔、放射線、および外科の各チー
ムは、全身麻酔下での最小限の無駄な時間で効
果的な仕事の流れを確実にすべく連絡をとりあ
うべきである[9]。麻酔導入前に外傷部位の毛刈り
/洗浄を行うことや、外科チームが滅菌ガウンを
着ることにより麻酔時間を短縮できる。

全身麻酔には、心血管系への影響が最小限で
短時間作用型の拮抗可能な薬剤を用いるべきで
ある[7]。外傷症例では、ホメオスタシスに大きな
変化が生じているので、どのような麻酔薬また
は鎮痛薬も決まった用量で使用することはでき
ない。一般に、重度の外傷症例では、同じ麻酔
効果を得るための薬物要求量は少ない。公表さ
れている用量より何割か少ない投与量から開始
し（表18.2）、症例の反応に基づいて投与量を徐々
に増加させる滴定投与が推奨される[7]。全身麻
酔下の外傷症例では常に気管挿管すべきである。
麻酔維持は吸入麻酔薬（表18.3）、注射麻酔薬の

表 18.2　鎮痛薬と鎮静薬の分類とコメント

薬剤分類	効果と副作用	重度外傷症例への使用
α_2-作動薬	信頼できる筋弛緩作用 鎮痛と鎮静作用 副作用には徐脈と血管収縮が含まれる	循環血液量減少、脱水、またはショック状態にある症例には推奨しない
非ステロイド系抗炎症 （NSAID）	良好な鎮痛と抗炎症作用 副作用には腎保護メカニズムの抑制と胃腸出血が含まれる	循環血液量減少、脱水、またはショック状態にある症例には推奨しない
ステロイド	良好な抗炎症作用 副作用には胃腸出血、免疫抑制、腎保護メカニズムの抑制が含まれる	循環血液量減少、脱水、またはショック状態にある症例には推奨しない
フェノチアジン （アセプロマジン）	信頼できる筋弛緩作用と鎮静作用 鎮痛作用はない 副作用には血管拡張と低血圧が含まれる	循環血液量減少、脱水、またはショック状態にある症例には推奨しない
オピオイド	優れた鎮痛作用と良好な鎮静作用 オピオイド受容体に作用する 副作用には徐脈、呼吸抑制、嘔吐が含まれる	多発生外傷症例に適した選択 効果を見ながら滴定投与する 副作用は拮抗薬（ナロキソン）で解除できる
局所麻酔薬	神経活動電位と痛みの認知を阻害 推奨用量でささいな全身性の副作用	多発性外傷症例で局所麻酔は優れた代替鎮痛薬となる
全身性リドカイン	自発性の活動電位発火を減少させる 副作用には鎮静、てんかん発作、血管収縮、そして心拍出量の減少を含む	持続静脈内投与として使用 ネコでの使用は推奨しない
ベンゾジアゼピン	良好な筋弛緩作用 オピオイドとの組み合わせで良好な鎮静作用 鎮痛作用はない	心血管系が不安定な症例では良好な補助鎮静薬となる
NMDA 受容体拮抗薬 （ケタミン）	中枢性感作と“ワインドアップ”を減少する 慢性痛に良好な選択	多発性外傷症例で良好な補助鎮痛薬 持続静脈内投与として使用
トラマドール	良好な鎮痛作用 オピオイド、セロトニン、アドレナリン受容体に作用	鎮静薬として良好な選択；しかし、経口投与が必要である（訳注：日本では注射薬が存在）

持続静脈内投与、またはその両方の組み合わせで行うことができる[10]。必要不可欠なモニタリングには、ECG、血圧（観血的と非観血的）、カプノメータ、そしてパルスオキシメータが含まれる。専従の訓練されたスタッフが継続的に麻酔深度の評価を行うべきである。麻酔回復期にも、症例の心肺支持が必要かもしれない[11]。血行動態のモニタリングは集中治療室（ICU）でも継続されるべきである。

外傷症例には特別な治療を必要とする無数の生理学的異常が存在する。ここでは、外傷症例を頭部外傷、胸部／腹部外傷、および四肢の整形外科的外傷に大別して検討する。

頭部外傷

脳灌流圧（cerebral perfusion pressure：CPP）は平均動脈圧（mean arterial pressure：MAP）と頭蓋内圧（intracranial pressure：ICP）の差で決定される。頭部外傷症例では MAP の減少と ICP の上昇により CPP が減少している[12]。脳の低灌流（CPP の低下）を防ぐために低血圧を防ぐ（または治療する）ことは重要である。しかし、過剰な高血圧は ICP を上昇し、CPP に弊害をもたらす[7]。初期の輸液治療における第一選択として、高張生理食塩液に続いて等張晶質液を控えめな量で投与する[13]。

頭部外傷症例では、診断的あるいは治療のためにしばしば全身麻酔が必要となる。一方、全身麻酔には治療的価値もあり、重度の頭部外傷

表 18.3　麻酔薬の分類とコメント

薬剤分類	効果と副作用	重度外傷症例への使用
プロポフォール	導入が迅速で覚醒が早い良好な麻酔導入薬 頭蓋内圧減少させる 低血圧と呼吸抑制を起こす	循環血液量減少性ショックの症例への使用は注意を要する 全静脈内麻酔 (TIVA) での使用薬として好ましい
バルビツレート (チオペンタール)	導入が迅速で覚醒が早い良好な麻酔導入薬 頭蓋内圧減少させる 低血圧と呼吸抑制を起こす	心血管系への負の影響はプロポフォールよりも小さい TIVA には使用しない
エトミデート	心血管系の状態を良好に保ち副腎皮質機能を抑制する	副腎抑制は外傷症例には望ましくない 敗血症性ショックでは使用しない
ベンゾジアゼピン	良好な筋弛緩作用、オピオイドとの組み合わせで良好な鎮静作用 鎮痛作用はない 心血管系の副作用は最小限	心血管系の不安定な症例への良好な鎮静薬
解離性麻酔薬 (ケタミン、テラゾール)	軽度の鎮痛作用をもった良好な麻酔導入薬 交感神経系刺激を増加し心拍数と血圧を上昇する 頭蓋内圧を増加する	出血および敗血症性ショック症例での麻酔導入薬として良好な選択肢
吸入麻酔薬 (イソフルラン、セボフルラン)	鎮痛作用をもたない良好な麻酔維持薬 用量依存性の心血管系抑制、血管拡張、および呼吸抑制	吸入麻酔薬の濃度を減少させるために鎮静薬と一緒に使用することを考慮する

症例では有益である。全身麻酔は全身代謝を減少し、脳の酸素要求量を低下させる。そして、受動的低体温を起こし、人工呼吸器による積極的な呼吸管理を可能にする。しかし、不適切な麻酔は ICP の上昇を招き、CPP の減少を促進する[10]。

通常、頭部外傷症例では神経伝達物質の活性が減少しており、それにより症例は麻酔薬に対する感受性が高くなっている。昏睡状態の症例では、軽度の鎮静薬（例：ベンゾジアゼピン）の使用のみで、容易に気管挿管が可能である。症例の神経学的検査と初期安定化が完了した後にベンゾジアゼピンとオピオイドで鎮静が可能である[10]。嘔吐、悪心、および咽頭反射は重度の ICP 上昇を起こす。それゆえ、オピオイドは嘔吐を起こしにくいメサドン、フェンタニル、ブプレノルフィン、およびブトルファノールといった薬剤を優先的に選択すべきである。

麻酔導入はプロポフォールまたはチオペンタールで行うことができ、これらは両者とも脳の酸素要求量を減少し、ICP を減少させる効果

が高い[7]。これら薬剤のもう 1 つの利点は、脳の自動調節能の保持である。この保護機構により、全身血圧（MAP が 50 ～ 150 mmHg）が著しく変動した場合にも、一定の脳圧が維持される（したがって ICP も）[10]。古典的には、ケタミンによる麻酔導入は、全身性の高血圧を起こし、脳の酸素摂取量を増加するので禁忌である。しかし、最近の研究では、低用量のケタミンは、おそらく NMDA 受容体拮抗効果により、頭部外傷後の神経に保護的効果をもつことが示されている。

吸入麻酔薬は用量依存性に頭蓋内血管の拡張、低換気、および ICP の上昇を起こす。また、吸入麻酔薬は肺胞最小濃度（minimum alveolar concentration：MAC）を超えた濃度で投与された場合、脳の自動調節能の消失を助長する。その場合、血圧の変動は脳血流に対して有害な変動となる（したがって ICP も）。頭部外傷症例における麻酔維持は、完全静脈内麻酔（total intravenous anesthesia：TIVA）で行うことができる。これはプロポフォールとレミフェンタニルやフェンタニルのような短時間作用型のオ

ピオイドを組み合わせて、持続静脈内投与することで行われる。神経学的評価を行う場合には、投与を一時的に中止し、評価後にまた再開することができる。

すべての麻酔薬がさまざまな程度の低換気を起こし、二酸化炭素濃度を一過性に上昇させる。それにより脳血管が拡張し、ICP が上昇する。麻酔導入後、症例は直ちに気管挿管し、間欠的陽圧呼吸（intermittent positive pressure ventilation：IPPV）を開始すべきである。麻酔中は、ICP の上昇を避けるために、正常二酸化炭素（$PaCO_2$ 30 ～ 35 mmHg）および正常酸素状態（PaO_2 > 99 mmHg）に保つことが望ましい[7]。処置中の軽度の低体温（T = 35.6 ～ 36.7℃）は症例にとって有益となる。重度の高血圧を伴う突然の心拍低下反応（クッシング反射）は ICP が重度に上昇している兆候の可能性がある。頭蓋内高血圧はマンニトールや高張食塩液のボーラス投与により治療できる。ステロイドの使用は ICP 減少には効果がないとされている。さらに長時間作用型のステロイドの使用は頭部外傷症例において罹病率を増加することが報告されており、もう適用とはされていない。

麻酔回復期には、症例の換気が適切であるか、抜管前には咽頭反射が戻っていることを確認することが重要である。術後鎮痛にはオピオイドが使用できる。非ステロイド性抗炎症薬（NSAID）は、症例が循環血液量減少の状態にある場合、または最近、全身性ステロイドの投与が行われていた場合はその使用を避けるべきである。

胸部と腹部外傷

初期安定化と身体検査の後には、診断的検査として、血圧、ヘマトクリット、血液ガス分析、および血清生化学検査とともに、胸部および腹部の X 線検査と超音波検査を実施すべきである。ほとんどの胸部および腹部外傷は鈍力または突き刺すような損傷によって起こる[7]。それゆえこれらの症例では、気胸、横隔膜ヘルニア、および肺挫傷に加えて心嚢水、胸水、腹水を生じる

傾向がある。重度の外傷症例は、突然の循環血液量の減少（出血）を起こす可能性があり、結果として静脈還流量減少から循環血液量減少性ショックに陥る[14]。循環血液量減少性ショックの特徴は CO の減少と体血管抵抗（systemic vascular resistance：SVR）の上昇である[6]。もしその状況が是正されなければ、高い SVR（血管収縮）を維持する要因の活性はやがて低下し、症例は低循環ステージに進行する[6]。低循環性ショックの特徴は CO の減少と SVR 低下（血管拡張）であり、昇圧剤に抵抗性であることである[15]。

低循環性ショックの初期治療は、適切な動脈血圧を確保するための適切な輸液と血管収縮薬の使用である[16]。血液製剤は、DO_2 低下の兆候が見られたときのために準備すべきである。積極的な輸液により蘇生を試みたり、生理学的数値を超えた血圧を望むことは、血液希釈を起こし、出血を増加することから罹病率上昇につながる[7]。中等度に制御不能な出血の治療には、高張生理食塩水と MAP ～ 60 mmHg に保つために必要最小限の晶質液を組み合わせて使用することが適切な輸液治療の選択である[15]。重度に制御不能な出血では、外科的止血が行われるまで CO を保つために、直ちに積極的に輸液治療を実施する必要がある[13,14]。

残念ながら、通常、臨床獣医師は症例の循環血液量の状態を正確に評価し、輸液治療の効果を予測すること不可能である[17,18]。中心静脈圧（central venous pressure：CVP）、MAP、および血液乳酸濃度のような前負荷の指標として使用される古典的な変数は輸液に対する循環動態の反応性を常に予測できるわけではない[18-21]。それゆえ、麻酔中の輸液治療のガイドとなるより良い指標が必要である[22]。脈圧変動（PPV）、総終末 - 拡張期容量、および CO または繰り返しの心エコー評価は輸液治療のより良いガイドとなる可能性があるが、まだ臨床例では一般的に使用されていない[21-24]。

ほとんどの重度胸部および腹部外傷の症例で

は、オピオイドとベンゾジアゼピンの静脈内投与で麻酔を行うことができる（オピオイド導入）。オピオイドには、単時間作用型で迅速な作用発現型のもの（フェンタニルまたはレミフェンタニルのような）が好ましい（表18.2）[10]。必要であれば、低用量ケタミンを投与することにより気管挿管が可能となる（表18.3）[10]。麻酔維持は吸入麻酔薬で行うことができる。すべての吸入麻酔薬は、用量依存性に低血圧、心筋抑制、そしてCOの低下を起こすので、吸入麻酔薬は必要最小限の用量を使用することが重要である[7,10]。ケタミン、リドカインやオピオイドの持続静脈内投与を行うことによって必要な吸入麻酔薬の総量を減少させることが可能である。実施可能な場合には局所ブロックは吸入麻酔薬の使用量をさらに減少できる優れた選択肢である（鎮痛の項を参照）[7,25]。

術後の症例は確実にモニタリングしなければならない。全身麻酔後の最初の3時間は最も麻酔関連死が起きやすい時間帯である[26]。重度の外傷症例は、慢性（病的）疼痛症候群（鎮痛の項を参照）を起こす傾向がある併発疾患をかかえている。十分な鎮痛は円滑な回復と死亡率減少のための最優先事項である。通常、これらの症例は循環血液量減少状態かまたは臓器損傷の兆候があるため、初期治療にNSAIDは投与すべきでない。

四肢の整形外科的外傷

整形外科的外傷は、通常、緊急治療ではなく、故に麻酔も症例が安定化するまで、もしくは他の合併する可能性のある病的状態（横隔膜ヘルニア、または胸水／腹水など）が除外されるまで延期可能である。骨折によっては顕著な失血（例：骨盤や大腿骨の骨折）を生じ、症例は来院時に循環血液量減少状態である可能性がある。症例には初期安定化と同時に、骨折した患肢を一時的に固定する処置を行うべきである。この処置により骨折部分の変動と骨折片の変位が減少するので、疼痛は大きく軽減される。脊椎骨折

が疑われる場合は、さらなる神経損傷を防ぐために、硬いバックボードを用いて症例を保定し、体を不動化することが重要である。すべての画像診断検査では症例の不動化が好まれるので、放射線透過性のバックボードを使用すると検査を円滑に実施できる。開放骨折を処置する場合には、滅菌した創傷包帯被覆材を使用することで患部のさらなる汚染と院内感染を防止できる。

いったん症例が十分に安定化され、内臓損傷が除外されたならば、麻酔は日常的な方法で行うことができる。麻酔前投薬の際に主に考慮すべきことは、症例のストレスを軽減し、良好な鎮痛を施すことである。麻酔前投薬として、オピオイドを低用量のa_2-作動薬またはアセプロマジンとともに使用することは（表18.2）よい選択である[8]。オピオイドはほとんどの動物に、適度な鎮静と筋弛緩作用そして鎮痛を提供する。鎮静薬の使用は麻酔導入薬と吸入麻酔薬の必要量を減少させる。ほとんどの短時間作用型静脈内麻酔導入薬は整形外科的外傷の症例に適している[10]。これにはプロポフォール、チオペンタール、解離性麻酔薬（ケタミンとチレタミン）、およびエトミデートがある（表18.3）。

吸入麻酔薬は麻酔維持によい選択である。硬膜外ブロックや腕神経叢ブロックなどの局所麻酔法は鎮痛を提供し、吸入麻酔薬の必要量を減らすので、可能な限り使用すべきである。硬膜外ブロックは四肢末端における鎮痛と筋弛緩にたいへん効果的な方法である。硬膜外鎮痛に最も頻繁に使用されている薬剤は局所麻酔薬、オピオイド、またはこれらの組み合わせである[27]。NSAIDは症例に肝腎疾患の兆候がなく、正常循環血液量の状態であれば、よい選択肢となる。

重度外傷症例の鎮痛

重度外傷後は、大量の組織損傷、臓器不全、および炎症経路の活性化が起こる。これらのすべてが痛みの経路を活性化する。神経学的外傷、肺挫

傷、軟部組織損傷、骨折、および血管損傷などによる組織の損傷はしばしば痛みを伴うが、これが一生続く問題となることがある[25]。獣医療と人医療の両方で、未だに痛みを軽減することに十分な注意が向けられていない。ヒトで行われた研究では、ICUにおける多発性外傷患者の75%が鎮痛不十分であり、その痛みの程度は中等度から重度と評価されていた[28]。また、50%の熱傷患者では鎮痛治療への反応性が乏しいことが報告されている[29]。加えて、ICUでは痛みが治療されたとしても、患者の痛みの程度の評価を十分に行わずに鎮痛薬が投与されていた。ある研究では、90%のICU患者がオピオイドで治療されていたが、痛みの評価が行われていたのはたった42%であった[30]。治療が不十分な痛みはストレス反応を増加し、死亡率を高めることが繰り返し示されている[12]。痛みは外傷の主な構成要素であり、生体にいくつもの有害作用があるため、痛みの早期管理が最も重要であり、外傷症例の治療の基本的信条とすべきである[31]。

多発性外傷症例における痛みの影響

心血管系への影響

重度外傷症例では、最初の衝撃の後すぐに心血管系の反応が起こる。その反応の特徴は、末梢血管抵抗と平均血圧の上昇につながる交感神経緊張の増加である[32]。失血は圧受容体を刺激し、心拍数とSVR（血管収縮）をさらに増加する[15]。急性痛は、即時に大量のカテコールアミンを放出させ、外傷に対する心血管系の反応を悪化する[33]。これは重度の高血圧と好ましくない瀕脈につながる。興味深いことに、長く続く痛みを治療せずにいると動脈の圧受容体の感受性が減弱し、低血圧に対する正常な生理学的瀕脈反応が鈍化して、症例の血行動態がさらに悪化する[34]。

神経内分泌への影響

驚かれるかもしれないが、組織損傷はおそらく炎症反応促進性と抗炎症性の両方のサイトカインを放出する[35,36]。大規模な組織外傷は過剰な炎症反応を引き起こす。サイトカインとその他の炎症性メディエーターは損傷組織の侵害受容器の感受性を高める。重度損傷に続く大規模な炎症は、結果として大量の代謝活性性化学物質を放出する[12]。炎症反応促進性の反応が優勢となった場合、臨床的には臓器不全と多臓器不全（multiple organ failure：MOF）[37]の原因となる可能性のある全身性炎症反応症候群（systemic inflammatory response syndrome：SIRS）[7]を引き起こす[7]。

外傷による痛みは脊髄を伝導し、その後、視床下部に伝わる。続いて、視床下部中枢が活性化され、受傷後数分以内にコルチコトロピン放出ホルモン（CRH）の分泌を引き起こす[38]。CRHはコルチコトロピン（ACTH）分泌を刺激し、副腎皮質からのホルモン産生を増加する[39]。痛みはストレス反応を増悪し、コルチコステロイドの分泌を増加する。内因性のコルチゾール分泌は抗炎症反応と免疫抑制につながる。この抗炎症反応が優勢な状態は、代償性抗炎症反応症候群（compensatory anti-inflammatory response syndrome：CARS）と呼ばれる。外傷症例において、CARSは敗血症性合併症のリスクを高める免疫抑制の原因となっているようである[40]。

長く続く侵害性疼痛はN-メチル-D-アスパテート（NMDA）受容体の活性化も誘発し、急性疼痛過敏を引き起こす。これら受容体の活性化と末梢侵害受容器の過剰感作は、痛みが適応性疼痛（防御的）から不適応性疼痛（病的）に転じる原因となる[41]。不適応性疼痛は感覚処理異常の発現であり、組織が治癒した後も長く続く。

要約すると、治療されない痛みは外傷症例をよりSIRS、免疫抑制、敗血症、および長く続く不適応性疼痛に陥りやすくする。したがって外傷症例に効果的で十分な鎮痛が必要であることは明白である。

創傷治癒への影響

　現在、日常的に行われる手術後の創傷治癒と痛みの関係についての研究が行われている。術後疼痛の程度がより大きくなれば術創治癒は遅延する[42]。痛みは血清コルチゾール濃度を増加し、創傷治癒に負の影響を与える[43,44]。痛み刺激に繰り返し曝露されることで、白血球の貪食能および殺傷能の両方が変化する[45,46]。これにより細菌の除去率が減少するので、結果として日和見感染の発生率を著しく増加する。疼痛誘発性カテコールアミン産生は、直接、ケラチン細胞の運動性と創傷の再上皮化を妨げる[47]。ケラチン細胞はβ_2-アドレナリン受容体を発現し、これらの活性化が急性外科的創傷の治癒を遅らせることが示されている[48]。

　それゆえ、外傷症例では十分な疼痛管理が行われなかった場合、創傷治癒の遅延と障害が高率に発生しやすいと考えられている。

外傷症例に対する鎮痛治療の選択

　疼痛管理は外傷症例に対する総合的な治療計画において必要不可欠な部分である。重度の外傷症例では、臨床獣医師は、症例に極めて強い痛みが生じていると想定し、適切な治療を行うべきである。外傷における鎮痛治療は、痛みの評価、治療、および繰り返し痛みを再評価する複数段階のアプローチを意味する。

　獣医師の中には、鎮痛が症例の状態悪化の生理学的兆候を隠してしまい、合併症の発見を遅らせると誤解している者もいる[49]。多発性外傷症例を対象に行われた前向き研究のメタアナリシスは、痛みの早期治療には悪影響がなく、痛み治療を早期に受けた症例ではより良い治療結果を得られることを示している[50]。獣医療においても、鎮痛薬が症例の状態悪化を隠さないことは明らかにされている。したがって、症例の状態悪化を不明瞭にするという理由で鎮痛薬の使用を控えてはならない[51]。

　その他、多発性外傷における痛みに影響する重要な要素は、ストレス、恐怖、および不安といった心理学的要因である。現在、これらの要因については侵害受容反応の増幅におけるストレスの役割がいくつかの動物実験で示されている[52]。痛みを感じている個々の症例に対して、不安を軽減する薬剤および手技の使用が、症例が感じる痛みの重症度／強さを減少させることが証明されている[55]。それゆえ獣医療でも不安の減少は外傷症例に対する鎮痛アプローチの補助的要素に相当すると考えられる。

　多発性外傷症例の管理では、毎日の症例の治療時に行われる作業に伴って医原性疼痛が起こることを考慮することが絶対に必要である[56]。ヒトの外傷患者では、健康であれば通常不快さは最小限と思われる体位変換や採血などの日常的に実施されるささいな処置でさえ極度の痛みを訴えることが報告されている[57]。

　腹部、骨盤、および後肢の外傷には、硬膜外鎮痛が効果的である。静脈内投与と比較すると、硬膜外への鎮痛薬投与では必要な薬剤の総量が少なく、鎮痛時間は延長し、全身性副作用が少ない。一般的に、硬膜外投与に選択すべき薬剤は局所麻酔薬（ブピバカインまたはリドカイン）とモルヒネの組み合わせである。局所麻酔薬を硬膜外投与する際には、薬剤の頭方への過剰な広がりと交感神経系の遮断を防ぐために、適切な投与体積で使用することが重要である。硬膜外鎮痛は、凝固障害、脊髄損傷、および皮膚感染がある症例には禁忌である[27]。

　硬膜外鎮痛の代わりに傍脊髄ブロックを選択することもでき、とくに胸部外傷の症例の疼痛管理に有用である可能性がある。腕神経叢傍脊髄ブロックは、イヌとネコにおける新しい手技であり、最近、アトランティック獣医大学で開発され、2000年に最初の報告がなされている[58]。薬剤を不注意に静脈内投与したり、横隔神経麻痺や神経損傷を起こす可能性があるため、神経ブロックを行う場合は十分なトレーニングと練習を行うことが勧められる。肋骨骨折の症例で

は、効果的な疼痛管理として比較的簡単で鎮痛効果も4〜6時間続く肋間ブロックを行うことができる。

外傷に伴う痛みは、複雑で多くの因子が関係する症状を示すので、最適な結果を得るためにはさまざまな治療法を使用し、熟考したアプローチが必要である。マルチモーダル（またはバランス）鎮痛は、各薬剤の用量を減少させるために、異なる作用機序をもつ複数の薬剤を組み合わせて使用する疼痛管理法である[59]。複数の薬剤を組み合わせて使用することは、多くの変化が起こることを意味し、この変化は一般的に予測不可能である。この重要な変化は、効果部位において各薬剤が他の薬剤の濃度に対して及ぼす効果である。マルチモーダル鎮痛により薬剤用量は減少し、その他の利益も得ることができる。しかし、だからこそ、臨床獣医師は最適な疼痛管理を達成するために、使用する薬剤の数を必要最小限にすべきである。オピオイドは心血管系の副作用が最小限でありながら効果的で、滴定投与が可能で拮抗薬のある鎮痛薬であるという点において利点がある。これらの理由により、オピオイドは外傷症例の鎮痛における第一選択薬となっている。したがって、外傷症例に実施できる初期のマルチモーダル鎮痛アプローチには、オピオイドと局所ブロックが含まれる[7]。オピオイドを組み合わせて使用する場合、ベンゾジアゼピンは心血管系の副作用をほとんど伴わずに補助的な鎮静を提供する[25]。鎮静薬を含めるかどうかは、症例の性格に応じて決定する。

重度外傷症例の全身麻酔は非常に大きな挑戦であり、経験の豊かなよく訓練されたスタッフによって最善の結果が得られる。常に麻酔前に症例の状態を安定化すべきである。すべての麻酔／鎮痛薬は心血管系の障害をさまざまな程度で増悪する。完全に安全な麻酔プロトコルは存在しない。すべての症例を個々に評価し、各症例のプロトコルは疾患の病態生理学と臨床獣医師による個々の症例の身体検査の結果によって決定すべきである。おそらく、連続した症例モニタリングと注意深い麻酔科医が術中併発症を減少させるための最もよい解決法である。

外傷は、複数の異なる痛みの経路を活性化することから積極的に治療すべきである。治療されない痛みはストレス反応の蓄積を引き起こし、重症の慢性痛の発生につながり、創傷治癒の遅延を伴う。疼痛管理の基礎は、マルチモーダル鎮痛と症例の痛みを繰り返し再評価することである。

参考文献

1 Kolata RJ. 1980. Trauma in dogs and cats: an overview. *Vet Clin North Am Small Anim Pract* 10:515–22.

2 Futema F, Ferrigno CR. 2002. Anestesia no trauma In: Fantoni DT,Cortopassi SR, editors. *Anestesia em caes e gatos.* Sao Paulo: Rocca, 251–9.

3 Wingfield WE, Raffe MR. 2002. *The Veterinary ICU Book.* Jackson: Teton NewMedia.

4 Brenneman FD, Boulanger BR, McLellan BA, et al. 1998. Measuring injury severity: time for a change? *J Trauma* 44:580–2.

5 Valverde A, Giguere S, Sanchez LC, et al. 2006. Effects of dobutamine, norepinephrine, and vasopressin on cardiovascular function in anesthetized neonatal foals with induced hypotension. *Am J Vet Res* 67:1730–7.

6 Mellema M. 2009. Cardiac output monitoring. In: Silverstein D, Hopper K, editors. *Small Animal Critical Care Medicine.* pp. 894–8. St Louis: Saunders Elsevier.

7 Carroll GL, Martin D. 2007. Trauma and critical care patients. In: Tranquilli WJ, Thurmon JC, Grimm KA, editors. *Lumb and Jones' Veterinary Anesthesia and Analgesia.* pp. 969–83. Ames: Blackwell.

8 Quandt J. 2009. Anesthesia of the critically ill patient. In: Silverstein D, Hopper K, editors. *Small Animal Critical Care Medicine.* pp. 705–9. St Louis: Saunders Elsevier.

9 Davenport RA, Tai N, West A. 2010. A major trauma centre is a specialty hospital not a hospital of specialties. *Br J of Surg* 97:109–17.

10 Haskins SC. 2006. Comparative cardiovascular and pulmonary effects of sedatives and anesthetic agents and anesthetic drugs selection for the trauma patient. *J Vet Emerg Crit Care* 16:300–28.

11 Haskins SC. 1996. Monitoring the anesthetized patient. In: Tranquilli WJ, Benson LN, editors. *Lumb and Jones' Veterinary Anesthesia.* pp. 409–25. Philadelphia: Lea & Fabiger Willians& Wilkins.

12 Keel M, Trentz O. 2005. Pathophysiology of polytrauma. *Injury* 36:691–709.

13 DiBartola SP. 1992. *Fluid Therapy in Small Animal Practice.* Philadelphia: Saunders.

14 Rudloff E, Kirkby R. 2008. Fluid resuscitation and the trauma patient. *Vet Clin North Am Small Anim Pract* 38: 645–52.

15 Heckbert SR, Vedder NB, Hoffman W, et al. 1998. Outcome after hemorrhagic shock in trauma patients. *J Trauma* 45:545–9.

16 Corley KT. 2002. Monitoring and treating haemodynamic disturbances in critically ill neonatal foals. Part I Haemodynamic monitoring. *Equine Vet Educ* 4:345–58.

17 Geeraedts LM, Jr., Kaasjager HA, van Vugt AB, et al. 2009. Exsanguination in trauma: a review of diagnostics and treatment options. *Injury* 40:11–20.

18 Shippy CR, Appel PL, Shoemaker WC. 1984. Reliability of clinical monitoring to assess blood volume in critically ill patients. *Crit Care Med* 12:107–12.

19 Godje O, Peyerl M, Seebauer T, et al. 1998. Central venous pressure, pulmonary capillary wedge pressure and intrathoracic blood volumes as preload indicators in cardiac surgery patients. *Eur J Cardiothorac Surg* 13:533–9; discussion 539–40.

20 Kumar A, Anel R, Bunnell E, et al. 2004. Pulmonary artery occlusion pressure and central venous pressure fail to predict ventricular filling volume, cardiac performance, or the response to volume infusion in normal subjects. *Crit Care Med* 32:691–9.

21 Renner J, Meybohm P, Hanss R, et al. 2009. Effects of norepinephrine on dynamic variables of fluid responsiveness during hemorrhage and after resuscitation in a pediatric porcine model. *Paediatr Anaesth* 19:688–94.

22 Vigani A, Shih A, Queiroz P, et al. 2012. Quantitative response of volumetric variables measured by a new ultrasound dilution method in a juvenile model of hemorrhagic shock and resuscitation. *Resuscitation* 83:1031–7.

23 Renner J, Cavus E, Meybohm P, et al. 2007. Stroke volume variation during hemorrhage and after fluid loading: impact of different tidal volumes. *Acta Anaesthesiol Scand* 51: 538–44.

24 Shih A, Giguere S, Vigani A, et al. 2011. Determination of cardiac output by ultrasound velocity dilution in normovolemia and hypovolemia in dogs. *Vet Anaesth Analg* 38:279–85.

25 Perkowski S. 2009. Pain and sedation assessment. In: SilversteinD, Hopper K, editors. *Small Animal Critical Care Medicine.* pp. 697–9. St. Louis: Saunders Elsevier.

26 Brodbelt DC, Blissitt KJ, Hammond RA, et al. 2008. The risk of death: the confidential enquiry into perioperative small animal fatalities. *Vet Anaesth Analg* 35(5):365–73.

27 Valverde A. 2008. Epidural analgesia and anesthesia in dogs and cats. *Vet Clin North Am Small Anim Pract* 38:1205–30.

28 Whipple JK, Lewis KS, Quebbeman EJ, et al. 1995. Analysis of pain management in critically ill patients. *Pharmacotherapy* 15:592–9.

29 Hedderich R, Ness TJ. 1999. Analgesia for trauma and burns. *Crit Care Clin* 15:167–84.

30 Payen JF, Chanques G, Mantz J, et al. 2007. Current practices in sedation and analgesia for mechanically ventilated critically ill patients: a prospective multicenter patient-based study. *Anesthesiology* 106:687–95.

31 Dobscha SK, Clark ME, Morasco BJ, et al. 2009. Systematic review of the literature on pain in patients with polytrauma including traumatic brain injury. *Pain Med* 10:1200–17.

32 Anderson ID, Little RA, Pyman JA, et al. 1990. Changes in cardiovascular homeostasis after injury are mediated by tissue damage and not haemorrhage. *Br J Surg* 77:1338–41.

33 Little RA, Marshall HW, Kirkman E. 1989. Attenuation of the acute cardiovascular responses to haemorrhage by tissue injury in the conscious rat. *Q J Exp Physiol* 74:825–33.

34 Quest JA, Gebber GL. 1972. Modulation of baroreceptor reflexes by somatic afferent nerve stimulation. *Am J Physiol* 222:1251–9.

35 Smith C, Kruger MJ, Smith RM, et al. 2008. The inflammatory response to skeletal muscle injury: illuminating complexities. *Sports Med* 38:947–69.

36 Giannoudis PV. 2003. Current concepts of the inflammatory response after major trauma: an update. *Injury* 34:397–404.

37 Douglas RG, Shaw JH. 1989. Metabolic response to sepsis and trauma. *Br J Surg* 76:115–22.

38 Hotta H, Sato A, Sumitomo T. 1992. Hypothalamic corticotropin-releasing hormone (CRH) secretion into hypophysial portal blood is regulated by cutaneous sensory stimulation in anesthetized rats. *Jpn J Physiol* 42:515–24.

39 Egdahl RH. 1959. Pituitary-adrenal response following trauma to the isolated leg. *Surgery* 46:9–21.

40 Bone RC. 1996. Sir Isaac Newton, sepsis, SIRS, and CARS. *Crit Care Med* 24:1125–8.

41 Kidd BL, Urban LA. 2001. Mechanisms of inflammatory pain. *Br J Anaesth* 87:3–11.

42 McGuire L, Heffner K, Glaser R, et al. 2006. Pain and wound healing in surgical patients. *Ann Behav Med* 31:165–72.

43 Padgett DA, Marucha PT, Sheridan JF. 1998. Restraint stress slows cutaneous wound healing in mice. *Brain Behav Immun* 12:64–73.

44 Hubner G, Brauchle M, Smola H, et al. 1996. Differential regulation of pro-inflammatory cytokines during wound healing in normal and glucocorticoid-treated mice. *Cytokine* 8:548–56.

45 Rojas IG, Padgett DA, Sheridan JF, et al. 2002. Stress-induced susceptibility to bacterial infection during cutaneous wound healing. *Brain Behav Immun* 16:74–84.

46 Shurin MR, Kusnecov A, Hamill E, et al. 1994. Stress-induced alteration of polymorphonuclear leukocyte function in rats. *Brain Behav Immun* 8:163–9.

47 Chen J, Hoffman BB, Isseroff RR. 2002. Beta-adrenergic receptor activation inhibits keratinocyte migration via a cyclic adenosine monophosphate-independent mechanism. *J Invest Dermatol* 119:1261–8.

48 Pullar CE, Grahn JC, Liu W, et al. 2006. Beta2-adrenergic receptor activation delays wound healing. *FASEB J* 20:76–86.

49 Whitesides TE, Jr., 2001.Pain: friend or foe? *J Bone Joint Surg Am* 83-A:1424–5.

50 McHale PM, LoVecchio F. 2001. Narcotic analgesia in the acute abdomen – a review of prospective trials. *Eur J Emerg Med* 8:131–6.

51 Brock N. 1995. Treating moderate and severe pain in small animals. *Can Vet J* 36:658–60.

52 Chapman CR, Tuckett RP, Song CW. 2008. Pain and stress in a systems perspective: reciprocal neural, endocrine, and immune interactions. *J Pain* 9:122–45.

53 Rivat C, Laboureyras E, Laulin JP, et al. 2007. Non-nociceptive environmental stress induces hyperalgesia, not analgesia, in pain and opioid-experienced rats. *Neuropsychopharmacology* 32:2217–28.

54 Imbe H, Iwai-Liao Y, Senba E. 2006. Stress-induced hyperalgesia: animal models and putative mechanisms. *Front Biosci* 11:2179–92.

55 Tang J, Gibson SJ. 2005. A psychophysical evaluation of the relationship between trait anxiety, pain perception, and induced state anxiety. *J Pain* 6:612–9.

56 Puntillo KA. 1994. Dimensions of procedural pain and its analgesic management in critically ill surgical patients. *Am J Crit Care* 3:116–22.

57 Pasero C. 2003. Pain in the critically ill patient. *J Perianesth Nurs* 18:422–5.

58 Lemke KA. 2008. Paravertebral blockade of the brachial plexus in dogs. *Vet Clin North Am Small Anim Pract* 38:1231–41.

59 White PF. 2008. Multimodal analgesia: its role in preventing postoperative pain. *Curr Opin Investig Drugs* 9:76–82.

さくいん

略 語

ACEI：アンジオテンシン変換酵素阻害薬（ACEI）を参照

AS：大動脈弁狭窄（AS）を参照

BSI：血流感染（BSI）を参照

CACS：腫瘍性食欲不振・悪液質症候群（CACS）を参照

CDC：米国疾病予防管理センター（CDC)を参照

CME：イヌ単球性エールリヒア症を参照

CPP：脳灌流圧（CPP）を参照

CVC：中心静脈カテーテルを参照

DCM：拡張型心筋症（DCM）を参照

DIC：播種性血管内凝固症候群（DIC）を参照

FIV：ネコ免疫不全ウイルス（FIV）を参照

HM：悪性高カルシウム血症を参照

HO：肥大性骨症（HO）を参照

IPPV：間欠的陽圧換気（IPPV）を参照

LMWH：低分子量ヘパリン（LMWH）を参照

LP：喉頭麻痺（LP）を参照

MAP：平均動脈圧（MAP）を参照

MCT：肥満細胞腫（MCT）を参照

MG：重症筋無力症（MG）を参照

MH：悪性高熱（MH）を参照

MMM：好酸球性筋炎（MMM）を参照

MRSA：メチシリン耐性黄色ブドウ球菌（MRSA）を参照

MVS：僧帽弁狭窄（MVS）を参照

NSAID：非ステロイド性抗炎症薬（NSAID）を参照

OA：変形性関節症（OA）を参照

PMIF：血小板遊走阻止因子（PMIF）を参照

RA：リウマチ性関節炎（RA）を参照

RCB：赤血球輸血を参照

SIRS：全身性炎症反応症候群（SIRS）を参照

SLE：全身性エリテマトーデス（SLE）を参照

SSI：術創感染症（SSI）を参照

STSS：連鎖球菌毒性ショック症候群（STSS）を参照

TOF：ファロー四徴症（TOF）を参照

TVS：三尖弁狭窄（TVS）を参照

VPC：心室性期外収縮（VPC）を参照

vWD：フォン・ヴィレヴランド病（vWD）を参照

和文索引

あ 行

NMDA 作動薬

　　アマンタジン　299

　　概要　298-299

　　ケタミン　299

悪性高カルシウム血症

　　カルシウムと血清アルブミンの関連　283

　　腫瘍　283

　　全身麻酔　284

　　臨床兆候　284

悪性高熱（MH）

　　概要　247

　　カルシウム放出チャネル　247

　　血液血清生化学検査　248

　　犬種　247

　　診断　247

　　ダントロレン　250

　　治療　248-250

　　鎮静と鎮痛　248

　　不整脈　248

　　輸液療法　248

　　リアノジン受容体　247

　　臨床兆候　247

亜酸化窒素　78

アセプロマジンの投与

　　血管拡張　4

　　ステロイドの術後投与　245

　　ストレス起因性高体温　245

アンジオテンシン変換酵素阻害薬（ACEI）　131

　　内科的介入　22

胃拡張胃捻転

　　X線像（イヌ）　110

　　拡張と圧迫　111

　　血漿量の回復　111

347

348 さくいん

減圧　112

検査所見　110-111

ジアゼパム IV 投与　112

小体積の急速輸液　111

心電図のモニタリング　111

心不整脈　110

衰弱した瀕死のイヌ　111

鎮静　112

発作性心室性頻拍　110

麻酔維持　113-114

麻酔回復　114

麻酔導入　113

臨床兆候　110

一次止血 ─────────────

PFA-100（Dade-Behring）　222

異常　223

血小板凝集測定法　223

先天性あるいは後天性異常　222

相互作用　222

評価　222-223

麻酔前の治療　223-224

胃腸系 ───────────────

妊娠犬　316

胃と小腸の疾患 ──────────

胃内視鏡／胃切開術　105

検査所見　105-106

周麻酔期の考慮　106-107

小腸の外科手術　105

麻酔維持　108-109

麻酔回復　109

麻酔前投薬　107-108

麻酔導入　108

臨床兆候　105

イヌ単球性エールリヒア症 ───

PMIF　271

エールリヒア症　271-272

感染ステージ　271

血小板遊走阻止因子　271

診断　271-272

治療　272

臨床兆候　271

栄養疾患 ───────────────

生理学的変化（肥満）　186

病態生理　185-186

麻酔管理（肥満症例）　186-188

壊疽性筋膜炎 ─────────────

G 連鎖球菌　268-269

イヌ　268-270

エンロフロキサシンの有効性　270

急速に進行し生命を脅かす細菌感染症　268

診断　269

麻酔管理　270

か 行

外傷に関連した疾患 ─────────

概要　336-337

胸部と腹部：胸部と腹部外傷を参照

血圧と心拍出量（CO）　337

重度外傷症例の鎮痛　341-342

静脈確保　337

初期安定化　336

神経内分泌への影響　342

心血管系への影響　342

創傷治癒への影響　343

鎮痛治療の選択　343-344

鎮痛薬と鎮静薬の分類　338

頭部外傷　338-340

バイタルサインの評価　336

麻酔準備室のためのチェックリスト　337

化学療法 ───────────────

Ⅰ型過敏反応　287

局所の組織反応　287

骨髄抑制　286-287

全身麻酔　287

ドキソルビシン血管外漏出後の治療　287

拡張型心筋症（DCM） ─────

発生と病態生理　48

麻酔管理　48-50

褐色細胞腫、副腎疾患 ───────

緊急副腎摘出術　177

降圧薬、抗不整脈薬　175, 177

術後の対策　177-178

症例の安定化　174-175

診断　173

治療　174

病態生理　172

副腎摘出術　174, 177

不整脈／高血圧の管理　176

麻酔管理　174-177

麻酔前の対策　175

臨床兆候　172

カリウム ─────────────────

アシドーシス　143

高カリウム血症　145-146

細胞の脱分極および再分極　143

正常な細胞の恒常性　143

低カリウム血症　144-145

電位依存性カリウムチャネル　29

動物用に販売されている食餌　143

尿および胃腸管への排泄　143

排泄量　143

カルシウム ───────────────

L 型カルシウムチャネル　29

イオン化カルシウム分画　146

高カルシウム血症　148-149

骨　146, 147

徐脈　36

心筋細胞　146

心筋細胞膜　28

心毒性　219

低カルシウム血症　147-148

肝 ──────────────────────

機能障害と麻酔に用いられる薬剤　88-91

機能障害と外科手術　88

機能の未成熟　26

血流　86

抗てんかん薬　80

新生子、加齢に伴う機能　328

眼科疾患 ─────────────────

IOP　190-191

アトロピン点眼　193

眼圧　190-191

眼心臓反射（OCR）　192

コルチコステロイドの点眼　192

術後管理　197

症例の体位　191-192

神経筋遮断薬と人工呼吸　193-194

疼痛管理　195-196

併発疾患　193

麻酔管理　196

緑内障の治療に用いられる薬物　192

涙液産生　191

肝機能障害 ───────────────

吸入麻酔薬　91

外科手術　88

麻酔管理　91-93

麻酔前投薬の組み合わせ　94

麻酔導入薬　90-91

モニタリング　93-94

薬剤の薬理学：麻酔前投薬、肝機能障害を参照

肝機能障害の麻酔前投薬：麻酔前投薬、肝機能障害を参照

間欠的陽圧換気（IPPV）──────────

外肋間筋　64

過剰な圧力、胸腔内　64

酸素化／換気のモニタリング　327

新生子　332

がん性疼痛 ───────────────

移行上皮癌　293

下顎の骨肉腫　292

顔面浮腫、前大静脈症候群　294

吸入麻酔薬濃度　296

実質臓器　293

精神的要素　302

線維肉腫、肩甲骨間　294

先制鎮痛　294

知覚による判別と動機づけられた情動　289

脾臓血管肉腫　293

非薬物的治療法　301-302

評価　291-292

病態生理　289, 290

薬物療法　294-301

肝胆道系疾患
- CYP システム　87
- 概要　86
- 肝機能：肝を参照
- 肝不全のマーカー　87-88
- 血流　86
- 酵素経路　86-87
- 酵素誘導薬　87
- 酵素抑制薬　87
- 生検や門脈体循環シャントの修復　86
- 胆汁酸塩　86
- 蛋白質合成　87

緩和ケア：緩和的看護を参照

緩和的看護
- ω脂肪酸　304
- QOL スケール　305, 306
- 概要　304
- 植物療法の抗腫瘍形成作用　304, 305
- 鍼治療や代替医療　304

キアリ様奇形　81

機能的残気量　316

凝固亢進
- TAT　230
- 頸静脈カテーテル　230
- 血行動態の変動　230
- 血栓形成傾向　230
- トロンビン - 抗トロンビン（TAT）　230

凝固障害
- 肝機能障害　88
- 硬膜外鎮痛　343
- 腫瘍随伴性血液凝固障害　283

凝固能低下
- 一次止血：一次止血を参照
- 血小板減少：血小板減少症を参照
- 二次止血　227-230

強心薬と昇圧薬
- アドレナリン　14
- エピネフリン　14
- エフェドリン　14
- ドパミンとドブタミン　14

バソプレシン　14
フェニレフリンとノルアドレナリン　15

胸部と腹部外傷
- 安定化と身体検査、診断的検査　340
- 四肢の整形外科的外傷　341
- 循環血液量減少性ショック　340
- 併発疾患　341

局所麻酔
- エピネフリン併用　201
- 炎症による効果への影響　209-210
- 角膜の疼痛管理　195
- 胸腔ドレナージ　298
- 胸腔内投与　298
- 区域麻酔　11-12
- 硬膜外カテーテルの留置　297, 298
- 硬膜外投与　175
- 心血管系への副作用　297
- ナトリウムチャネル　297
- ブピバカインの腹腔内投与　298

菌血症
- 危険因子　265
- 心臓以外の臓器における感染　23
- ステージ　265, 266
- ライム病　270-271

区域ブロック
- オトガイ神経ブロック　206-207
- 下顎神経ブロック　207-208
- 眼窩下神経ブロック　202-203
- 骨内局所ブロック　202
- 上顎神経ブロック　203
- 靭帯内局所ブロック　202
- 大口蓋神経ブロック　205-206

薬の影響（呼吸調整）
- オピオイド　66
- 注射麻酔薬と吸入麻酔薬　67
- 鎮静薬やトランキライザー　66-67

クッシング症候群：副腎皮質機能亢進症を参照

グラスゴー疼痛スケール短縮版　290, 291

クロール
- 高クロール血症　142-143

食餌　141

腎排泄　142

水分平衡、障害　141

代謝性アルカローシス　106

低クロール血症　142

排泄　149

血液学的異常

凝固亢進：凝固亢進を参照

凝固能低下：凝固障害を参照

酸素運搬　214

酸素含有量のモニタリング：酸素含有量のモニタリングを参照

貧血、低酸素血症、異常ヘモグロビン血症　214

血管作動薬および変力作用薬 ——————— 316

血小板機能異常

DDAVP　225

PRP 投与　225

vWD　224-225

クロピドグレル　226

合成膠質液　226

酢酸デスモプレシン（DDAVP）　225

日常的に使用される薬剤　225

濃厚血小板投与　225

フォン・ヴィレブランド病（vWD）　224-225

予防するための治療　225

血小板凝固促進

酸素療法　282

術後の歩行　282

動脈血の血液ガス分析　282

血小板減少症

一次止血異常　223

血液学的異常　271

全身性の臨床兆候　255

大静脈症候群　51

動物の腫瘍症例　282

ネコ免疫不全ウイルス　274

貧血　51

血小板遊走阻止因子（PMIF）——————— 271

血流感染（BSI）

カテーテル関連　264-265

カテーテル関連以外　265

危険因子とステージ、菌血症　265, 266

刺入、抜去　264, 265

中心静脈カテーテル　264

臨床兆候　265

口腔咽頭の疾患

検査　97

周麻酔期の考慮　98

腫瘍　97

食道疾患　100

麻酔　98-100

麻酔維持　99

麻酔回復　99-100

麻酔前投薬　98-99

臨床兆候　97

口腔内および上顎顔面の疾患

咽頭切開　211

開口障害　212-213

気管チューブ　211, 212

歯周病　199

自由なアクセス、口腔内　212

術中術後の持続静脈内投与　211

上下顎骨固定術（MMF）　212

臓器機能への影響　199

ブピバカイン　210-211

ブプレノルフィン　211

麻酔管理への影響（特殊な状態）　210-213

リドカイン　211

抗痙攣薬

ガバペンチン　300

神経調節薬　300

プレガバリン　300

発作　80

好酸球性筋炎（MMM）——————————— 253

甲状腺機能亢進症、甲状腺疾患

甲状腺クリーゼ　166-167

手術中の対策　166

診断　164

前酸素化　166

治療　164

麻酔管理　164-167

麻酔後の管理　167
麻酔前の対策　165-166
臨床兆候　163

甲状腺機能低下症、甲状腺疾患
イソフルラン／セボフルラン　162
機能的残気量（FRC）　162
最小肺胞濃度（MAC）の減少　161
手術中の対策　162-163
診断　160
治療　160
麻酔回復　163
麻酔前の検査　160-161
臨床兆候　159
臨床病理所見　159-160

甲状腺疾患
解剖と生理　158
甲状腺機能亢進症　163-167
甲状腺機能低下症　158-163
ホルモンの作用　158

抗生物質耐性
MRSA、MRSP　261, 263-264
グラム陰性菌　261
動物とヒトの患者　261
フルオロキノロン　273
メチシリン耐性　261, 263-264
予防的抗生物質使用　262

拘束性肺疾患
誤嚥性肺炎　70
肥満　70-72

高蛋白血症 ── 283
喉頭麻痺（LP）
塩酸ドキサプラム　246
高齢犬　68
術後合併症　247
身体検査　68
診断、喉頭鏡検査　244
ストレス、恐怖による気道閉塞　245
治療　244
鎮静　68
ハーゲン・ポアズイユの式　245

披裂軟骨　69
披裂軟骨の側性固定術　246, 247
フレキシブルカテーテル　246
片側性または両側性　243
臨床兆候　244

抗利尿ホルモン（ADH）
SNS（交感神経系）　43
血清浸透圧　137
腎臓での水再吸収　43
腎臓に対するコルチゾールの影響　169-170
水分の摂取と損失　136-137
バソプレシン　14-15

呼吸ガス
酸素　61-64
二酸化炭素（CO_2）　61

呼吸器系
新生子、幼若および高齢動物　327
前酸素化　327
発達　327

呼吸器系疾患
IPPV　64-65
安全な麻酔　59
ガス交換機能　61
換気の周期相　64
換気の調節　59
間欠的陽圧換気法（IPPV）　64-65
薬の影響　66-67
拘束性肺疾患：拘束性肺疾患を参照
喉頭麻痺　68-69
呼吸制御器系の模式図　60
酸素（O_2）補給　65-66
喘息と糸状虫関連性呼吸器疾患　67-68
肺容量と換気　59-60

呼吸性アルカローシス ── 152

さ 行
酸 - 塩基平衡異常
原因　149, 150
原発性障害と二次的変化　151
呼吸性アシドーシス　149, 151-152
高炭酸ガス血症　151, 152

静脈カテーテル　152

低換気　151, 152

呼吸性アルカローシス　152

酸 - 塩基平衡状態評価　154

乳酸性アシドーシス　153

非呼吸性アシドーシス　152-154

肺胞換気　151, 152, 153, 154

非呼吸性アルカローシス　154

麻酔管理　154-155

三環系抗うつ薬 ————————— 300-301

三尖弁狭窄（TVS）————————

発生と病態生理　22-23

麻酔管理　23

酸素含有量のモニタリング ————

PCV 値解釈の注意　217

血液ガス分析　214

酸素運搬能　216

酸素消費量　220

酸素 - ヘモグロビン解離曲線および影響する要因　215

術中出血　217

水和状態、Hct 値　217

貧血　216, 217

ヘモグロビンの構造　215

子宮および胎盤の血流 ————————— 316

四肢の整形外科的外傷 ————————— 338, 341

糸状虫関連性呼吸器疾患 ————————— 67-68

重症筋無力症（MG）————————

AchR　250

アセチルコリン受容体（AchR）　250

胸骨正中切開術　252, 253

巨大食道症と誤嚥性肺炎　251, 252

呼吸不全　251

コリンエステラーゼ阻害薬　251-252

自己免疫疾患　81

神経筋疾患　243

神経筋接合部　250, 251

診断　251

ステロイド　252

低血圧　253

ピリドスチグミン　253

麻酔　81

麻酔と鎮痛管理　252-253

手術、大腸：大腸の手術を参照

術創感染症（SSI）————————

危険因子　262

術後　262

術中治療　263

診断　262

表在感染、深部感染、臓器感染　262

術創浸潤カテーテル ————————— 297, 298

腫瘍随伴症候群 ————————

CACS：腫瘍性食欲不振・悪液質症候群（CACS）を参照

血液学的異常　281-283

骨症状　286

消化管症状　285

神経筋症状　285-286

腎臓症状　285

治療　286-289

内分泌症状　283-285

発熱　281

皮膚症状　285

病態生理　279

分類　279, 280

腫瘍性食欲不振・悪液質症候群（CACS）————

疫学と病態生理　279-280

経鼻食道チューブ、食道造瘻チューブ、胃造瘻チューブ　280

重度の削痩、イヌ　280

食餌への認識（嗅覚、味覚）　280

ヒトと動物の有病率　279

麻酔薬選択、投与量選択　281

薬物の遊離成分、活性化成分　303

消化器系 ————————

高齢動物　329

消化器疾患 ————————

胃と小腸の疾患　104-109, 117

イヌとネコ　117

口腔咽頭の疾患：口腔咽頭の疾患を参照

食道疾患：食道疾患を参照

生理学的な過程を阻害　97

大腸：大腸の手術を参照

354　さくいん

二次性腹膜炎　116

食道疾患 ────────────────
解剖　100
巨大食道症　100-101
検査所見　101
周麻酔期の考慮　101-102
閉塞　100
麻酔維持　103-104
麻酔回復　104
麻酔前投薬　102-103
麻酔導入　103
臨床兆候　101

自律神経失調症 ──────────── 81

腎機能 ─────────────────
新生子、幼若および高齢動物　26, 329
電解質異常（イヌ・ネコ）　140
併発疾患　193

心筋症（イヌ・ネコ） ──────────
ARVC　50
DCM　48-50
HCM　45-48
拡張型心筋症（DCM）　48-50
肥大型心筋症（HCM）　45-48
不整脈源性右室心筋症（ARVC）　50

神経疾患 ────────────────
キアリ様奇形　81
重症筋無力症　81
自律神経失調症　81
神経鞘腫　82
頭部外傷　79
脳腫瘍　79-80
脳生理学　75-77
発作　80
麻酔管理　79-82
末梢神経障害　81

心血管系 ────────────────
圧受容体　327
加齢に伴う変化　328
新生子　327
先天性心奇形　328

肥大型心筋症　328
麻酔誘発性心血管系抑制および低血圧　328

心血管疾患 ───────────────
概要　1
カプノメトリーと換気　18-19
機能的分類　6
血圧　2, 16-17
心電図（ECG）　17
前酸素化　15-16
組織灌流と酸素運搬　1-2
中心静脈圧（CVP）　19
中枢体温　18
鎮静と全身麻酔　7
低血圧　3
動脈血の血液ガス分析　19
パルスオキシメータ　17-18
麻酔前の評価　6
麻酔薬と鎮痛薬　7-13
輸液療法　15

腎疾患 ─────────────────
AKI、生理学的異常　122, 123
CKD、生理学的異常　122, 123
解剖と生理　121-122
急性腎障害（AKI）に関連する生理学的異常　123
外科手術　123-124
自動調節機構、GFRとRBF　122
病態生理　122-123
慢性腎障害（CKD）に関連する生理学的異常　123
薬剤　124-128

心疾患の麻酔管理 ──────────
異常：心臓伝導および心調律異常を参照
糸状虫症　51-52
先天性心疾患　25-27, 28
弁膜心疾患：弁膜心疾患を参照

腎疾患の麻酔管理 ──────────
術中管理　131
麻酔前の安定化　128-131
腎疾患の麻酔前投薬：麻酔前投薬、腎疾患を参照

心室細動 ──────────────── 35
心室性期外収縮（VPC） ──────── 34-35

さくいん 355

新生子、幼若および高齢動物の症例
- 呼吸数と分時換気　327
- 小動物の麻酔　326
- 生理学的特徴　327-329
- 独立した危険因子　326
- 麻酔管理　330-333
- 薬物動態および薬力学　330
- ライフステージ　326
- ライフステージの定義　326

新生子の蘇生
- 自発呼吸　323
- 触覚刺激　323
- 新生子の心拍数　323
- 薬物　322, 323

心臓伝導および心調律異常
- P-QRS の関係　31-32
- QRS の形態　32
- SA ブロック　35-36
- 脚ブロック　38
- 周期性　32
- 心電図調律の評価　30-32
- 心房細動　34
- 心房粗動　33-34
- 第 1 度房室ブロック　37
- 第 2 度房室ブロック　37
- 電気生理学、伝導系　28-29
- 電気的インパルス　28
- 洞性徐脈　33
- 洞房（SA）ブロック　35-36
- 不整脈　29, 32
- 房室接合部性頻拍　34

心不全
- 概要　42
- 病態生理　42-44
- 麻酔管理　44-45

正常出産時の血液喪失　───── 315-316
脊髄空洞症　──────────── 81
赤血球
- 異常と血液粘性　221-222

赤血球増加症　──────── 221, 282

赤血球増多
- 血液検査　302
- 増多症　221, 302

赤血球輸血
- ウマやウシ　218
- カルシウム投与　219
- 赤血球製剤　218
- 新鮮凍結血漿　219
- 大量出血、麻酔下　219
- 濃厚赤血球調整液（pRBC）　217
- 輸血量　218

線維素溶解の亢進　──────── 230-231
全身性エリテマトーデス（SLE）
- 概要　255
- 交感神経作用薬　256
- 周術期管理（動物）　256
- 診断　255
- 治療　255-256
- 低アルブミン血症　255
- 臨床兆候　255

全身性炎症反応症候群（SIRS）
- DIC　228
- 臓器不全　342
- 多臓器不全　342
- 熱傷　236
- 敗血症　236, 266

全身性高血圧
- 発生と病態生理　38-39
- 麻酔管理　39-40

喘息
- 気道閉鎖　67
- 低酸素血症（生死にかかわる）　67
- 麻酔管理　68

先天性心疾患
- PDA　25-27
- TOF　27
- VSD　27-28
- 心室中隔欠損（VSD）　27-28
- 動脈管開存症（PDA）　25-27
- ファロー四徴症（TOF）　27

356 さくいん

爪切除後の慢性疼痛（ネコ）：爪切除術を参照

爪切除術
- ガバペンチン　241
- ケタミン、NMDA 受容体拮抗薬としての特性　241
- 周術期疼痛管理　239
- 切除術　238
- 麻酔管理　238-240
- 慢性疼痛症候群の治療　240-241
- 臨床兆候　238
- ワインドアップ　238

僧帽弁狭窄（MVS）————————— 21-22

た 行

体液
- ADH 分泌　136-137
- 血管内容積不足　137-138
- 細胞内液、間質液、血漿液　135-136
- 神経筋機能　135
- 水分と溶質　135
- 水分の摂取と損失　136-137
- 生理的因子　136
- 脱水　137-138
- 電解質含有量　135,136
- 能動的な輸送　136
- 肺胞低換気　138
- バソプレシン　137

胎子の生理
- 子宮動脈　322
- 弱アルカリ性の薬物　322
- 全身血管抵抗　322
- ヘモグロビン濃度　322

大腸の手術
- 検査所見　115
- 麻酔時の考慮　115
- 臨床兆候　115

大動脈弁狭窄（AS）————————— 23-24

多臓器不全症候群 ————————— 266, 267

中心静脈カテーテル
- BSI　264-265
- 血流感染（BSI）　264-265
- 末梢血　265

中枢神経系（CNS）
- α_2-アドレナリン受容体作動薬　9-10
- GABA 受容体　125
- 血清プロジェステロン、妊娠中　316-317
- 心血管系の抑制　138
- 新生子・幼若および高齢動物　328-329
- 帝王切開の麻酔　317
- 低ナトリウム血症の兆候　139
- 肺胞内最小濃度（MAC）　317
- マルチモーダル鎮痛　294
- 抑制　7

鎮静
- オピオイド作動薬-拮抗薬　68
- 筋弛緩　103
- 経口胃チューブと麻酔前投薬　112-113
- 新生子、幼若および高齢動物　331
- ベンゾジアゼピン　9, 89

鎮痛的放射線治療 ————————— 301

椎間板疾患および脊髄疾患 ————————— 80-81

爪切除後の慢性疼痛（ネコ）：爪切除術を参照

爪切除術
- ガバペンチン　241
- ケタミン、NMDA 受容体拮抗薬としての特性　241
- 周術期疼痛管理　239
- 切除術　238
- 麻酔管理　238-240
- 慢性疼痛症候群の治療　240-241
- 臨床兆候　238
- ワインドアップ現象　238

帝王切開の管理
- イソフルラン、麻酔維持　320-321
- 局所麻酔法　320
- 静脈内輸液　319, 321
- 心血管系および呼吸器系への副作用　319
- 前酸素化　319
- 鎮静薬およびトランキライザー　319-320
- 疼痛管理　321
- プロポフォール　320
- 麻酔前評価　319

低血糖

重度の肝疾患　92

糖新生の異常　86

病態生理学的メカニズム　284-285

ブドウ糖液の持続 IV 投与　284

低ナトリウム血症

概要　139

巨大食道症　101

血清ナトリウム値の測定　139

浸透圧上昇による神経脱髄　139

電解質異常の原因（イヌとネコ）　140

低分子ヘパリン（LMWH）　229

洞性頻脈

高血圧　39

徐脈　24

心不整脈（GDV）　110

治療　33

洞調律　33

洞性不整脈　32

洞停止　32-33

導入薬

エトミデート　90-91, 126

解離性麻酔薬　10, 91

ケタミン　126

高用量オピオイド　10-11

バルビツレート　90, 125-126

プロポフォール　10, 90, 126

糖尿病

DKA　180-182

型　178

診断　178

治療　179

糖尿病性ケトアシドーシス（DKA）　180-182

麻酔管理　179-180

末梢の神経障害　81

臨床兆候と病理所見　178

糖尿病性ケトアシドーシス

合併症　181-182

局所麻酔・鎮痛　181

血糖値測定　182

手術中の対策　181

神経筋遮断薬　181

麻酔前の対策　180-181

頭部外傷　79, 338-340

CPP、MAP　338

嘔吐、悪心、咽頭反射　339

換気中枢　77

吸入麻酔薬　339-340

術後鎮痛　340

全身麻酔　339-340

長時間作用型ステロイド　340

脳灌流圧（CPP）　338

平均動脈圧（MAP）　338

洞房（SA）

SA から房室結節へ通過する電位　31

結節細胞　28

心筋　28

ブロック　35-36

動脈管開存症（PDA）

発生と病態生理　25

麻酔管理　25-27

トラマドール　87, 210, 255, 286, 300, 338

な 行

内分泌疾患

甲状腺：甲状腺疾患を参照

糖尿病：糖尿病を参照

副腎：副腎疾患を参照

ナトリウム

アルドステロン　138

カテコールアミン　138

血清（血漿もしくは全血）のナトリウム濃度　138-139

高ナトリウム　141, 149, 164

腎臓の灌流　138

低ナトリウム：低ナトリウム血症を参照

ナトリウムの再吸収　138

二次止血

UFH　228-230

凝固過程　227

身体検査　227

先天的あるいは後天的な凝固因子欠乏　228

毒物や薬剤　228

358 さくいん

トロンボエラストグラム（TEG） 227
標準ヘパリン 228-230
フィブリン形成 227
プロタミン 229-230
ヘパリン療法患者への指針（ヒト） 229
未分画ヘパリン（UFH） 228-230
二次性腹膜炎：腹膜炎、二次性を参照
妊娠犬の麻酔 ———————— 317-318, 319-321
ネコ免疫不全ウイルス（FIV）————————
概要 274
局所麻酔 274
神経学的兆候 274
臨床ステージ 274
熱傷：皮膚・熱傷を参照
脳灌流圧（CPP）————————
概要 75-76
血流 75-76
頭部外傷 338
麻酔前の考慮 77
脳血流（CBF）————————
CPPとMAP 75-76
CVR 75
Monro-Kellie 仮説 75
自動調節能 75
代謝率 76
中心静脈圧 76-77
動脈血酸素分圧、動脈血二酸化炭素分圧 76
脳灌流圧（CPP）と平均動脈圧（MAP） 75-76
脳血管抵抗（CVR） 75
脳腫瘍 ———————————— 79-80

は 行

敗血症
アセプロマジン、α_2-作動薬、オピオイド 268
概要 266
血行動態の安定化 267
原因微生物 266
術後管理 268
腎機能の適正化 267
診断 267
多臓器不全 266, 267

定量持続静脈内投与（CRI） 268
麻酔 268
播種性血管内凝固症候群（DIC）————————
一次止血異常 223
血液凝固障害 283
多臓器不全症候群 267
発熱 281
反応性多発関節炎 ————————
救急処置 257
短時間作用薬 257
鎮静 / 鎮痛薬 258
免疫介在性 257
非感染性炎症性関節疾患：変形性関節症（OA）を参照
非呼吸性アシドーシス ———————— 152-154
非呼吸性アルカローシス ———————— 154
非ステロイド性抗炎症薬（NSAID）
PGE_2合成、COX-2 296
概要 296
周術期鎮痛計画 90
腫瘍 296
初期治療 341
腎疾患症例への影響 125
母体と胎子における生理学的影響 318-319
麻酔回復 100
メロキシカムやカルプロフェン 296
ビスホスホネート ———————————— 301
肥大性骨症（HO）
求心性神経刺激 286
原発性肺腫瘍 286
臨床兆候と治療 286
皮膚・熱傷————————
SIRS 236
NSAID 238
アルゴリズム 236
エトミデートまたはオピオイド＋ベンゾジアゼピン 238
緊急治療 237
煙の吸入傷害 236
膠質液治療 237
集中治療や積極的な疼痛管理 235
全身性炎症反応症候群（SIRS） 236

さくいん **359**

全身麻酔　238

体液性または細胞性免疫機構　236

代謝亢進反応　237

直接的な心筋抑制　237

鎮痛薬の投与、必要不可欠　237-238

非ステロイド性抗炎症薬（NSAID）　238

深い部分層熱傷（Ⅱ度熱傷）　235

肥満細胞腫（MCT）——————— 285

肥満症例の麻酔管理 ——————————

硬膜外麻酔　188

呼吸の病態生理　187

術後管理　188

脂溶性の高いスフェンタニル　188

チオペンタール　187

投与量　187

麻酔維持　187-188

薬物動態　186

非薬物的治療法、疼痛 ————————

外科的な鎮痛方法　301-302

神経破壊　301

鎮痛的放射線治療　301

入院動物の看護　302

貧血 ——————————————————

HBOC　282

急性あるいは重度　281-282

原因　216, 281

腫瘍　115

上部消化管出血　105

前酸素化　256

動脈血酸素含有量　214

妊娠関連性　316

濃厚赤血球（pRBC）輸血　98

病態生理　216

ヘモグロビン酸素運搬物質（HBOC）　282

麻酔管理　219-221

ファロー四徴症（TOF）————————

発生と病態生理　27

麻酔管理　27

フォン・ヴィレブランド病（vWD）——— 224-225

副腎疾患 ——————————————

解剖と生理　167

褐色細胞腫　172-178

副腎皮質機能亢進症（HAC：クッシング症候群）　167-171

副腎皮質機能亢進症 ————————————

PDH の薬物治療　169

下垂体依存性　168

下垂体依存性クッシング症候群（PDH）の薬物治療　169

凝固亢進状態　230

血液ガス分析　168-169

コルチゾール　168, 169

手術中の対策　171

診断　169

麻酔回復　171

麻酔管理　169-170

麻酔導入　170

麻酔前の対策　170

臨床兆候　168

腹膜炎、二次性 ————————————

壊死、潰瘍　116

細菌またはエンドトキシン　116

死亡率　116

平均血圧（MAP）————————————

観血的な血圧測定　16

心拍出（CO）　3

動脈圧波形　2

脳灌流圧　75-76

変形性関節症（OA）———————————

イヌの免疫介在性多発性関節炎　254

炎症性の疼痛や神経因性疼痛　255

概要　254

関節全置換術　255

非感染性炎症性関節疾患　254

麻酔計画　254

慢性痛の疼痛管理　255

臨床兆候　254

変性性僧帽弁疾患（dMVD）————— 20-21

米国疾病予防管理センター（CDC）——— 275

ペントバルビタールとチオペンタール、妊娠犬の全身麻酔 —— 316

弁膜心疾患 ——————————————

AS　23-24

360 さくいん

dMVD 20-21

MVS 21-22

PS 24-25

TVS 22-23

三尖弁狭窄（TVS） 22-23

身体検査 20

僧帽弁狭窄（MVS） 21-22

大動脈弁狭窄（AS） 23-24

肺動脈弁狭窄 24-25

変性性僧帽弁疾患（dMVD） 20-21

麻酔管理 20-21, 22, 23, 24, 25

麻酔前評価 19-20

慢性房室弁疾患 19

放射線治療 ─────────────

DNA 損傷 288

眼科的障害 289

急性障害 288

生物学的効果 288

粘膜炎 288

晩発性障害 288

麻酔前評価 289

母体への生理学的影響 ──────

NSAID 318-319

胃腸系 316

オピオイド 318

概要 315

緊急手術 315

心呼吸器系 315-316

生理的および解剖的変化 315

中枢神経系 316-317

帝王切開：帝王切開の管理を参照

帝王切開術以外の手術 321-322

非ステロイド性抗炎症薬 318-319

予定帝王切開 315

発作 ───────────────── 80

ま 行

麻酔器具の消毒 ──────────

院内感染 274

消毒の水準 275

麻酔前投薬、肝機能障害 ──────

NSAID 90

α_2 - アドレナリン作動薬 89

オピオイド 89-90

非ステロイド性抗炎症薬（NSAID） 90

フェノチアジン 88-89

ベンゾジアゼピン 89

麻酔前投薬、腎疾患 ────────

NSAID 125

α_2 - 作動薬 124

オピオイド 124-125

非ステロイド性抗炎症薬（NSAID） 125

フェノチアジン 124

ベンゾジアゼピン 124

麻酔前の安定化、腎疾患 ──────

ACEI 131

アンジオテンシン変換酵素阻害薬（ACEI） 131

高血圧 131

高窒素血症 129

重炭酸ナトリウムの投与量 129-130

症例の脱水状態 128

心筋静止膜電位 129

水和状態 128

貧血 130

麻酔導入や麻酔維持 128

麻酔前の評価 ──────────

新生子、幼若および高齢動物 330-331

帝王切開術 319

発熱 281

皮膚症状 285

弁膜心疾患 19-20

末梢神経障害 ─────── 161, 243, 285-286

ミオパシー ──────────

MMM 253

概要 253-254

筋生検 253

好酸球性筋炎 253

内分泌疾患 253

パルスオキシメータなどを使った実践的な麻酔モニタリング 254

末分画ヘパリン（UFH） ────── 228-229

耳の疾患

概要　241

神経学的検査　241

診断　241-242

治療　242

内分泌障害　242

麻酔管理　242-243

慢性状態　242

メチシリン耐性黄色ブドウ球菌（MRSA）

コアグラーゼ陽性　263

治療　264

伝播予防　264

無症候（ヒト）　263

罹患率と死亡率　263

や　行

薬物の胎盤通過

吸入麻酔　318

超短時間作用型薬物のプロポフォールやエトミデート　317

帝王切開の麻酔　317-318

母体と胎子　317

メトキシフルラン　318

薬物療法、がん性疼痛

1996 年の WHO 鎮痛ラダー　295

オピオイド　295-296

第一選択薬　295

非ステロイド性抗炎症薬（NSAID）　296-297

マルチモーダル鎮痛　294

ら　行

ライム病

スピロヘータ、*Borrelia burgdorferi*　270

蛋白漏出性糸球体腎症　271

麻酔管理　271

リウマチ性関節炎（RA）

痛みと脚の機能　257

原因　256

びらん性多発性関節炎と原因不明の進行性変形性関節疾患　256

麻酔前投与と麻酔導入　257

レプトスピラ症

間質性腎炎や尿細管機能障害　272

血液学的異常　273

人獣共通感染症　272，273

スピロヘータであるレプトスピラ菌属　272

治療　273

麻酔管理　273-274

慢性活動性肝炎　273

連鎖球菌毒性ショック症候群（STSS）　269

わ　行

ワインドアップ　237，238

イヌとネコにおける　疾患別の麻酔管理
Canine and Feline Anesthesia and Co-Existing Disease

2018年2月15日　第1版第1刷

定　価　本体価格　15,000円＋税
監　訳　山下和人
発行者　金山 宗一
発　行　株式会社ファームプレス
〒169-0075 東京都新宿区高田馬場2-4-11
　　　　　　KSEビル2F
TEL03-5292-2723　　FAX03-5292-2726

無断複写・転載を禁ずる。

落丁・乱丁本は、送料弊社負担にてお取り替えいたします。
ISBN978-4-86382-088-3